U0213867

新编内科学 临床诊疗实践指导

主编　张要刚　张淑美　郭　勇　万雪梅
　　　贾尚英　方红娥　乔淑琴　郭　燕

吉林大学出版社
·长春·

图书在版编目（ＣＩＰ）数据

新编内科学临床诊疗实践指导 / 张要刚等主编. --
长春：吉林大学出版社，2023.11
　ISBN 978-7-5768-2809-2

　Ⅰ．①新… Ⅱ．①张… Ⅲ．①内科－疾病－诊疗
Ⅳ．①R5

中国国家版本馆CIP数据核字(2023)第254400号

书　　名	新编内科学临床诊疗实践指导 XINBIAN NEIKEXUE LINCHUANG ZHENLIAO SHIJIAN ZHIDAO
作　者	张要刚　张淑美　郭勇　万雪梅　贾尚英　方红娥　乔淑琴　郭燕
策划编辑	米路晗
责任编辑	路明衢
责任校对	曲楠
装帧设计	张苹苹
出版发行	吉林大学出版社
社　　址	长春市人民大街4059号
邮政编码	130021
发行电话	0431-89580028/29/21
网　　址	http://www.jlup.com.cn
电子邮箱	jldxcbs@sina.com
印　　刷	长春市中海彩印厂
开　　本	787mm×1092mm　　1/16
印　　张	21.5
字　　数	510千字
版　　次	2023年11月　第1版
印　　次	2023年11月　第1次
书　　号	ISBN 978-7-5768-2809-2
定　　价	138.00元

编 委 会

主 编

张要刚　宁阳县第一人民医院
张淑美　青岛市黄岛区第三人民医院
郭　勇　昌乐县人民医院
万雪梅　成都中医药大学附属医院（四川省中医院）
贾尚英　大同新和医院
方红娥　东营市东营区人民医院胜园分院
乔淑琴　珠海市中西医结合医院
郭　燕　利津县妇幼保健计划生育服务中心

副主编

胡核心　成都西区医院
龙　驹　成都中医药大学附属医院（四川省中医院）
刘艳红　临淄区妇幼保健院（齐都医院）
徐园园　武警部队烟台特勤疗养中心
贾智勇　达州市中心医院
弓莉娜　临汾市中心医院
张晋峰　临汾市中心医院
李玉芳　平度市人民医院
郑　勇　青岛市城阳区惜福镇街道卫生院
马　玉　青岛市黄岛区区立医院
胡爱浩　苏州市中西医结合医院
周　绪　重庆济民医院
刘　静　海军青岛特勤疗养中心

编 委

曾代君　成都市龙泉驿区第一人民医院

主 编 简 介

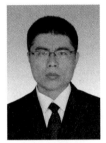

张要刚,毕业于山西中医学院,中共党员。

泰安中医药学会第一届儿科专业委员,泰安市妇幼保健学会中医和中西医结合专业委员会第一届委员会副主任委员。在儿内科工作至今,先后在泰安中心医院,泰安儿童医院进修学习。在儿科临床一线工作10余年,临床经验丰富,能熟练掌握儿科常见病、多发病的诊治,对神经系统疾病有独特见解。

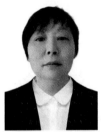

张淑美,1968年出生,毕业于吉林大学护理学专业,副主任护师。

从事临床护理及管理工作35年,对于内科护理工作有丰富的经验。在国内学术刊物发表专业论文2篇,获得国家专利2项。

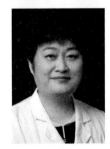

郭勇,毕业于潍坊医学院,本科学历,副主任医师。

潍坊市血液净化委员会委员、潍坊市预防医学会委员,潍坊医学院、齐鲁医药学院外聘副教授。先后到潍坊市人民医院、济南军区总医院进修学习肾脏病及血液净化专业。临床上,对急慢性肾衰竭、急慢性肾炎、肾病综合征、紫癜性肾炎、糖尿病肾病、肾移植术后管理等肾脏疾病的治疗及诊断有丰富经验,开展了为肾透析深静脉置管、为肾透析动静脉内瘘术等手术。获得无肝素透析科研成果获潍坊市科技进步三等奖。

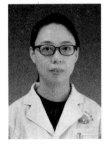

万雪梅,中西医结合博士,副主任医师。

中华中医药学会防治艾滋病分会青年委员,四川省康复医学会感染性疾病专业委员会委员。先后参研国家自然科学基金2项,部省级课题1项,厅局级课题3项,发表学术论文10余篇,其中SCI论文5篇。

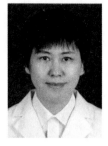

贾尚英,毕业于长春职工医科大学,临床医学专业,学士学位。

山西省抗癫痫学会委员,副主任医师,曾就职于中国人民解放军322医院神经内科,现任大同新和医院神经内科主任。曾于北京协和医院、山西省人民医院进修学习,从事神经内科临床工作近18年。临床上,对神经内科各种常见病、多发病的诊断与治疗有丰富经验,尤对神经电生理有关疾病的诊断及治疗有着独到见解。曾在(国家级核心期刊)发表相关论文10余篇,主编专著1部,参编著作2部。

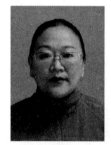

方红娥,1975年出生,毕业于第二军医大学临床医学专业,医学学士学位。

山东省医师协会会员。曾于东营市胜利油田中心医院进修全科医师专业1年。从事内科临床工作20余年。临床上,对内科各种常见病、多发病的诊断与治疗有丰富经验,对心内科、消化内科疾病的治疗有着独到见解,尤擅长慢性胃炎、高血压病、冠心病等疾病的治疗。曾在国家级核心期刊发表相关论文3篇。获国家新型实用专利2项。

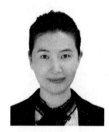

乔淑琴,女,珠海市中西医结合医院医学工程部负责人,广东省医学装备学会常务理事,广东省医学装备学会医用电子技术专业委员会主任委员,珠海市医学会医学工程学分会副主委,广东省医用耗材管理学会第二届理事会理事,广东省医疗安全协会第二届理事。

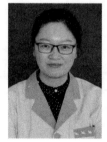

郭燕,女,1981年出生,毕业于滨州医学院临床医学专业,医学学士学位。

利津县妇幼保健计划生育服务中心主治医师,2007—2014年在利津县中医院,曾于滨州医学院医院进修内科1年。从事内科临床工作16年。临床上,对内科各种常见病、多发病的诊断与治疗有丰富经验,对心血管疾病的治疗有着独到见解。

前　　言

内科疾病是临床常见病和多发病,也是危害人们健康的主要疾病。近年来,随着医学科学技术的飞速发展,患者及其家属对医疗工作要求的不断提高,内科临床医师不仅要根据患者的病情和各种检查结果及时作出正确的诊断,还要尽快提出治疗方案,这些都对内科临床医师的工作提出了更高的要求。为全面、准确地掌握内科常见病、多发病的诊疗方法,满足内科相关专业人员的临床需要,特编写本书。

本书以实用性为原则,将理论与实践相结合,主要对内科常见疾病的病因、发病机制、临床表现、诊断、鉴别诊断、治疗等进行了详细地阐述,并根据临床的发展动态,相应增加了内科治疗领域的新理念、新技术等。本书内容通俗易懂、深入浅出、生动形象、简明扼要,具有科学性、实用性与创新性。适用于从事内科专业的临床医师参考阅读。

由于本书编写时间有限,疏漏或不足之处恐在所难免,恳请各位专家、医学界同仁批评指正,以期再版时修正完善。

编　者

目　　录

第一章 心血管系统疾病

第一节 不稳定型心绞痛和非 ST 段抬高型心肌梗死

急性冠状动脉综合征（Acute Coronary Syndrome，简称 ACS）是一系列临床疾病，其共同特征是急性心肌缺血。这些疾病包括不稳定型心绞痛（Unstable Angina，简称 UA）、非 ST 段抬高型心肌梗死（Non－ST Segment Elevation Myocardial Infarction，简称 NSTEMI）以及 ST 段抬高型心肌梗死（ST Segment Elevation Myocardial Infarction，简称 STEMI）。所有类型的 ACS 均由相同的病理生理学机制引起，但是根据心肌缺血的程度和发展速度，患者在临床上可能表现为不稳定型心绞痛、非 ST 段抬高型心肌梗死或 ST 段抬高型心肌梗死，这些不同的表现形式具有不同的风险程度和预后。

不稳定型心绞痛包括四种类型：初发劳力型心绞痛、恶化劳力型心绞痛、自发性心绞痛以及混合性心绞痛。非 ST 段抬高型心肌梗死的临床表现与不稳定型心绞痛相似，但是情况更为严重。在非 ST 段抬高型心肌梗死中，心肌缺血严重到足够的心肌细胞被损害，从而导致能够检测到心肌损伤标志物的水平升高，这些标志物包括肌钙蛋白（Troponin，包括 TnI 和 TnT）以及肌酸磷酸激酶同工酶（Creatine Kinase－MB，简称 CK－MB）。

由于不稳定型心绞痛和非 ST 段抬高型心肌梗死在临床表现和治疗上有许多相似之处，因此当前的许多研究和讨论常常将这两种疾病的诊断和治疗一同讨论，统称为非 ST 段抬高型急性冠状动脉综合征（Non－ST Segment Elevation Acute Coronary Syndrome，简称 NSTE－ACS）。这种归类方式有助于我们更好地理解和处理这两种具有相似特征和治疗方法的心血管疾病。

一、病因与发病机制

不稳定型心绞痛和非 ST 段抬高型心肌梗死，统称为非 ST 段抬高型急性冠状动脉综合征（NSTE-ACS），其发病原因和机制主要与冠状动脉严重狭窄，易损斑块的破裂或糜烂，以及此后的急性血栓形成有关。这些情况可能会引发血管收缩、微血管栓塞，从而导致冠状动脉血流减少和心肌缺血。

（一）粥样硬化斑块破裂或糜烂引发的急性血栓形成

粥样硬化斑块的破裂或糜烂是 NSTE-ACS 最常见的发病原因。易损斑块的特性包括较薄的纤维帽，大的脂核，以及富含炎症细胞和组织因子。斑块破裂的主要机制涉及多种因素，包括单核巨噬细胞或肥大细胞分泌的蛋白酶(如胶原酶、凝胶酶、基质溶解酶等)对纤维帽的消化,斑块内 T 淋巴细胞通过合成 γ-干扰素抑制平滑细胞分泌间质胶原,导致斑块变薄,以及冠状动脉内压力升高、血管痉挛、心动过速时心室过度收缩和扩张产生的剪切力等。当冠状动脉内的粥样硬化斑块破裂或糜烂,会诱发血小板的聚集,形成血栓,导致冠状动脉的不完全性或完全性闭塞,从而引发 NSTE-ACS。

(二)血管收缩

冠状动脉的局部强烈收缩或痉挛可能导致冠状动脉狭窄,或在已存在的不完全阻塞性血栓的基础上加重冠状动脉阻塞,从而导致心肌缺血,引发 NSTE-ACS。过度的血管收缩反应通常发生在冠状动脉粥样硬化的斑块部位。内皮细胞功能的障碍可能会促进血管释放收缩物质(如内皮素-1),或抑制血管释放舒张因子(如前列环素、内皮衍生的舒张因子)。富含血小板的血栓能够释放血清素、TXA2 等缩血管物质,引起局部及远端血管和微血管的收缩。

(三)冠状动脉严重狭窄

在冠状动脉斑块增大导致狭窄进展的冠心病患者,或者冠状动脉介入术后出现支架内再狭窄的患者中,冠状动脉可能会出现严重的狭窄,但没有痉挛或血栓。

(四)全身疾病加重 NSTE-ACS 的发展

在冠状动脉粥样硬化性狭窄的基础上,全身性疾病可能会干扰冠状动脉的氧供应和需求平衡,导致心绞痛加重,甚至引发心肌梗死。例如,心肌需氧量增加的情况,如发热,心动过速,甲状腺功能亢进等;冠状动脉血流减少的情况,如低血压,休克;以及心肌氧释放减少的情况,如贫血,低氧血症。

二、诊断

(一)临床表现

1. 症状

NSTE-ACS 的主要症状是心绞痛,其特点是发作频繁、痛感加重、痛时持续时间延长,甚至在休息状态下也可发作。具体的表现包括:静息时心绞痛发作持续 20 min 以上;初次出现心绞痛(在过去一个月内开始出现),表现为自发性心绞痛或劳力型心绞痛(CCS 分级 Ⅱ 或 Ⅲ级);之前为稳定型心绞痛的患者,最近一个月内症状明显加重,至少达到 CCSⅢ级心绞痛的程度(称为恶化性心绞痛);心肌梗死后一个月内出现心绞痛。

值得注意的是,并非所有的患者都有胸痛症状。一些患者可能只表现为颌部、耳部、颈部、臂部或上胸部疼痛,如这些症状在情绪激动或劳力后发生,并且在含服硝酸甘油后迅速缓解,也可以诊断为心绞痛。而少数 NSTE-ACS 患者可能无明显胸部不适。新出现的或加重的劳力性呼吸困难,可能是心绞痛伴有心功能不全的表现,尤其在老年人中比较常见。其他相关症状可能包括恶心、呕吐、出汗和难以解释的疲劳。

2. 体格检查

体格检查一般无明显特异性体征。在心肌缺血发作期间,可能会出现异常的左室心尖冲动,听诊时可能会出现第三心音、第四心音或二尖瓣反流的杂音。若心绞痛持续时间长或心肌缺血严重,可能会出现心功能不全的症状,如肺部湿啰音或低血压。有时在心绞痛发作时,也可能出现心律失常和心脏传导阻滞。

对胸痛患者进行体检是确诊的重要环节,我们需要注意排除非心源性胸痛,特别是一些如果不能及时准确诊断可能会严重危及生命的疾病。例如,胸痛、背痛、主动脉瓣关闭不全的杂音可能提示主动脉夹层;心包摩擦音可能提示急性心包炎;奇脉可能提示心脏压塞;气胸则可能表现为气管移位、急性呼吸困难、胸膜疼痛和呼吸音改变。

(二)实验室及辅助检查

1. 心电图(ECG)

对于 NSTE-ACS,心电图的动态 ST-T 波变化是最具诊断意义的特征。这种变化包括与症状相关的短暂 ST 段偏移和(或)T 波倒置,随着胸痛的消退而部分或全部恢复。如果 ST 段或 T 波在症状消失后仍不能完全恢复,那么预后可能较差。部分患者在发作时,T 波倒置可能表现为"伪正常化",在发作后恢复到原来的倒置状态。NSTEMI 的心电图 ST 段抑制和 T 波倒置比不稳定型心绞痛更明显和持续,可能出现一系列的演变过程,如 T 波倒置逐渐加深,然后逐渐变浅,部分患者还可能出现异常 Q 波。但是,NSTEMI 和不稳定型心绞痛的主要区别在于 NSTEMI 伴有心肌损伤标志物升高。约 25% 的 NSTEMI 可能发展为 Q 波心肌梗死,其余 75% 为非 Q 波心肌梗死。

需要注意的是,ST 段和 T 波的异常也可能由心肌病、心包炎、心肌炎、早期复极综合征、预激综合征、束支传导阻滞、心室肥大等其他原因引起。另外,三环抗抑郁药等也可能导致 T 波显著倒置。

2. 动态心电图

动态心电图可以通过检测短暂的 ST 段变化来发现无痛性心肌缺血,有助于识别心肌缺血,也可以用于评估药物治疗后的效果,并能了解心律失常的情况及其与心肌缺血的关系。

3. 心肌损伤标志物

心肌损伤标志物是区分不稳定型心绞痛和 NSTEMI 的主要标准。与心肌酶 CK 和 CK-MB 相比,心脏肌钙蛋白 T(cTnT)和心脏肌钙蛋白 I(cTnI)更敏感、更可靠。cTnT 和 cTnI 的升高表明心肌受损,水平的高低与心肌损伤的程度有关。当 cTnT 和 cTnI 的峰值超过正常对照值的 99 分位数,可以诊断为 NSTEMI。cTnT 和 cTnI 的升高也是 NSTE-ACS 危险分层的重要依据。在不稳定型心绞痛中,cTnT 和 cTnI 升高的患者预后比正常者差。

4. 冠状动脉造影

对于症状控制不佳或高风险的患者,应尽快进行冠状动脉造影,以明确病变情况并指导治疗。在长期稳定性心绞痛的基础上出现的不稳定型心绞痛通常为多支冠状动脉病变,而新发的静息心绞痛可能为单支冠状动脉病变。冠状动脉造影结果正常的原因可能是冠状动脉痉挛、冠状动脉内血栓自发性溶解、微循环灌注障碍等原因引起,或可能是冠状动脉造影病变漏诊。在必要的情况下,可以结合使用 IVUS、OCT 来明确病变情况。

5. 冠状动脉 CT(CTA)

冠状动脉 CT 可以无创地诊断冠状动脉病变。CTA 能够清晰地显示冠状动脉主干及其分支的狭窄、钙化、起源异常和桥血管病变。此外,CTA 也可以作为冠状动脉支架术后的随访手段。

6. 其他辅助检查

其他非创伤性检查,如运动平板试验、运动放射性核素心肌灌注扫描、药物负荷试验、超声心动图等也有助于诊断。这些非创伤性检查可以明确缺血区域、缺血相关的血管,为血液重建治疗提供依据,指导下一步的治疗并评估预后。然而,在急性期应避免进行任何形式的负荷试验,这些检查应在病情稳定后进行。

(三)危险分层

患者面临近期发生非致死性心肌梗死或死亡的风险大小,可以通过取舍和分析他们的症状、血流动力学状态、心电图参数和心肌损害标志物等因素进行判断。这样做可以帮助我们识别出高风险的患者,制定出适合他们的治疗方案,并预测他们的预后。

1. 高风险患者的特点

病史:近 48 h 内出现并逐步加重的心肌缺血症状。

心绞痛表现:休息时出现的心绞痛,持续时间超过 20 min。

身体检查结果:肺水肿、S_3、新出现的二尖瓣反流杂音、低血压、心动过快或过慢。

年龄:超过 75 岁。

心电图:休息时心绞痛发作时的 ST 段偏移大于 0.05 mV,新出现的束支传导阻滞,持续的室性心动过速。

心肌损伤标志物:显著增高(cTnT 或 cTnI 大于 0.1 ng/mL)。

以上任一条件符合,应优先安排进入重症监护室治疗。

2. 中风险患者的特点

病史:有心肌梗死、外周动脉疾病、脑血管疾病或冠状动脉旁路移植手术(CABG)的病史,以及服用阿司匹林的经历。

心绞痛表现:冠状动脉疾病引发的休息心绞痛发作超过 20 min,但在过去的 48 h 内无发作或者心绞痛持续时间少于 20 min,休息或含硝酸甘油可以缓解心绞痛。

年龄:超过 70 岁。

心电图:T 波倒置超过 0.2 mV,病理性 Q 波。

心肌损伤标志物:轻度升高(cTnT 大于 0.01 ng/mL 但小于 0.1 ng/mL)。

以上任一条件符合,30 d 内病死率为 1.2%,应优先进行心电监护并重新检查心肌酶。

3. 低风险患者的特点

病史:两周前的初次或增加的 CCS Ⅰ 至 Ⅱ 级劳力型心绞痛,没有休息心绞痛。

心电图:心绞痛发作时的心电图正常或无变化。

心肌损伤标志物:TNT 和 TNI 正常(至少两次测试结果)。

另外,还应考虑其他影响风险评估的因素,如心室射血分数(EF)小于 40%,有旧心肌梗死的病史,脑卒中的病史,外周动脉疾病的病史,糖尿病,肺功能不全,肾功能不全,高血压引起的左心室肥厚。有研究者建议将 C-反应蛋白(CRP)也纳入考虑。应尽早对高风险和中风险患者进行血运重建手术(PTCA 或 CABG),对低风险患者可以先选择药物治疗,随后视情况选择进行血运重建手术,这样可以降低心肌梗死的发生并延长患者的生存期。

（四）诊断注意事项

NSTE-ACS 的诊断主要依赖于患者的临床表现,结合相关的阳性辅助检查,特别是心电图的改变,以及危险因素,可以做出明确的诊断。与 NSTE-ACS 症状相似的临床疾病包括急性 ST 段抬高型心肌梗死、急性主动脉夹层、急性心包炎、肺栓塞、食管裂孔疝等。可通过详细询问病史、发作时 ST-T 的变化、是否有冠心病危险因素以及相应的辅助检查进行鉴别,必要时可以进行冠状动脉造影检查进行诊断鉴别。我们必须注意的是,急性 ST 段抬高型心肌梗死与不稳定型心绞痛、非 ST 段抬高型心肌梗死可能是疾病发展的不同阶段。

三、治疗

（一）治疗原则

NSTE-ACS 的治疗核心是基于风险评估来决定合适的药物治疗和冠状动脉重塑(包括 PCI 和 CABG)策略。应尽快发现并及时住院,同时增强在住院前的初步处理;连续的 ECG 监测是必要的,以便及时发现缺氧和心律不齐;应多次测量血清心肌标记物。UA 或 NSTEMI 的治疗目标是稳定斑块、防止冠状动脉内血栓形成和发展,改正心肌氧气供应与需求的失衡,缓解缺血症状,降低并发症的发生率和死亡率。

（二）一般治疗

NSTEMI 的患者应立即被安排到冠心病监护室,患者应在最初的 12～24 h 内维持卧床休息,并进行持续的心电监测。

确保环境宁静,对患者进行必要的解释和鼓励,以便他们能积极配合治疗并缓解焦虑和紧张。可以适当使用小剂量的镇静药和抗焦虑药,帮助患者得到充分的休息和减轻心脏负担。

在初期的 2～3 d,患者应主要食用流质食品,随着症状的缓解,逐渐增加易消化的半流质食物。应采用少食多餐的方式,钠盐和液体的摄入量应根据出汗量、尿量、呕吐量及有无心衰进行调整。保持大便通畅,避免用力排便,如有便秘,可以适当使用软便剂。

对于 NSTE-ACS 患者,如果出现动脉血氧饱和度低于 90%、呼吸困难或其他高风险的低氧血症,应进行辅助性的氧气治疗。

对于在已经接受最大耐受剂量抗心肌缺血药物治疗后仍有持续性缺血性胸痛的 NSTE-ACS 患者,可以静脉注射吗啡。

对于 NSTE-ACS 患者,在住院期间,除阿司匹林外,不应使用非甾体类抗炎药,因为这类药物可能增加主要心血管事件的发生风险。

（三）抗心肌缺血药物治疗

1. 硝酸酯类药物

心绞痛症状可通过舌下或者静脉注射硝酸酯类药物进行缓解。病情复杂,如频繁心绞痛、高血压不易控制或心力衰竭的患者,建议采用静脉注射方式。硝酸酯可以扩张外周血管及冠状动脉,静脉注射方式较舌下含服更能有效改善胸痛症状和心电图 ST-T 变化。在密切观测血压的前提下,适当增加硝酸酯类的剂量,直到症状缓解或血压降低到正常。症状得到控制后,可停止使用硝酸酯类药物,因为随机对照试验并未证明它们能够降低主要心血管事件的发生。

2. β受体阻滞剂

对于住持续出现心肌缺血症状的 NSTE-ACS 患者,如果没有禁忌证,建议在 24 h 内开始使用 β 受体阻滞剂,并持续使用,以达到目标心率 55～60 次/min,除非患者的心功能按照 Killip 分级为Ⅲ级或更高级。β 受体阻滞剂可以抑制血液中的儿茶酚胺对心肌的影响,通过减慢心率、降低血压和减少心肌收缩力,降低心肌耗氧量,有效抑制心肌缺血和心肌梗死的发生。β 受体阻滞剂可以降低住院病死率的相对风险 8%,同时不会增加心源性休克的风险。对于心肌梗死后的患者,能显著降低五年内的总病死率和猝死率。建议从小剂量开始应用 β 受体阻滞剂,然后逐渐增加到患者最大耐受剂量。对于有心力衰竭症状、低心排、心源性休克风险增加及其他禁忌证的患者,以及疑似冠状动脉痉挛或可卡因诱发的胸痛患者,应避免早期使用 β 受体阻滞剂。

3. 钙通道阻滞剂(CCB)

对于持续或反复缺血发作,并且存在 β 受体阻滞剂禁忌证的 NSTE-ACS 患者,应优先考虑使用非二氢吡啶类 CCB(如维拉帕米或地尔硫䓬)作为初始治疗方式,除非有严重的左心室功能障碍、心源性休克、PR 间期>0.24 s 或二、三度房室传导阻滞且未植入心脏起搏器的情况。在使用 β 阻滞剂和硝酸酯类药物后,如果患者仍有心绞痛症状或高血压不易控制,可以添加长效二氢吡啶类 CCB(如地尔硫䓬、氨氯地平、拉西地平等)。这类药物主要通过阻断心肌和血管平滑肌的 L 型钙离子通道,减少钙离子内流,降低心肌收缩力,扩张冠状动脉,减少心肌耗氧量,从而缓解心肌缺血症状。然而,对于心肌梗死及非胸痛患者,应谨慎使用二氢吡啶类 CCB,因为它们可能会导致心肌梗死发病率和病死率增加。

4. 尼可地尔

尼可地尔具有 ATP 依赖的钾通道开放效应和硝酸酯类似的作用。对于无法耐受硝酸酯类的 NSTE-ACS 患者,尼可地尔是一个推荐的选择。

5. 肾素—血管紧张素—醛固酮系统抑制剂

对于左心室射血分数(LVEF)低于 40% 的患者,以及高血压、糖尿病或稳定的慢性肾病患者,只要没有禁忌证,就应该开始并持续使用血管紧张素转化酶抑制剂(ACEI)。对那些无法耐受 ACEI 且 LVEF 低于 40% 的心力衰竭或心肌梗死患者,建议使用血管紧张素Ⅱ受体阻滞剂(ARB)。

对于心肌梗死后正在接受 ACEI 和 β 受体阻滞剂治疗,且 LVEF≤40%、合并糖尿病或心力衰竭的患者,如果没有明显的肾功能损害(男性血肌酐>212.5 μmol/L 或女性血肌酐>170 μmol/L)或高钾血症,建议使用醛固酮受体阻滞剂。

虽然 ACEI 并无直接对抗心肌缺血的效应,但它能通过抑制肾素—血管紧张素系统来发挥其心血管保护作用。近期的心肌梗死患者使用 ACEI 可以降低死亡率,尤其是对左心室功能异常(无论是否伴有肺淤血)的患者特别有效。由于 ACEI 可能引起低血压或肾功能损伤,因此在急性心肌梗死的前 24 h 内需要谨慎使用。对于有可能出现这些不良反应的高风险患者,可以考虑使用卡托普利或依那普利这类短效 ACEI。对于肾功能损伤的患者,需要明确肾功能情况以及是否存在 ACEI 或 ARB 的禁忌证。ARB 可以作为 ACEI 的替代品,并可以获得类似的生存率。同时使用 ACEI 和 ARB 可能会增加不良反应的发生。

(四)抗血小板治疗

1. 阿司匹林

阿司匹林在抑制血小板集结上扮演着核心角色。除非有明确的禁忌证,所有患者无论选择哪种治疗方式,都应首先口服阿司匹林,初始剂量为 150～300 mg(对于未曾服用过阿司匹林的患者),然后以每日 75～100 mg 的剂量继续长期服用。

2. P2Y12 受体抑制剂

在我国,常用的口服 P2Y12 受体抑制剂包括氯吡格雷和替格瑞洛。氯吡格雷需要在肝细胞色素酶 P450(CYP)的作用下被氧化成活性物质,然后与 P2Y12 受体不可逆地结合,从而发挥抗血小板作用。替格瑞洛则是一种新型的、直接作用且可逆结合的 P2Y12 受体抑制剂,其抗血小板效果比氯吡格雷更快、更强。

除非患者有极高的出血风险或其他禁忌证,一般都应在阿司匹林的基础上联合使用一种 P2Y12 受体抑制剂,并持续使用至少 12 个月。可选择替格瑞洛(首剂负荷剂量 180 mg,继续服用剂量为每日 2 次,每次 90 mg)或氯吡格雷(首剂负荷剂量 300～600 mg,继续服用剂量为每日 75 mg)。

一旦诊断为 NSTE-ACS,无论何种治疗方案,都应立即开始使用 P2Y12 受体抑制剂。对于计划进行介入治疗的 NSTE-ACS 患者,目前还没有研究数据来明确术前使用替格瑞洛或氯吡格雷的最佳时间。对于选择保守治疗的 NSTE-ACS 患者,如果没有禁忌证,应在确诊后立即开始使用 P2Y12 受体抑制剂。

3. 血小板膜糖蛋白Ⅱb/Ⅲa(GPⅡb/Ⅲa)受体拮抗剂(GPI)

GPⅡb/Ⅲa 受体在激活后能与纤维蛋白原结合,形成活化血小板间的连接,从而导致血小板血栓的形成。GPⅡb/Ⅲa 受体拮抗剂能有效地与血小板表面的 GPⅡb/Ⅲa 受体结合,迅速抑制血小板的聚集。阿昔单抗为单克隆抗体,合成的该类药物还包括替罗非班和依替巴肽。在我国,目前使用的 GPI 主要为替罗非班。与阿昔单抗相比,小分子替罗非班具有更好的安全性。在冠状动脉介入治疗(PCI)过程中,尤其对于高危(cTn 升高、合并糖尿病等)或血栓并发症患者,应考虑使用 GPI。在早期阶段,不建议常规使用 GPI。

(五)抗凝治疗

在急性期,防止血液凝固治疗的目的是限制凝血酶的产生和激活,以降低血栓事件的发生。研究发现,联合使用防止血液凝固和抗血小板的治疗比单独使用任何一种治疗都要有效。

对于那些计划进行 PCI 且尚未接受任何防止血液凝固治疗的患者,应使用 70～100 U/kg 的普通肝素(如果同时使用 GPI,则剂量为 50～70 U/kg)。在初始的普通肝素治疗之后,可以在活化凝血时间(ACT)的指导下在 PCI 过程中再次使用普通肝素(ACT≥225 s)。对于术前使用依诺肝素的患者,在 PCI 过程中应考虑作为防止血液凝固的药物使用依诺肝素。不建议将普通肝素与低分子肝素混合使用。PCI 术后应停止使用防止血液凝固的药物,除非有其他的治疗需要。

无论选择何种治疗策略,磺达肝癸钠(2.5 mg/d 皮下注射)的药效和安全性都是最好的。对于正在接受磺达肝癸钠治疗的患者,在进行 PCI 时,建议在手术过程中一次性静脉推注普通肝素 85 U/kg,或在同时使用 GPI 时推注普通肝素 60 U/kg。

如果无法使用磺达肝癸钠,建议使用依诺肝素(1 mg/kg,每天皮下注射两次)或普通肝素。

在 PCI 过程中,比伐芦定[静脉推注 0.75 mg/kg,然后以 1.75 mg/(kg·h),术后维持 3~4 h]可作为与 GPI 联合使用的普通肝素的替代治疗。

1.普通肝素

虽然与其他防止血液凝固的方法相比,使用普通肝素会增加出血的发生率,但它仍被广泛用于 NSTE-ACS 患者在冠状动脉造影前的短期防止血液凝固治疗。在手术过程中,应根据活化凝血时间(ACT)调整静脉推注普通肝素的剂量,或根据体重进行调整。在使用肝素期间,应监测血小板计数,以便及时发现肝素引发的血小板减少症。

2.低分子肝素

相比普通肝素,低分子肝素具有更好的剂量效应相关性,并且肝素引发的血小板减少症的发生率更低。在 NSTE-ACS 患者中,常用的是依诺肝素。对于已经接受依诺肝素治疗的 NSTE-ACS 患者,如果最后一次皮下注射距离 PCI 的时间小于 8 h,那么不需要再次使用依诺肝素。否则,需要再次使用依诺肝素(0.3 mg/kg)进行静脉注射。不建议在 PCI 过程中换用其他类型的防止血液凝固药物。

3.磺达肝癸钠

磺达肝癸钠是一种非口服的选择性 Xa 因子抑制剂,是一种人工合成的戊多糖,能够与抗凝血酶形成高亲和力且可逆的非共价键,从而抑制抗凝血酶的生成。当估算的肾小球滤过率(eGFR)小于 20 mL/(min·1.73m^2)时,应禁用磺达肝癸钠。

4.比伐芦定

比伐芦定能与凝血酶直接结合,抑制凝血酶介导的纤维蛋白原向纤维蛋白的转化。比伐芦定可以灭活已经与纤维蛋白结合的凝血酶以及游离的凝血酶。由于它不会与血浆蛋白结合,其防止血液凝固的效果的可预测性比普通肝素更好。比伐芦定通过肾脏排除,半衰期为 25 min。其抗凝作用可以逆转且短暂,能减少总体不良事件和出血风险,而且不会增加支架内血栓的风险。

(六)他汀类药物治疗

他汀类药物的作用不仅限于调整血脂,还具有稳定斑块和改善内皮细胞功能的效果。除非有禁忌,应尽早开始强化的他汀治疗,并持续长期。不推荐在 PCI 手术前使用负荷剂量的他汀。如果患者已经接受了中等剂量的他汀治疗,但低密度脂蛋白胆固醇(LDL-C)仍然≥1.8 mmol/L,可以增加他汀剂量或者与依折麦布一起使用,以进一步降低 LDL-C。

(七)血运重建治疗

1.侵入性治疗策略

对于根据 GRACE 评分被判定为极高危的患者,应在 2 h 内进行紧急侵入性治疗。对于被判定为高危的患者,应在 24 h 内进行早期侵入性治疗。对于被判定为中危的患者,应在 72 h 内进行延迟侵入性治疗。如果没有以上情况,建议先进行无创性的缺血评估。

2.保守治疗

对于冠心病患者,如果是非阻塞性冠心病,与阻塞性冠心病患者相比,他们通常年轻,多为女性,且合并糖尿病、既往心肌梗死史或 PCI 史的可能性较小。对于冠状动脉造影结果正常的患者,可能的情况包括应激性心肌病、冠状动脉血栓栓塞、冠状动脉痉挛、冠状动脉微血管病变和自发性冠状动脉夹层等。

3.PCI 治疗

在经验丰富的中心,建议选择桡动脉路径进行冠状动脉造影和 PCI。对于需要进行 PCI 的患者,建议使用新一代的药物洗脱支架(DES)。对于多支病变患者,应根据当地心脏团队的方案,基于患者的临床状况、合并疾病和病变的严重程度来选择血运重建策略。

4.冠状动脉旁路移植术(CABG)

对于左主干或三支血管病变且左心室功能减退(LVEF＜50％)的患者(特别是合并糖尿病的情况下),CABG 的生存率优于 PCI。对于双支血管病变且累及前降支近段伴左心室功能减退(LVEF＜50％)或无创性检查提示心肌缺血的患者,可以选择 CABG 或 PCI。如果在强化药物治疗下仍有心肌缺血而不能进行 PCI,可以考虑 CABG。

5.心源性休克的治疗

对于合并顽固性心绞痛、ST 段改变或心源性休克的急性心力衰竭患者,建议进行紧急冠状动脉造影。对于合并心源性休克的患者,应立即进行机械性循环支持,当地条件允许的情况下,优先选择经皮冠状动脉干状搏动式左心室辅助装置。

第二节　ST 段抬高型心肌梗死

ST 段抬高型心肌梗死(STEMI)是一种严重的心脏疾病,其主要表现为冠状动脉血流中断,导致对应心肌长时间严重缺血,最终引发心肌的缺血性坏死。患者常常会出现持久的胸部压迫感、体温升高、白细胞数量增加、心肌损伤标志物提高和心电图变化等症状,可能伴有各种心律失常、心源性休克或心力衰竭,这是急性冠状动脉综合征(ACS)中最为严重的一种。STEMI 是动脉硬化患者主要的致死因素之一。

一、病因和发病机制

心肌梗死的初步事件是动脉硬化斑块的破裂或溃疡。当斑块破裂,斑块内的凝血物质,包括胶原、血管因子、玻璃体结合蛋白、纤维原蛋白、纤维连接蛋白等,暴露在血小板中。血小板会紧密黏附在溃疡表面,进而引发血小板的活化和集聚,形成血栓,纤维原蛋白转化为纤维蛋白,激活血小板并引起血管收缩,部分情况下由血小板源性血管收缩物质引发。这个过程促进了活动血栓(包括血小板、纤维蛋白、凝血酶和红细胞)的形成,阻塞了与梗死相关的动脉(IRA),导致心肌缺血坏死。

由于冠状动脉前向性血流中断,供应的心肌区域发生缺血,立刻损失正常的收缩功能,异常心肌收缩方式包括运动不协调、运动减弱、运动消失和运动障碍,严重程度主要由梗死位置、程度和范围决定。缺血心肌功能的损害可以通过增强正常心肌运动来补偿，主要通过急性代偿机制（如增强交感神经系统活性）和 Frank－Starling 机制（即增加心脏前负荷，提高回心血量和心室舒张末容积，从而提高心排血量和心脏工作能力）来实现。

二、临床表现

（一）前驱症状

在患者出现 STEMI 之前，可能会在前几天或几周内表现出明显的先兆症状，其中最常见的是新出现的心绞痛或原有心绞痛的加重。患者可能会经历频繁的心绞痛发作，疼痛程度增加，持续时间延长，而硝酸甘油的效果也可能变差。

（二）症状

1.疼痛

STEMI 患者最初和最明显的症状通常是胸痛，但疼痛程度因人而异，一般都较为剧烈，在某些情况下可能难以忍受。这种疼痛常常持续很长时间，通常超过 30 min，甚至可以达到数小时。这种痛感可以表现为紧缩、灼热、压迫或者挤压感，通常发生在胸骨后或心前区，可以向左肩、左臂、左手以及背部放射。部分 STEMI 患者最初可能在上腹部出现疼痛，可能会被误诊为消化道疾病。另外，有一部分患者可能会表现为无痛性心肌梗死，尤其是老年患者，这种情况下，患者可能会有较高的心力衰竭发生率。

2.全身症状

全身症状通常包括大汗、发热、心动过速以及白细胞增高等。发热通常出现在发病后 12 d，主要是由于心肌坏死物质被吸收引起的，一般为低热，很少超过 39℃，持续约 1 周。

3.消化道症状

超过一半的 STEMI 患者会有恶心和呕吐症状，可能是由于迷走神经反射或左心室内的机械刺激感受器引起的。下壁 STEMI 患者比前壁 STEMI 患者更容易出现这些症状。

4.心律失常

大多数 STEMI 患者会出现心律失常，分为心动过快和心动过缓，这种情况通常在发病后的 12 d 内出现。前壁 STEMI 患者通常会出现心动过快（如室性期前收缩、室性心动过速、心房扑动、心房颤动等），其中室性期前收缩是最常见的。下壁 STEMI 患者则更容易出现心动过缓（如窦性心动过缓、房室传导阻滞、束支传导阻滞、窦性停搏等）。

5.急性左心衰竭或心源性休克

部分患者，特别是老年人，STEMI 的首要表现可能并非疼痛，而是更严重的急性左心衰竭和（或）心源性休克，这些症状可能伴有出汗、呼吸困难、恶心和呕吐、意识模糊等。

（三）体征

心脏听诊常可发现心动过速、心动过缓、心音减弱、心尖搏动移位、心律不齐等。尤其是在心脏的前壁区，可能会听到第四心音或第三心音，这是由于心肌梗死导致的左心室功能障碍。在严重的情况下，可能会听到心包摩擦音，这可能是急性心包炎的表现。如果患者出现左心衰竭，可能会出现肺部湿啰音，这是由于心肌梗死引发的急性肺水肿。此外，如果心肌梗死引发了心源性休克,可能会发现患者的血压下降,脉搏微弱,四肢皮肤湿冷,出汗明显等。对于腹壁心肌梗死,可能会发现患者的右心房或右心室扩大,这可能通过颈静脉怒张或肝大来间接观察。如果心肌梗死导致了心内膜破裂或室壁瘤,还可能会出现新的心脏杂音。

三、诊断和鉴别诊断

(一)诊断

急性心肌梗死的诊断标准,见表1-1。

表1-1 急性心肌梗死的诊断标准

一、急性心肌梗死的诊断标准

若出现了急性心肌缺血,且有心肌坏死的迹象,可以考虑诊断为急性心肌梗死。满足以下任一项标准,即可确认此诊断:

心肌损伤指标,首选肌钙蛋白(cTn),呈上升或下降趋势,至少有一次超出99%的参考上限值。并且需满足以下任意一项条件:

1.出现心肌缺血病状

2.新的或疑似新的ST-T变化或新出现的左束支传导阻滞(LBBB)

3.心电图显示新的病理性Q波

4.影像学证据显示新的存活心肌丧失或新的局部室壁运动异常

5.通过冠状动脉造影(CAG)或尸检证实冠状动脉内有血栓

6.心肌缺血症状导致的心脏死亡,存在新的心电图改变或新的LBBB,但在获得或者升高心脏标志物之前死亡

与PCI相关的心肌梗死:基线cTn正常时,cTn值上升到超过5倍的99%参考上限值;基线cTn升高、稳定或逐步下降时,cTn比基线上升超过20%。并需满足以下任一项:

1.出现心肌缺血症状

2.有新的心电图缺血改变

3.通过CAG发现主要冠状动脉或边支丧失、持续血流缓慢或无血流、栓塞;或影像学证据显示新的存活心肌丧失或新的局部室壁运动异常

与支架内血栓相关的心肌梗死:有心肌缺血的症状,通过CAG或尸检发现心肌梗死,心脏标志物升高和(或)下降,至少有1次超过99%参考值上限值

与冠状动脉搭桥术(CABG)相关的心肌梗死:基线cTn正常时,cTn升高超过10倍的99%参考上限值;基线cTn升高、稳定或逐步下降时,cTn比基线上升超过20%。并需满足以下任一项:

1.出现新的病理性Q波或新的LBBB

2.通过CAG证实桥血管或冠状动脉新的闭塞

3.影像学证据显示新的存活心肌丧失或新的局部室壁运动异常

二、既往心肌梗死的诊断(下述任意一项均符合既往心肌梗死的诊断)

1.在心肌未缺血的状况下,出现有或无症状的病理性Q波

2.在心肌未缺血的状况下,通过影像学证据发现局部存活心肌细胞数量减少,局部心肌变薄或功能丧失

3.存在既往心肌梗死的病理学变化

1.病史及体格检查

(1)病史:STEMI患者的临床表现具有很大的差异,有的患者症状较轻,可能未引起患者的重视,而有的患者病情严重,可能表现为急性左心衰竭、心源性休克甚至猝死。大部分情况有诱因,最常见的包括情绪变化(如紧张、激动、焦虑等)和过度的体力活动,其他的比如血压升高、休克、脱水、出血、外科手术、严重的心律失常等等。这些诱因都可能促使不稳定的粥样斑块破裂,形成血栓,从而引发STEMI。对于典型的由心肌梗死引起的胸痛,诊断比较直接,但对于不典型的胸痛(如上腹痛、呼吸困难、恶心、呕吐等)、无痛性心肌梗死以及其他不典型症状,医生应该高度警惕,尤其是在女性、老年患者、糖尿病患者中,因为这些症状可能不会让医生联想到心脏疾病,从而导致延误诊治。STEMI的非典型表现包括:①新的或者恶化的心力衰竭;②典型的心绞痛,但痛感并不严重,持续时间也不长;③疼痛部位不典型的心绞痛;④中枢神经系统症状;⑤过度的焦虑,甚至突然变得狂躁等;⑥晕厥;⑦休克;⑧急性的消化道症状。

(2)体格检查:所有STEMI患者都应密切关注生命体征,并观察患者有无外周循环衰竭的表现,如面色苍白、皮肤湿冷等。血压可能在早期升高,但在大多数患者中,血压会下降。有高血压的患者,在未用药的情况下血压可能降至正常。前壁STEMI多表现为交感神经兴奋引起的心率增快及快速性心律失常,而下壁STEMI多表现为副交感神经兴奋引起的心率减慢及缓慢性心律失常。心脏听诊可能出现第一心音、第二心音减弱以及第四心音。

2.心电图

(1)心电图的特征:对于STEMI的诊断,心电图是最重要的诊断工具。以下是一些可能有的心电图表现:

①新出现的病理性Q波;

②ST段在至少两个连续导联中上升(男性≥2 mm,女性≥1.5 mm 在$V_2 \sim V_3$导联,或者在其他导联≥1 mm);

③ST段在右胸导联中上升(V_4R);

④新出现的左束支传导阻滞(LBBB)。

(2)心电图的时间:对于疑似STEMI的患者,应在10 min内完成首次心电图检查,并立即进行解读。如果首次心电图无法明确诊断,但临床疑似STEMI,应每15~30 min重复心电图。

3.心脏生化标志物

对于疑似STEMI患者,医生通常会测试一系列心肌生化标志物,这些标志物能够检测到心肌组织的损伤。以下是一些常用的心肌生化标志物。

(1)肌钙蛋白(cTn):肌钙蛋白包括cTnI和cTnT,它们是目前诊断心肌损伤最敏感和特异的标志物。在STEMI发生后2~4 h,这两种肌钙蛋白就开始上升,10~24 h达到峰值,然后在5~14 d内逐渐降低。但需注意,肌钙蛋白虽然敏感度高,但在肾衰竭、心力衰竭、心肌损伤、电复律后等情况下也会出现升高,因此,不能仅根据cTnI或cTnT的升高来诊断急性心肌梗死,还需要结合心电图和患者的临床状况进行评估。

(2)肌酸激酶亚型(CK-MB):对于心肌损伤的判断,CK-MB的特异性较高。在STEMI发生后6 h,CK-MB就开始上升,24 h达到峰值,然后在3~4 d内降低。CK-MB

可以用于诊断复发性心肌梗死,因为在首次 STEMI 后,cTn 仍将持续升高一段时间(7～14 d),而此时 CK－MB 的水平就已经降低了。

(3)其他指标:AST(天门冬氨酸转氨酶)和 LDH(乳酸脱氢酶)在诊断 STEMI 上的特异性较差,已不再推荐使用。肌红蛋白具有较高的敏感性,有助于早期诊断,但特异性差,并且检测的时间窗较短。

4.影像学检查

超声心动图是诊断急性心肌梗死的重要辅助工具,可以检测到心脏的节段性室壁运动异常和异常心肌收缩。此外,它还可以评估 STEMI 患者的心功能和预后。在出现心源性休克的 STEMI 患者中,超声心动图可以用来检测导致低心排量的机械性因素(如新发的室间隔穿孔或乳头肌功能失调),并鉴别其与左心室收缩功能障碍的区别。X 射线检查可以早期发现心力衰竭和心脏扩大的迹象,以及由急性左心衰竭导致的肺水肿的变化。放射性核素心肌显像可以评估心肌的灌注情况和心功能。但是,由于 STEMI 的治疗强调早期再灌注,所以影像学检查在急性 STEMI 的应用中有所限制。一定要注意,不能因为等待心脏生化标志物的检测结果和影像学检查的结果而延迟再灌注治疗。

(二)鉴别诊断

STEMI 的持续胸痛和其他几种疾病的症状可能相似,因此需要进行鉴别诊断,特别是以下几种可能危及生命的疾病。

(1)主动脉夹层:胸痛可能呈现为突然的剧烈撕裂感,快速达到峰值并可能向肩背部和下肢放射。这可能伴随着心跳加快和血压升高。当夹层涉及冠状动脉开口时,可能出现急性冠状动脉综合征(ACS)。心脏超声和主动脉 CT 增强扫描可以帮助鉴别。

(2)肺动脉栓塞:可能表现为突发的呼吸困难、胸痛、咯血和晕厥等症状。肺动脉瓣的第二心音可能增强,心电图可能出现典型的 SⅠQⅢTⅢ现象。心肌损伤标志物通常不会升高。血气分析、D－二聚体测试和肺动脉 CT 可以帮助鉴别。

(3)急性心包炎:胸痛可能伴有发热,深呼吸时疼痛加剧,早期可能听到心包摩擦音。心电图可能出现 ST 段呈弓背向下抬高。心肌损伤标志物通常不会升高。

(4)不稳定型心绞痛:胸痛时间较短,通常少于 20 min。心电图可能显示 ST 段下移和 T 波倒置,而变异型心绞痛可能出现 ST 段抬高,但没有病理性 Q 波。心肌损伤标志物通常不会升高。

(5)急性腹部疾病:食道反流伴痉挛、消化道穿孔、急性胰腺炎、急性胆囊炎等急性腹部疾病可能被误认为是 STEMI,但通常不会出现心电图改变和心肌损伤标志物增高。

四、治疗

STEMI 的治疗目标是保护和维持心脏功能,挽救将要死亡的心肌,防止梗死面积扩大,缩小心肌缺血范围,及时处理各种并发症,防止猝死,使患者不仅能够度过急性期,而且康复后还能保持尽可能多的功能性心肌。

(一)一般治疗

患者应该在冠心病监护室接受治疗,至少需要卧床休息 12～24 h,并进行持续心电监护。

当病情稳定或血流重建后,应鼓励患者早期活动。被动运动可以防止下肢静脉血栓形成。活动量的增加应逐步进行。应尽量向患者解释治疗方案,并鼓励他们积极配合治疗,以缓解焦虑和紧张情绪。可以使用小剂量的镇静剂和抗焦虑药物(比如苯二氮䓬类药物),帮助患者充分休息,减轻心脏的负担。保持排便通畅,如有便秘可以使用缓泻药。只有在明显的低氧血症(氧饱和度低于90%)或存在左心室功能衰竭的情况下,才需要补充氧气。在最初的2~3 d,饮食应以易消化的流质或半流质为主,应少食多餐,钠盐和水分的摄入量应根据汗液、尿液、呕吐量以及是否存在心力衰竭进行适当调节。

(二)再灌注治疗

尽早恢复冠状动脉的通畅,以实现心肌的再灌注,从而挽救即将丧失的心肌或减少心肌梗死的范围,是关键的治疗措施。这种方法也可以有效地缓解疼痛。

1.溶栓治疗

尽管STEMI在急性期直接进行PCI已经是主流的治疗方法,但是在条件不具备直接PCI的医疗设施,或者因为各种原因导致从FMC到PCI的时间明显延长的情况下,溶栓治疗仍然是一个非常好的选择。溶栓治疗的效果主要取决于治疗时间和TIMI血流的程度。当在病发3 h内进行溶栓治疗时,患者的梗死相关血管开放率会提高,死亡率也会显著降低,其临床疗效与直接PCI相差不大。然而,如果在病发3~12 h内行溶栓治疗,其效果不及直接PCI,但依然有治疗效果。如果在病发12~24 h内,患者仍有持续或间歇的缺血症状和持续的ST段抬高,溶栓治疗仍然有效。LBBB和大面积梗死(如前壁MI、下壁MI并发右心室梗死)的患者,溶栓治疗的效果最好。然而,对于NSTE-ACS,溶栓治疗可能会增加AMI的风险,因此,标准的溶栓治疗只用于STEMI患者。

(1)溶栓治疗的适应证包括:如果病发在12 h内,预计从FMC到PCI的时间延迟超过120 min,且没有溶栓禁忌证的患者;如果病发在12~24 h内,仍有进行性的缺血性疼痛和至少两个胸导联或肢体导联ST段抬高>0.1 mV或血流动力学不稳定,且没有直接PCI条件的患者;如果病发在12 h后,症状已经缓解,就不应该进行溶栓治疗;如果计划进行直接PCI,不推荐溶栓治疗;如果患者有ST段下压(除了正后壁心肌梗死或合并aVR导联ST段抬高),也不应该进行溶栓治疗。

(2)溶栓治疗的禁忌证包括:近期(14 d内)有活动性出血(如胃肠道溃疡出血、咯血、痔疮出血等)或进行过外科手术或活体组织检查,心肺复苏术后(体外心脏按压、心内注射、气管插管),不能施行压迫的血管穿刺以及有外伤史的患者;血压>180/110 mmHg的高血压患者或者不能排除主动脉夹层分离的患者;有出血性脑血管意外史或半年内有缺血性脑血管意外(包括TIA)史的患者;对扩容和升压药无反应的休克;妊娠、感染性心内膜炎、二尖瓣病变并发心房颤动且高度怀疑左心房内有血栓的患者;糖尿病并发视网膜病变的患者;出血性疾病或有出血倾向,严重的肝肾功能障碍及患有进展性疾病(如恶性肿瘤)的患者。因为在我国,出血性脑卒中的发病率较高,所以,年龄在75岁以上的患者应优先考虑PCI,如果选择溶栓治疗,应当谨慎,并根据具体情况减少溶栓药物的剂量。

(3)溶栓药物:一类是特异性纤溶酶原激活剂,如重组组织型纤溶酶原激活剂(rt-PA)阿替普酶,这种药物能特定激活血栓中的纤溶酶原,全身纤溶活性影响较小,且无抗原性,因此优先使用。但它的半衰期较短,需配合肝素使用以防止梗死相关动脉再阻塞。另一类是非特异性纤溶酶原激活剂,如尿激酶或尿激酶原,这类药物对血栓部位或体循环中纤溶系统都有作用,可能导致全身性纤溶活性增高,但无抗原性和过敏反应。

(4)溶栓治疗期间的辅助抗凝治疗:非选择性溶栓剂如尿激酶和尿激酶原在短时间内不会再形成血栓,故在溶栓后12 h给予肝素治疗。而对于阿替普酶、瑞替普酶和替奈普酶这类选择性溶栓剂,由于存在再次形成血栓的可能,所以在溶栓前后都需要充足的肝素。

(5)溶栓再通的判断指标:直接指征是冠状动脉造影,根据TIMI分级达到2、3级者表明血管再通;间接指征包括ST段回落、cTnT和CK－MB酶峰提前、胸痛症状缓解以及出现再灌注心律失常等,其中心电图变化和心肌损伤标志物峰值前移最为重要。

2.冠状动脉介入治疗(PCI)

冠状动脉介入治疗(PCI),即在未经溶栓治疗的情况下,直接对急性心肌梗死(AMI)患者实施冠状动脉血管成形术,已被广泛认为是最安全有效的急性心肌梗死治疗方法。它在开通梗死相关血管方面优于药物溶栓治疗,对于溶栓治疗有禁忌或发病时间超过3 h的患者尤其有用。有效的PCI应在症状出现后12 h内及时进行,且从到达医院到球囊扩张的时间小于90 min。PCI也适用于病变适合血管重建的休克患者,严重心功能不全和(或)肺水肿患者,以及出现血流动力学或心电不稳定、持续缺血的患者。对于无症状、血流动力学和心电稳定的患者,如果发病时间超过24 h,一般不推荐进行直接PCI。

急诊PCI应由经验丰富的医生(每年至少独立完成50例PCI)在合适的导管室(每年至少完成100例PCI)操作,一般建议植入常规支架(优先选择第二代药物洗脱支架),可选择经桡动脉途径,对于血栓负荷大的病变,可以进行血栓抽吸。

对于首次就诊在无PCI条件医院的STEMI患者,如果预计从首次医疗接触(FMC)到PCI的时间小于120 min,应尽可能将患者转运至有PCI条件的医院。如果预计时间超过120 min,应在30 min内进行溶栓治疗。在我国,也可以考虑将有PCI资质的医生转移到有PCI设备的医院进行直接PCI。如果溶栓治疗成功,建议将患者转至能进行PCI的医院,在溶栓后3～24 h内进行冠状动脉造影,并对狭窄严重的病变进行血流重建,以降低再梗死和心肌缺血的风险。

如果溶栓治疗失败,应考虑进行补救性PCI,但只有在复发病症后90 min内能够开始PCI的患者才能获得较大的效益,否则应再次应用溶栓药物,但需要注意,重复使用溶栓药物会增加严重出血并发症的风险。

3.冠状动脉旁路移植手术(CABG)

对于一些伴有心源性休克、严重心力衰竭的患者,如果其冠状动脉病变不适合进行PCI,或者出现需要手术修复的心肌梗死机械并发症,可以选择进行急诊冠状动脉旁路移植手术(CABG)。

(三)其他药物治疗

1.抗血小板治疗

对于STEMI患者,抗血小板疗法可以显著降低重大心血管事件的发生率。除非患者有明确的禁忌,否则都应接受这种治疗。

(1)环氧化酶抑制剂:除非有明确禁忌,所有 STEMI 患者在病发后均应立即使用阿司匹林。初始剂量为 150～300 mg(非肠溶型),嚼碎后服用,以加速吸收和快速抑制血小板的活化状态。维持剂量为每日 75～100 mg,除非有禁忌或者不能耐受,否则应无限期使用。阿司匹林的主要不良反应是胃肠道反应和上消化道出血,部分患者可能出现血小板抵抗。对于有胃肠道出血或消化道溃疡病史的患者,建议联用质子泵抑制剂。

(2)二磷酸腺苷(ADP)P2Y12 受体抑制剂:氯吡格雷和噻氯匹定是噻吩吡啶类药物,能不可逆地选择性阻断血小板 ADP 受体,从而抑制 ADP 诱导的血小板凝集。由于噻氯匹定起效较慢,不良反应多,现已被氯吡格雷取代。普拉格雷和替格瑞洛是新型 ADP P2Y12 受体阻断剂,相较于氯吡格雷,它们的抗血小板凝集作用更强,起效快,作用更持久,不受代谢酶遗传多态性影响。所有 STEMI 患者,只要无禁忌证,均应在阿司匹林基础上联合使用 P2Y12 受体阻断剂治疗 12 个月。具体药物选择和用法如下:氯吡格雷,负荷剂量为 300～600 mg,维持剂量为每日 75 mg;或者替格瑞洛,负荷剂量为 180 mg,维持剂量为每日 90 mg,分两次服用。在使用 P2Y12 受体阻断剂时,优先选择替格瑞洛,尤其是中高缺血风险(如 cTn 增高)的患者。直接 PCI 且出血并发症风险不高的患者,优先选择普拉格雷(负荷剂量 60 mg,维持剂量 10 mg/d)而非氯吡格雷,但普拉格雷不能用于有过卒中或短暂脑缺血发作病史的患者。对于不能耐受阿司匹林的患者,可用氯吡格雷代替阿司匹林作为长期的抗血小板治疗药物。对于肾功能不全(eGFR<60 mL/min)的患者,不需要调整 ADP P2Y12 受体阻断剂的剂量。

(3)血小板膜糖蛋白Ⅱb/Ⅲa(GPⅡb/Ⅲa)受体拮抗药:阿昔单抗是直接抑制 GP Ⅱb/Ⅲa 受体的单克隆抗体,可以防止血小板间的交联,从而抑制血小板凝集。阿昔单抗通常在冠状动脉介入手术(PCI)中使用,特别是在高危的 STEMI 患者中,如那些预计将进行初次介入手术的患者和有大量血栓负荷的患者。当预计 PCI 手术时间较长或存在高度血栓形成风险时,阿昔单抗的使用可能更有益。然而,阿昔单抗的使用可能增加出血风险,因此需要权衡利弊。阿昔单抗的初始剂量为 0.25 mg/kg 的静脉推注,然后以 0.125 μg/(kg·min)(最大 14 μg/min)的速度持续静脉滴注,至少持续 12 h。

(4)环核苷酸磷酸二酯酶抑制剂:西洛他唑(每次 50～100 mg,每日 2 次)除了能抑制血小板凝聚和放松外周血管外,还具备抵抗平滑肌细胞过度增生并改善内皮细胞功能的特性。然而,目前西洛他唑在预防 PCI 术后急性并发症的研究证据还不完备,因此它主要作为对阿司匹林过敏或对氯吡格雷产生耐受性患者的替代药物。对于年龄超过 75 岁的 STEMI 静脉溶栓患者,应使用氯吡格雷 75 mg,并继续每天服用 75 mg,持续 12 个月。如果患者正在服用 P2Y12 受体抑制剂并计划进行 CABG 手术,应在手术前停药,计划手术则需停药至少 5 d,紧急手术则至少停药 24 h。对于需要持续抗凝治疗的 STEMI 并发房颤且直接接受 PCI 的患者,建议使用氯吡格雷 600 mg 负荷剂量,以后每天 75 mg。在有效的双联抗血小板和抗凝治疗的情况下,不建议 STEMI 患者在造影前常规使用 GPⅡb/Ⅲa 受体拮抗剂;而对于高危患者或造影显示血栓负荷重、未给予适当负荷剂量 P2Y12 受体抑制剂的患者,可以静脉使用替罗非班或依替巴肽。在直接 PCI 时,冠状动脉内注射替罗非班可以帮助减少无复流现象,改善心肌微循环灌注。

2.抗凝治疗

对于所有 STEMI 患者,除非存在特殊禁忌,一般都应在进行抗血小板治疗的同时接受抗凝治疗。这种治疗能够确保和保持梗死关联动脉的通畅,并有助于预防深静脉血栓、肺动脉栓塞和心室内血栓的形成。常被使用的抗凝药物包括肝素、低分子肝素、磺达肝癸钠以及比伐卢定。

(1)磺达肝癸钠:是一种选择性 Ⅹa 因子间接抑制剂。对于接受溶栓或未接受再灌注治疗的患者,使用磺达肝癸钠可以降低死亡和再梗死的风险,同时不增加出血并发症的可能性,其使用时间最长可达 8 d。因此,对于 STEMI 患者,在整个住院期间或者直至进行 PCI,优先推荐的抗凝治疗药物是磺达肝癸钠(2.5 mg/d,皮下注射)。如果使用磺达肝癸钠的患者需要接受 PCI 治疗,那么就需要额外给予抗 Ⅱa 因子活性的抗凝药物,如肝素或比伐卢定,以降低导管内血栓形成的风险。

(2)肝素和低分子肝素(LWMH):肝素的推荐使用方式是先进行 60 U/kg 的静脉注射(最大剂量为 4 000 U),然后以 12 U/(kg·h)的速度进行静脉滴注,持续 48 h 或直至进行 PCI。在治疗过程中,需要在开始用药或调整剂量后 6 h 测定部分激活凝血酶时间(APTT),并根据 APTT 结果来调整肝素的用量。

(3)直接抗凝血酶的药物:在直接 PCI 中,尤其是出血风险较高的情况下,比伐卢定可以降低术中急性冠状动脉血栓事件的风险且出血并发症少。

对于 CHA2DS2-VASc 评分≥2 分的房颤患者、心脏机械瓣膜置换术后的患者,以及合并无症状左心室附壁血栓或静脉血栓栓塞的患者,应给予口服抗凝药治疗。HAS-BLED 评分可以用来评估患者的出血风险。对于出血风险大的患者,三联抗栓治疗的时间应缩短,或者采用口服抗凝药联合氯吡格雷的二联抗栓方案。

3.硝酸酯类药物

对于持续性胸闷、高血压、大面积前壁心肌梗塞(MI)和急性左心衰竭的病患者,使用硝酸酯类药品能在初始的 24～48 h 内控制心肌缺血,减少梗塞面积,降低病死率。硝酸甘油的使用量应从 5～10 μg/min 开始,每 5～10 min 增加 5～10 μg,直到症状缓解或平均压力下降 10%,但收缩压不能低于 90 mmHg。低血压(收缩压低于 90 mmHg)、可能存在右心室梗死或下壁 MI 的患者,以及心率异常的患者需谨慎使用,因其可能会导致血压下降和反射性心动过速。无并发症的 MI 低风险患者无需常规使用硝酸酯类药品。

4.镇痛剂

如果硝酸酯类药物不能迅速缓解疼痛,应立刻使用吗啡,10 mg 稀释成 10 mL,静脉注射 2～3 mL,如果需要,可以每 5 分钟重复一次,总量不超过 15 mg。吗啡可能会引起恶心、呕吐、低血压和呼吸抑制。如果出现呼吸抑制,可以每 3 分钟注射 0.4 mg 纳洛酮(最多 3 次)以拮抗。早期使用非甾体类消炎药(NSAIDs)(阿司匹林除外)可能会增加主要不良心血管事件的风险,因此不推荐。

5.β受体阻滞剂

如果无禁忌证,应在 24 h 内口服,以减少心肌耗氧量,改善氧供需平衡,减少 MI 面积,避免再次心肌缺血、心肌梗死、室颤和其他严重心律失常,对降低急性期病死率很有效。在没有心力衰竭、低排出量状态、心源性休克风险或其他禁忌证(PR 间期>0.24 s 的一度、二度或三度房室传导阻滞但未安装起搏器等)的情况下,应在最初 24 h 内早期口服 β 受体阻滞剂,如美托洛尔、卡维地洛、比索洛尔。急性期一般不静脉应用,除非患者有剧烈的缺血性胸痛或伴血压显著升高且其他处理未能缓解时。口服从小剂量开始(相当于目标剂量的 1/4),逐渐递增,使静息心率降至 55～60 次/min。静脉用药多选择美托洛尔,静脉推注每次 5 mg,总共 3 次,如果心率低于 60 次/min 或收缩压低于 100 mmHg,则停止给药,静脉注射总量为 15 mg。末次静脉给药后应以口服制剂维持。

6.钙通道阻滞剂(CCB)

非二氢吡啶类的钙离子阻滞剂,如维拉帕米和地尔硫草并不对缩小梗死范围或降低心血管疾病发生率有显著效果,因此,对于 STEMI 患者,不建议常规使用这类药物。然而,在硝酸酯和 β 受体阻滞剂无法缓解持续性心肌缺血或房颤房扑伴心室率过快的情况下,可以采用非二氢吡啶类 CCB。对于合并高血压难控制的 STEMI 患者,可以在 ACEI 或 ARB 和 β 受体阻滞剂基础上使用长效二氢吡啶类 CCB。在 Killip Ⅱ 级以上的 STEMI 患者,应避免使用非二氢吡啶类 CCB。短效二氢吡啶类 CCB 的使用并不推荐。

7.ACEI 和 ARB

ACEI 通过调节心肌重构和缓解心室过度扩张,从而减少充血性心力衰竭的发生并降低死亡率。对于 LVEF≤40% 或有肺淤血、高血压、糖尿病和慢性肾病的 STEMI 患者,如无禁忌,建议尽早并长期使用 ACEI。给药需从小剂量开始,然后逐步增加至目标剂量。如果患者不能耐受 ACEI,可以考虑 ARB,但不推荐将 ACEI 和 ARB 联用;对于能耐受 ACEI 的患者,不建议用 ARB 替代 ACEI。

8.调脂治疗

患者应在入院 24 h 内进行空腹血脂谱评估。若无禁忌,不论血液中 LDL－C 的基线水平和饮食控制如何,都建议尽早并持续使用(3～6 个月)高强度他汀类药物,使 LDL－C 水平降至<70 mg/dL 或自基线降低 50%,并长期使用他汀类药物。目前推荐的高强度他汀类药物主要包括阿托伐他汀 20～80 mg/d 或瑞舒伐他汀 10～20 mg/d,剂量需根据患者的体重、肝功能、肾功能等因素调整。对于使用最大耐受剂量他汀后仍不能达标或不能耐受他汀者可考虑使用其他降脂药物如胆固醇吸收抑制剂依折麦布(口服 10 mg/d)或 PCSK9 抑制剂。甘油三酯显著升高者可加用贝特类药物。

9.醛固酮受体拮抗剂

一般在 ACEI 治疗的基础上使用。对于 LVEF≤40%、存在心功能不全或糖尿病,且没有明显肾功能不全、血钾≤5.0 mmol/L 的 STEMI 患者,应使用醛固酮受体阻滞剂。

(四)抗心律失常治疗

1.室性心律失常

应优先寻找并纠正可改善的室性心律异常原因。对于持续性和(或)附带血流动力学不稳定的室性心律异常,应迅速进行干预。室颤或持续的多形性室速需马上进行非同步直流电除颤。在单形性室速带来血液动力学不稳定或药物无效的情况下,需要及时进行同步直流电复律。通过有效的再灌注疗法、早期使用 β 受体阻滞剂、矫正电解质不平衡等方法,可以减少

STEMI 患者在 48 h 内的室颤发生率。对于反复出现室速,即使经电复律治疗后仍反复发作的患者,建议采用静脉注射胺碘酮和 β 受体阻滞剂。对于无症状的室性早搏、非持续性室速(持续时间<30 s)和加速性室性自主心律,通常不需要预防性使用抗心律失常药物,但长期口服 β 受体阻滞剂有助于提高 STEMI 患者的长期生存率。室性逸搏心律通常不需特别处理,除非心率过缓。STEMI 患者中不建议常规补充镁元素,除非出现尖端扭转型室性心动过速。在急性期过后(40 d 后),如果仍有复杂的室性心律异常或非持续性室速,特别是伴有严重的左心室收缩功能不全,死亡风险增加,应考虑安装植入式心脏复律除颤器(ICD)以防止猝死。

2.缓慢的窦性心律失常

除非伴有低血压或心率<50 次/min,通常无需治疗。对于导致低血压的心动过缓(可能导致心肌灌注减少),可以静脉注射 0.5～1 mg 的硫酸阿托品,如果效果不明显,可以在几分钟后重新注射。由于大剂量阿托品可能引发心动过速,所以建议多次小剂量注射。虽然静脉滴注异丙肾上腺素也有效,但由于它可能增加心肌的氧需求和心律失常的风险,因此不建议使用。在药物无效或出现明显不良反应时,可以考虑使用人工心脏起搏器。

3.房室传导阻滞

对于二度Ⅰ型和Ⅱ型房室传导阻滞,以及伴随下壁心肌梗死的三度房室传导阻滞,如果心率>50 次/min 且 QRS 波未扩宽,一般无需治疗,但应密切监控。下列情况需要考虑安装临时起搏器:①QRS 波扩宽的二度Ⅱ型或三度房室传导阻滞。②出现过心室停搏的二度或三度房室传导阻滞。③伴有显著低血压或心力衰竭的三度房室传导阻滞,心率<50 次/min,且药物治疗效果不佳。④并发频繁室性心律失常的二度或三度房室传导阻滞。在 STEMI 后的 2～3 周,如果发展为三度房室传导阻滞或阻滞部位位于希氏束以下,应考虑安装永久起搏器。

4.室上性快速心律失常

在 STEMI 期间,房颤的发生率为 10%～20%,处理方法包括控制心室率和恢复窦性心律。禁止使用Ⅰc 类抗心律失常药物,可以选择使用 β 受体阻滞剂、洋地黄类、维拉帕米、胺碘酮等药物进行治疗,如果治疗无效,可以考虑采用同步直流电复律。在房颤的恢复和心室率控制过程中,应充分强调抗凝治疗的重要性。

5.心脏停搏

立即作胸外心脏按压和人工呼吸,注射肾上腺素、异丙肾上腺素、乳酸钠和阿托品等,并施行其他心肺复苏处理。

(五)抗低血压和心源性休克治疗

治疗应根据休克是否完全由心源性引起,或是否存在周围血管的舒张障碍或血容量不足等其他因素来进行。

1.补充血容量

大约有 20% 的患者因吐痢、出汗、发热、使用利尿剂或不摄食等原因导致血容量不足,需要补充血容量以治疗,但同时也要防止过度补充引发心力衰竭。根据血流动力学监测结果来确定输液的量。例如,中心静脉压力低于 510 cmH$_2$O,肺楔压低于 612 mmHg,心排血量减少,表明血容量不足,可以静脉滴注低分子右旋糖酐或 5%～10% 的葡萄糖液。如果输液后中心静脉压力升高>18 cmH$_2$O,肺楔压>15～18 mmHg,则应停止输液。但对于右心室梗死,中心静脉压力的升高并不一定是补充血容量的禁忌。

2.应用升压药

当补充血容量后血压仍未上升,而肺楔压和心排血量正常时,可能是由于周围血管张力不足,此时可以选择使用血管收缩药物:①多巴胺:<3 μg/(kg·min)可以增加肾血流量;在严重低血压时,可以 5～15 μg/(kg·min)静脉滴注。②多巴酚丁胺:必要时可与多巴胺同时以310 μg/(kg·min)静脉滴注。③去甲肾上腺素:在大剂量多巴胺无效时,也可以 28 μg/min 静脉滴注。

3.应用血管扩张剂

当经过以上处理,血压仍未提升,而肺楔压增高,心排血量降低或周围血管显著收缩,导致四肢冷僵,并有发绀时,可以使用血管扩张药物以降低周围阻力和心脏的后负荷,减少左心室的射血阻力,增强收缩功能,从而增加心排血量,改善休克病症。但是,血管扩张药物需要在严密的血流动力学监测下谨慎使用,可以选择使用硝酸甘油(50～100 μg/min 静滴)或二硝酸异山梨醇(2.5～10 mg/次,舌下含服或 30～100 μg/min 静滴)、硝普钠(15～400 μg/min 静滴)、酚妥拉明(0.251 mg/min 静滴)等。

4.治疗休克的其他措施

包括修正酸中毒现象,调整电解质失衡,防止脑部缺血,保护肾脏功能,以及在必要时采用糖皮质激素和洋地黄类药物。

5.辅助循环装置

主要包括主动脉内球囊反搏(IABP)和左心室辅助设备。IABP 有助于提升舒张期动脉压力而不增加左心室收缩期的负担,也有助于增强冠状动脉的灌流。对于 STEMI 伴心源性休克患者,在接受冠状动脉造影和机械再灌注治疗(PCI 或 CABG)时,IABP 能提供重要的时间缓冲和机会,因此对这类患者来说是一类推荐的治疗方法。对于面积较大的 STEMI 或高风险患者(如年龄超过 75 岁、有过心力衰竭病史、左主干或三支血管病变、持续低血压、Killip Ⅲ～Ⅳ级、收缩压低于 120 mmHg 且有持续心动过速、顽固性室速伴血流动力学不稳定等),应考虑预防性使用 IABP。在出现机械并发症如室间隔穿孔、乳头肌断裂等情况时,应尽快使用 IABP。

经皮左心室辅助设备通过泵将左心房或左心室的氧合血流引导至泵内,然后再将其注入主动脉系统,部分或者全部替代心脏的泵血功能,以减轻左心室负担并保障全身组织和器官的血液供应,对于 IABP 无效的严重患者是非常有效的。

(六)心力衰竭治疗

主要是针对左心室衰竭的治疗。治疗方法取决于病情的严重程度。病情轻微的患者可以使用袢利尿剂(如呋塞米,静脉注射 20～40 mg,必要时每 1～4 h 重复一次),通常即可见效。对于病情严重的患者,如无低血压,可以使用血管扩张剂(如静脉使用硝酸酯类药物)。如无低血压、低血容量或明显的肾衰竭,应在 24 h 内开始使用 ACEI,不能耐受的患者可以改用 ARB。对于严重心力衰竭(Killip Ⅲ级)或急性肺水肿的患者,除了适当使用利尿药和静脉使用硝酸酯类药物外,还应尽快采用机械辅助通气治疗。肺水肿伴高血压是使用静脉滴注硝普钠的最佳适应证,通常从小剂量(10 μg/min)开始,并根据血压逐步增加到合适的剂量。当血压明显降低时,可以静脉滴注多巴胺[5～15 $\mu g/(kg \cdot min)$]和(或)多巴酚丁胺。在肾灌注不良的情况下,可以使用小剂量多巴胺[<3 $\mu g/(kg \cdot min)$]。也应考虑实施早期的血液重建治疗。

(七)并发症治疗

如果有室壁膨胀瘤伴随左心室衰竭或心律失常的情况,可以考虑进行外科手术切除。对于出现心室间隔穿孔的患者,如果没有心源性休克,可以通过使用血管扩张剂(如硝酸甘油静脉滴注)进行改善。然而,主动脉内球囊反搏(IABP)辅助循环是最有效的方法。若伴随心源性休克,紧急手术可能提供生存机会,对于一些选定的患者,也可以考虑进行经皮导管室间隔缺损封堵术。乳头肌断裂导致的急性二尖瓣反流应在血管扩张剂和 IABP 辅助循环下进行早期外科手术。急性心室游离壁破裂的手术成功率非常低,通常是致命的。假性室壁瘤是左心室游离壁的不完全破裂,外科手术可以进行修复。但是,在 STEMI 的急性期,由于坏死组织的脆弱性,心外科早期手术的难度增大,因此,最佳的手术时间还没有达成共识。对于严重的心肌梗死后综合征,应使用 NSAIDs 或短期的皮质类固醇冲击治疗,但用药时间不应超过几天,因为可能会干扰 STEMI 后心室肌的早期愈合。

(八)右室心肌梗死的处理

与左心室心肌梗死的治疗略有差异,右室心肌梗死常常伴随下壁心肌梗死,并出现休克或低血压,但没有左心衰竭的症状。其血流动力学检查通常显示中心静脉压、右心房和右心室充盈压上升,而肺楔压和左心室充盈压正常甚至下降。治疗的主要原则是保持有效的右心室前负荷,避免使用利尿剂和血管扩张剂(如硝酸酯类、ACEI/ARB 和阿片类)。应积极进行静脉扩容治疗,并最好进行血流动力学监测,当肺毛细血管楔压达到 15 mmHg 时,应停止补液。如果在补液 1 000～2 000 mL 后,血压仍然没有回升,应静脉滴注正性肌力药(如多巴酚丁胺或多巴胺)。如果出现高度房室传导阻滞,可以使用临时起搏器。

第三节　心力衰竭

一、收缩功能不全性心力衰竭

(一)简介

1.概述

心力衰竭是一种由心肌功能失调以及心血管和肾脏系统的神经-激素调节持续失衡引发的疾病,其主要特征是心脏排血量的降低以及体循环和肺循环淤血。现在,急性心力衰竭综合征(AHFS)已成为 65 岁以上人群中最常见的住院原因。随着人口老龄化的加速,急性冠状动脉综合征(ACS)患者的生存率提高以及其他疾病的死亡率下降,心力衰竭的发病率以及治疗心力衰竭所需的社会花费将会不断上升。

2.定义

(1)基于血流动力学模型,收缩性心力衰竭主要指左心室收缩功能的缺陷引起的心力衰竭,其典型表现是射血分数(EF)低于 40%～50%。这种收缩性能力下降与心室扩张和心排血量的降低有关。然而,这种定义被认为具有局限性,因为射血分数下降的阈值是人为设定的,不同的影像学检查手段得到的 EF 值可能会有较大的差异。更重要的是,EF 值与临床表现、心血管事件发生率以及药物治疗的效果之间的相关性并不强。

①在 EF 值下降的心力衰竭患者中,压力-容积曲线表明左心室的收缩末期压力-容积关系曲线下移(ESPVR,收缩末顺应性),这反映出收缩力下降。常见的症状包括收缩末期容积增加,心排血量(SV)降低,心脏做功能力降低,当 ESPVR 保持不变时,收缩末期压力降低可以使心排血量增加,左心室弹性势能降低。

②在 EF 值保留的心力衰竭患者中,ESPVR 正常或者增加,收缩末期压力-容积关系曲线向左上方移动,这反映出心肌顺应性降低。

(2)在临床工作中,心力衰竭是通过床旁评估确定的诊断。有些患者可能已经有心功能异常,但没有明显的症状和体征,这些患者被视为无症状性左心室功能缺陷。另一些患者可能左心室的收缩功能还在,但已经展现出了心力衰竭的典型症状和体征,这些患者被称为 EF 值保留的心力衰竭。

(3)左心室重塑是心力衰竭病理生理过程中最关键的部分,其特征是心室逐渐扩大并伴随着 EF 值的降低,组织病理学研究揭示了心肌细胞肥大、凋亡和坏死的变化。分子生物学研究也显示出心肌细胞在胚胎阶段基因再度表达,同时伴随着兴奋－收缩联接的改变以及一些调控蛋白的出现。

(4)在特定情况下,心肌损伤或者左心室重塑可以通过药物治疗或者器械治疗实现逆转。

(5)充血性心力衰竭的定义在实际临床中常常被误用,很多时候是高血容量状态,并非与心力衰竭有关。反之,不是所有心力衰竭患者都会出现充血性心力衰竭的临床症状和体征。

(6)右侧心力衰竭主要指体循环淤血的症状和体征明显,而肺部淤血的表现缺乏的一类心力衰竭。

(7)急性失代偿性心力衰竭或称为 AHFS,通常指在各种诱因的作用下,慢性心力衰竭快速或亚急性恶化,导致心力衰竭症状加重,主要表现为体循环和肺循环的充血。

(二)分类

(1)美国心脏病学会(ACC)/美国心脏协会(AHA)指南根据心力衰竭疾病进程将心力衰竭分为四期。

①A 期:存在导致心力衰竭的危险因素,但尚未发展为结构性心脏病或是症状性心力衰竭。

②B 期:存在结构性心脏病,但尚未出现心力衰竭的症状。

③C 期:存在结构性心脏病,既往曾发生过心力衰竭或目前存在心力衰竭症状。

④D 期:反复发作的终末期心力衰竭,需要特殊治疗或者高级支持治疗辅助。

(2)纽约心脏病学会(NYHA)分类尽管需要主观判断和不十分精确,但仍是目前应用最广泛的分类,主要根据心功能受损严重程度进行分级(表 1-2)。

表 1-2 纽约心脏病学会分级

分级	描述
Ⅰ	存在基础心脏病,但一般活动不受限制,日常活动不会导致疲乏、心悸、呼吸困难或者心绞痛
Ⅱ	体力活动轻度受限,休息时无不适,日常活动可以导致疲乏、心悸、呼吸困难或者心绞痛
Ⅲ	体力活动明显受限,休息时无不适,低于日常活动强度的活动即可导致疲乏、心悸、呼吸困难或者心绞痛
Ⅳ	无法进行体力活动,休息时都有心功能不全或者心绞痛症状,任何体力活动均会加重症状

(3)Killip 分级主要针对急性心肌梗死后心力衰竭,根据心功能失代偿的严重程度进行分级,能够预测 30 d 病死率。

(三)临床症状和体征及体格检查

1.临床表现和体征

许多症状和体征的变化可能并不显著,因此,患者往往在病情严重到需要住院治疗时才能察觉到,这时可预防和干预的机会已经不多。

(1)最为常见且最早出现的症状便是呼吸困难,尤其在运动后更为显著。端坐呼吸是更严重的一种表现,是失代偿性心力衰竭最具敏感性(90%)和特异性(90%)的临床表现。随着失代偿程度的加重,可能会出现夜间发作性呼吸困难和潮式呼吸等症状。

(2)疲劳感和活动能力下降在心力衰竭患者中亦非常普遍,这是心排血量下降的标志。此外,常见但容易被忽视的症状还包括夜间咳嗽、失眠、抑郁等。

(3)伴有心律不齐的患者可能会出现心悸和晕厥,这需要立即处理。

(4)严重右侧心力衰竭患者常常会出现食欲减退和腹痛。

2.体格检查

处于代偿性心力衰竭阶段的患者在体格检查时可能并无明显的异常表现,而心力衰竭患者的体征主要受失代偿程度、疾病发展的快慢和受影响的心室影响。

(1)容量超负荷是心力衰竭的一大特征,其典型表现包括以下几个方面。

①体重的增加是评估充血性心力衰竭的敏感性指标。

②左房压力的增高可以引发肺间质和肺泡渗出增加,听诊时能听见啰音,也叫作急性心源性肺水肿。但在慢性收缩性心力衰竭的患者中,由于外周血管和淋巴管的代偿作用,可能并无肺部啰音出现。

③颈静脉怒张或颈静脉压力增高虽然并不能直接反映左心室充盈压的变化,但能间接评估左心功能(特异性 79%,敏感性 70%)。45°侧位可以完全露出颈静脉,颈静脉压力极高的患者,应采取端坐位测量颈静脉压力。从胸骨角至颈静脉半月瓣的垂直距离加 5 cm 水柱,即代表右房压力水平。压迫肝区,肝颈静脉征阳性(增加超过 4 cm)更能准确诊断充血性心力衰竭。

(2)外周低灌注的表现常常被忽略。

①无其他合理解释的情况下,交替脉和脉压下降可能暗示心脏排血功能严重不足。

②心率过快和脉搏短促可能预示心脏排血量减少。

③皮肤苍白、呈现斑点、四肢表皮温度降低、毛细血管充盈不足等也是表征外围低灌注的常见症状。

④低血压是心力衰竭的重要体征,多项研究已经证明,如果收缩压低于 90 mmHg,这可能是致死及致残的重要预警信号。

(四)治疗

对于心力衰竭患者的治疗,需要明确区分急性阶段的治疗和慢性阶段的长期管理。

1.急性心力衰竭综合征

在美国,急性心力衰竭成为 65 岁以上的成年人住院治疗的主要原因。因急性心力衰竭住院的患者,其远期预后通常不佳:90 d 和 1 年的死亡率分别可达 14% 和 37%。仅有 20% 的急性心力衰竭患者患有基础心脏疾病,大部分患者会发展为慢性心力衰竭。治疗急性心力衰竭的目标是缓解症状、减少充血、维持血流动力学稳定以及改善组织的灌注状况。消除诱发因素至关重要。

(1)有创性血流动力学监测:

①肺动脉导管:研究发现,使用肺动脉导管并不能减少再次住院和死亡的风险,反而可能增加并发症。因此,只有在需要明确心脏指数或充盈压,以及对标准治疗无效的重症患者中,才适用肺动脉导管。如果 PCWP>18 mmHg,说明存在心源性肺水肿,如果心排血量<2.0L/(min·m^2),则表示心源性休克。

②动脉导管:持续动脉导管血压监测对于监控末梢血压和血管内应用血管扩张药有利。

(2)吸氧:所有的肺水肿患者都需要半卧位接受吸氧治疗。对于持续呼吸困难、呼吸性酸中毒和持续低氧血症的患者,可以考虑无创性呼吸道正压通气。研究指出,无创正压通气比持续气道正压通气和常规氧疗更能有效缓解症状和改正代谢紊乱。然而,没有证据显示无创正压通气能降低短期死亡率,因此,它可以被视为插管前的无创手段。对于无创正压通气效果不理想的患者,应立即进行插管。呼气末正压可以有效提高氧合,但过高的呼气末正压可能降低静脉回流和心脏输出,可能导致休克患者发生意外。

(3)血管扩张药物:对于没有低血压的肺水肿患者,首选的治疗方法是使用血管扩张药物。

①硝酸甘油能通过扩张静脉和减轻后负荷来降低左心室充盈压。在紧急情况下,可以快速给药(0.4~0.8 mg,舌下给药,每 35 分钟 1 次),在慢性情况下可以静脉给药[0.2~0.4 μg/(kg·min)],根据病情和平均动脉压,每 5 min 可以调整一次剂量。虽然没有确定的最大剂量,但超过 300~400 μg/min 并不会带来额外的益处,此时应结合其他血管扩张药物使用。大剂量使用可能会导致耐药。头痛是常见的不良反应,最近使用过磷酸二酯酶-5 抑制剂的患者禁用硝酸甘油。

②硝普钠是一种强有力的血管扩张剂,对静脉和动脉都有作用,在使用时需要严格监控血流动力学指标(尤其是静脉应用时)。起始剂量为 0.1~0.2 μg/(kg·min),可以每 5 min 调整一次剂量达到治疗效果,但要保持平均动脉压>65 mmHg。在需要大幅度降低后负荷的情况下(如心源性休克、急性重度主动脉反流或二尖瓣反流),硝普钠非常适用。尽管氰化物和硫氰酸盐中毒因为治疗时间短而极为罕见,对于严重肾功能不全的患者,使用硝普钠应小心,避免长期大剂量使用。对于有心肌缺血的患者,应避免使用硝酸甘油或硝酸甘油和硝普钠的联合

使用,以防可能的冠状动脉窃血现象。

③奈西立肽是一种静脉内使用的血管扩张药,尤其适用于没有侵入性血流动力学检测的环境,因此,曾被广泛应用于治疗急性心力衰竭。其初始剂量为 2 mg/kg 的静脉注射,可以进行 0.01 mg/(kg·min) 的持续应用,持续时间为 48 h。然而,ASCEND-HF 研究显示,与传统的治疗方法相比,奈西立肽在 30 d 内对心力衰竭患者的病死率和再住院率没有显著的影响。虽然这个证据消除了关于奈西立肽安全性的疑虑,但是这个阴性的研究结果使得大部分专家学者不再推荐使用奈西立肽。

(4)利尿药:除了逐渐减少静脉容量外,利尿药还可以直接扩张血管,快速缓解心力衰竭的症状。降低充盈压可以增加前向血流。对于大部分的急性心力衰竭患者,并不存在水钠潴留,因此需要小心使用利尿药。单独使用血管扩张药物通常可以使充盈压回归正常。对于没有长期使用利尿药的患者,静脉注射 20～40 mg 的呋塞米就可以产生效果。对于长期使用呋塞米的患者,需要至少静脉注射等于口服剂量的呋塞米才能产生效果。在维持液体平衡和评估干体重等方面,需要严格监控血容量状态以指导治疗,并适时转为口服给药。然而,在出院后,仍有 30% 的急性心力衰竭患者持续存在充血症状。主要的不良反应包括低血压、低钾血症、低镁血症和低钙血症。大量的证据显示,静脉使用利尿药会导致临时的神经-激素失调。定时补充钾、镁等电解质可以预防钾和镁的严重缺乏。研究显示,持续或大量使用利尿药并不能给患者带来益处,大剂量(静脉使用的剂量是口服剂量的 2.5 倍)使用利尿药也没有损害。如果需要持续使用利尿药,应该一次注入,然后按照统一的频率继续注入。利尿药的抵抗性可以通过逐步增大利尿药的剂量和联合使用噻嗪类利尿药(如氢氯噻嗪、甲苯喹唑磺胺或氯噻嗪)来应对。为了减轻充血症状,可能在一定程度上加重肾功能的恶化。如果持续的充血伴随着肾功能的持续恶化,需要考虑使用其他的血管扩张药或正性肌力药。

(5)正性肌力药物:对于依然存在失代偿性心力衰竭症状和体征的患者,尽管已使用血管扩张药物和利尿药,可考虑使用正性肌力药物。正性肌力药物的使用应限于特定情况:存在充分的临床证据或直接的血流动力学证据表明充盈压持续升高且心排血量下降。在无显著低血压的患者中,可以通过静脉注射多巴胺或米力农来增加心排血量。这两种药物都会增加耗氧量和心律失常的风险,因此,对于有心肌缺血和持续性心律失常的患者,使用时应谨慎。这两种药物都可能导致低血压,尤其是米力农。目前并没有明确的证据表明间断或长期使用正性肌力药物可以使患者得益,反而有观察性研究发现,使用正性肌力药物可能会增加出院后的死亡率。正性肌力药物的使用应仅限于:急性病情监护、心脏移植或机械循环支持的过渡期,以及为了缓解不愿进一步治疗的患者的痛苦。对于严重低血压的患者(尤其是使用血管扩张药物或 β 受体阻滞药引起的低血压),应短期应用血管收缩药物,如多巴胺、去甲肾上腺素或肾上腺素。与传统观点相反,近期研究发现去甲肾上腺素对于心源性休克的疗效并不逊色于多巴胺。

①多巴酚丁胺主要作用于 β 受体,对 β_2 和 α_1 肾上腺素受体的作用较弱,半衰期比米力农短,通常用于急性治疗。其初始剂量为 2.5～5.0 $\mu g/(kg·min)$,每 30 min 增加 12 $\mu g/(kg·min)$,直到反应出现,最大剂量为 10 $\mu g/(kg·min)$。

②米力农是 PDE 抑制剂,通过抑制磷酸腺苷间接增强心肌收缩力,具有可能扩张体循环

和肺循环血管的效果。对于需要立即增强心肌收缩力的患者,可以先给 50 μg/kg 的负荷剂量,10 min 后给予 0.125~0.75 μg/(kg·min)。米力农不作用于 β 受体,因此对于正在使用或曾经使用过 β 受体阻滞药的患者,比多巴酚丁胺更有效。

(6)超滤:除药物利尿外,超滤是对抗急性失代偿性心力衰竭的另一种疗法。UNLOAD 研究表明超滤既安全又可以减少使用静脉利尿药和正性肌力药物。是否将超滤作为首选的利尿治疗,需综合考虑其安全性、有效性和成本效益。目前,超滤主要应用于对利尿药反应不良或利尿药导致肾功能下降的患者。

(7)血管升压素拮抗药:研究证实,口服血管升压素受体-2 抗体托伐普坦对急性失代偿性心力衰竭的住院患者能安全改善短期症状,且不会增加长期心力衰竭的发病率和死亡率。托伐普坦和非选择性血管升压素受体抗体均适用于伴有血容量过高或低钠血症的失代偿性心力衰竭患者。

(8)机械辅助治疗:对于难以治疗的心源性休克和心源性水肿患者,主动脉球囊反搏或其他机械辅助疗法能助他们度过危险期,或作为心脏移植的过渡手段。

(9)诊断和治疗室性/房性心动过速:这是急性失代偿性心力衰竭治疗的关键环节,因为这些常见的恶性心律失常能影响疾病的发展。

(10)慢性期治疗:当患者症状稳定后,进入长期治疗阶段。此时,应重新使用口服血管扩张药(如 ACEI、ARBs 或肼屈嗪)以取代静脉注射血管扩张药物。如果因心源性休克而停用了 β 受体阻滞药,也可在此时重新开始使用,但需小心并注意观察。

2.慢性药物治疗

慢性药物疗法的目标在于延长生命期限、改善症状和提高生活质量。尽管近期并无主要治疗药物的显著更新,但改进心力衰竭患者预后的治疗方法的发展仍对现代医学具有重要价值。

(1)血管紧张素转换酶抑制剂已证明能降低收缩性心力衰竭患者的发病率和死亡率。它们长期的益处与 RAS 系统的抑制有关。另外,ACEI 还可以改善症状、临床状况和运动耐受性。

①ACEI 已被列为无症状或有症状的左心室功能障碍患者的首选治疗计划。ACEI 的剂量应提升至临床试验所指出的有益目标剂量。尽管理论上使用组织性 ACEI(如喹那普利和雷米普利)有益,但没有数据支持其优先使用。高钾血症($K^+>5.5$ mmol/L)、肾功能衰退(肌酐>3.0 mg/dL)和低血压(收缩压<90 mmHg)是其相对禁忌证,但需要根据具体情况判断。即使收缩性心力衰竭患者的症状完全消失,也不建议停止使用 ACEI。

②启动 ACEI 治疗后,应密切监测患有高钾血症和肾功能衰退的患者。

a.低血压常见,特别是在血容量较低的患者使用首剂 ACEI 后(比如积极利尿的患者)。这可能需要逐步降低利尿药和其他血管舒张药的剂量。由于卡托普利半衰期短,因此常用于急性期(如心肌梗死后)。

b.在低血容量状态下使用 ACEI 可能导致肾功能衰退和高钾血症。关键在于停止其他可能损伤肾的药物(如非甾体消炎药),确保肾灌注充足。如果尿素氮(BUN)或肌酐(Cr)水平上升$<50\%$,可以继续安全使用 ACEI,如果上升$>50\%$,应减半 ACEI 剂量;如果上升$>100\%$,

应停用 ACEI,并转用肼屈嗪和硝酸异山梨酯。如果血钾过高,通常停止补钾并减少 ACEI 用量会有效。

③ACEI 的特殊不良反应是咳嗽和血管性水肿。

a. ACEI 相关的咳嗽可能与缓激肽水平增高有关。其症状通常较轻,极少数情况下才需要调整药物剂量或采取特殊治疗。在停止服用 ACEI 之前,应尝试找出其他可能导致咳嗽的原因。

b. 血管性水肿是 ACEI 的一种少见的不良反应(0.4%)。这种症状主要表现为唇、面部、舌等软组织的水肿,少数情况还可能出现口咽和会厌的水肿。血管性水肿通常在开始服用 ACEI 的前 2 周内出现,但也有患者在服药数月甚至数年后才出现该症状。血管性水肿是所有 ACEI 使用的绝对禁忌证。

(2)血管紧张素 Ⅱ 受体拮抗药(ARB)是特定的血管紧张素 Ⅱ-1 型受体拮抗剂。虽然理论上 ARB 可以更全面地抑制不良影响,但在心力衰竭患者中,目前没有临床试验证明其具有明显的优势。一般来说,ARB 的适应证和监控与 ACEI 相似,主要用于不能耐受 ACEI 的患者。然而在实际应用中,ARB 的使用可能会更广泛。ARB 与 ACEI 有相似的不良反应(如低血压、肾功能不全、高钾血症)。对于有 ACEI 相关血管性水肿症状的患者,使用 ARB 后约有不到 10% 的患者仍可能出现血管性水肿。因此,使用这些药物前需要谨慎考虑其可能引发的严重并发症。目前,ARB 是否能带来更多的益处还在讨论之中。当患者在使用最大剂量的 ACEI 和 β 肾上腺素受体阻滞剂(β-B)后仍出现持续症状,可以考虑增加 ARB 或醛固酮受体拮抗药。对于心肌梗死后的患者,如果已经使用了 ACEI,就不应再添加 ARB。在心力衰竭患者相关的临床试验中,最多研究的 ARB 包括缬沙坦和坎地沙坦,应优先考虑使用。

(3)肼屈嗪和硝酸异山梨酯的联合应用被证明可以减少特定心力衰竭患者的发病率和死亡率。根据 A-HeFT 的临床试验,固定剂量的肼屈嗪和硝酸异山梨酯(BiDil)的组合,对于已经使用 ACEI 和 β-B 的非裔美国心力衰竭患者,可以显著降低死亡率。这种联合疗法也适用于无法耐受 ACEI 或 ARB 的患者。肼屈嗪可能会引发反射性心动过速和罕见的药物性红斑狼疮等不良反应。

(4)β 肾上腺素能受体阻滞剂(β-B)曾被视为心力衰竭患者禁用的药物,但现在已经成为有症状的心力衰竭患者的首选治疗方法(NYHA 分级 Ⅱ、Ⅲ 或稳定的 Ⅳ 级)。因为 β-B 的使用不会影响死亡率。

①在 ACEI 使用后通常会开始 β-B 的治疗。这表明大部分的临床试验都显示,β-B 的好处主要是在充分使用 ACEI 的基础上实现的。ACEI 可以迅速产生有益的血流动力学效应,而 β-B 在早期使用可能会导致低 LVEF、低心脏输出量,这可能会让失代偿性心力衰竭的患者无法忍受。在某些情况下(如心肌梗死后和伴有快速心律失常的情况),β-B 可能更有益,并且应当早于或与 ACEI 同时开始使用。而对于由于血容量过多或低心脏输出量引起的严重失代偿性心力衰竭,通常不应使用 β-B。

②目前,只有卡维地洛、比索洛尔、琥珀酸美托洛尔获得批准用于治疗慢性心力衰竭。尽管阿替洛尔和酒石酸美托洛尔已经被广泛使用并且相对便宜,但没有证据支持这些药物可以为这个患者群体带来益处。应避免使用有内在拟交感神经活性的 β-B(如心普萘洛尔和醋丁

洛尔)。

③β-B 的相对禁忌证包括:心率<60 次/min、有症状的低血压、超过下限的肺循环或体循环淤血、外周灌注不足、P-R 间期>0.24 s、二度或三度房室传导阻滞、有严重气道反应性疾病病史以及静息状态下肢体缺血的外周动脉疾病。在为有相对禁忌证的患者使用 β-B 时,尤其是有反应性呼吸道疾病和外周动脉疾病的患者,必须充分权衡风险和收益。

④对于体液平衡的患者,初始投药策略通常包括小剂量 β 受体阻剂器的使用,之后逐步增加剂量。从起始剂量开始,每 2～4 周适度增加,持续 3～4 个月,直到达到目标剂量,同时确保患者能够承受药物的不良反应。在调整药物剂量的过程中,要保持与患者的沟通,并且需要同时调整血管扩张药和利尿药的剂量。即使患者的心力衰竭症状完全消退,左心室功能得到改善,也不能任意停药。

⑤应努力让患者达到治疗的目标剂量,但即使是小剂量的 β 阻滞剂,也能使患者获得治疗效果。β 受体阻滞剂的剂量是预测长期治疗效果的重要因素,但目前尚无证据支持根据特定的静息心率来指导药物治疗的剂量。

⑥药物使用过程中的不良反应是常见的。患者应知道使用这类药物的目的是为了延长生命期限,但不一定可以改善症状。

a.轻度头痛和眩晕是常见的,可能与低血压或心率减慢有关。如果出现显著的心律过缓,需要减少 β 受体阻滞剂的剂量,并减少其他可能降低心率的药物(如地高辛、胺碘酮)的剂量。更严重的心脏传导阻滞是使用 β 阻滞剂的禁忌,除非已经植入起搏器。低血压可以通过调整给药时间来解决。研究表明,卡维地洛(非选择性,具有阻断 α1 受体作用,即血管扩张)与选择性 β1 受体阻滞药如琥珀酸美托洛尔相比,降低血压的效果更强。70% 的心力衰竭患者都能良好地耐受这两种药物。

b.加重心力衰竭仍是一个严重的不良反应。如果心力衰竭加重,则需要增加利尿,减少 β 阻滞剂的剂量或减慢增加剂量的速度。

(5)醛固酮受体阻断剂多年来被应用作为维持钾平衡的弱利尿药物以治疗心力衰竭。由于 ACEI 无法完全封锁 RAS,这导致了对醛固酮受体阻断剂的研究的产生,并证明其能改善心肌重塑并降低猝死率。随机螺内酯评估研究(RALES)、依普利酮对急性心肌梗塞后心力衰竭的效果和生存率研究(EPHESUS)、依普利酮对轻度症状的心力衰竭患者的治疗效果研究(EMPHASIS-HF)都表明其可以降低各阶段心力衰竭患者的死亡率。

①醛固酮受体阻断剂可以用于 NYHA Ⅱ 级,LVEF≤30% 或 NYHA Ⅲ～Ⅳ 级,LVEF≤35% 的患者,这些患者已经接受了 ACEI 和 β 受体阻滞剂的治疗,同时没有明显的肾功能损害(肌酐>2.5 mg/dL)或高钾血症(钾>5 mmol/L)。也适用于心肌梗塞后左心室功能受损(LVEF≤40%)有心力衰竭症状或糖尿病的患者。

②在大部分情况下,钾补充剂的剂量可以减少或停用。在开始使用或调整剂量后的一周内,应该监测基础代谢指标。

③醛固酮受体阻断剂最常见的致命不良反应是高钾血症,这在肾功能损害或糖尿病肾病(Ⅳ 型肾小管酸中毒)患者中更加明显。服用螺内酯时,男性可能会出现乳房发育或泌乳。

④尽管螺内酯(RALES)和依普利酮的研究都表明有效,但大多数专家认为,醛固酮抑制

药物通过单一途径发挥作用。由于成本考虑,建议首选螺内酯,只有在出现严重的男性乳房发育症状时,才转用依普利酮进行治疗。

(6)利尿药主要用于维持体液平衡和缓解症状,过度使用可引发液体不足、低血压和肾功能问题。

①每日口服呋塞米 20～120 mg 是既有效又经济的治疗方式。如果每日呋塞米剂量超过120 mg,需要在晚间再次服用。如果上述方式效果不佳,需要每天额外服用噻嗪类利尿药,如美托拉宗或氢氯噻嗪,可以在呋塞米给药前 30 min 服用。

②对于对利尿药有抵抗性的患者,其他更昂贵的襻利尿药(如托拉塞米或布美他尼)可能具有更高的生物有效性,并且效果更好。特别的是,托拉塞米有可能具有抗纤维化和使尿后钠保留最少的特性,而钠保留是使用短效利尿药的禁忌证。

③利尿药抵抗的定义在不断演变,通常是由于患者不能很好地忍受低钠饮食(<2 000 mg/d)而产生。

④长期利尿治疗的目标是保持液体平衡。好的实践是由患者定期记录每日体重,并在需要调整的情况下按照医生的指示进行调整。

(7)在规范的抗心力衰竭药物治疗,包括 ACEI 和 β 受体阻滞剂之后,如果心力衰竭症状仍然存在,或者需要控制心房颤动的心室率,地高辛的使用是合理的。

①虽然地高辛的治疗窗口相对狭窄,但对于心力衰竭患者来说,它是安全的,并且能显著减少心力衰竭患者的住院率。对于肾功能正常的心力衰竭患者,地高辛适宜的初始剂量是0.125 mg/d。

②尽管洋地黄研究组(DIG)的试验表明,达到最佳临床效果的血清地高辛浓度为 0.5～0.8 ng/mL,但在没有洋地黄中毒的证据时,不推荐常规测量血清地高辛浓度。

(8)其他关键的抗心力衰竭药物的使用。无论是否有心力衰竭,二级预防冠心病需要使用他汀类药物。然而,在没有冠心病并发的心力衰竭患者中,他汀类药物的使用并未显示明显的好处。虽然阿司匹林在冠心病患者中可以有效预防心肌梗死复发和其他血管事件,但越来越多的观察和随机对照试验研究结果表明,阿司匹林可能通过抑制前列腺素的生成,产生不利的血液动力学效应,对肾功能产生影响,从而导致心力衰竭患者病情加重。心力衰竭患者是否应使用阿司匹林仍有争议,需要进行个体化治疗。但在没有冠心病并发的难治性心力衰竭患者中,应尽量避免使用阿司匹林。

(9)在慢性心力衰竭管理中,电解质补充是重要而经常被忽视的一步。利尿药治疗的患者常见低钾血症,而 ACEI 类药物和螺内酯的使用或肾功能恶化可以引起高钾血症。总的来说,对于心力衰竭患者,补充口服钾盐以保持血钾水平在 4.0～5.0 mmol/L 是必需的。在长期接受利尿药治疗的患者中,常见镁、维生素 B_1 和钙的缺乏。

(10)设备监测。当前的 ICD 和 CRT-D 可以远程监测与预后相关的各种电生理(如心率变异性、房性心律失常负担和频率、室性心动过速、双心室起搏百分比和平均心率)和生理(如,患者活动量和胸内阻抗)参数。一些用于进展中的心力衰竭患者的可植入血流动力学监测设备正在研发过程中。然而,如何最好地将设备监测方法融入到心力衰竭的综合治疗中,这个任务仍然十分困难。

(11)创新的治疗方式。证据显示,ω-3 多不饱和脂肪酸(PUFA)可以降低心力衰竭的发病率和死亡率。美国心力衰竭协会目前认为在 NYHA Ⅱ～Ⅳ级心力衰竭患者中使用 ω-3 多不饱和脂肪酸是可行的。GISSI-心力衰竭试验显示,每天摄入 1 g 的 ω-3 多不饱和脂肪酸可以降低心力衰竭患者的全因死亡率。最新的研究数据表明,在由非缺血性心肌病引起的轻度心力衰竭患者中,使用更高剂量的 ω-3 多不饱和脂肪酸可以显著降低心力衰竭患者的住院率。ω-3 多不饱和脂肪酸的配方是关键,因为存在剂量－效应关系。含有至少 1 g 二十碳五烯酸和二十二碳六烯酸的 ω-3 多不饱和脂肪酸配方对心力衰竭治疗是有益的。

3.慢性非药物治疗

(1)患者教育和疾病管理仍被视为对收缩性心力衰竭患者最有效的治疗策略。限制钠的摄入(<2 000 mg/d)和药物治疗的依从性对于降低心力衰竭患者的住院率至关重要。需要强调控制血压、血糖和血脂水平。一些积极的患者可以进行类似于慢性糖尿病管理的自我监测(如评估每日体重和心力衰竭症状)和护理(如调整利尿药的剂量)。

(2)运动训练。有明确的证据表明,运动训练可以改善慢性心力衰竭患者的内皮功能和运动耐受性。在条件允许的情况下,应推荐慢性心力衰竭患者进行有监督的心脏康复治疗。

4.先进治疗

目前,机械循环支持和原位心脏移植被专门用于对其他治疗无效的 ACC/AHAD 级心力衰竭患者。

二、射血分数正常的心力衰竭与限制型心肌病

(一)引言

1.流行病学

流行病学研究指出,近半数的心力衰竭患者的射血分数是正常的,这种心力衰竭的类型占到住院心力衰竭患者的 24%～55%。尽管以前认为正常射血分数的心力衰竭患者的存活率比射血分数减少的患者高,但最新的证据显示,两者的死亡率实际上相似。

正常射血分数的心力衰竭(HFpEF)已经成为文献中常见的术语,这种心力衰竭也被称为舒张性心力衰竭。

2.定义

最近的共识文件(欧洲工作组)将 HFpEF 定义为:①存在舒张性心力衰竭的症状和体征;②左心室射血分数(LVEF)>50%,且左心室舒张末期容积指数<97 mL/m²;③有证据显示左心室充盈压增高(参见表1-3)。满足以下任一标准的情况:①侵入性血流动力学检查显示肺毛细血管楔压(PCWP)>12 mmHg 或左心室舒张末期压力(LVEDP)>16 mmHg;②超声表明左心室充盈压明显升高(E/e′>15);③虽然超声检查提示左心室充盈压升高但未达到诊断标准(8<E/e′<15),并且伴有 β-钠尿肽(BNP)阳性(NT-BNP>220 pg/mL 或 BNP>200 pg/mL)。

3.病理生理

多数 HFpEF 患者的病理生理异常主要与舒张功能相关。决定心肌舒张功能的两个重要

因素是左心室的主动松弛能力和僵硬度。主动松弛性主要与肌动蛋白和肌球蛋白横桥的分离有关,这是一个依赖能量(或 ATP)的过程,需要肌质网主动摄入胞内的钙离子。因此,缺血引起的 ATP 可用量降低会延长心室主动松弛的时间。左心室的僵硬度主要与心肌组织的顺应性和细胞外基质有关,如,由于高血压引起的心脏病纤维化和胶原的沉积会增加心室的僵硬度。在限制型心肌病中,左心室心肌也会变得僵硬,这与 HFpEF 有相似之处,但其导致心室僵硬度增加的病理机制不同,如胞外淀粉样物质的堆积(心脏淀粉样变)、嗜酸性损伤引起的心内膜纤维化(Loeffler 心内膜炎和心内膜心肌纤维化)以及因鞘脂类的存积导致的溶酶体肿胀(Fabry 病)等机制。

另外,已经发现多种生理病理机制与 HFpEF 有关,包括动脉硬化、动脉与心室硬化的关系以及变时性心功能不全等,但它们的作用和重要性目前还尚不明确。

表 1-3 射血分数正常的心力衰竭诊断标准

标准分类	主要证据
临床证据	CHF 的症状和体征
左心室的大小及功能	EF>50% 并且左心室舒张末期容积指数<97 mL/m²
血流动力学(以下三项必须满足一项)	1.PCWP>12 mmHg 或 LVEDP>16 mmHg
	2.E/e′>15
	3.8<E/e′<15 且 BNP 水平符合条件(NT-BNP>220 pg/mL 或 BNP>200 pg/mL)

CHF.充血性心力衰竭;EF.射血分数;LVEDP.左心室舒张末期压;PCWP.肺毛细血管楔压;BNP.β-钠尿肽

(二)临床表现

1.人口统计学特征

与收缩性心力衰竭患者相比,HFpEF 患者通常年纪较大且多为女性。常见的相关疾病包括高血压、糖尿病、肥胖以及慢性肾脏疾病。

2.症状表现

舒张性心力衰竭患者的症状与收缩性心力衰竭患者相似,可能无症状或只有亚临床症状,也可能有明显的充血性心力衰竭综合征症状。这些症状难以与收缩性心力衰竭症状区分,可能只表现为活动后疲劳或呼吸困难。有些患者可能出现明显的左侧心力衰竭(如劳力性呼吸困难、端坐呼吸和夜间阵发性呼吸困难)或右侧心力衰竭(如水肿和腹水)的症状。

3.体征

HFpEF 的体格表现与心脏收缩功能衰竭类似。医生应检查是否出现了肺循环和体循环淤血的特征,如肺部湿啰音、颈静脉压力升高、肝淤血、腹水和下肢水肿。当存在 S4 心音时,这可能指示左心室具有较高的僵硬性。不同于扩张型心肌病,HFpEF 患者的心尖部冲动通常在锁骨中线附近,这表明心室的大小是正常的。此外,医生还应注意心脏搏动的强度,如果胸壁较薄,那么心肌肥厚的患者可能会有更强的心脏搏动。对于只有运动后疲劳症状的患者,由于他们的舒张功能不全仅在运动时表现出来,因此,上述体征可能不会出现。

若患者呈现出明显的右心衰竭症状,特别是伴有腹水和肝淤血,应考虑限制型心肌病或缩窄性心包炎等可能性。对于这类患者,多器官的临床表现可能有助于确定限制型心肌病的具体病因。而心脏检查也可能提供更明确的线索。例如,Kussmaul征(吸气时颈静脉压升高)是缩窄性心包炎的典型表现,但在限制型心肌病或其他疾病(如严重的右心衰竭和三尖瓣反流)中也可能出现。

(三)实验室检查

1.心电图(ECG)

心电图在HFpEF的诊断中不够敏感,QRS波幅增大是最主要的ECG表现。如果存在电压增高及其他左心室肥大的证据,可能暗示心肌肥厚是导致HFpEF的原因。相反,如果患者的心脏厚度增加(特别是超声结果明显)但心电图显示出低电压或心肌梗死(此时称为"假性梗死"),应考虑到浸润性心肌病或限制型心肌病的可能。

2.胸部X射线片

对于HFpEF,胸部X射线没有特定的表现。在后前位胸片上,心影大小正常(心宽度小于胸腔宽度的2/3)可能表明左心室大小正常。另外,与收缩性心力衰竭相同,可能存在肺泡实质变浓(肺实质水肿)、肺间质线增多(肺间质液体增多)、肺血管再分布(肺静脉压力升高)和胸腔积液等现象。

3.特殊实验室检查

BNP在HFpEF的诊断中起到重要作用(如上所述)。与心脏收缩功能衰竭的患者相比,HFpEF患者的BNP升高程度较小。对于原因不明的呼吸困难,正常的BNP水平可能表示不存在任何形式的心力衰竭综合征。

(四)差异诊断

在我们的讨论中,我们将关注两种临床表现:劳力性呼吸困难(无心力衰竭的相关症状)和充血性心力衰竭。对于主要表现为运动耐力减低或劳力性呼吸困难的患者,除了"无症状"的冠心病、原发性肺部疾病或贫血外,HFpEF也应纳入考虑。

对于已经出现心力衰竭综合征状的患者,超声检查可以显著缩小差异诊断的范围。如果患者的射血分数正常并且心室大小也正常,HFpEF是心力衰竭最可能的原因。同时,我们也需要考虑限制型心肌病、高血压性心脏病、瓣膜性心脏病和缩窄性心包炎等其他可能的疾病。

1.HFpEF

对于明显的心力衰竭病因,特别是在伴有老年、高血压、肥胖、慢性肾脏疾病和糖尿病的情况下,应首先考虑HFpEF。心肌缺血在这类患者中对心力衰竭的病程有一定的影响,特别是在急性心力衰竭或暂时性肺水肿的患者中。如果没有动态性瓣膜反流,由缺血引起的肺水肿通常表明存在大量的危险心肌。在这种情况下,必然要对阻塞性冠心病进行积极的检查;如果条件允许,需要进行血管重塑。是否缺血在亚急性或慢性心力衰竭中起作用,目前还不清楚。

2.肥厚型心肌病(HCM)

对于左心室肥大的患者,如果没有并发高血压或主动脉狭窄,通常可以诊断为HCM。HCM有许多临床表现,其中一种主要表现为舒张性心力衰竭的"限制性"表型。HCM和其他限制型心肌病的区别并不总是明显,但是在诊断HCM时应考虑一些特定的线索:如有家族史(特别是被检测到相关基因突变)、室间隔形态有典型的反向曲线、猝死倾向、室性快速性心律

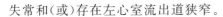

失常和(或)存在左心室流出道狭窄。

3.限制型心肌病

限制型心肌病是一种导致心脏壁变得过于坚硬的疾病,不同于更常见的心功能保持性心力衰竭。这种病症可能由浸润性、炎症性或代谢性疾病引发,但最常见的是心脏淀粉样变。

(1)心脏淀粉样变:它是指在组织或器官中积累淀粉或非正常蛋白的病态。具有多种诱因,以下是三种最重要的影响心脏的因素。

①原发性淀粉样变是由原发性的血液恶性肿瘤导致的。恶性肿瘤会产生单克隆浆细胞,这些细胞会产生轻链免疫球蛋白,并在心脏中积累。早期的病症可能表现为亚临床的舒张功能障碍(通常在超声心动图中可见),而晚期可能演变为严重的限制型心肌病。总的来说,患有心力衰竭的患者由于缺乏有效的治疗手段,预后通常不良。然而,对恶性肿瘤的化疗可能会对心力衰竭的症状产生改善效果。

②家族性淀粉样变与患者携带的甲状腺素和维生素 A 的血浆蛋白即甲状腺素运载蛋白的基因变异有关。这种蛋白质在肝脏中生成,并在肾、心脏和神经系统中积累。某些中心可能会为符合条件的患者提供心脏移植服务。

③老年性淀粉样变与家族性淀粉样变类似,它与病理性甲状腺素运载蛋白有关。此类淀粉样变主要发生在老年男性患者中。

(2)心内膜心肌纤维化:心内膜心肌纤维化在靠近赤道的地区较为常见,如非洲、南美洲和亚洲的近赤道地区。该病症主要影响儿童和青少年。心内膜心肌纤维化的特征是心内膜中存在颗粒状组织、胶原和大量的结缔组织积累。可能会影响到两个心室(50%的情况),也可能只影响左心室(40%的情况)或右心室(10%的情况)。两年的死亡率高达50%。心房颤动、二尖瓣反流和血栓栓塞是常见的症状。虽然该病症的治疗效果通常不佳,但心内膜剥脱术对纽约心功能分级为Ⅲ期或Ⅳ期的患者可能有一定的治疗效果。这种手术的死亡率很高(10%～20%),但如果手术成功,可能会改善病症和预后。

(3)Loeffler(嗜酸性粒细胞增多性)心内膜炎:Loeffler 心内膜炎:这种疾病主要在中年人群及温带气候地区被观察到,通常作为特发性嗜酸性粒细胞增多综合征的一种表现形式。其主要特征包括嗜酸性粒细胞的增多,限制型心肌病的出现,神经系统和骨髓的损伤,以及左心室壁血栓的频繁发生。治疗方法除了常规的抗心力衰竭药物和抗凝药物外,糖皮质激素和羟基脲也被证实有效。对于晚期纤维化的患者,外科治疗是可选方案。

(4)特发性限制型心肌病:这种疾病通常被视为一种排他性诊断,大多数病例为散发性,但也可能是常染色体显性遗传,特别是在有远端骨骼肌病和偶发性心脏传导阻滞的患者中。超声心动图通常显示左心室大小和功能正常,两房扩张和不同程度的心肌增厚。心内膜活检结果大都正常或显示非特异性改变。此疾病可发生在从儿童到成年的任何年龄段,患者的生存时间各异,平均生存时间为9.5年。对于符合条件的患者,心脏移植是一种治疗选择。

(5)结节痛:心脏结节病可以引发限制型心肌病,但扩张型心肌病的病型更常见。相关的心脏表现包括传导阻滞和室性心律不齐。

(6)放射性心肌炎:放射性心脏炎可影响心肌的所有组织,直接影响心肌时常表现为舒张功能受损,特别是当并发瓣膜病、冠状动脉病和(或)心包病时,其影响常被忽视。评估各种病理生理机制对放疗性心肌炎的损害程度具有挑战性,这使得矫正瓣膜、冠状动脉和(或)心包疾病的手术变得复杂。而且,即使进行了修复手术,预后仍然不太理想,这可能与心肌病变的持续存在有关。

(7)代谢蓄积性疾病:代谢堆积疾病的特点是心肌细胞内有物质沉积,从而导致心肌僵硬度增加。

①血色病:这是一种能导致限制型心肌病的累积性疾病。但是,当心脏出现临床症状时,多表现为扩张型心肌病。

②糖原贮积症:Ⅱ、Ⅳ和Ⅴ型糖贮积病可能出现与心脏相关的临床症状,一般是无症状的左心室僵硬性增高。

③戈谢病:由β-葡萄糖苷酶缺乏引发,导致脑苷脂在多个器官(包括脾、肝、脑、骨髓、淋巴结和心脏)累积。心脏部位可能出现心室壁增厚,进一步导致左心室舒张功能下降、收缩功能不足、心包积液和瓣膜病。使用酶替代疗法可以有效治疗戈谢病。

④去布雷病(Fabry病):这是由α-半乳糖苷酶缺乏所导致的疾病(X连锁隐性遗传),使得鞘糖脂在肾、皮肤和心脏堆积。心脏可能出现的临床症状包括左心室僵硬化、舒张功能障碍、房室传导阻塞和二尖瓣反流。使用酶替代疗法可以有效治疗法布雷病。

(五)诊断性检查

1.超声心动图

心脏超声是主要的评估方法,用于检测患有充血性心力衰竭症状的患者,特别是评估左心室的舒张功能。常用的临床参数是通过多普勒二尖瓣血流频谱图和组织多普勒对瓣环速度的测量得出的 E/e' 比值。二维和多普勒检测的一些结果在诊断上至关重要,包括心室的大小和壁厚。

(1)经二尖瓣血流频谱图:在窦性心律状态下,用脉冲多普勒评估二尖瓣的流入,可以识别出两个波:早期 E 波(代表二尖瓣打开时心室的快速充血)和 A 波(代表心房收缩)。对于 50 岁以下的患者,E 通常大于 A(即 $E/A > 1$)。E 波的衰减时间是从 E 波的峰值流速降到 0 的时间。随着年龄增长、高血压或心肌缺血的出现,心室的黏弹性降低,E 波的振幅减小,衰减阶段变得平缓,衰减时间延长。心房收缩相应增强,E-A 反转出现(即 $E/A < 1$,此时为 1 级舒张性功能不全)。随着舒张性功能不全的进展,左心房压力增高以进一步补偿,E 波比 A 波更显著(即假正常或 2 级舒张性功能不全)。随着舒张性功能不全的进一步发展,左心室的僵硬度增高,衰减时间缩短,即早期舒张时心房/心室压力快速平衡。当衰减时间 < 160 ms 和 $E/A > 2$ 时,患者的舒张性功能不全已达 3 级。

虽然通过二尖瓣口的血流频谱是评估心脏舒张功能的主要方式之一,但其存在一些局限性。例如,医生往往很难区分正常的舒张功能和 2 级舒张性功能不全(即"假正常"),因为两者的 E/A 比值都大于 1。因此,美国超声学会指南认为组织多普勒成像和左房大小的测量更为重要。另外,对于心房颤动、快速心律失常(E 波和 A 波混合)以及二尖瓣相关疾病(二尖瓣反流 $\geq 3^+$,二尖瓣狭窄和人工二尖瓣),二尖瓣口血液频谱的评估作用很有限甚至无效。

(2)组织多普勒成像(TDI)测定二尖瓣环运动速度:TDI 在评估左心室舒张功能时,主要用于测定二尖瓣环外侧和隔侧的运动速度。心肌运动速度有三个基本成分:收缩波(S'),早期舒张波(e')和晚期舒张波(a')。在舒张功能出现问题的早期,瓣环在心室舒张时的运动速度会有所降低。通常情况下,外侧瓣环的速度要比隔侧瓣环的速度快。如果隔侧瓣环的$e'<$8 cm/s 和(或)外侧瓣环的$e'<$10 cm/s,则可能存在舒张性功能不全的情况。

相较于经二尖瓣血流频谱图,二尖瓣环的速度不会出现"假正常"的情况,因此更方便判断舒张功能是否正常。然而,应注意二尖瓣环的 TDI 使用时,除了心室舒张外,还有其他因素可能影响瓣环的速度,如,外侧壁或心脏间隔梗死及由心包粘连导致的外侧壁压缩。

(3)E/e':E/e'比值(E值通过经二尖瓣血流频谱图测得,e'值主要通过 TDI 测得二尖瓣环外侧的速度)与侵入性血流动力学测定值(如 PCWP)相关,因此可用于评估充盈压。这种关联在射血分数降低的患者中较为准确,而在射血分数正常的患者中则只能作为参考。E/e'的极值在诊断中的帮助最大。$E/e'<$8 表示左心室充盈压正常,$E/e'>$15 则与 PCWP$>$12 有关(比值越高,特异性越强)。然而,许多患者的比值落在两个极值之间,即 8$<E/e'<$15。对于这类患者,不能仅依靠这个比值来判断充盈压是否升高。超声心动图指南建议此时可以参考左心房是否增大(左心室容积指数$>$34 mL/m²)。若无明确证据表明充盈压升高,血浆 BNP 可能有助于作出判断。

对于以体力活动引发症状的患者,负荷超声是一个有效的方法来评估是否存在舒张功能不全,尤其适用于那些休息状态下症状较为模糊的患者。在进行运动负荷后,超声医生需要从多个角度观察左心室的截面。完成 2D 信息收集后,应进行多普勒超声检查,包括通过二尖瓣血流频谱以及外侧缘和心脏间隔的二尖瓣环 TDI 测量。我们建议在负荷后记录一段时间的数据,因为在心率降低后,舒张功能异常仍可能存在,这样可以减少 E 波和 A 波合并的机会,否则 E 波的速度将难以评估。最重要的参数是负荷后的 E/e'比值,如果比值 $E/e'>$15,可能表明运动导致左心室的充盈压上升。

2.侵入性血流动力学检查

尽管侵入性血流动力学检查并非常规操作,但当无侵入性检查无法确定充盈压是否升高时,便可能需要进行。在这种情况下,PCWP 应$>$12 mmHg,LVEDP 应$>$16 mmHg。其他参数,如 Tau(τ)和等容舒张时间常数,在实际临床操作中并不常用。

在考虑限制型心肌病的情况下,完整的血流动力学结果对于制订治疗计划非常有帮助,但对于鉴别诊断的作用较小。如若出现 4 个心室的舒张压都升高或均等化(5 mmHg 以内)、右心房压力的 M 型波形、心室舒张期压力的"平方根"征、左心室舒张末期压与右心室舒张末压相等和 Kussmaul 征,那么可能需要考虑的疾病包括限制型心肌病、缩窄性心包炎、重度心力衰竭和严重的三尖瓣反流等。

3.磁共振成像(MRI)

大多数被诊断为 HFpEF 的患者很少需要进行心脏 MRI 检查。但当超声心动图不能提供确定的诊断时,MRI 可以辅助测量心室功能、质量和容积。此外,MRI 也有助于确认或排除一些特定的疾病,如缩窄性心包炎、结节病、淀粉样变或血色病等。

4.心内膜活检

在某些特殊情况下,可能需要进行心内膜活检,特别是当高度怀疑是特定疾病并且这个诊断将深刻影响到患者的处理和预后判断时。最常见的情况是高度怀疑心脏淀粉样变。在这种情况下,活检不仅可以明确淀粉体的存在,也可以鉴别不同类型的淀粉体。对于病变位置不确定的疾病如结节病,心内膜活检的价值较小。

(六)治疗

在 HFpEF 的治疗方面,曾有多项研究试验针对 ARBs、ACEI 和 β 受体阻滞剂等药物的治疗效果进行了探讨。但至今没有研究证明这些药物能有效降低死亡率。这些药物对于心力衰竭住院率、症状和左心室肥大等终点事件的影响各有不同。然而,部分试验的结果并不被广泛接受,因其研究对象(左心室扩大且 LVEF<50%)并不符合当前对 HFpEF 的诊断标准。根据现有的文献资料,没有确切证明对 HFpEF 死亡率产生明显改善效果的特定治疗方法。高血压的治疗应遵从美国预防、监测、评估和治疗高血压委员会(JNC)第 7 次报告的指南。此外,治疗应以缓解症状为目标。

1.限盐

要求患者的饮食中盐分不超过 2 g/d。

2.利尿药

对于出现水肿和肺淤血等症状的患者,应使用利尿药。长期使用环状利尿药可能会导致对利尿药产生抵抗,此时可以增加噻嗪类或保钾利尿药。氢氯噻嗪在第一天就能有效(通常剂量为 50 mg,可以一次给药或间隔给药)。在一些特殊的病例中,由于肠道水肿导致口服利尿药吸收不佳,可以选择使用托拉塞米,其口服吸收效果较好。如果患者伴有氮质血症,利尿治疗会受到一定限制。这种情况在具有影响肾功能的系统性疾病(如高血压、糖尿病或淀粉样变)的 HFpEF 患者或限制型心肌病患者中尤其常见。在处理这类病例时,需要同时考虑缓解淤血症状和控制氮质血症,这是一个十分棘手的问题。在某些情况下,需要积极进行利尿治疗以缓解患者的症状,即使可能导致血尿素氮和(或)肌酐升高。

3.血管紧张素受体阻滞药(ARBs)

有两个研究项目对 ARBs 在 HFpEF 患者中的效果进行了评估,分别是"CHARM-P 项目"(坎地沙坦在心力衰竭中的疾病发生率和死亡率评估项目)和"I-PRESERVE 研究"(厄贝沙坦在正常射血分数心力衰竭中的作用研究)。I-PRESERVE 研究被认为最具价值,因为它涵盖了 LVEF≥45% 的患者,并将他们随机分配到厄贝沙坦组和安慰剂组。研究结果表明,治疗组和安慰剂组在主要终点的死亡率以及次要终点的心力衰竭住院率上并无显著差异。同样地,CHARM-P 项目在主要终点上也未发现两组的显著差异,但坎地沙坦可能对次要终点的心力衰竭住院率有所改进。

4.血管紧张素转化酶抑制药(ACEIs)

PEP-CHF 研究(培哚普利在慢性心力衰竭老年患者中的应用研究)将 LVEF>40% 的患者随机分配到培哚普利组和安慰剂组。最终发现,两组在主要终点上没有显著差异,但治疗组的心力衰竭住院率下降有统计学意义。

5.β 受体阻滞药

SENIORS 研究(奈比洛尔在心力衰竭老年患者中的应用研究)对所有充血性心力衰竭患者进行随机分配,进入奈比洛尔组或安慰剂组。其中有 35% 的患者 LVEF>35%。总体上,奈比洛尔组在主要终点的全因病死率和心力衰竭死亡率上有所改善。亚组分析表明,这种改

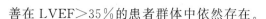

善在 LVEF>35% 的患者群体中依然存在。

6.地高辛

DIG 试验(洋地黄研究组)评估了地高辛在心力衰竭患者中的效果。对于 LVEF>45% 的亚组,地高辛并未能降低死亡率。此外,地高辛治疗虽有降低心力衰竭再住院的趋势,但无统计学意义,而且不稳定型心绞痛住院的比例却有所上升。

7.螺内酯

对于心室射血分数降低的患者,醛固酮阻滞剂已被证实有效,其可能通过反纤维化作用发挥效果。目前,醛固酮在 HFpEF 患者中的使用还有两个关键试验正在进行,分别是"醛固酮在正常射血分数的心力衰竭中的使用"(TOPCAT)和"醛固酮受体阻滞剂"研究(ALDO-HF)。

8.西地那非

至今,在 HFpEF 中尚未有磷酸二酯酶抑制剂的应用指标,相关的机械学研究正在进行中。

第四节　心律失常

一、心房颤动

心房颤动(房颤)是一种以心房活动不协调为特征的室上性心动过速,是最常见的持续性心律失常,影响总人口的 1%～2%。在未来五十年,预计房颤的发病率至少会翻倍,这主要与人口老龄化、慢性心脏病的发病率上升以及高级监测设备带来的诊断率提高有关。

房颤的发病率会随着年龄的增长而增加:在 40～50 岁的人群中,发病率低于 0.5%,而在 80 岁以上的老年人群中,发病率为 5%～15%。男性的发病率高于女性。在 40 岁以上的人群中,房颤的终身风险大约约为 25%。房颤通常伴随着器质性心脏病,但也有一部分房颤患者并无明显的心脏疾病。

(一)病因和发病机制

房颤的发生和持续与各种心血管疾病有关。多种因素通过促进心房组织基质的改变,对房颤的发生和维持产生累积效应:①随着年龄的增长,房颤的风险也会增加,这可能是由于年龄相关的心房肌损伤和相关传导障碍引起的。②高血压是初次诊断房颤和房颤相关并发症的风险因素,包括卒中和全身血栓栓塞等。③30% 的房颤患者存在症状性心力衰竭,并且高达 30%～40% 的心力衰竭患者有房颤。心力衰竭可能是房颤的结果,也可能是房颤的原因。④约 30% 的房颤患者伴有瓣膜性心脏病。左心房扩张导致的房颤常在二尖瓣狭窄和(或)反流的早期阶段出现,而主动脉瓣病变则多在疾病后期阶段发生房颤。⑤心肌病,包括原发性心脏电传导疾病,发生房颤的风险增加,特别是在年轻患者中。10% 的房颤患者存在较为罕见的心肌病。⑥先天性心脏病,如房间隔缺损、单心室、大动脉转位后行 Mustard 手术或行 Fontan 手术的患者,房颤的风险增加。10%～15% 的房颤患者存在房间隔缺损。

一些非心血管疾病也与房颤的发生有密切关系。严重的甲状腺功能障碍可能是房颤的独立病因,也可能加重房颤相关的并发症。最近的研究显示,在房颤患者中,甲状腺功能过高或过低的情况并不常见,但亚临床的甲状腺功能障碍可能会引发房颤。此外,肥胖、糖尿病、慢性阻塞性肺病、睡眠呼吸暂停、慢性肾脏病等也都与房颤的发生和持续有一定的关系。

房颤在部分患者中具有家族遗传特性,尤其是早发性房颤。在过去几年,识别了大量与房颤相关的遗传性心脏综合征。短 QT 综合征、长 QT 综合征以及 Brugada 综合征等都与包括房颤在内的多种室上性心律失常有关。

房颤患者的心房常在组织学上表现出缓慢且进展性的结构改造,其典型表现是成纤维细胞通过增殖和分化形成肌纤维母细胞,并加强结缔组织的沉积和纤维化。这种结构改造导致肌束间电隔离和局部传导的不均一性,从而诱发房颤并使其持续存在。这种电解剖基质使得存在多个小的折返环路成为可能,后者可以使心律失常稳定下来。

房颤的发生和维持需要有触发事件在解剖基质上发生。目前的资料支持两种关于房颤发生的假说:局灶机制和多子波假说。房颤的局灶起源理论得到广泛接受,因为在房颤,特别是阵发性房颤中,常能找到局灶源,消融后房颤可以消除。由于有效不应期较短和心肌纤维方向的突变,肺静脉更可能引发房颤并使其持续存在。对于阵发性房颤,消融肺静脉和左心房的交界处以及周围组织等主频较高的部位,可以使患者的房颤周期逐渐延长,转复为窦性心律;而对于持续性房颤,主频较高的部位遍布整个心房,消融或转复为窦性心律会更加困难。多子波假说认为房颤持续的原因是数个独立子波以看似无序的方式沿着心房肌持续传导。颤动波阵面持续经受了波前、波后的相互作用,导致波裂并生成新的波阵面,而波阵面的阻滞、碰撞和融合趋向于使其数量减少。只要波阵面的数量不低于临界水平,那么多子波将会使心律失常持续存在。这些机制可能相互不是孤立的。

房颤患者的血液循环动态可能会发生改变,这种变化受制于多种因素,包括:心房同步收缩功能的丧失,心室速率过快,心室反应无规律,心肌血流量下降,以及心房和心室心肌病等长期影响。在房颤发生后,心房的同步机械收缩功能的急性损失会导致心脏排血量减少 5% 到 15%。对于心室顺应性不足的患者,如左心室肥大或高血压患者,由于心脏在舒张期的充血主要依赖于心房的收缩,所以在房颤时对心脏排血量的影响尤为显著。由于舒张间期的缩短,高速的心室速率会限制心室的充血。心率相关的心室之间或心室内的传导延迟可能会引发左心室的不同步,从而进一步降低心脏排血量。另外,如果心室速率持续保持在每分钟 120~130 次以上,可能会引发心室心动过速性心肌病。通过控制心室速率,这种心肌病的进程可能得以逆转,心室功能恢复正常,并防止心房进一步扩张和损害。

房颤会显著增加血栓性中风的风险。在左心耳部位,由于缺少机械收缩,血流速度缓慢;同时,房颤导致的血液成分变化,包括凝血和血小板的激活以及炎症和生长因子异常,都会增加血栓的形成概率。一般而言,房颤需要持续约 48 h 才能形成血栓。即使房颤已经恢复正常,心房的顿抑效应仍会维持 3~4 周,这个时间取决于房颤的持续时间。

(二)临床表现

房颤的临床现象因人而异,主要取决于是否存在心脏病理改变、心功能状态、心室节律速度及发作类型等。有些患者可能没有任何症状,尤其是当心室节律不快的时候;也有患者会出现相关的症状,如心悸、呼吸急促、疲劳和胸部不适等,初次发病和阵发性房颤患者的症状尤其明显。在严重情况下,患者可能会出现晕厥症状、突然昏厥、急性肺水肿、心绞痛甚至心源性休克等。通过听诊可以发现心律极度不规则、第一心音强度不定等表现。由于部分心跳的心排血量减少,可能导致脉搏短促、脉搏不稳定和血压测量结果大幅度波动等。如果心律规则了,需要考虑患者是否恢复了窦性心律、变为心房扑动(房室传导比例固定)、发生全阻性房室传导阻滞或出现房室交界性或室性心动过速等。

房颤的发生会显著增加动脉栓塞事件的风险,其中,脑卒中的发生率、死亡率和残疾率最高。风湿性心脏病伴有二尖瓣狭窄的房颤患者极易发生脑栓塞,并有反复发作的趋势。大约五分之一的卒中是由房颤引发的。阵发性房颤的卒中风险与永久性或持续性房颤的风险相同。一些小型观察性研究发现,即使没有明显的卒中,无症状的栓塞事件也可能导致房颤患者出现认知功能障碍。总的来说,房颤本身以及由卒中引发的功能损害都会严重影响患者的生活质量和活动能力。

(三)诊断和鉴别诊断

表面心电图是诊断房颤的关键工具。房颤在表面心电图上的特征包括:①R-R间期的"绝对"不规则性,即R-R间期没有重复的模式。②表面心电图上缺乏P波,而是出现一系列大小、形状和持续时间不一的颤动波,通常在 V_1 导联上更为明显。有时可能呈现出类似规律的心房电活动。③两次心房激动之间的间期(如果可以看到的话)通常是变动的,平均间期通常小于 200 ms(频率超过 300 次/min)。

临床上,根据心律失常的表现和间期将房颤分为5种类型。

1.初次诊断的房颤

当一个患者第一次被诊断为房颤,无论其心律失常的持续时间或房颤相关症状的严重性如何,都被归类为首次检测到的房颤。

2.阵发性房颤

这种房颤可以自行消退,一般在48 h内。虽然间歇性房颤可能会持续高达7 d,但在临床上,48 h的临界点非常关键超过这个时间,房颤自行消退的概率将大幅度降低,需要考虑抗凝治疗。

3.持续性房颤

这类房颤的发作持续时间超过7 d,或者需要通过药物或直流电复律等干预才能恢复正常心律。

4.持久性房颤

在这种情况下,房颤的持续时间已经超过1年,并且已决定采取控制心律的方法。

5.永久性房颤

在这种情况下,患者(和医生)已接受了心律失常的现状。因此,根据定义,对于永恒的房颤患者,不会采取控制心律的干预。如果进行了心律控制策略的实施,那么会重新归类为"长期持续的房颤"。

隐匿性房颤是指没有房颤相关症状的患者,但可能会出现房颤相关的并发症(如缺血性卒中或心动过速性心肌病),或者在偶然进行心电图检查时被发现。隐匿性房颤可能呈现为任何一种房颤的时间形态。孤立性房颤通常指的是那些经过临床或心脏超声检查,未发现心肺疾病、高血压等病症证据的年轻房颤患者。

部分上室性心律失常可能呈现出快速不规则的 R-R 间期,与房颤极其相似,常见的有房性心动过速和房扑,也存在罕见的频繁心房异位搏动或前向性房室结双向传导。大部分的房性心动过速和房扑都会展现为较长的心房周期(≥200 ms)。对于任何可能的房颤发作,都应该进行 12 导联心电图记录,并确保记录的时间(>30 s)和质量足以评估心房活动。当心室率较快时,执行 Valsalva 动作、颈动脉窦按摩或腺苷静脉推注以产生房室结阻滞,可能有助于分析心房电活动。房颤的心室率会受房室结特性、自主神经张力、旁路存在与否及药物影响等因素影响。Holter 记录检测或事件记录器的监测能够帮助检测房颤并进一步了解其特性。双腔起搏器和除颤器等植入器械可以记录心腔内心房电图,因此能适时发现房颤,特别是当心律失常间期≥5 min 作为临界值时。房颤有可能与其他心律失常如房扑或房速同时出现。

对房颤进行初步评估时,应考虑发作的性质(如是阵发性还是持续性)、原因和相关的心脏或非心脏疾病,以及患者的耐受性。这些信息可以通过病史、体格检查、心电图、超声心动图和甲状腺功能检查等获取。全面的临床评估应包括:心律的规整性;发作的诱因,如运动、情绪、饮酒等;症状评估;发作频次和持续时间;伴随病症;饮酒史;以及房颤的家族史等。

(四)治疗

新发房颤患者,若其血流动力学状况不稳定且房颤是引起不稳定的原因之一,那么应立即进行直流电复律。这种不稳定既可以是明显的症状如胸痛和肺水肿,也可以是循环系统的不稳定。房颤的治疗重点在于:控制心室率、减少血栓栓塞的风险,以及恢复和保持窦性心律。

1.心室率控制

常用的方法是使用药物来降低房室结的传导速度,从而控制心室的速率。对于并发预激综合征的房颤(通常 ECG 会显示预激波),其处理方法与纯通过房室结下传的房颤不同。如前所述,对于并发预激综合征的房颤,禁止静脉注射钙通道阻滞剂、β 受体阻断剂、腺苷和利多卡因,因为这些药物会增加旁路下传,导致心室速率加快、血压下降和心室颤动。对于血流动力学状况稳定的患者,可以静脉注射Ⅰ类抗心律失常药物(如普鲁卡因胺)来减少旁路下传,降低预激程度,可能使房颤转律。对于没有预激的患者,可以使用以下药物来控制心室速率。

(1)β 受体阻断剂,作用迅速,口服和静脉注射制剂的半衰期都相对较短。在已知心肌收缩功能降低或心力衰竭的患者中应谨慎使用。静脉注射的美托洛尔、艾司洛尔和普萘洛尔大约在 5 min 内开始起效。不同半衰期的口服 β 受体阻断剂都可以用于控制心率,包括美托洛尔、普萘洛尔、阿替洛尔、纳多洛尔等。胺碘酮是一种具有 β 阻断作用的抗心律失常药物,可以用于急性期的心率和心律控制。索他洛尔是另一种融合了 β 受体阻断剂功能的Ⅲ类抗心律失常药,它可以用于控制心率和心律。索他洛尔只有口服制剂,其诱发心律失常的作用比胺碘酮要强。

(2)钙通道阻滞剂,如地尔硫䓬和维拉帕米,有静脉注射和口服两种形式。静脉注射的钙通道阻滞剂作用快,药效维持时间较短。这些药物可以快速控制部分患者的心室速率。口服的地尔硫䓬和维拉帕米有短效和长效两种制剂。

(3)洋地黄,一直是心率控制的常用药物。地高辛的起效较慢,通常用于左心室功能下降或不能使用 β 受体阻滞药或钙通道阻滞药(如:患有支气管痉挛性疾病,哮喘或血流动力学不稳定)的患者。地高辛也可以与β受体阻滞药或钙通道阻滞药一起使用,以帮助控制心率。地高辛在控制静息心率方面通常有效,但在运动时控制心室率效果不佳。因此,推荐在运动时监测使用地高辛单独控制心率的患者,以保证活动时心率<110 次/min。

地高辛可以通过静脉或口服给药。地高辛的起效较慢(14 h)。静脉地高辛的起始剂量是0.25 mg 每 6 h 一次,24 h 总剂量为 1 mg。然后根据患者的肾功能调整维持剂量。地高辛通常容易被患者接受,但也可能引起一些不良反应,如胃肠道毒性和神经毒性。由于其半衰期长(38~48 h),可能与引起患者不适的心动过缓有关,可能需要临时起搏干预。

(4)血管紧张素转化酶抑制剂(ACEI)和血管紧张素Ⅱ受体阻滞剂(ARB),可以降低左心房压力,减少房早次数,因此,可以降低房颤的发生率。同时,这些药物可以降低心房纤维化程度,减少房颤的复发。冠状动脉旁路移植术(CABG)患者停用 ACEI 可能与术后房颤有关,联用 ACEI 和抗心律失常药物有助于维持窦性心律。

(5)3-羟基-3-甲基戊二酸单酰辅酶 A(HMG-CoA)还原酶抑制剂,他汀类药物可以降低房颤转复后的复发风险。其可能的机制尚不明确,但可能与其抑制冠心病进展以及具有抗炎、抗氧化的多效性有关。

(6)抗心律失常药,如多菲莱德和伊布利特对于转复心房扑动和房颤有效,但对控制心室率无效。普罗帕酮是ⅠC类抗心律失常药物,发挥轻微的β受体阻滞作用,可以减缓房室结传导,但这种作用往往不足以控制房颤患者的心率,而且还可能反向增加房室结传导,加快心室率。氟卡胺是另一种ⅠC类抗心律失常药物,在心脏结构正常的患者中转复房颤非常有效。然而,与普罗帕酮相似,也需要联用减慢房室结传导的药物。

2.血栓风险管理

(1)当前的指南建议,除了孤立性房颤或对抗栓药物有禁忌的患者外,所有房颤患者均应使用抗栓药物以防止血栓栓塞。孤立性房颤是指在结构完全健康且年龄小于 65 岁的患者中出现的房颤。美国心脏病协会建议高危的房颤卒中患者选择适合的抗栓药物,如有过血栓栓塞病史(包括卒中、TIA 和循环栓塞)或患有风湿性二尖瓣狭窄的患者。中风中等风险的因素包括:年龄超过 65 岁、冠状动脉疾病、心力衰竭、女性、高血压、糖尿病和肾功能不全。对于有一个或以上中等风险因素的患者,需要使用维生素 K 拮抗剂,国际标准化比值(INR)控制在2.0~3.0,或者选择达比加群酯、利伐沙班或阿派沙班代替。对于低风险患者或有口服抗凝药物禁忌的患者,建议使用阿司匹林 81~325 mg/d 代替维生素 K 拮抗剂。近期的研究表明,对于无法耐受华法林的患者,使用阿司匹林联合氯吡格雷比单独使用任何一种药物更有效。

根据随机对照临床试验(RCTs)的结果,有多个临床评分用于评估循环栓塞的风险,其中最著名的是 CHADS 风险指数(包括心力衰竭、高血压、年龄、糖尿病和卒中)。这是一个评分体系,过去有 TIA 或卒中病史的得 2 分,其他风险因素如年龄超过 75 岁、高血压、糖尿病或近期心力衰竭则每个得 1 分。这个评分体系在年龄超过 65 岁的非瓣膜病房颤患者群体中得到了验证,卒中风险在 CHADS 评分为 0 分的组别中是 1.8%/年,而在 6 分的组别中是 18.2%/年。另一个评估血栓风险的评分系统是 CHA2DS2-VASc,其中年龄大于 75 岁和过去有 TIA或卒中病史的各得 2 分,其他风险因素如心力衰竭、高血压、糖尿病、血管疾病、年龄在 65~74岁和女性则每个得 1 分。这个风险分层计划是 CHADS2 计划的扩展,它在原始计划的基础上加入了更多的风险因素,以影响处于抗凝治疗阈值范围的患者。在开始给患者抗凝治疗前,还有一个出血风险的评估,即 HAS-BLED:高血压、肝/肾功能异常、卒中、出血病史或出血倾向、INR 不稳定、年龄超过 65 岁以及药物联用/饮酒。这个评分已经被用于评估抗凝治疗的出血风险。若得分≥3 分,则预示出血高风险,应在抗凝治疗时谨慎,并在治疗开始后定期对患者进行随访。

在电复律后,患者需要继续抗凝治疗至少 4 周,以便心房恢复正常的运作或心房颤动转复。4 周之后,是否需要持续抗凝治疗取决于患者的 CHADS2 评分,CHADS2 评分达到或超过 2 的患者,建议长期抗凝。对于 CHADS2 评分为 1 的患者,医生应与患者讨论是否需要长期抗凝或只需使用阿司匹林的利弊。如果房颤已经持续超过 48 h,且无法等待 3 周后再进行复律,患者应该使用普通肝素静脉注射或皮下注射低分子肝素,直到 INR 达到治疗范围,或者使用替代药物如达比加群酯、利伐沙班或阿派沙班。患者还需要进行食管超声(TEE)以排除心房血栓,复律后至少需要抗凝治疗 4 周。

(2)一些大型临床试验对阿司匹林和华法林降低房颤患者中风风险进行了比较。总的来说,华法林能够使中风风险每年降低 68%,而阿司匹林的降低范围在 0%~44% 之间(平均约30%)。最近的临床试验显示,氯吡格雷对栓塞性中风风险的降低程度与阿司匹林相当,阿司匹林联合氯吡格雷的效果优于单独使用任何一种,但仍然不如华法林。

抗凝治疗的需求取决于患者的血栓栓塞风险和出血风险。对于年轻且中风风险低的患者(年龄小于 65 岁,且无其他危险因素)以及生活方式活跃的患者,服用华法林的出血风险较高,阿司匹林可作为替代方案。对于年长且中风风险较高的患者(年龄超过 65 岁,有或没有其他危险因素),推荐使用华法林抗凝,并保持 INR 在 2~3,或者使用达比加群酯、利伐沙班或阿派沙班作为替代。INR 值低于 2 时,血栓栓塞风险会迅速增加,而高于 3 时,出血风险则会相应提高。针对固定低剂量华法林和阿司匹林的研究证明,与使用华法林控制 INR 在 2~3 相比,它们对血栓栓塞风险的保护效果并不强,故不推荐使用。对于不能使用华法林并能耐受阿司匹林或氯吡格雷的患者,应使用阿司匹林或阿司匹林联合氯吡格雷。房颤持续时间越长,血栓栓塞风险越大。目前的指南建议,持续超过 48 h 的房颤患者应尽可能全身抗凝,可使用静脉普通肝素,皮下注射低分子肝素或口服达比加群酯、利伐沙班或阿派沙班以尽快实现这一目标。而 AHA 指南则建议,房颤超过 48 h 且未进行抗凝治疗的患者,应推迟复律,除非患者状况极其不稳定,需要紧急转复,但在此之前,应进行 TEE 检查以排查心房是否存在血栓。

(3)经食管超声心动图(TEE)在检测左心耳血栓方面比经胸心超有更高的敏感性。在 A-CUTE 研究中,对房颤转复前接受 3 周抗凝治疗的患者进行了 TEE 筛查与常规方法筛查的对比。在 TEE 未发现左心房血栓的患者中,可以在开始抗凝治疗后立即进行转复,而无需等待3 周。传统治疗组在转复后继续使用华法林 4 周。两组在血栓事件发生率和正常心律维持率上并无显著差异。因此,TEE 现被视为当传统方法不适用时的备选血栓评估方法。

(4)高达 1/3 的复律患者在治疗后会出现心排血量下降,且可能持续一周。有时,转复后最早 3 h 就可能出现肺水肿。转复后心房功能也可能立即下降,即使是自发转复和药物复律后也可能发生这种情况。心排血量应在 4 周内恢复到基线水平。在此期间,患者的血栓栓塞风险仍然较高,因此,建议至少在转复后维持 4 周的全身抗凝治疗。

（5）是否在 4 周后继续抗凝治疗取决于患者的房颤复发风险。对于转复效果不理想或经常复发的患者,应进行长期的抗凝治疗。

（6）除了药物抗凝治疗方法日益丰富外,现在还有非药物方式可以降低血栓栓塞风险。PROTECT 研究的结果显示,WATCHMAN 左心耳封堵装置在改善血栓栓塞预后方面与华法林相当。但是,我们仍需要更多的数据来证明该装置的长期安全性和有效性。

3.房颤心率控制

尽管在静息状态下已经控制了房颤患者的心率,但轻度活动可能仍会引起心率上升。因此,对于慢性房颤患者,评估其在次最大和最大运动量时的心率反应,或进行长期的心率监测（如 24 h Holter 监测）显得至关重要。尽管传统的心率控制标准因年龄而异,通常将静息心率控制在 60～80 次/min,中等强度运动时 90～110 次/min,但这种严格的心率控制并不比将静息心率控制在＜110 次/min 的较为宽松的控制策略更优,后者适用于持续的房颤和左心室收缩功能稳定的患者。

4.恢复和维持窦性心律

对于无症状的房颤患者,是否通过恢复窦性心律来比单纯控制心室节律并降低血栓栓塞风险带来更多的益处,这一问题仍有争议。来自非随机化临床试验的数据表明,长期使用抗心律失常治疗的房颤患者死亡率可能会升高。AFFIRM 研究比较了两种针对无症状房颤患者的治疗策略:一种是使用抗心律失常药物并在需要时进行复律以维持窦性心律,另一种是仅仅控制心室率而不追求恢复窦性心律。两组患者都接受了抗凝治疗,而且两组间的生存率和血栓事件率并无显著差异。

（1）直流电复律:如果需要恢复窦性心律,直流电复律是最有效的方法。直流电复律在大约 80％ 的情况下能够成功,而药物复律的成功率则较低,这与不同的临床环境和所使用的抗心律失常药物有关。只要条件允许,应在充分的镇静下进行直流电复律,并进行心脏和血流动力学的监测,同时应有熟练的气道管理专家在场。

（2）药物复律

①先试用药物进行复律的策略的好处在于,即使药物复律失败,这些药物仍能帮助直流电复律成功或者在直流电复律后维持窦性心律。同样,对于电复律失败的患者,尝试药物复律也是合理的,特别是对于计划进行二次电复律的患者。

②以下列举了现有的静脉使用的将房颤转复窦性心律的药物。

a.普鲁卡因胺,一个 ⅠA 类抗心律失常药物,经常被视为心脏手术后用于药物转复房颤的首选治疗方案。

b.胺碘酮,一个 Ⅲ 类抗心律失常药物,它具备四类抗心律失常药物的所有特性。和普鲁卡因胺一样,静脉注射胺碘酮常用于心脏手术后房颤的恢复,尤其是在肾功能不全或普鲁卡因胺治疗失败的患者中。

c.伊布利特可以用于房颤的药物转复。尖端扭转型室性心动过速的发生率至少是 1％～2％,比普鲁卡因胺或胺碘酮高。伊布利特只有静脉制剂,因此,不能用于长期维持窦性心律。

d.维那卡兰最近在欧洲获得了用于房颤药物转复的批准,但美国 FDA 还未批准。它在恢复房颤到窦性心律方面比胺碘酮更有效。维那卡兰不能用于收缩压＜100 mmHg、重度主动脉瓣狭窄、心力衰竭(NYHA Ⅲ级和Ⅳ级)、过去30 d内有ACS或Q-T间期延长的患者。给药前,患者需要充分水化,给药时必须监测ECG和血流动力学情况。如果转复不成功,可以进行直流电复律。稳定的冠心病、高血压或轻度心力衰竭患者可以使用这种药物。虽然这种药物的临床地位尚不明确,但可能会用于终止新近发生的孤立房颤或与轻中度高血压、冠心病(NYHA Ⅰ级和Ⅱ级)相关的房颤。

③有许多口服药物可以用于房颤的药物转复。适当地给患者使用ⅠC类抗心律失常药物,如氟卡胺和普罗帕酮,可能特别有效于房颤转复。此外还有一些药物可以用于房颤患者长期维持窦性心律。值得注意的是,开始或增加抗心律失常药物剂量时需要非常谨慎,许多情况下应在住院并有心脏监护的条件下进行,尤其是Ⅲ类抗心律失常药物如索他洛尔和多菲莱德。对于没有器质性心脏病的患者,可以考虑在门诊开始使用ⅠC类抗心律失常药物,如氟卡胺和普罗帕酮进行转复。

a.ⅠA类药物:使用这类药物的趋势正在下降,主要是因为它们不仅有较高的不良反应发生率和不耐受性,还因为研究表明对有器质性心脏病的患者使用可能会增加死亡风险。

普鲁卡因胺:由于其可能引发胃肠道、血液系统和免疫系统的不良反应(如狼疮样综合征),这种药物已不常用于房颤的长期管理。它的活性代谢物n-乙酰普鲁卡因胺(NAPA)具有Ⅲ类抗心律失常药物特性,并通过肾脏清除。需要对服用此药的患者进行普鲁卡因胺和NAPA浓度的监控,以防止毒性反应,尤其是在肾和(或)肝功能受损的患者中。

奎尼丁是ⅠA类药物中的另一种,因其可能引发较高的胃肠道、血液系统和神经系统不良反应,近年来使用量正在减少。此外,奎尼丁还存在与一些心血管药物和非心血管药物的交互作用。

达舒平:这种抗心律失常药物适用于治疗由迷走神经介导的房颤或肥厚型心肌病患者的房颤。但是,其负性肌力作用和抗副交感神经效应比其他ⅠA类药物更显著,如,可能引发便秘和尿潴留。

b.ⅠC类药物:这类药物是没有器质性心脏病患者治疗房颤的首要选择,尤其是对于"孤立性房颤"。然而,有器质性心脏病的患者,特别是已知或疑似有缺血性心脏病的患者,不应使用这类药物。CAST研究指出,心肌梗死后左心室功能不全的患者使用氟卡胺控制室性心律失常可能与提高病死率相关。这一发现引发了对任何冠心病患者能否使用ⅠC类药物的担忧,甚至扩展到其他类型的器质性心脏病。

氟卡胺:这种药物具有良好的耐受性,且其神经系统不良反应的发生率低。氟卡胺的口服和静脉给药都可以用于房颤的急性期转复。随机临床试验结果显示,这种药物在4 h内的转复率为60%～70%,8 h内的转复率可达90%。口服和静脉给药同样有效,不过使用静脉负荷剂量后平均1 h就可以见效,而口服负荷剂量则需要3 h。

普罗帕酮:该药物的耐受性同样良好。然而,其β受体阻滞特性限制了它在一些不能接受β受体阻滞药物的患者中的应用。与索他洛尔一样,这种特性使得普罗帕酮可以独立用于房颤的控制和心室率的管理。

c.Ⅲ类药物:这类药物主要用于治疗有器质性心脏病的房颤患者。

索他洛尔:其β受体阻滞特性使得它可以单独用于控制房颤,也可以用于心室率控制。然而,这种特性也可能使一些患者无法耐受,或者使一些患者的心力衰竭症状加重。对于肾功能不全的患者,需要调整药物剂量。

多菲莱德:这是 FDA 批准用于控制房颤的最新抗心律失常药物。它的耐受性通常良好,已经证实可以安全地用于器质性心脏病患者,特别是那些有心肌梗死或心力衰竭病史的患者。但是,其有致心律失常的特性,尤其是在肾功能不全的患者中。这种药物的处方受到严格的限制,只有有资格的医生才能开出。

胺碘酮:这是一个具有所有 4 类抗心律失常药物特性的独特药物。它的清除半衰期非常长,高达 120 d。虽然胺碘酮对房颤的治疗效果良好,但其对器官的潜在毒性较强,通常在其他抗心律失常药物无效或无法耐受时才使用,主要影响肝、肺、甲状腺和眼。建议使用胺碘酮的患者在开始治疗前和治疗期间定期进行不良反应监测,如眼科检查、肺功能、胸部 X 射线检查、肝功能和甲状腺功能检查。

决奈达龙:这是一种多通道阻滞药,可以抑制钠、钾和钙通道,并且具有非竞争性抗肾上腺素能神经活性。其不良反应比胺碘酮小,但效果也稍差。禁用于 NYHA Ⅲ级和Ⅳ级、不稳定心力衰竭患者,也禁止与延长 Q-T 间期药物、强 CYP3A4 抑制药同时使用及肌酐清除率<30 mg/mL 的患者。决奈达龙可能导致严重的肝脏毒性,使用这种药物的患者需要密切监测肝功能。

阿奇利特:这是一种新的Ⅲ类抗心律失常药物,目前还未获得 FDA 批准用于房颤治疗。

(3)房室结消融联合永久起搏器置入

①对于症状明显且难以治疗的房颤患者,尤其是心室律无法有效控制或因心动过缓而无法使用药物治疗的情况,可以考虑执行房室结消融并植入反应性单腔永久起搏器。这类患者仍需进行全面的抗凝治疗。最近的一项包含 21 项研究和 1 100 例因房颤症状严重而进行房室结消融的患者的荟萃分析表明,房室结消融后植入起搏器可以显著提高生活质量、运动能力和左心室功能,同时能减少房颤症状。包括 56 例左心室功能不全(EF<40%)患者的亚组研究结果表明,房室结消融并植入永久起搏器可以使 EF 平均提升 8%,且有 1/3 的患者 EF 能完全恢复正常。术后左心室功能仍然不全的患者五年生存率低于 40%,术后一年的死亡率约为 6.3%,其中包括 2% 的猝死,可能与起搏器相关的心动过缓引发的 R-on-T 现象有关。因此,尽管没有大量的文献支持,但仍推荐在房室结消融后的第一个月,将起搏器的最低心率设定为每分钟 90 次。

②房颤患者植入永久起搏器的适应证:如果房颤患者出现有症状的心动过缓,可能是因为房颤治疗导致心动过缓症状加重,因此,可能需要植入永久起搏器。这种情况可能是由于房颤时存在的窦房结功能不全或房室结传导减慢导致心室率下降。现代起搏器具有"模式转换"功能,因此在房颤发生时,起搏模式可以从双腔起搏转为单腔心室起搏,以防起搏器跟随心房活动而导致快速的心室起搏。

③限制:尽管如前所述,房室结消融可以改善症状明显且难以治疗的房颤患者的症状,但这种方法的限制可能是需要终身抗凝,失去房室顺序,以及终身依赖起搏器及其相关的风险。

最近一些起搏器临床试验发现,与双心室起搏相比,右心室心尖部起搏会恶化血流动力学效应。PAVE 试验将永久房颤房室结消融术后的患者随机分为右心室心尖部起搏和双心室起搏。平均随访 6 个月后,双心室起搏组的 6 min 步行距离更远,峰值氧耗量更高,生活质量也有显著提升。虽然在基线时和随访时,两组的左心室射血分数没有显著差异,但双心室起搏组的射血分数保持稳定,而右心室心尖部起搏组的射血分数显著下降。

现有的医疗指导意见提议,对于房室结消融后左心室功能正常或因房颤导致心室率控制不佳但可恢复左心室功能的患者,可以考虑安装右心室起搏器。对于左心室功能受损但非由房颤导致的患者,可以考虑安装带有或不带有除颤功能的双心室起搏器。那些在房室结消融后,由于右心室心尖部起搏导致出现心力衰竭症状的患者,可以将起搏系统从右心室心尖升级为双心室。

(4)目前,已经有一些可以用于治疗房颤的植入式设备:某些设备可以通过快速心房起搏或转复性电击来终结房颤。同时也有一些起搏器的编程旨在预防房颤发作。然而,对于没有起搏器指征的患者是否能从这类起搏器中受益,科学研究仍在进行。对于这类设备的一大挑战是,尚不清楚需要激活设备的房颤发作频率以及电击带来的不适。

(5)有创治疗:目前,有两种主要的房颤治疗和管理方法,一种是经皮途径,另一种是外科途径。这两种方法并非首选治疗方式,但是近年来对于那些抗心律失常药物治疗无效或不能耐受的患者来说,这些治疗手段变得非常吸引人。

①其中,经导管房颤消融、肺静脉隔离是一种方法。1998 年,Haissaguerre 和他的团队描述了左心房和肺静脉的孤立局灶,这些局灶在房颤的发生中发挥着重要作用。他们还证明了消融这些局灶可以成功治疗房颤。基于这些早期的研究,房颤射频消融这一领域开始发展,起初,射频消融术试图模仿外科 Cox-Maze 手术,随后,这种技术无论在原则上还是在技术上都经历了多次改进。

房颤的射频消融手术方法可能有很大差异。从解剖角度来说,关键在于是否在肺静脉周围形成线性病变,而不必要求形成入口和出口阻滞。其他技术的核心在于消融自主神经节或复杂碎裂电位区。基于电位的消融方法利用标测导管来识别目标区域的电位状况,但在目标隔离区可能存在差异。解剖消融技术使用最新的三维标测系统来显示左心房和肺静脉的结构。不同的解剖技术可能包括单独隔离 4 个肺静脉或成对隔离。此外,可能会将解剖消融线延伸至二尖瓣峡部或部分左心房。解剖消融通常以出口阻滞作为消融的终点。

电位为基础的消融需要使用辅助的标测导管。在完成环形隔离后,利用标测导管来评估消融线之间是否存在缺口,如果有,则需要将缺口消融。有的使用电位标测方法在隔离肺静脉后再消融其他心脏区域,包括冠状窦、上腔静脉和右心房。此外,有时会使用腺苷和异丙肾上腺素来激发房颤,以检测是否还有潜在的消融目标。

技术的进步提高了消融手术的疗效和安全性。一项重要的进步是在肺静脉口以外进行消融,以降低术后肺静脉狭窄的发生率。最近的多个指南对左心房正常或轻度扩大的有症状房颤患者,将导管消融作为防止房颤复发的药物的合理替代方法,给出了Ⅰ类推荐。另外,在经验丰富的医疗中心,对于症状显著的阵发性房颤患者,如果抗心律失常药物治疗失败,左心房正常或轻度扩大,左心室功能正常或轻度降低,并且没有严重肺病的患者进行射频消融术,对于维持窦性心律是有益的。

在进行消融术前,应根据患者的具体情况来决定手术的入路、镇静和抗凝药物的选择。需要在左心房内部放置多个导管的患者,必须进行充分的抗凝治疗。有些医疗机构会要求患者在手术前4~6周使用华法林以满足抗凝治疗的标准。对于没有抗凝治疗的患者,需要进行食管超声检查以排除左心房血栓。无论患者的术前抗凝状态如何,都需要在手术中使用普通肝素进行充分抗凝,以确保活化凝血时间达标。

一般情况下,导管通过左侧和右侧股静脉鞘管进入右心房和冠状窦,如果需要进行心内超声检查,则可能需要额外的一根鞘管。通过房间隔穿刺进入左心房,在透视下必须小心确保房间隔穿刺成功,许多医疗中心会使用心内超声来保证房间隔穿刺的安全性。环形"lasso"标测和消融导管进入左心房后,靠近肺静脉。心内超声可以配合3D标测技术来识别肺静脉口。

消融术的成功标志因所使用的技术而异。基于电位的消融术的成功标志是在肺静脉口实现传入阻滞。但是,基于解剖的消融手术并不一定要实现阻滞才能判断手术成功。

执行房颤射频消融术的医疗中心需要有经验丰富的心包穿刺医生和心胸外科医生,以便在发生血性心包积液或心房耳破裂时能够立即进行抢救。

肺静脉被明确为触发房颤的主要异常病灶,因此,通过在肺静脉口释放射频能量,导管射频消融术可以达到电隔离的目的。早期的案例中,肺静脉内的自律性增加病灶是消融的目标。在早期的45例房颤患者中,62%在平均8个月的随访期内没有房颤症状,但是70%的患者需要进行多次手术。使用相同方法的后续研究中,成功率(定义为无症状性房颤复发)在6个月的随访期内达到了86%。

进一步的研究发现,左右心房有许多能触发和保持房颤的区域。因此,新的射频消融术方法会同时对左心房顶和二尖瓣峡部进行线性消融。一项涵盖70例有症状房颤患者的研究采用了这种策略,经过4个月的随访,70%的患者在消融后无需使用抗心律失常药物也未出现房颤复发。这种手术方式通过使用环形标测电极得到了进一步的发展,使得能更准确地标测和隔离肺静脉。

目前,已经公开的肺静脉隔离术的成功率在阵发房颤患者中是70%~90%,持续房颤患者中是40%~80%。值得特别指出的是,射血分数降低的患者成功率远低于心脏收缩功能正常的患者。

房颤射频消融术的一个新的进展是消融复杂的裂片电位,1年成功率达到91%。这项研究还表明,房颤导管消融术后恢复正常窦性心律可以显著提高运动耐力、生活质量和左心室的收缩功能。

至今,导管消融的长期疗效尚不明确,需要进一步的研究才能得出结论。RCTs的长期随访结果因病例数不足或射频消融术组和抗心律失常药物治疗组交叉过多,无法明确两者的优劣。现行的ACC/AHA/HRS指南表明,与基质相关的有症状房颤患者如果对一种到三种抗心律失常药物不耐受,可以考虑使用肺静脉隔离的射频消融术。

并发症:导管射频消融手术的主要并发症发生概率约为2%~3%,这些并发症包括肺静脉狭窄、血栓栓塞、心房食管瘘及非典型左心房扑动等。

如果能够精确地控制射频消融的能量,并且将能量的作用限制在肺静脉外的有限目标区域,以达到将肺静脉口与左心房其余部位隔离的目标,那么可以降低肺静脉狭窄的发生率。有研究报告表明,利用心内超声来识别微泡的形成,以此来衡量射频能量的强度,可以降低肺静脉狭窄的发生率。这种并发症通常由于单个肺叶静脉的引流不畅,患者在射频消融术后几周到几个月内会出现气短和呼吸困难,放射学检查可能会显示出非对称的肺水肿或肺栓塞。通过 CT 静脉显像可以确诊,也可以通过 TEE 提示相关肺静脉血流加速来诊断。

血栓栓塞事件,包括栓塞性卒中,是房颤导管射频消融术的最严重的并发症之一,发生率在 0%～5%。一项关于比较不同肝素剂量的研究结果表明,通过增强抗凝效果,将 ACT 从 250 s 延长至>300 s,左心房血栓的可能性可以从 11% 降至 3%。

心房食管瘘是肺静脉隔离术的一个相对罕见的并发症,当消融范围过广,扩展至左心房后壁邻近食管部位时,发生的可能性增加。典型的症状是在消融后的几天到几周内出现恶心、呕吐、发热和突发神经症状并逐渐恶化(循环栓塞)。需要迅速识别这种临床表现,因为延误治疗常常会导致患者死亡。

非典型左心房扑动与左心房瘢痕形成有关,瘢痕构成了这种心律失常所需的折返基质。左心房扑动发生的最重要预测因素就是消融线的不完整,有研究提示,将消融线延伸至二尖瓣环可以降低这种并发症的发生率。这种心律失常以及右心房扑动可以通过进一步的导管消融手术进行纠正。

②Cox-Maze 手术是过去 25 年来发展起来的一种手术方法,主要是为了验证折返是房颤发生和持续的主要机制这个理论。近年来,手术方法不断改进,现在已经发展到外科手术中隔离肺静脉,并将这些隔离线延伸到二尖瓣环。这种在心房关键位置进行切割的手术可以形成阻断房颤形成和维持的碎裂波传播的障碍,从而消除导致房颤持续的心房大折返环。

在过去 20 年中,Cox-Maze 手术方法不断改进,现在的方法是通过透壁损伤来隔离肺静脉,并将这些隔离线延伸到二尖瓣环,同时在右心房也进行了类似的处理。文献报道,对于有症状的房颤患者,如果他们不能耐受抗心律失常药物,那么 Cox-Maze 手术的成功率达到了 93%。在一项包括 178 例患者的长期研究中,报告了该手术围手术期的死亡风险为 2.2%,其中 6% 的患者需要安装起搏器。其他更新的研究报告的成功率较低,在 70% 左右。这种手术保留了心房的转运功能,尤其是在同时进行左房耳结扎的情况下,可以有效降低术后血栓栓塞事件的风险。

手术风险包括死亡,通常与患者的合并症有关,通常估计的发生率小于 1%,其他风险包括:需要安装起搏器、心房转运功能受损和发生迟发房性心律失常,包括心房扑动。

Cox-Maze 手术在治疗房颤方面还没有被广泛接受,它通常只在需要开放心脏手术时才会进行。由于 Maze 手术增加了手术时间和操作的复杂性,这限制了它在外科中的应用。现在的研发方向是寻求创伤性更小的手术方法,包括胸腔镜和导管心外膜手术技术。

Maze 手术可能会引起显著的水肿,这可能与心房钠尿肽紊乱有关。这种情况可以通过在术后最初的 4～6 周内使用醛固酮拮抗药,如安体舒通来有效缓解。所有试图使房颤患者恢复正常窦性心律的手术对恢复心房转运功能都有不同程度的效果,主要与手术前房颤持续的时间和手术后保持窦性心律的时间长短有关。术后是否需要长期进行抗凝治疗通常根据患者的个体风险进行评估。

二、期前收缩

期前收缩,亦称早搏、期外收缩或额外收缩,是一种比基本心律早发生的心脏搏动,起源于异常的起搏点,因此,也可以简单理解为"过早的异位搏动"。它根据起源部位可以分为室性、房性和房室交界区性三种,其中室性早搏是最常见的,其次是房性早搏。房性和房室交界区性统称为室上性早搏。早搏是最常见的异位心律和心律不整的类型,也是所有心律失常中最普遍的一种。早搏通常发生在窦性心律中,但也可能发生在心房颤动或其他异位心律的背景上;它可能偶尔发生或频发,可能不规则或规则地在每一次或每几次正常搏动后发生,形成双联律或联律性早搏。

一般来说,我们将每分钟发生少于5次的早搏称为偶发早搏,每分钟发生5次或更多次的早搏称为频发早搏。早搏的形态可以分为单形性和多形性。根据早搏的发生部位,它们可以分为单源性和多源性早搏:单源性早搏指的是早搏的形态和配对间期都相同,而多源性早搏的形态和配对间期都不同。早搏与主导心律心搏成组出现被称为"联律":每一个主导心律心搏后出现一个早搏称为双联律;每两个主导心律心搏后出现一个早搏称为三联律;每三个主导心律心搏后出现一个早搏称为四联律。连续出现两个早搏被称为成对的早搏,连续出现3～5次早搏被称为成串或连发的早搏。通常将连续出现3次或更多次的早搏称为心动过速。

(一)诊断要点

1.病因与诱因

期前收缩在健康人群中也可能出现,但在心脏神经功能失调和器质性心脏病患者中更为常见。如过度的情绪激动、精神压力、疲劳、消化障碍、过量吸烟、饮酒或喝浓茶等都可能导致其发生;冠状动脉疾病、心肌炎、二尖瓣病晚期、甲状腺功能亢进性心脏病、二尖瓣脱垂等病症都易引发期前收缩。药物,如洋地黄、钡剂、奎尼丁、伪交感神经类药物、氯仿、环丙烷麻醉药等的毒性效应,以及钾的缺乏,心脏手术或心导管检查都可能引发期前收缩。有时候也可能没有明显的触发因素。

2.临床表现特点

期前收缩可能无显著症状,也可能引起心悸或心跳停顿感。频繁的期前收缩可能导致乏力、头晕等症状(由于心输出量的减少),如果已有心脏疾病,可能会诱发或加重心绞痛或心力衰竭。听诊时可能会发现心律不规则,期前收缩后有较长的代偿间歇。期前收缩的第一心音通常增强,第二心音通常减弱或消失。当期前收缩以二联律或三联律形式出现时,可能听到每两次或三次心跳后有长间歇;当期前收缩插入到两次正常心跳之间时,可能表现为三次连续心跳。触诊脉搏可能发现间歇性脉搏丧失。

3.心电图特点

(1)房性期前收缩:房性期前收缩指的是起源于窦房结以外的心房部位的心房激动。在正常成人进行24 h心电监测时,约有60%的人会发生房性期前收缩。其ECG特征包括:①提前出现的P'波,形态与窦性P波稍有区别(注意识别隐藏在T波中的P'波)。②$P'R$间期>0.12 s,如果P'波后没有跟随QRS波群,那么就是房早未传导(阻滞性房性期前收缩)。需要与窦性心律不齐或窦性静止进行鉴别;如果在前一次心搏的 ST 段或 T 波上发现畸形提早的 P'波,可以确诊为阻滞性房性期前收缩。③期前收缩后的 QRS 波与正常窦性相同或因伴随差异传导而变形,需要与室性期前收缩进行鉴别。④房性期前收缩的激动通常会侵入窦房结,使其提前除极,窦房结的自发除极会按原周期重新开始,形成不完全性代偿间歇,偶尔会看到房性期前收缩后有完全性代偿间歇。

(2)房室交界区性期前收缩:房室交界区性早搏的源头在房室交界区,可以向前传导激动心室和向后传导激动心房。其特性包括:①过早出现的 QRS 波群形状与窦性 QRS 波一致,也可能伴有差异性传导产生变形。②倒流的 P'波可能在 QRS 波群之前、中、后出现,其 P'-R<0.12 s 或 R-P'<0.20 s;但如果房室交界区性早搏同时具有逆向或前向传导阻滞,P'-R 或 R-P' 的时间会延长。③在房室交界区性早搏同时出现逆向和前向完全传导阻滞的情况下,心电图上没有 P'-QRS-T 波群,表现为一个长间歇,被称为传出阻滞型房室交界区性早搏。这次早搏可能会产生隐匿性传导,导致其后的窦性搏动 P-R 间期延长或 P 波不能下传。④早搏激动影响窦房结形成的是不完全性代偿间歇,如果不干扰窦房结自发除极,会形成完全性代偿间期。

(3)室性期前收缩:室性早搏是由希氏束分叉以下的异位起搏点提前激动产生的早搏。其特性包括:①过早出现的畸形 QRS 波群,其时限通常>0.12 s,其前后没有相关的 P 波,T 波与 QRS 波主波方向相反,ST 段随 T 波方向移位;如果室性早搏发生在束支近端,其 QRS 波群可能不会增宽;②室性早搏后大多数情况下会有完全性代偿间歇;③室性早搏与基础心律的关联可以表现为配对型、平行收缩型和插入型。配对型指的是所有早搏与其前一个 QRS 波之间有固定的距离,这种情况较为常见。如果单源性室性早搏其配对间期稳定,且只有 QRS 波形不同,则称为多形性室性早搏;如果同一导联上有两种以上形态的室性早搏且配对间期不同,则称为多源性室性早搏;如果室性早搏夹在连续的两次窦性搏动之间,不影响窦性节律,则称为插入性室性早搏,在窦性心率较慢且早搏过早的情况下更常见;如果室性早搏的配对间期不恒定,且室性早搏之间的距离相等或有固定的倍数关系,则为平行收缩型室性早搏,常出现室性融合波。如果室性早搏的激动逆传到心房,在室性早搏的 QRS 波群后出现一个逆行 P'波,此 P'波再次传入心室形成 QRS 波,形成 QRS-P'-QRS 的组合,称为心室回头心搏。如果室性早搏发生在前一次心搏的 T 波上,称为 R-on-T 型室性早搏,过去认为此型室性早搏落在心室易损期,容易诱发室速或室颤;发生在舒张晚期重叠在 P 波上的室性早搏,称为 R-on-P 型室性早搏。

以下特征的室性早搏可能提示存在器质性心脏病:①体力活动时室性早搏频率变化者;②频繁的室性早搏形成二联律或三联律者;③室性早搏的配对间期越短者;④起源于左心室的室性早搏;⑤室性早搏的 QRS 波时间>0.18 s;⑥室性早搏后第一个常规窦性搏动的 ST 段下降 T 波倒置者;⑦在左胸前导联出现 QR 或 QR 型室性早搏,称为梗死型室性早搏;⑧多源性、多形性室性早搏;⑨平行收缩型室性早搏;⑩心电图上有心肌缺血表现者。

(二)治疗要点

根据患者是否存在器质性心脏病,期前收缩对心排血量的影响,以及其可能转化为严重心律失常的风险,来确定治疗策略。在没有器质性心脏疾病的情况下,期前收缩多数情况下无需进行特别治疗。对于有症状的患者,主要是需要消除他们的焦虑,对于由于过度紧张、情绪波动或过度运动引发的期前收缩,可以尝试使用镇静剂或β受体阻滞剂。对于频繁发作、症状明显或存在器质性心脏病的患者,则需要尽快找出引发期前收缩的原因,并提供相应的治疗,同时正确判断其可能的致命风险,积极进行病因治疗和症状缓解。

1.室上性期前收缩的治疗

一般情况下,无需特殊处理,对于诸如吸烟、焦虑、过度疲劳、情绪波动、消化障碍等可能的引发因素,应尽可能避免或消除。对于有风湿性心脏病二尖瓣狭窄、冠心病等底层心脏疾病的患者,期前收缩的增加可能预示着复杂或快速的室上性心律失常(如房颤、房扑或阵发性室上速)的发展。对于这类患者,或者虽然没有明显心脏病,但有较严重的自觉症状的患者,可以选择以下药物进行治疗:①普罗帕酮,口服 0.1~0.15 g,每日 2~3 次,或莫雷西嗪,口服 0.15~0.3 g,每日 3 次;②β受体阻滞剂:适用于劳动、情绪激动或心率增快时易发的期前收缩,普萘洛尔(心得安)10~20 mg 口服,每日 23 次,或美托洛尔 25 mg 口服,每日 2 次;③维拉帕米(异搏定),口服 40~80 mg,每日 2~3 次;④洋地黄制剂,适用于心功能不全时。

2.室性期前收缩的治疗

应遵循以下原则:①对于无器质性心脏病的患者:室性早搏不会增加这类患者的心源性死亡风险,如果没有明显的症状,无需使用抗心律失常药物进行治疗;如果频繁的室性早搏导致明显的症状,影响工作和生活,那么治疗的目标应是消除症状。对患者进行耐心解释,减轻患者的焦虑和不安,避免诱发因素。药物治疗可以选择β受体阻滞剂(如美托洛尔)、美西律(0.15~0.2 g,每天 3~4 次,口服)、普罗帕酮、莫雷西嗪等。对二尖瓣脱垂患者发生的室性早搏,首选β受体阻滞剂。②急性心肌缺血:如果 AMI 患者出现窦性心动过速与室性早搏,早期应用β受体阻滞剂可能降低心室颤动(VF)的风险。③急性肺水肿或严重心力衰竭并发室性早搏,治疗应针对改善血流动力学障碍,同时注意是否存在洋地黄中毒或电解质紊乱(低钾、低镁)。对于出现成对或成串室性早搏的患者,可以选择静脉注射胺碘酮或利多卡因。④慢性心脏疾病:心肌梗死后或心肌病患者常伴有室性早搏,应避免使用Ⅰ类抗心律失常药物。β受体阻滞剂对室性早搏的治疗效果不显著,但能降低心肌梗死后的猝死发生率、再梗死率和总死亡率。

三、室性心动过速

室性心动过速,简称室速,是指由希氏束分支以下的特殊传导系统或心室肌发出的连续三次或更多的异常心跳。

(一)诊断要点

1.病因与诱因

室速常见于各类有器质性心脏疾病的患者,最频繁的是冠心病,其次是心肌病、心力衰竭、二尖瓣脱垂、瓣膜性心脏病等。其他原因还包括代谢障碍、电解质混乱和长 QT 综合征等。在无器质性心脏病的人群中,室速也有可能出现。室速的发作常由体位改变、情绪激动、突然用力或饱餐引发,但也可能没有明显的诱因。

2.临床表现特点

室速的临床症状严重程度取决于发作时的心室率、持续时间、基础心脏疾病和心功能状态。非持续性室速(发作时间少于 30 s,能自我停止)的患者通常没有症状。持续性室速(发作时间超过 30 s,需要药物或电复律才能停止)常常伴有明显的血流动力学障碍和心肌缺血,常见的临床症状包括心悸、气促、心绞痛、低血压、少尿和晕厥,严重的患者可能出现心力衰竭和阿斯综合征发作。听诊时,心律可能轻度不规则,第一、二心音分裂,收缩期血压可能随心搏变化。如果出现完全性室房分离,第一心音强度经常变化,颈静脉间歇出现巨大 a 波。当心室搏动逆传并持续夺获心房,心房与心室几乎同时收缩时,颈静脉呈现规律而巨大的 a 波。

3.心电图特征

室速的心电图特性包括:①连续出现 3 次或以上的室性早搏。②心室率通常在 100~250 次/min 之间,心律规则,也可能稍有不规则。③QRS 波群形态异常,时间增长(0.12~0.18 s),约有 2/3 的病例其 QRS≥0.14 s;大约 2/3 的室速其 QRS 呈右束支阻滞图形(V₁ 呈 rsR′、qR 或单相 R 波),另有 1/3 呈左束支阻滞图形(V₁ 以负向波为主,V₆ 以正向波为主)。少数病例其 QRS 形态并不符合左、右束支阻滞图形。ST-T 波方向与 QRS 波群主波方向相反。④心房的活动与 QRS 波群没有固定的关联,形成了所谓的室房分离;偶尔,个别或所有的心室激动反向夺取心房。⑤心室夺取和室性融合波:在室速发作时,少数室上性冲动能够下传到心室,导致心室夺取,这表现为在 P 波之后,出现一次提前的正常 QRS 波群。室性融合波的 QRS 波群形态处于窦性和异位心室搏动之间,其含义是部分夺取心室。心室夺取和室性融合波的存在为确诊室速提供了重要依据。⑥发作和终止:通常,室速发作是突然的。室速的第一个搏动通常是提前的,其形态与后续的 QRS 波相似,也可能略有差异。如果不进行治疗,持续性室速可能自行终止,或转变为室颤。在自行终止之前,通常会有几次搏动或几秒钟的室速频率和形态发生改变,在转变为室颤之前,通常会有室速频率的加快。

4.室速的分类

(1)根据室速发作持续的时间长短,可以分为:①持续性室速:室性搏动频率超过 100 次/min,持续时间超过 30 s,不能自行终止,或者虽然持续时间小于 30 s,但已经出现血流动力学障碍并需要立即电复律。还有一种少见的持续性室速,反复发作持续时间长,抗心律失常药物不能有效终止,称为无休止性室速。②非持续性室速(NSVT):室性搏动频率超过 100 次/min,但在 30 s 内能自行终止。

(2)根据有无器质性心脏病可分为:①器质性室速:这是在器质性心脏病背景下出现的室速;②特发性室速:也就是没有明确器质性心脏病的室速。

(3)根据室速发作形式的不同可分为:①阵发性室速:室速的发生和结束突然,节律可以是整齐的,也可以是不整齐的,心室率在 160~250 次/min,QRS 波形可能是单形性、双向性和多形性。②非阵发性室速:又被称为加速性室性自主心律、室性自搏性心动过速、缓慢型室速。其起始通常是渐进的而非突然,这是由于心室异位节律点的兴奋性超过窦房结。心室率通常在 60~110 次/min(偶尔快至 140 次/min),与窦性心律的频率相近,差异通常在 5~10 次/min 以内。常表现为短阵发作,以 320 个心跳为一阵,与窦性心律交替出现,常见心室夺获和室性融合波。当窦性频率增快时,室性自主心律就会被取代,反之,室性自主心律又会出现。常见的病因包括急性下壁心肌梗死、急性心肌炎、高血钾、洋地黄中毒等,也可能在没有器质性心脏病的患者中出现。临床过程相对较好,常会自动消失,转为室颤的情况罕见,也不会影响心功能。治疗主要针对原发病,如需要,可以首选阿托品以消除窦性心律不齐并加快窦性心律。通常不需要抗心律失常治疗。电复律无效。

(4)根据室速发作时 QRS 波群形态可分为:①单形性室速:在室速发作时,QRS 波群的形态是一致的,呈现右束支传导阻滞或左束支传导阻滞的图形。②多形性室速:在室速发作时,QRS 呈现两种或两种以上的形态。血流动力学不稳定的多形性室速应当像处理心室颤动那样进行处理;对于血流动力学稳定的患者或者短阵发作的患者,应该鉴别是否存在 QT 间期延长,将其分为 QT 间期延长的多形性室速(尖端扭转性 VT,TdP)、QT 间期正常的多形性室速和短 QT 间期多形性室速,进行相应的治疗。

5.诊断注意事项

尽管室速是宽 QRS 心动过速的最常见表现,但室上性心动过速(SVT)伴随差异性传导、先前存在束支阻滞的 SVT,或经旁道前传导的房室折返性心动过速也会引起类似症状。利于室速诊断的心电图(ECG)特征包括:①心室融合波;②心室夺获;③室房分离;④所有心前导联 QRS 波群的主要波向量方向一致,即全都向上或向下;⑤发作时 QRS 波形态与先前存在的束支传导阻滞的 QRS 波形态不一致。而有利于 SVT 的表现则包括:①反复出现心动过速,但无明显器质性心脏病;②刺激迷走神经的方法或药物能终止心动过速;③发作开始时可见早发的 P 波(室上性期前收缩);④发作时 ECG 显示 P 与 QRS 之间有固定的关系,且心室活动依赖于心房活动的下传(如存在二度 I 型 AVB);⑤发作时 QRS 在 V_1 为 rsR' 型(三相)而 V_6 为 qRS 或 Rs 型,QRS 起始向量与窦性心律时一致。此外,如果在未用药物治疗前,心动过速导致 QRS 时限 >0.20 s,宽窄不一,心律明显不规则,心室率 >200 次/min,应考虑可能存在预激综合征合并房颤的情况。

(二)治疗要点

室速的治疗首先要考虑的是:如果有器质性心脏病或已知的诱发因素,应尽可能进行针对性治疗;如果无器质性心脏病,且发生非持续性短暂室速,如果没有症状或血流动力学影响,应以处理室性期前收缩的方式进行处理;无论是否存在器质性心脏病,如果发生持续性室速发作,都应进行治疗。

1.终止室速发作

(1)药物治疗

①首选药物是胺碘酮,特别适用于伴有心功能不全的室速患者。用法:静脉注射负荷量 150 mg(35 mg/kg),在 10 min 内注入,10~15 min 后可以重复,然后以 11.5 mg/min 的速度静脉滴注 6 h,随后根据病情逐渐减量至 0.5 mg/min。如果胺碘酮用了几次负荷量后室速没有很快转复,应考虑电复律。

②利多卡因:仅在胺碘酮不适用或无效时,或合并心肌缺血时作为备选药物。负荷量:50~100 mg 在 2~3 分钟内静脉注射,必要时每隔 5~10 min 可以重复,但最大量不超过 3 mg/kg。负荷量后以 14 mg/min 的速度静脉滴注,稳定后改为口服。对于老年,心力衰竭、心源性休克和肝肾功能不全的患者应减少用量。禁忌证有严重房室传导阻滞与室内传导阻滞、利多卡因过敏等。

③普鲁卡因胺:100 mg 静注(在 35 min 内),每隔 5~10 min 重复一次,直至心律失常被

控制或总量达 12 g 或使用普鲁卡因胺 0.5~1.0 g 加入 5％葡萄糖液 100 mL 中持续静滴(在 1 h 内),如果无效,1 h 后再给 1 次。在静脉应用过程中,应进行血压和心电图监测,若血压明显下降或心电图 QRS 波群增宽时或心律恢复后,应立即停止注射。主要不良反应有低血压,窦房、房室传导阻滞,尖端扭转型室速等。禁忌证有严重低血压、心衰、二度以上房室传导阻滞、束支传导阻滞、肝肾功能不全等。

④苯妥英钠:适用于洋地黄中毒患者。可用 0.125~0.25 g 加入注射用水 20~40 mL 中缓慢静注(在 5 min 以上),必要时重复静注 0.125 g,一日量不超过 0.5 g。禁忌证有低血压、高度房室传导阻滞(洋地黄中毒例外)、严重心动过缓等。

⑤普奈洛尔:适用于心肌梗死伴交感神经张力增高、甲亢、二尖瓣脱垂、梗阻性心肌病、肾上腺素能依赖性尖端扭转性室速的患者。用法:0.15 mg/kg 稀释后缓慢静注(速度小于 1 mg/min)。主要不良反应有心动过缓、低血压等;禁忌证有心力衰竭、低血压、高度房室传导阻滞、心动过缓、哮喘等。

⑥维拉帕米:主要用于治疗梗阻性心肌病和"维拉帕米敏感性室速"的患者。用法是每次 5~10 mg,稀释后进行缓慢的静脉注射(>5 min)。可能的不良反应包括低血压、过缓性心律失常、引发心力衰竭、便秘等。禁止用于心力衰竭、低血压、心源性休克、房室传导阻滞等病情的患者。

⑦对于室速由严重过缓性心律失常(如病窦综合征、完全性房室传导阻滞)引发的患者,静脉滴注异丙肾上腺素或心室起搏的效果优于使用心肌抑制药物;对于由锑剂中毒引起的室速,可采用大剂量阿托品进行治疗。

(2)电学治疗:在紧急情况下,可通过同步直流电复律、食管调搏、超速起搏抑制来终止室速的发作。直流电复律的适应证包括:①存在明显血流动力学障碍的情况如低血压、心力衰竭伴心源性休克,此时首选直流电复律;②药物治疗无法迅速终止室速的情况;③室速持续时间长,超过 2 h 的情况。同步直流电复律能迅速、稳定且安全地终止持续性室速发作,是治疗伴有严重血流动力学障碍或药物治疗无效的持续性室速的主要方法,其成功率可以达到 98％左右。但电复律无法预防室速的发作,因此不适用于能自动终止但反复发作的非持续性室速。初次复律时,可选择使用 100~200J 的电能量,以便一次电击成功。复位成功后,还需要静脉滴注抗心律失常药物,以防止再次发作。对于由洋地黄引起的室速,应首先试用苯妥英钠或利多卡因静脉注射,如果无效,再考虑使用低能量直流电复律。

2.预防复发

(1)病因与诱因治疗:必须积极寻找和消除引起室速以及使其持续的可能反转性病变,如缺血、低血压和低血钾等。对充血性心力衰竭的治疗有助于降低室速的发生。在窦性心动过缓或 AVB 的情况下,心室率过慢可能导致室速的发生,可以通过使用阿托品或人工心脏起搏器进行治疗。

(2)药物预防:除了 β 受体阻滞剂和胺碘酮外,目前没有证据表明其他抗心律失常药物能降低心脏猝死的发生率。维拉帕米(每日 240~360 mg)可用于"维拉帕米敏感性室速"的患者,这类患者通常没有器质性心脏病,QRS 波群表现为右束支传导阻滞并伴有电轴左偏。

(3)射频消融术:对于没有器质性心脏病的特发性单源性室速,导管射频消融术可以很好地根治发作。

(4)置入式心脏复律除颤器(ICD)：对于心脏骤停后复苏的高危猝死患者以及药物治疗无效、反复发作且症状严重的室速患者,ICD可以显著降低猝死率和心血管死亡率,但其高昂的成本使得大多数患者无法承受。

(5)外科手术治疗：已经设计了多种外科手术方法以治疗由室壁瘤或右室发育不良引起的室速。手术方式包括心内膜环行心室肌切断术、心内膜切除术、冷冻手术等。

3.QT间期正常的多形性室速诊治要点

QT间期正常的多形性室速比QT间期延长的多形性室速更常见,通常见于器质性心脏病。伴有缺血、心力衰竭、低氧血症和其他诱发因素的患者出现短阵多形性室速,通常是严重心律失常的预兆。诊疗的关键包括：①应积极纠正病因和诱发因素,如,纠正急性冠状动脉综合征患者的缺血,有利于控制室性心律失常。②偶尔出现的短阵多形性室速,没有严重的血流动力学障碍,可以观察或口服β受体阻滞剂治疗,通常不需要静脉抗心律失常药物。③在纠正病因和诱发因素的同时,如果室速发作频繁,可以使用β受体阻滞剂,或静脉使用胺碘酮或利多卡因。

4.伴短联律间期的多形性室速诊治要点

伴短联律间期的多形性室速是一种罕见的病状,通常不伴有器质性心脏病,有反复发生的晕厥和猝死家族史,可以自我缓解。无论是单一或诱发多形性室速的室性早搏都有极短的联律间期(280~300毫秒)。发作时的室速心率可达到每分钟250次,可转变为心室颤动。对于血流动力学稳定的患者,首选静脉应用维拉帕米以终止发作。如果维拉帕米无效,可以选择静脉胺碘酮。如果血流动力学不稳定或转变为心室颤动,则立即进行电复律。口服维拉帕米或普罗帕酮、β受体阻滞剂可以预防复发。建议植入ICD。

5.Brugada综合征诊治要点

Brugada综合征患者的窦性心律心电图显示右束支传导阻滞图像和$V_1 \sim V_3$导联ST段马鞍形抬高,QT间期正常,有多形性室速或心室颤动发作,室速表现为短联律间期。心脏超声等其他检查无异常。主要症状为晕厥或猝死,多在夜间睡眠中发生。如果Brugada综合征患者发生多形性室速伴血流动力学障碍,首选同步直流电复律。异丙肾上腺素是备选药物。植入ICD是预防心源性猝死的唯一有效方法。抗心律失常药物治疗效果不佳。

6.儿茶酚胺敏感性多形性室速诊治要点

儿茶酚胺敏感性多形性室速指的是无器质性心脏病患者在应激情况下发生的多形性室速,典型的情况是表现为双向性室性心动过速,导致发作性晕厥,可进展为心室颤动。这种状况多见于青少年,静息心电图正常。在发作伴血流动力学障碍时,首选同步直流电复律。对于血流动力学稳定者,首选β受体阻滞剂。植入ICD是预防心源性猝死的有效方法。

7.室性心动过速/心室颤动风暴诊治要点

室性心动过速/心室颤动风暴定义为24 h内出现≥2次的自发室性心动过速/心室颤动,需要立即进行治疗的临床状态。其诊断和治疗的关键包含：

(1)寻找并纠正引发此症状的原因,同时强化病因治疗。

(2)一旦室性心动过速风暴发生并伴随血流动力学不稳定,应尽快进行电复律。

（3）抗心律失常药物的应用：①胺碘酮是首选药物，通过快速加载胺碘酮，可以终止和预防心律失常的发生。但要注意，胺碘酮发挥其抗心律失常效果需要数小时到数天的时间。②在已使用抗心律失常药物的基础上，联合使用β受体阻滞剂，如美托洛尔或艾司洛尔。③如果胺碘酮无效或不适用，可以考虑使用利多卡因。④联合使用抗心律失常药物进行治疗，如胺碘酮和利多卡因。在心律失常得到控制后，首先减少利多卡因的使用，然后逐渐将胺碘酮转为口服。

（4）对于持续单形性室速，频率<180次/min且血流动力学相对稳定的患者，可以植入心室临时起搏电极，在发作时进行快速刺激以终止室速。

（5）应使用镇静和抗焦虑药物，并在必要时实施冬眠疗法。

（6）在必要时，应提供循环辅助支持，如主动脉内球囊反搏和体外膜肺氧合辅助支持。

（7）如果患者已经安装了ICD，应调整ICD的设定，以便更好地识别和终止心律失常。在必要时，需要评估进行射频消融的可能性。

第五节　心肌炎

一、定义及分类

心肌炎指的是伴随心肌细胞受损（死亡或变性）的心肌组织炎症。

心肌炎的术语有些混淆，但一般按其疾病过程的特性来描述，如"突发性""急性"或"慢性"。随着心内膜活检技术的发展，病理学家们提出了一种基于组织学的分类方法，具体如下。

（1）达拉斯标准（1987）按照淋巴细胞浸润的数量和分布情况，将心肌炎分为三大类型：①心肌炎（可伴或不伴纤维化）；②临界心肌炎；③非心肌炎。

根据第二次随访活检的结果，可以进一步分为"正在发展的心肌炎""恢复中（或康复中）的心肌炎"或"已治愈的心肌炎"。

（2）世界心脏基金会 Marburg 标准（1996）根据淋巴细胞密度的定量评估进行分级（分界值为 14 细胞/mm^2）。

（3）最近的建议是利用免疫组化检测免疫活性浸润和细胞黏附分子表达来进行心肌炎的定量和定性判断。

二、发病机制

心肌炎的发病机制包括宿主自身免疫介导的损害、病原体直接对细胞的毒性作用以及心肌细胞因子表达引发的损伤等，但其确切的机制尚不清楚。感染性或非感染性因素均可导致心肌炎（表1-4），其中肠道病毒可引起超过 50% 的心肌炎事件，急性心肌炎最常见的病因是柯萨奇B病毒。在临床上，心肌损伤遵循下述的炎症反应过程。

（一）急性期（0～3 d）

此阶段的特征是肌细胞破裂，细胞因子表达和巨噬细胞活化产生的有毒介质直接导致细胞毒素和细胞因子的释放，从而造成心肌损伤和功能失调。在病毒性心肌炎中，病毒血症常

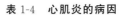

见,虽然有时难以检测。

表 1-4 心肌炎的病因

感染性心肌炎			非感染性心肌炎	
病毒	肠道病毒	柯萨奇病毒 A 和 B、艾柯病毒、流感病毒、脊髓灰质炎病毒	过敏反应(嗜酸性粒细胞)性心肌炎	抗生素(氨苄西林、氯霉素、四环素)
	疱疹病毒	人疱疹病毒 6 型、腺病毒、腮腺炎病毒、风疹病毒、麻疹病毒		利尿药(氢氯噻嗪、螺内酯)
	乙型或丙型肝炎病毒			抗惊厥药(苯妥英、卡马西平)
	人免疫缺陷病毒(HIV)			
真菌	隐球菌、曲霉、球孢子菌、组织胞质菌			其他(锂、氯氮平、吲哚美辛)
原虫	锥形虫(Chagas 病)、弓形虫			破伤风类毒素或天花疫苗
蠕虫	旋毛虫、血吸虫		心脏毒性药物	儿茶酚胺(尤其是多巴酚丁胺、安非他明、可卡因)
细菌	军团菌、梭菌、链球菌、葡萄球菌、沙门菌或志贺菌			化疗药物(蒽环类、氟尿嘧啶、链霉素、环磷酰胺、白细胞介素、曲妥珠单抗)
螺旋体	包氏螺旋体(Lyme 病)		血管胶原病	系统性红斑狼疮(狼疮性心肌炎)
	立克次体			Wegener 肉芽肿
				Churg-Strauss 综合征(嗜酸性粒细胞性心肌炎)
				皮肌炎或多发性肌炎
				硬皮病
			系统性疾病	结节病
				巨细胞心肌炎
				Kawasaki 病
				大血管炎(结节性多动脉炎、颞动脉炎)
				炎症性肠病(溃疡性结肠炎、Crohn 病)
			咬伤或蜇伤	蝎毒、蛇毒、蜂毒、黑寡妇蜘蛛毒
			化学性物理损伤	烃、一氧化碳、铊、铅、砷、钴放射性、中暑、低体温
				急性风湿热
				围生期心肌病

(二)亚急性期(4～14 d)

此阶段包括持续的细胞因子生成,加上由细胞毒性 T 细胞和 B 细胞以及自然杀伤细胞非特异性自身免疫引发的损害,造成心肌损伤。在这一阶段,会出现活跃的病毒清除。

（三）慢性期（>14 d）

此阶段包括修复过程,特点是纤维化,自身抗体持续存在,有时心肌内病毒基因持续存在,但没有明显的炎症(除非是慢性活动性或持续性的亚型)。此期可能出现心脏扩大和心力衰竭。

三、临床表现

心肌炎的临床表现差异很大,可以从完全无症状到突发的心力衰竭。或者表现为胸痛综合征,从急性心肌心包炎的轻度持续性胸痛到类似急性心肌梗死的严重症状都可能出现。患者通常在发病前1~2周有早期的关节痛、不适、发热、出汗或寒战等病毒感染症状(如咽炎、扁桃腺炎、上呼吸道感染)。急性或暴发性心肌炎的典型症状为以往健康的人突然发生急性心力衰竭。

临床体征包括患者出现心律失常,表现为由心脏传导阻滞(比如 Adams-Stokes 发作)、室性心动过速引起的晕厥、心悸,甚至心脏性猝死。患者常出现急性失代偿性心力衰竭的征象,包括第三心音奔马律、中央型或周围型水肿、颈静脉扩张和心动过速。伴发心肌心包炎常可听到心包摩擦音。

在一些特殊类型的心肌炎中,可能会出现其他症状。例如,肉芽肿性心肌炎患者常常出现淋巴结疾病和心律失常(超过70%的感染者),查加斯(Chagas)心肌病则表现为心律失常和心脏传导阻塞。急性风湿病患者可能会有结节性红斑、多关节痛、舞蹈症和皮下结节等症状(风湿热的 Jones 标准)。巨细胞心肌炎的典型症状包括持续的室性心动过速或传导阻塞,以及由于快速进展的心力衰竭导致的心源性休克。过敏性或嗜酸性细胞性心肌炎患者常常会有瘙痒的斑丘疹(有药物不良反应史),血液检查中嗜酸性粒细胞数目增多。虽然这些特征的特异性较低,但它们仍对心肌炎的诊断有一定帮助。

四、辅助检查

在辅助检查方面,心肌炎的标志性特征是炎症。在临床上,早期出现的发热、低血压、心动过速、右心室功能下降、心肌酶上升(CK-MB/肌钙蛋白)、急性炎症反应物质升高(如血沉或 C-反应蛋白)和白细胞增多都是心肌炎的预兆。嗜酸性粒细胞增多可能是过敏性(嗜酸性粒细胞性)心肌炎的指标。还有一些正在研究中的炎症标记物,如肿瘤坏死因子-α(TNF-α)、白细胞介素以及血浆中可溶性 Fas 和 Fas 配体的水平。虽然在临床上使用不多,但这些标记物的升高也可能预示着病情的恶化。血清中病毒抗体滴度通常会升高4倍或更多,随后在恢复期逐渐下降,但由于用途有限,一般不常测量病毒抗体滴度。抗心肌抗体滴度的测定由于其特异性较低(仅有62%的心肌炎患者滴度≥1:40),因此意义不大。抗核抗体和类风湿因子的筛查通常用于排除一般的风湿性疾病。如果怀疑患者可能有系统性红斑狼疮、多发性肌炎、Wegner 肉芽肿或硬皮病等特殊情况,则需要进行相关特异性的检查。

心电图常见的改变包括窦性心动过速、非特异性 ST 段改变、T 波异常等。在一些病例中，还可能出现束支传导阻滞、房室传导异常、室性心动过速，甚至出现类似急性心肌梗死的改变。对于可能的心肌炎患者，应进行全面的心脏超声检查，以排除其他可能引起心力衰竭的疾病，检测心脏内的血栓和瓣膜疾病，以及评估左心功能失常的程度以便监控治疗效果。有时，当出现局部室壁运动异常和心包积液时，可能需要进一步的检查和处理。暴发性心肌炎常常表现为心脏舒张容积接近正常和室间隔增厚，而急性心肌炎则常表现为心脏舒张容积增大和室间隔厚度正常。暴发性心肌炎的预后通常比急性心肌炎好。在临床表现与心肌梗死相似的情况下，尤其是当出现局部室壁运动异常和心电图局部改变时，可以通过冠状动脉造影进行鉴别。

五、诊断

诊断方面，心内膜心肌活检（EMB）仍被视为心肌炎诊断的金标准。然而，心内膜活检的敏感性有限且存在一定风险。由于获取到的淋巴细胞数量少，细胞类型难以确定，测量结果存在较大的差异，因此可能存在较高的假阳性率（即使进行了多部位的活检）。如果 EMB 结果阳性，可以确认为心肌炎，但阴性结果不能排除心肌炎的可能。在疑似心肌炎的病例中，心内膜活检主要应用于可能是巨细胞心肌炎的患者，比如那些传统治疗无效且呈现快速进展的心力衰竭症状或新出现频发室性心动过速和传导异常的患者。在被归类为"特发性"扩张型心肌病的患者中，超过 25% 的活检样本中存在慢性活动性炎症或病毒基因证据，这可能预示着先前的心肌炎是其可能的病因。因此，在临床实践中，除了一些特殊情况，组织学标准主要提供一个明确的诊断和一些预后的提示。从发病到进行活检的时间越长，活检样本的意义就越小。

六、治疗

一旦急性事件发生，心肌炎的处理并无必须严格遵循的规则。通常，患者的治疗方式类似于慢性心力衰竭的治疗。由于持续的慢性炎症可能导致扩张型心肌病，因此需要进行密切的临床随访（最初的药物和逐步的物理康复应间隔 1～3 个月）。应定期进行系列的心脏超声以评估心室结构和功能，但目前随访的频率尚无统一的认同。应建议心肌炎患者在疾病的前几个月避免剧烈活动以控制心肌的需求。根据临床表现，标准的心力衰竭治疗，包括利尿药、血管紧张素转化酶抑制药（ACEI）、β 受体阻滞药和（或）醛固酮拮抗药，可用于延缓或逆转心功能不全的疾病进程。由于存在致心律失常的风险，应避免使用地高辛。抗凝药物通常被推荐用于室壁瘤伴血栓（如 Chagas 心肌病）、心房颤动和发生过栓塞事件的患者，因为它们可以防止血栓栓塞事件。持续性传导阻滞或慢性心律失常的患者应植入永久起搏器。植入式心脏复律除颤器（ICD）仅用于在用药稳定后仍有持续的心功能不全或药物难以控制的室性心动过速的慢性期患者。强心治疗通常用于出现严重血流动力学紊乱的患者（尤其是暴发性心肌炎）。有时，主动脉内球囊反搏可以用于血流动力学支持和减轻后负荷以避免进一步恶化。机械辅助装置（如 LVADs）甚至体外膜肺氧合（ECMO）已用于有希望恢复的和（或）准备移植的暴发性心肌炎患者。严重的、进展性的、活检证实为巨细胞性心肌炎的或围生期心肌病的患者应该考虑早期心脏移植。常规的免疫抑制治疗（包括类固醇）、抗病毒疗法和非类固醇抗心律失常药不建议在一般心肌炎治疗中使用,但可以用于难以控制的慢性心肌炎或活检证实的巨细胞性心肌炎。对于暴发性心肌炎的患者,不应常规进行免疫抑制治疗,而应该积极进行支持治疗。

大部分患者能在自然恢复过程中实现临床痊愈,有些甚至经过几周的药物和机械辅助(包括主动脉内球囊反搏和机械辅助设备)后得以恢复。在心肌炎的治疗研究中,1 年死亡率为 20%,4 年死亡率高达 56%。需要安装永久起搏器的严重传导阻滞在 1% 的患者中出现。影响生存的不利因素包括年龄过高或过低、心电图异常(QRS 波变化、房颤、低电压)、晕厥和特定病因(围生期心肌病、巨细胞性心肌炎)。而有利于生存的因素包括保持良好的心功能、临床病程较短或突发疾病的幸存者。突发性心肌炎的长期结果通常优于急性心肌炎。在首次心肌炎事件发生后的几年内,成年人可能会出现心力衰竭。超过半数的心肌炎患者在 3 个月到 13 年后转变为扩张型心肌病(DCM)。

七、特殊类型心肌炎

(一)查加斯(Chagas)心肌病

在美国的南部及中部地区,有约 1600 万至 1800 万人感染了锥虫病。尽管大部分人能从急性炎症期恢复过来,但心脏受累通常在首次治疗结束几十年后出现,这成了 30 至 50 岁人群在流行区的首要死因。查加斯心肌病的特点是心律不齐,症状通常以心悸、晕厥、胸痛和随后发生的心力衰竭为主。复杂的异位心跳和室性心动过速的发生率在感染者中为 40% 至 90%。心脏性猝死的发生率为 55% 至 65%。束支传导阻滞也较常见,有时伴随需要安装起搏器的慢性心律失常和高度房室传导阻滞。心力衰竭主要影响右侧,感染者中占 25% 至 30%,有时并发脑或肺血栓栓塞。尸检中常见左心室心尖部室壁瘤、心室扩张和心脏纤维化的现象。

可以通过几种血清学测试确诊锥虫病感染。心脏病灶可以通过活检样品的原位 PCR 定位。超声心动图的表现包括左心室室壁瘤(可能伴有血栓)、后壁基部运动消失或运动减弱,而室间隔收缩功能保留和舒张功能不全。目前没有特效治疗,重点在于预防。双苯达唑和硝呋替莫的治疗有助于缓解寄生虫血症并防止并发症的出现。

(二)巨细胞性心肌炎

巨细胞性心肌炎(又名恶性心肌炎、FiedLer 心肌炎、肉芽肿性心肌炎或特发性间质性心肌炎)是一种罕见的、原因不明的疾病,其特征是在弥漫的淋巴细胞中出现由组织细胞产生的融合、多核(核数超过 20 个)的上皮样"巨细胞"。特发性多核心肌炎通常病程急进,持续从数日到数周。患者中有 75% 会出现迅速发展的心力衰竭和超过 50% 的持续性室性心动过速。该病通常对常规药物治疗无反应,尽管有些小型研究显示免疫抑制治疗可能有效。早期进行心脏移植是一个可考虑的选择(移植成功的患者 5 年生存率为 71%)。在恢复和移植前,患者通常需要机械辅助。如果没有进行心脏移植等干预措施,该病的预后通常很差(1 年死亡率超过 80%,病症发作后的中位生存时间只有 5.5 个月)。因此,通过心内膜活检早期识别特发性多核心肌炎,可以快速推荐进行心脏移植。

(三)过敏性(嗜酸性粒细胞性)心肌炎

过敏性(嗜酸性粒细胞性)心内膜病常作为特发性高嗜酸性粒细胞综合征的主要并发症出

现,由于心脏内嗜酸颗粒蛋白的直接毒性损害所导致。药物引发的嗜酸性心肌炎与治疗时间和累计剂量无关,常见的诱发药物包括儿茶酚胺、化疗药、氨苄西林和破伤风类毒素。即使没有外周嗜酸性粒细胞增多,也不能排除嗜酸性心肌炎的可能。尽管有系列观察显示皮质类固醇治疗可能有效,但最佳的治疗策略是一旦识别出致病药物,立即停用。

(四)心脏结节病

独立的心脏结节病变可能引发室性心动过速、传导阻滞或充血性心力衰竭。通过 EMB 检查发现特征性的非干酪样肉芽肿,即可确诊。但对于在心脏以外的组织出现肉芽肿且有不明原因的心肌病的患者,也应考虑结节病的可能性。心脏结节病非心脏移植患者的生存率与淋巴细胞性心肌炎相似,但其晕厥、植入起搏器和安装置入式自动复律除颤器的可能性较高。

(五)围生期心肌病

围生期心肌病(PPCM)被定义为以前没有心功能不全病史的女性,在妊娠的最后一个月到产后的头 5 个月内发生的特发性左心室收缩功能不全(通过超声心动图确认)。据估计,美国 PPCM 的发病率为每 4 000～3 000 活产中的 1 例。世界其他地区如非洲的发病率可能更高。PPCM 的病因未明,但以下情况被认为是其风险因素:年龄超过 30 岁、多次生产、多胎、预兆子痫、子痫或产后高血压病史、非洲血统、孕妇吸食可卡因史及硒缺乏。

PPCM 的药物治疗与其他病因的心肌病类似。地高辛和利尿药在妊娠期和哺乳期是安全的。β 受体阻滞药可以改善心肌病患者的左心室功能和预后。β 受体阻滞药在妊娠期被认为是安全的,尽管有胎儿心动过缓和生长迟缓的个案报道。ACEI 类和 ARB 类药物因对新生儿有不良反应被严禁使用。肼屈嗪能有效降低心脏后负荷,尽管目前只被列为 C 级药物(因为尚无针对孕妇的适当的对照研究数据,只有在确定预期益处大于对胎儿的潜在危害之后才可以使用)。严重左心室扩大和心功能不全者,在怀孕 12 周后可考虑使用华法林抗凝。对于药物治疗效果不佳的 PPCM 患者,最后可能需要进行心脏移植。

PPCM 的预后结果差异较大。通常来说,大约 50% 到 60% 的女性会在产后 6 个月内心脏大小和功能完全恢复正常。而剩下的患者,左心室功能可能保持相对稳定,或者其临床状况可能继续恶化。在所有 PPCM 患者中,大约有 1/3 最终需要进行心脏移植。母亲的死亡率估计在 10% 到 50% 之间。对于曾有 PPCM 并希望再次怀孕的患者,她们面临的并发症风险极高,这些并发症包括左心室功能恶化、症状显著的心力衰竭以及死亡。因此,即使是那些在第一次怀孕后心室功能恢复正常的女性,也建议避免再次怀孕。

第二章　消化系统疾病

第一节　急性胃炎

胃炎是一种病理过程,涉及胃黏膜对各种损害的炎症反应,目前对其分类和词汇还没有统一的规范。可以根据病症特征将其分为急性和慢性胃炎;根据病理变化,可进一步划分为非萎缩性胃炎、萎缩性胃炎以及其他多种不同类型。根据起源、临床表征和病理变化的差异,我们可以继续细分某些胃炎的类型。例如,急性胃炎可以进一步划分为急性糜烂性胃炎、急性腐蚀性胃炎、急性脓性胃炎和急性感染性胃炎等4个主要类别,而慢性胃炎可以分为非萎缩性胃炎、萎缩性胃炎和特殊类型胃炎。

急性炎变是由各种外部和内部因素引发的胃黏膜的急性广泛或局部炎症,如果伴有肠道炎症则称为急性胃肠炎。急性胃炎的临床表现因起源不同而有所不同,其来源包括急性应激、药物、缺血、胆汁反流和感染等多种因素。目前的临床急性胃炎分类如上所述,是根据病理变化进行的,其中急性感染性胃炎和急性糜烂性胃炎较为常见。根据起源,急性胃炎也可以进一步划分为急性外源性胃炎和急性内源性胃炎。

一、急性糜烂性胃炎

急性糜烂性胃炎也称为急性糜烂出血性胃炎或急性胃黏膜病变(AGML),是由多种因素引发的以胃黏膜糜烂、出血为主要特征的急性胃黏膜病变,是导致上消化道出血的主要原因之一,大约占上消化道出血的20%。

(一)病因与发病机制

引起急性糜烂性胃炎的常见病因有:

1.药物

常见的药物包括非甾体类抗炎药(NSAIDs)如阿司匹林、吲哚美辛、保泰松,肾上腺皮质激素,以及一些抗肿瘤化疗药物等。可能的机制包括:非甾体类抗炎药呈弱酸性,能直接损害胃黏膜。此外,NASIDs类药物还能通过抑制环氧合酶-1(COX-1)的合成,阻断花生四烯酸代谢为内源性前列腺素的产生,而前列腺素在维持胃黏膜血流和黏膜屏障完整性方面有重要作用,因此削弱了胃黏膜的防护功能。国内外动物研究发现,NASIDs类药物能抑制氧自由基的清除,氧自由基的增加使得膜脂质过氧化,造成胃黏膜的应激性损伤。肾上腺皮质激素可导致盐酸和胃蛋白酶分泌增加,胃黏液分泌减少,胃黏膜上皮细胞的更新速度减慢,因此导致本病。

某些抗肿瘤药如氟尿嘧啶对快速分裂的细胞如胃肠道黏膜细胞产生明显的细胞毒作用。此外,还有一些铁剂、抗肿瘤化疗药物及某些抗生素等也可能造成黏膜刺激性损伤。

2.乙醇

乙醇能在胃内迅速被吸收,对胃黏膜的损伤作用较强,其致病机制主要有以下几个方面:①直接损伤胃黏膜上皮细胞:乙醇具有亲脂性和溶脂性,能破坏胃黏膜的屏障功能及上皮细胞的完整性,导致上皮细胞损伤脱落。②损伤黏膜下血管:主要引起血管内皮细胞损伤、血管扩张、血浆外渗、小血管破裂、黏膜下出血等改变,破坏胃黏膜的屏障功能,引起胃黏膜损伤。③黏膜上皮及血管内皮损伤引发局部大量炎症介质生成,中性粒细胞浸润,局部细胞损伤进一步加重。④部分患者由于黏膜下血管扩张,出现一过性胃酸分泌升高,加重局部损伤。

3.应激

主要的压力应激源包括:重大感染、严重创伤、大规模手术、大面积烧伤、休克、颅脑疾病、败血症以及其他严重的脏器疾病或多器官功能衰竭等。由这些压力源导致的急性胃黏膜损害被称为应激性溃疡,特别是由烧伤引发的被称为 Curling 溃疡,而由中枢神经系统疾病引发的被称为 Cushing 溃疡。可能的发病机制包括:严重压力应激可以增强交感神经的兴奋性,导致外周和内脏血管收缩,减少胃黏膜血流,引发胃黏膜缺血、缺氧,增加对各种有害物质的敏感性;当胃黏膜缺血时,无法清除逆向弥散的氢离子,氢离子损伤胃黏膜并刺激肥大细胞释放组胺,导致血管扩张,通透性增加;应激状态下,HCO_3^- 分泌降低,黏液分泌不足,前列腺素合成减少,降低胃黏膜的屏障功能。此外,儿茶酚胺分泌增加,胃酸分泌增多,进一步导致胃黏膜受损,形成糜烂、出血,严重时可能发展为急性溃疡。

4.胆汁反流

在幽门功能不全、胃切除(主要是 Billroth Ⅱ式)术后,可能会引发十二指肠和胃的反流,反流液中的胆汁和胰液等碱性肠液成分,包括胆盐、溶血卵磷脂、磷脂酶 A 和其他胰酶,能破坏胃黏膜屏障,让 H^+ 弥散,伤害胃黏膜。同时,胰酶能催化卵磷脂生成溶血卵磷脂,从而增强胆盐的损害效果,引发急性炎症。

（二）病理

本疾病的典型病理表现为广泛性的糜烂、表层性溃疡和出血现象,常可见到成簇的出血病灶。病变地点主要分布在胃底和胃体部位,有时也会影响到胃窦。组织学检查发现,胃黏膜上皮未能保持正常的柱状形态,而变为立方形或四方形,并出现脱落现象。同时,黏膜层存在出血和急性炎性细胞浸润。

（三）临床表现

急性糜烂性胃炎是上消化道出血常见的病因,其主要症状为呕血和黑便。出血通常为间歇性,大量出血可能导致昏倒或休克。由不同病因引发的临床症状各异,病情轻重不等,有时可能无症状,或被原发病的症状所掩盖。

在疾病发作前,患者通常有摄入 NSAIDs、过度饮酒、烧伤、大型手术、颅脑损伤、重要器官功能衰竭等压力应激状况的病史。短期内使用 NSAIDs 药物所引发的急性糜烂性胃炎,大部分症状不明显,少数人可能出现上腹部疼痛、腹胀等消化不良的症状,上消化道出血较常见,但出血量通常较少,主要以黑便为主,出现间歇性,可能自行停止。乙醇引发的急性糜烂性胃炎通常在饮酒后 0.5～8.0 小时突发上腹部疼痛,伴有恶心和呕吐,严重呕吐可能导致食管贲门黏膜撕裂综合征,可能出现呕血、黑便。应激性溃疡主要症状为上消化道出血(呕血或黑便),严重者可能出现失血性休克,通常在原发病发病后的 2～5 d 内发生,极少数可以延迟到 2 周。原发病越严重,应激性溃疡的发生率和死亡率越高。应激性溃疡穿孔时可能出现急腹症症状和体征。胆汁反流可能引发上腹部饱满,食欲下降,严重时可能呕吐黄绿色胆汁,伴有烧心感。

(四)辅助检查

1.血液检查

通常血常规结果正常。如果在短时间内出血量大,可能出现血红蛋白、红细胞计数及红细胞比容降低。

2.大便常规和潜血试验

当上消化道出血量大于 5～10 mL 时,大便潜血试验呈阳性。

3.胃镜检查

特别是在 24～48 h 内进行的急诊胃镜检查,可以看到胃黏膜糜烂、出血或浅表溃疡,可能是弥散性的,也可能是局限性的。应激所致的病变多发生在胃体和胃底,而 NSAIDs 或乙醇所致的病变主要发生在胃窦。超过 48 h 后,病变可能已经消失。

(五)诊断与鉴别诊断

有近期服药史、严重疾病、大量饮酒史等,短期内出现上腹部疼痛不适,甚至呕血、黑便者需考虑本病,结合急诊胃镜检查有助于诊断。值得注意的是,急诊胃镜检查必须在 24～48 h 内进行。消化性溃疡可能表现为上消化道出血作为首发症状,需要与本病进行鉴别,急诊胃镜检查有助于鉴别诊断。对于有肝炎病史,并有肝功能减退和门静脉高压表现如低蛋白血症、腹水、侧支循环建立等,结合胃镜检查可与本病鉴别。

(六)治疗

(1)防治原则:注意高风险人群,消除病因,积极治疗原发病,缓解症状,促进胃黏膜再生修复,防止发病和复发,避免并发症。

(2)基本治疗:去除病因,治疗原发病。患者应卧床休息,禁食或吃流质食物,保持安静,如果感到烦躁不安时,可以给予适量的镇静剂,如地西泮。对于出血明显的患者,应保持呼吸道通畅以防误吸,必要时给予吸氧。要密切观察生命体征等。

(3)黏膜保护剂:可以使用黏膜保护剂,如硫糖铝、铝碳酸镁、替普瑞酮或米索前列醇等药物。

(4)抑酸治疗:轻症者可以口服 H_2RA 和 PPI,较严重的患者建议使用 PPI,如奥美拉唑、兰索拉唑、泮托拉唑、雷贝拉唑、埃索美拉唑等。

(5)对于大出血者,应按照上消化道大出血的处理原则进行处理。

(七)预防

对于需要长期使用 NSAIDs 的患者,应尽可能降低剂量或减少使用频率,并配合使用胃酸抑制剂或前列腺素类药物,这样可以有效预防急性糜烂性胃病变的发生。对于那些处于严重感染、重度创伤、大型手术、大面积烧伤、休克、颅内疾病、败血症以及其他严重器官疾病或多器官功能衰竭等应激状态的患者,应使用抑制胃酸或制酸药物,维持胃内 pH 值在 3.5 至 4.0 之

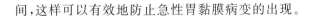

间,这样可以有效地防止急性胃黏膜病变的出现。

二、急性腐蚀性胃炎

急性腐蚀性胃炎通常是由于误服或自行服用强酸(如硫酸、盐酸、硝酸、醋酸、来苏)或强碱(如氢氧化钠、氢氧化钾)等腐蚀性化学物质,导致胃黏膜出现变性、糜烂、溃疡或坏死。早期临床表现包括口腔、咽喉、胸骨后和上腹部剧痛、烧灼感,恶心、呕吐血性胃内容物,吞咽困难和呼吸困难,在严重的情况下,由于食管和胃广泛的腐蚀性坏死,可能会导致穿孔和休克,晚期可能引发食管狭窄。

(一)病因与发病机制

急性腐蚀性胃炎的原因通常是误服或故意摄入强酸或强碱,从而导致急性胃壁损伤。损伤的程度和深度取决于腐蚀剂的性质、浓度和摄入量,以及腐蚀剂在胃肠道停留的时间和胃内食物的数量。强酸会使接触的蛋白质和角质溶解、凝固,从而引起口腔、食管和胃的凝固性坏死和灼伤,伴有明显的病变边界和焦痂。当坏死组织脱落时,可能会造成胃穿孔和腹膜炎。强碱接触组织后会迅速吸收组织内的水分,与组织蛋白质形成胶冻样的物质,与脂肪酸形成皂盐,导致严重的组织坏死,常产生食管壁和胃壁全层灼伤,甚至引起出血或穿孔。强碱引起的病变范围一般比接触面积大。无论是强酸还是强碱,其后期都可能导致疤痕形成和狭窄。

(二)病理

食管和胃窦是主要受影响的部位。初期的病理变化包括黏膜的充血、水肿和黏液的产生。在严重的情况下,可能会发生糜烂、溃疡、坏死,甚至到达穿孔的程度。在病变愈合的晚期,可能会出现消化道的狭窄。

(三)临床表现

急性腐蚀性胃炎的病变程度和临床症状与腐蚀剂的种类、浓度、摄入量、胃内食物的存储量以及与黏膜接触的时间等因素有关。在摄入腐蚀剂后,最初的症状通常是口腔、咽喉、胸骨后和上腹部的剧烈疼痛,通常伴随着吞咽困难、恶心和频繁的呕吐。在严重的情况下,可能会出现呕血、呼吸困难、发热、血压降低。如果发生食管穿孔,可能会导致食管气管瘘和纵隔炎,胃穿孔可能会引发腹膜炎。接触腐蚀剂后的消化道可能出现烧伤。在急性期过后,后期的主要症状是阻塞,可能会逐渐形成食管、贲门或幽门的瘢痕性狭窄,也可能出现萎缩性胃炎。

(四)诊断与鉴别诊断

根据病史和临床症状,诊断通常不会太困难。但是,由于不同种类的腐蚀剂需要不同的处理方式,因此在诊断时,必须明确腐蚀剂的种类、摄入量和摄入时间。检查唇和口腔黏膜的痂色(如,黑色痂可能表示硫酸,灰棕色痂可能表示盐酸,深黄色痂可能表示硝酸,醋酸可能造成白色痂,而强碱可能使黏膜呈透明水肿)。同时要注意呕吐物的颜色、味道和酸碱反应。如果必要,可以收集剩余的腐蚀剂进行化学分析,以便更准确地鉴定其性质。在急性期内,应避免进行 X 线钡餐和胃镜检查,以防食管或胃穿孔。在急性期过后,可以通过钡剂造影检查了解食管、胃窦的狭窄或幽门的阻塞情况。在晚期,如果患者能吞咽流质或半流质食物,可以考虑谨慎地进行胃镜检查,以了解食管、胃窦和幽门是否有狭窄或阻塞。

（五）治疗

腐蚀性胃炎是一种严重的急性中毒症状，需要积极的救治。治疗的主要目标是：①抢救生命（治疗呼吸困难、休克、纵隔炎和腹膜炎等）。②控制后期的食管狭窄和幽门梗阻。

1.基本处理

（1）保持平静，避免诱发患者呕吐，因为呕吐会导致食管、器官和口咽部黏膜再次接触腐蚀剂，加重损伤，因此禁止使用催吐剂。

（2）保持呼吸道通畅，误吞腐蚀剂后的几秒钟到 24 h 内可能出现威胁生命的气道损伤，此时不宜进行气管插管，需要进行气管切开。

（3）抗休克治疗，如有低血压则需要积极补液等抗休克治疗。

（4）适当使用抗生素，对有继发感染者需要使用抗生素。

（5）手术治疗，如证实有食管穿孔、胃穿孔、纵隔炎和腹膜炎，则需要进行手术治疗。

2.减轻腐蚀剂继发的损害及对症治疗

服毒后除解毒剂外不进其他食物，严禁洗胃，以避免穿孔。为了减少毒物的吸收，减轻黏膜灼伤的程度，对误服强酸者可以给予牛奶、蛋清或植物油 100～200 mL 口服，但不宜用碳酸氢钠中和强酸，以防生成二氧化碳导致腹胀，甚至胃穿孔。若服用强碱，可以给食醋 300～500 mL 加温水 300～500 mL，通常不宜服用浓食醋，以避免产生热量加重损伤。剧痛者可以给予止痛剂如吗啡 10 mg 肌内注射。呼吸困难者可以给予氧气吸入，已有喉头水肿、呼吸严重阻塞者及早进行气管切开，同时常给予抗菌药物以防感染。抑酸药物应该静脉足量给予，维持到口服治疗，以减少胃酸对胃黏膜病灶的损伤。发生食管狭窄时可以用探条扩张或内镜下球囊扩张。

三、急性化脓性胃炎

急性化脓性胃炎，又名急性蜂窝织炎性胃炎，是一种罕见的严重胃部疾病，主要表现为胃黏膜下层的急性化脓性炎症。该病在男性及 30 至 60 岁人群中较常见，病死率较高。免疫力降低、年纪较大和过度饮酒都是高危因素，同时，胃部内镜下的黏膜切除和胃息肉切除手术也是医源性的高危因素。

（一）病因与发病机制

急性化脓性胃炎的主要病因是化脓性细菌感染，溶血性链球菌是最常见的病原体，约占70%，其次是金黄色葡萄球菌、肺炎球菌和大肠埃希菌。这些细菌通常通过血液或淋巴系统侵入胃壁，常常源于其他感染病灶，如败血症、感染性心内膜炎、骨髓炎等；或者通过受损的胃黏膜直接侵入，如胃溃疡、胃内异物伤害或手术、慢性胃炎、胃憩室、胃癌等，这些疾病都可能导致胃黏膜受损。胃酸分泌减少导致的胃内杀菌能力降低以及胃黏膜防御再生能力减弱是触发本病的重要因素。

（二）病理

当化脓性细菌侵入胃壁后，病变主要在胃黏膜下层，引发急性化脓性炎症。虽然病变可能遍及全胃，但很少超过贲门或幽门，且主要集中在胃远端的1/2部分。胃黏膜表面呈现红肿，可能伴有溃疡、坏死、糜烂和出血，由于炎症导致的肿胀，胃壁增厚且变硬。胃壁可能出现蜂窝织炎或局限的胃壁脓肿。在严重的化脓性炎症下，炎症可能穿透固有肌层，影响浆膜层，发展至穿孔。显微镜下观察可见黏膜下层有大量中性粒细胞浸润，出现出血、坏死以及血栓形成。

（三）临床表现

疾病通常以急性腹部疼痛为首发症状，上腹部剧痛，痛感可能逐渐升级，向前倾坐能够稍微缓解一些，而躺卧则可能使痛感增强。同时伴随有寒战、发热、恶心、呕吐、上腹部肌肉紧张和压痛明显。病情极重时，患者可能早期就会出现循环系统衰退。随着病情的加重，患者可能呕出脓液和坏死的胃黏膜组织，可能出现呕血、黑便、腹膜炎症状和休克，有可能并发胃穿孔、全腹膜炎、血栓性静脉炎和肝脓肿。

（四）辅助检查

1.实验室检测

患者的外周血白细胞数目上升，通常超过 $10 \times 10^9 / L$，以中性粒细胞为主，并可能出现核左移，白细胞内可能出现中毒颗粒。胃内容物的涂片或培养可以检出病原菌。呕吐物检查可以发现脓性呕吐物和坏死黏膜。腹水和血液的细菌培养可以识别病原菌。胃液分析显示胃酸减少或不存在。

2.X 线诊断

部分患者的腹部 X 线片可以看到胃扩张或局部肠气胀，胃壁内有气泡。但是，由于 X 线钡餐检查可能导致胃穿孔，因此通常应当避免此项检查。

3.胃镜检测

胃镜检查可以明确识别胃黏膜的病变范围和程度。胃镜下可以看到胃黏膜糜烂、充血和溃疡。由于黏膜肿胀明显，可能形成肿瘤样外观，但是超声胃镜检查并未显示明显的胃黏膜影像。

4.B 超诊断

B 超诊断可以显示胃壁厚度显著增加。

（五）诊断与鉴别诊断

本病由于缺乏特异性的症状和体征，早期诊断较为困难，关键在于提高对其警惕性。患者如果出现上腹部剧痛、发热、恶心、呕吐，存在其他部位感染灶且并发急性腹膜炎，同时伴有白细胞计数升高、腹部 X 线片显示胃腔大量积气、B 超或 CT 检查显示胃壁增厚等表现，应考虑本病。如果呕吐物中有脓性物或坏死的胃黏膜组织、胃液培养中发现致病菌，在排除胰胆疾病后，可以诊断为本病。对于有转移性右下腹痛的患者，需要注意是否为急性阑尾炎。对于上腹压痛明显的患者，通过腹部立位 X 线片排除胃肠道穿孔后，可以考虑进行胃镜检查，明确为胃黏膜病变者，可以考虑本病的可能性。病理组织学上以中性粒细胞浸润为主，显微镜下可以看到中性粒细胞聚集并可能形成小脓肿，尤其以黏膜下层及固有肌层白细胞浸润为甚，因此大块深取活检组织有助于发现这些特征性病变。本病需要与消化性溃疡穿孔、急性胰腺炎、急性胆囊炎等进行鉴别。

消化性溃疡并穿孔通常有消化性溃疡的病史，起病急，突然发生上腹部疼痛，很快波及全腹，早期体温不高，腹肌紧张及全腹压痛，反跳痛显著，腹部立位 X 线片通常可以发现膈下游离气体。

急性胆囊炎也有发热、上腹部疼痛，但腹肌紧张及压痛主要局限于右上腹部，常放射到右肩部，Murphy征阳性，并且常伴有黄疸，通过B超及X线胆道造影可以明确诊断，并与本病有所区别。

急性胰腺炎患者突然发生上腹部剧烈疼痛，放射至背部及腰部，早期呕吐物为胃内容物，以后为胆汁，血液中尿淀粉酶增高，结合腹部B超及CT等检查可以确诊。

（六）治疗

急性化脓性胃炎的治疗关键在于尽早识别并积极治疗。通过静脉注射大剂量抗生素来控制感染，同时纠正休克，实施全胃肠外营养，并保持水、电解质酸碱稳定。胃黏膜保护剂也是一个可选项。如果药物治疗无效，或者并发胃穿孔、腹膜炎，应该立即进行手术治疗。

（七）预后

这种疾病的预后情况一般较差，原因是由于诊断难度较大，导致治疗延误，因此死亡率较高。提高对这种疾病的认识和及早诊治是降低死亡率的关键。

四、急性感染性胃炎

急性传染性胃炎是由细菌、病毒或其毒素引发的急性胃黏膜非特异性炎症。

（一）病因与发病机制

急性传染性胃炎通常是由细菌或其毒素引发的急性胃黏膜非特异性炎症。常见的病原体包括沙门菌、嗜盐菌和致病性大肠埃希菌等，常见的毒素包括金黄色葡萄球菌或肉毒素杆菌毒素，特别是前者更常见。摄入受污染的食物几小时后，可能同时发生胃炎和肠炎，这就是急性胃肠炎。金黄色葡萄球菌及其毒素摄入后也可能并发肠炎，且发病更快。最近，由病毒感染引发的急性传染性胃炎越来越多。急性病毒性胃肠炎主要由轮状病毒和诺沃克病毒引发。轮状病毒在外界环境中非常稳定，在室温下可以存活7个月，抗酸，主要通过粪口途径传播。诺沃克病毒对各种物理和化学因素有较强的抵抗力，感染者的呕吐物和腹泻物具有传染性，污染的食物常引发暴发性流行，呕吐物和腹泻物污染环境可以形成气溶胶，通过空气传播。

（二）病理

通常，病变是弥漫性的，但也可能是局限性的，仅限于胃窦部黏膜。在显微镜下，可以看到黏膜固有层浸润炎性细胞，主要是中性粒细胞，也有淋巴细胞、浆细胞的浸润。黏膜水肿、充血以及局限性出血点、小糜烂坏死灶在显微镜下清晰可见。

（三）临床表现

急性感染性胃炎的临床表现主要是由于摄入了被细菌或毒素污染的食物。这种疾病的起病通常很急，症状的严重程度各不相同，可以是中上腹部的不适或疼痛，甚至是剧烈的腹部痉挛，以及厌食、恶心、呕吐等。因为常常伴随肠炎，所以也可能会有腹泻，严重时，患者可能会出现发热、呕血或便血、脱水、休克和酸中毒等症状。如果伴有肠炎，可能会出现发热、中下腹部痉挛、腹泻等症状。体检可能会发现上腹部或脐周部位有压痛，肠鸣音过于活跃。实验室检查可能会发现外周血液中的白细胞总数增加，中性粒细胞比例增多。如果伴有肠炎，大便常规检查可能会发现黏液和红、白细胞,部分患者的大便培养可能会检出病原菌。胃镜检查可能会发现胃黏膜明显充血、水肿,有时会看到糜烂和出血点,黏膜表面可能会覆盖有黏稠的炎性渗出物和黏液。但是,胃镜并不是必要的常规检查。轮状病毒引发的胃肠炎通常发生在 5 岁以下的儿童,冬季是发病的高峰期,症状包括水样腹泻、呕吐、腹痛、发热等,而且常常伴随脱水,病程约为 1 周。诺沃克病毒引发的胃肠炎症状比较轻,潜伏期为 1~2 d,病程平均为 2 d,没有季节性,症状包括腹痛、恶心、呕吐、腹泻、发热、咽痛等。

(四)诊断与鉴别诊断

据病史和临床表现,诊断通常不是问题。需要注意的是,应与急性阑尾炎早期、急性胆囊炎、急性胰腺炎等进行鉴别诊断。

(五)治疗

1.一般治疗

应该消除病因,卧床休息,停止摄入对胃有刺激的食物或药物,给予清淡的饮食,必要时停食,多喝水,如果腹泻严重,可以喝葡萄糖盐水。

2.对症治疗

(1)如果腹痛,可以进行局部热敷,如果疼痛剧烈,可以给予解痉止痛药,如阿托品、复方颠茄片、山莨菪碱等。

(2)如果呕吐剧烈,可以注射甲氧氯普胺(胃复安)。

(3)必要时,可以口服质子泵抑制剂(PPI),如奥美拉唑、泮托拉唑、兰索拉唑等,以减少胃酸的分泌,从而缓解黏膜炎症;也可以使用抗酸药如铝碳酸镁或硫糖铝等,或者黏膜保护药。

3.抗感染治疗

一般情况下,无需进行抗感染治疗。但在病情严重或有腹泻症状时,可以考虑使用小檗碱(黄连素)、呋喃唑酮(痢特灵)、磺胺药物、诺氟沙星(氟哌酸)等喹诺酮类药物以及庆大霉素等抗生素。然而,使用这些药物时需要警惕可能的不良反应。

4.维持水、电解质及酸碱平衡

若因呕吐、腹泻引起水分、电解质失衡,轻微症状者可以口服补液,而严重情况则需接受静脉补液。可以选择使用平衡盐水或 5% 的葡萄糖盐水,并注意补充钾离子;对于酸中毒的患者,可以使用 5% 的碳酸氢钠注射液来进行纠正。

(六)预后

该病是一种自我限制性疾病,病程通常较短,一旦消除病因,病情可以自行恢复,因此预后通常相当良好。

第二节　急性上消化道出血

上消化道出血(OGIB)是指发生在十二指肠悬韧带(也称 Treitz 韧带或屈氏韧带)以上的消化道,包括食管、胃、十二指肠或胰、胆等病变所导致的出血。大量出血是指在数小时内失血量超过 1 000 mL 或循环血容量的 20%,其临床主要表现为呕血和(或)黑粪,往往伴随着血容量减少引发的急性周围循环衰竭,这是一种常见的急症,病死率高达 8%~13.7%。

引发上消化道出血的病因多种多样,常见的包括消化性溃疡、食管胃底静脉曲张破裂、急性胃黏膜损伤和胃癌等。

一、病因

(一)上消化道疾病和全身性疾病

这两类疾病都可能导致上消化道出血,临床上较常见的病因是消化性溃疡、食管胃底静脉曲张破裂、急性胃黏膜损伤及胃癌。糜烂性食管炎、食管贲门黏膜撕裂综合征引起的出血也较为常见。其他原因见表 2-1。

表 2-1 上消化道出血的常见病因

食管疾病	食管静脉曲张、食管贲门黏膜撕裂症(Mallory-Weiss 综合征)、糜烂性食管炎、食管癌
胃部疾病	胃溃疡、急性胃黏膜损害、胃底静脉曲张、门脉高压性胃黏膜损害、胃癌、胃息肉
十二指肠疾病	溃疡、十二指肠炎、憩室
邻近器官疾病	胆道出血(胆石症、肝胆肿瘤等)、胰腺疾病(假性囊肿、胰腺癌等)、主动脉瘤破裂入上消化道
全身性疾病	血液病(白血病、血小板减少性紫癜等)、尿毒症、血管性疾病(遗传性出血性毛细血管扩张症等)

(二)不明原因消化道出血(OGIB)

指常规消化内镜检查(包括检查食管至十二指肠降段的上消化道内镜与肛门直肠至回盲瓣的结肠镜)和 X 线小肠钡剂检查(口服钡剂或钡剂灌肠造影)或小肠 CT 不能明确病因的持续或反复发作的出血。可分为不明原因的隐性出血和显性出血,前者表现为反复发作的缺铁性贫血和大便隐血试验阳性,后者表现为黑便、血便或呕血等肉眼可见的出血。OGIB 占消化道出血的 3%～5%。上消化道疾病导致不明原因消化道出血的可能病因包括:Cameron 糜烂、血管扩张性病变、静脉曲张、Dieulafoy 病变、胃窦血管扩张症、门静脉高压性胃病等。

二、诊断

(一)临床表现特征

1.呕血与黑便

这是上消化道出血的直接证据。如果出血发生在幽门以上且出血量大,常常表现为呕血。如果呕出鲜红色血液或血块,表明出血量大、速度快,血液在胃内停留的时间短。如果出血速度较慢,血液在胃内经过胃酸作用后变性,那么呕吐物可能呈咖啡色。幽门以下出血则表现为黑便,但如果出血量大且迅速,幽门以下出血也可能反流到胃腔,引起恶心、呕吐,表现为呕血。黑便的颜色取决于出血的速度和肠道蠕动的快慢。如果粪便在肠道内停留的时间短,可能排出暗红色的粪便。相反,如果出血发生在空肠、回肠,甚至右半结肠,且在肠道中停留的时间长,也可能表现为黑便。

2.失血性周围循环衰竭

急性周围循环衰竭是急性失血的结果,其轻重程度与出血量和速度有关。量出血可能因为人体的代偿机制而不表现出临床症状。中等量以上的出血通常表现为头晕、心悸、口渴、冷汗、烦躁以及昏厥。体检可能会发现面色苍白、皮肤湿冷、心率加快、血压下降。大量出血者可能在排黑便之前就出现昏厥和休克，这需要与其他原因引起的休克进行鉴别。老年人大量出血可能引发心脏、脑部的并发症，需要引起重视。

3.氮质血症

上消化道出血后，血中尿素氮浓度常常升高，24～28 h 达到高峰，通常不超过 14.3 mmol/L（40 mg/dL），在 3～4 d 后降至正常。如果出血前肾功能正常，出血后尿素氮浓度持续升高或下降后再次升高，应警惕继续出血或止血后再出血的可能性。

4.发热

上消化道出血后，多数患者在 24 h 内出现低热，但一般不超过 38℃，持续 3～5 d 后降至正常。引起发热的原因尚不明确，可能与出血后循环血容量减少，周围循环障碍，导致体温调节中枢的功能紊乱，再加上贫血的影响等因素有关。

（二）实验室检查及其他辅助检查特点

1.血常规

3～4 h 后，由于急性出血，红细胞和血红蛋白开始减少，血细胞比容也会下降。白细胞会有略微的反应性增加。

2.隐血试验

在呕吐物或黑便中，潜血反应会强烈呈阳性。

3.血尿素氮

出血几小时后开始上升，24～28 h 达到峰值，3～4 d 后恢复正常。

（三）诊断和鉴别诊断

基于呕血、黑便以及血容量不足的临床表现，结合呕吐物、黑便潜血强阳性反应，以及红细胞计数和血红蛋白浓度下降的实验室证据，可以确诊消化道出血。以下几点在临床实践中值得关注。

1.上消化道出血的早期识别

呕血和黑便是上消化道出血的特征性症状，但需要注意，部分患者在呕血和黑便出现之前可能就有急性周围循环衰竭的迹象，这需要与其他原因引起的休克或内出血进行鉴别。及时进行直肠指检，能较早地发现还未排出体外的血液，有助于早期诊断。

需要将呕血和黑便与鼻出血、拔牙或扁桃体切除术后吞血进行鉴别。通过询问发病过程和手术史，就不难排除。食用动物血液、口服铁剂、铋剂和某些中药也可能导致黑便，但它们都不会出现血容量不足的表现和红细胞、血红蛋白降低的情况，这些都可以作为鉴别依据。有时候，还需要将呕血与咯血进行鉴别，咯血的特点包括：①患者有肺结核、支气管扩张症、肺癌、二尖瓣狭窄等病史。②出血方式为咯出，血液呈鲜红色，带有气泡和痰液，呈碱性。③咯血前有咳嗽、喉痒、胸闷、气促等呼吸道症状。④咯血后通常不伴有黑便，但仍有血丝痰。⑤胸部 X 线片通常可以发现肺部病变。

2.出血严重程度的估计

衡量实际出血量通常比较困难，因为大多数出血积存在胃肠道中，仅依赖呕出或排出的血液量进行评估是不准确的。以下几个指标可帮助我们估计出血量：当每日出血量超过 5 mL 时，粪便隐血试验可能呈阳性；当出血量突破 60 mL，可能会出现黑便；如果出现呕血，这可能意味着出血量较多或者出血速度较快。当出血量在 500 mL 以内时，由于身体的补偿机制，如周围血管和内脏血管的收缩，重要的器官仍能得到充足的血液供应，因此症状可能较轻或无症状。然而，如果出血量超过 500 mL，可能会出现全身症状，如头晕、心跳加快、乏力、冷汗等。当短时间内出血量超过 1 000 mL 或占全身血容量的 20%，可能会出现循环衰竭的表现，如四肢冷凉、尿少、昏厥等，此时收缩压可能低于 90 mmHg，或者比基础血压下降 25%，心率高于 120 次/min，血红蛋白低于 70 g/L。鉴于此，当患者改变体位时出现血压下降和心率加快，这可能意味着患者血容量严重不足，出血量较大。因此，准确测量患者卧位和直立位的血压与心率对于评估出血量是非常重要的。此外，我们应该注意，不同年龄和体质的患者对血容量不足的反应可能会有很大的差异，因此，相同的出血量在不同的患者中可能会引发不同的症状。

3.出血是否停止的判断

经过恰当的治疗，上消化道出血可以在短时间内停止。但是，由于肠道内的积血需要几天（大约 3 d）才能排完，所以不能将黑便作为继续出血的信号。如果出现以下情况，我们应该考虑继续出血的可能性：①反复呕血或黑便次数增加，粪质变为稀软或暗红色。②即使经过积极的补液和输血后，周围循环衰竭症状仍未明显改善。③红细胞计数、血红蛋白和血细胞比容继续下降，网织红细胞持续升高。④在补液和尿量充足的情况下，血尿素氮持续增高或再次增高。一般来说，一次出血后 48 h 以上未再出血，则再出血的可能性较小。然而，对于有多次出血史，本次出血量大或伴有呕血，24 h 内反复大出血，出血原因为食管胃底静脉曲张破裂，有高血压病史或有明显动脉硬化的患者来说，再次出血的可能性较大。

4.出血的病因诊断

患者的既往病史、目前的症状和体征都能为确诊出血原因提供方向，但是要准确地确定出血的原因和位置，便需要借助一些器械检查。

(1)胃窥镜检查：这是诊断上消化道出血的最主要和最精确的方式。在出血发生后的 24 至 48 h 内进行紧急胃窥镜检查，其价值无比重大，因为它能发现十二指肠降部以上的出血部位，尤其是对急性胃黏膜病变的诊断有着重大意义，这是因为这种类型的病变可能在几天内痊愈且不留痕迹。据研究表明，紧急内窥镜检查可以找出大约 90% 的出血原因。在进行紧急内窥镜检查之前，应首先补充血容量，纠正休克。通常，当患者的收缩压大于 90 mmHg，心率小于 110 次/min，血红蛋白浓度大于或等于 70 g/L 时，进行内窥镜检查是相对安全的。如果存在活动性出血，应在进行内镜检查前先插入鼻胃管，吸出胃内的积血，并用生理盐水进行清洗，直到抽吸物清亮，然后取出管子进行胃窥镜检查，以防积血影响观察。

(2)X 线钡餐检查：在早期活动性出血期间，胃内的积血或血块可能会干扰观察，且患者处于危急状态，需要接受输血、补液等紧急救助措施，难以配合检查。早期进行 X 线钡餐检查也存在引发再出血的风险。由于以上原因，X 线钡餐检查对于上消化道出血的诊断价值有限，只适用于无法接受胃窥镜检查的患者，最好在出血停止和病情稳定几天后再进行。

(3)选择性腹腔动脉造影：如果前述检查无法确定出血的位置和原因，可以考虑进行选择性肠系膜上动脉造影。如果存在活动性出血，且出血速度超过 0.5 mL/min，可以找到出血病灶。同时,可以进行栓塞治疗以达到止血的目的。

(4)胶囊内窥镜:这是一种新型技术,主要针对常规胃肠镜无法定位出血源的消化道出血患者,特别是小肠疾病。据报道,使用胶囊内窥镜检查不明原因的消化道出血,病变检出率在50%～75%,而且对活动性出血的部位有提示作用。其优势在于无创性和患者的高接受度,但缺点是不能进行操控,可能漏检病变,且存在肠道狭窄导致嵌顿的风险,也无法进行病理活检。

(5)小肠内窥镜:这种设备可以检查整个小肠,显著提高了对不明原因消化道出血的病因诊断率。当胶囊内窥镜发现可疑病变或者不适合进行胶囊内窥镜检查时,可以选择小肠内窥镜检查。其优势在于能够详细观察疑似病灶、取活检,并可进行内窥镜下止血治疗,如氩离子凝固术、注射止血术或息肉切除术等。但这项技术是侵入性检查,操作技术要求高,存在一定的并发症,如急性胰腺炎、肠穿孔等。其中,双气囊小肠内窥镜、单气囊小肠内窥镜、螺旋式小肠内窥镜、推进式小肠内窥镜等各有特点。对未知原因的消化道出血患者,有能力的医院应尽快进行全小肠镜检查。

(6)放射性核素^{99m}Tc 标记红细胞扫描:在注射^{99m}Tc 标记的红细胞后,进行连续扫描 10～60 min,如果发现腹腔内有异常放射性浓聚区,则视为阳性。根据放射性浓聚区的位置及其在胃肠道的移动,可以判断消化道出血的可能位置,适用于怀疑小肠出血的患者,也可以作为选择性腹腔动脉造影的初步筛选方法,为选择性动脉造影提供依据。

(7)CT/MRI 影像学检查:包括 CT/MRI 消化道成像技术,这是非侵入性的检查,容易被医生和患者接受。它可以完成全消化道及腹部实质脏器、肠腔内外情况的评估。对占位性病变、肠道狭窄或扩张、瘘管形成等具有较高的诊断价值,并能显示疾病与周围血管、淋巴结之间的关系,但对黏膜的表浅病变,如小溃疡或血管发育不良等病变,其价值有限。该检查适用于不能耐受内镜检查、内镜不能通过的患者检查,也能单独作为评估消化道疾病的检查。

三、治疗

上消化道出血(UGIB)急性期和缓解期的治疗方案视出血病因、严重程度和出血活动状况而定。约 80% UGIB 患者出血会自行停止,仅 20% UGIB 会再出血或持续出血,具有较高的病死率。因此,国外根据患者的临床特征、化验检查和内镜特征,将 UGIB 患者的持续出血率、再出血率和病死率的高低进行分级,给予个体化治疗,不仅可以提高治疗方案的针对性和疗效,而且可以避免浪费医疗资源。

目前主张 UGIB 急性期低危患者以门诊治疗为主,中危患者可住入普通病房,高危患者应按临床重症进行处理,宜收入重症监护室,实施重症监测和救治。高危 UGIB 的救治应由富有经验的内科医师、普通外科医师、内镜医师、高年资护士等多学科协作实施。实施高危 UGIB 救治的医院应具备上消化道内镜诊疗设备和技术;血库应备有 O 型 Rh 阴性血液,并可提供 24 h 输血服务;常规配备吸引设备,救治人员应具备气管插管技术,以备意识障碍的 UGIB 患者误吸时急救。

急性期的治疗策略包括监测生命体征和出血状况、进行液体复苏和止血治疗。血流动力学稳定的患者可以摄取水分和食用轻食。缓解期的治疗计划主要取决于出血的原因,如,需要长期使用非甾体抗炎药的患者通常建议同时服用质子泵抑制剂;幽门螺杆菌(Hp)阳性的患者应进行 Hp 根除治疗;食管胃底静脉曲张的患者应进行预防性曲张静脉套扎或硬化注射治疗,或者口服非选择性β受体阻滞剂(如普萘洛尔)。上消化道出血的高风险预测指标包括难以纠正的低血压、鼻胃管抽出物可见红色或咖啡色胃内容物、心动过速、血红蛋白持续下降或低于 80 g/L。临床上常见的高风险上消化道出血主要为涉及较大血管的出血,包括严重的消化性溃疡出血、食管胃底静脉曲张破裂出血(EGVB)和侵蚀大血管的恶性肿瘤出血,严重的基础疾病出血后对低血红蛋白耐受差的患者。此外,还有由于患有慢性肝病和应用抗凝药物等其他原因导致的凝血功能障碍的患者。凝血功能障碍(INR>1.5)是急性非静脉曲张性上消化道出血死亡的独立风险因素。

(一)监测

1.出血的监测

如前所述,根据患者的呕血、黑便和便血的频率、颜色、质地和总量,可以初步判断出血量和活动性的状态。定期复查红细胞计数、血红蛋白、Hct 和血尿素氮等,需要注意的是,Hct 到 24~72 h 后才能真实反映出血程度。

以前认为活动性出血或重度 UGIB 患者应常规进行胃管吸引,这对评估急诊内镜需求、判断活动性出血、评估再出血和评估预后都有较高的价值。但最近的 Meta 分析显示,与胃管吸引/灌洗相比,临床症状和实验室检查(失血性休克和血红蛋白<8 g/dL)对判断严重的 UGIB 有相同的效果。同时,由于插胃管/灌洗常给患者带来明显的不适,且不能帮助临床医师准确判断患者是否需要内镜止血治疗,也无法改善内镜检查视野,对改善患者预后无明确的价值,因此不建议常规留置胃管。

2.生命体征监测

监测内容包含:①意识水平:这不仅是衡量急性失血严重程度的关键指标,也是呕吐误吸、引发窒息死亡和积液性肺炎的重要因素。可以依据格拉斯哥昏迷评分(GCS)来评估患者的意识状况。GCS 评分<8 分代表患者处于昏迷状态,应采取保护呼吸道的措施。②血液循环状况:主要监测脉搏和血压,包括直立位的血压和脉搏测量,注意排除年龄、β受体阻滞剂或抗胆碱能药物对脉搏和血压的影响。如出现下列症状,表明患者血液循环状况不稳定,应立即送入抢救室进行液体复苏:心率>100 次/min,收缩压<90 mmHg(或在未使用药物降压的情况下收缩压较平时水平下降>30 mmHg),四肢末端发冷,发生阵发性晕厥或其他休克的表现以及持续的呕血或便血。③外围血液循环状况:肢体温度,皮肤和甲床的颜色,周围静脉尤其是颈静脉的充盈程度。④每小时尿量,对于有意识障碍和排尿困难者,需要置入尿管。⑤对于严重出血者,需要测量中心静脉压和血清乳酸。⑥老年患者通常需要心电、血氧饱和度和呼吸监护。⑦呼吸。在所有的监测项目中,重要的是要重点监测血液循环情况。

(二)液体复苏

当出血量大,患者血容量不足,可能处于休克状态,应首先补充血容量以恢复血压。需建立顺畅的静脉输液通道,应立即预备输血,及时补充血容量,输入生理盐水、平衡液、血浆、全血或其他血浆替代品,以保证重要器官的有效灌注。

1.液体复苏的途径和方法

对疑似 UGIB 的患者,应立即进行心率、血压和毛细血管回充时间的测量,以评估失血量,并判断患者的血液动力学状况是否稳定。对于血液动力学不稳定的患者,应进行中心静脉穿刺置管或在肘窝等大的表面静脉部位进行穿刺,以放置静脉导管(PICC)。在出血紧急且危险的情况下,需要迅速建立两个或更多的通畅的静脉通道,如果需要,可以采用中心静脉穿刺置管,通常选择快速简便的股静脉穿刺置管。如果没有足够的时间进行常规的深静脉穿刺,可以暂时使用静脉穿刺套管针或留置针直接进行股静脉穿刺,并留下外套管以供输液使用。在极少数情况下,可以进行股动脉穿刺,直接输液。尽管中心静脉导管的内径较大,但每分钟进入体内的液体量仍然有限,可以通过挤压输液器等方法进行加压输液,以提高输液速度。此外,可以将输液管连接到三通管上,并将 50 mL 或更大容量的注射器连接到三通管上,快速抽取输入的液体后注入体内,这种方法可以在短时间内输入大量液体,实现快速的液体恢复。

2.液体复苏过程中的监测

需要重点监测循环生理指标。特别是对于年老、心肺肾疾病患者,更应监测其一般状况和循环生理指标,以防输液过快过多导致的急性肺水肿。在以上的许多监测指标中,需要强调的是,对于急性大出血患者,尽可能进行中心静脉压力监测,以指导液体恢复。当出现以下症状时,通常表示血容量已经补充充足:意识清醒;四肢末端由冷湿变为温暖,肛温与皮温差减小(1℃);心跳由快弱转为正常强有力;收缩压接近正常,脉压>30 mmHg;尿量>30 mL/h[0.5 mL/(kg·h);中心静脉压恢复正常(5~13 cmH₂O)]。

3.复苏液体的量和种类

我们通常选择 0.9%的氯化钠溶液、平衡液、全血或其他血浆替代品作为复苏液体。大部分患者输注 1~2L 的生理盐水后,可以修正失血导致的血容量减少。如果休克症状依然存在,表明患者至少失血达到了总血容量的 20%,此时需要使用胶体扩容剂。由于急性失血后血液会变得更黏稠,输血并不能有效改善微循环的缺氧和缺血状态,所以此时应静脉输入 5%~10%的葡萄糖溶液。我们通常主张不要一开始就只输血不输液,应优先输液,或者在紧急情况下同时输液和输血。当大量输入库存血时,每 600 mL 血应静脉补充 10 mL 葡萄糖酸钙。对于肝硬化或急性胃黏膜损伤的患者,应尽可能使用新鲜血,谨慎使用生理盐水。输血的指标包括:①收缩压低于 90 mmHg 或比基础收缩压下降超过 30 mmHg。②血红蛋白低于 70 g/L,血细胞比容低于 25%。③心率加快(超过 120 次/min)。是否需要输血应基于全面的临床状况决定,要明确输血过多和输血不足都是有害的。大样本临床随机对照研究表明,对上消化道出血患者进行限制性输血(当血红蛋白低于 70 g/L 时输血,目标是使血红蛋白浓度达到 70~90 g/L)比开放性输血(血红蛋白低于 90 g/L 时输血,目标是使血红蛋白浓度达到 90~110 g/L)更能改善患者预后,降低再出血率和减少病死率。对于活动性出血且血流动力学稳定的患者,不应输注血小板;对于活动性出血且血小板计数低于 50×10⁹/L 的患者,应输注血小板;对于纤维蛋白原浓度低于 1 g/L 或活化部分凝血酶原时间(国际标准化比)超过正常值的 1.5 倍的患者,应给予新鲜冷冻血浆。

4.血容量充足的判定及输血目标

进行液体复苏和输血治疗的目标包括:收缩压维持在 90~120 mmHg,心率低于

100 次/min,尿量每小时超过 40 mL,血钠低于 140 mmol/L,意识清楚或有所好转,没有明显的脱水症状。对于大量失血的患者,输血的目标是血红蛋白达到 80 g/L,血细胞比容达到 25%～30%,不应过量补充,以防引发再出血。血乳酸是一种敏感地反映组织缺氧的指标,血乳酸水平与严重休克患者的预后及死亡率紧密相关。它不仅可以作为休克严重程度的有效指标,也可以用于评估复苏效果。血乳酸恢复正常是一个很好的复苏终点标志。

5.血管活性药物的应用注意事项

UGIB 患者的周围循环功能异常是由于血容量急剧下降引起的,因此,改善循环的首要任务是进行液体恢复。在进行充分的液体恢复基础上,可以适当地使用血管活性药物来提高组织和器官的灌注。最常用的血管活性药物包括多巴胺,中小剂量[2～10 μg/(kg·min)]是最佳选择。既可以改善灌注压,也可以扩张小动脉,从而改善心、肺、脑和肾的循环。当多巴胺的效果不佳时,可以适当地添加间羟胺等收缩血管的药物。在非常少的情况下,为了维持心、脑等重要器官的灌注压,可以短时间地使用小剂量的去甲肾上腺素。

(三)止血

常用的急性 UGIB 的止血方式主要包括药物止血、压迫止血、内镜或放射等介入止血以及手术止血等。应根据不同的病因,选择相应的止血方式。一般来说,根据止血方式和效果的不同,急性 UGIB 可以分为两类,即食管胃底曲张静脉破裂出血和非食管胃底曲张静脉破裂出血。这两种出血的止血方法有很大的差别,现分别说明。

1.非食管静脉曲张出血的治疗

(1)内镜下止血:内镜检查在 UGIB 的诊断、风险分层及治疗中起着重要的角色。药物与内镜联合治疗是现行首选的治疗方式。相比于安慰剂或药物治疗,内镜治疗 UGIB 的效果迅速、疗效明确,能显著降低具有高危特征的 UGIB 患者再出血的风险、手术需求和病死率。内镜治疗不仅可以作为 UGIB 的初始治疗,对于再出血者,重复内镜治疗也具有明确的效果,减少输血量。但是由于各个医院的运营方式和条件不同,能够完成急诊内镜检查的时间尚不能完全统一。对于无法进行内镜检查明确诊断的患者,可以进行经验性的诊断评估和治疗。对于内镜检查阴性的患者,可以进行小肠镜检查、血管造影、胃肠钡剂造影或放射性核素扫描。内镜治疗方法可以包括药物喷洒和注射、热凝治疗(包括高频电、微波、热探头、激光、氩气血浆凝固术等)和止血夹等。其中,对于某些 UGIB 患者,联合注射治疗、热凝治疗或止血夹治疗可能效果更好。内镜治疗时机:相对于在 12 h 内出现的非静脉曲张破裂出血,对于成功复苏后 24 h 内早期进行内镜检查的上消化道出血患者是适合的。在出血 24 h 内,血流动力学情况稳定后,没有严重并发症的患者应尽快进行急诊内镜检查。对于有高危征象的患者,应在 12 h 内进行急诊内镜检查。高危患者是指尽管进行了持续的液体复苏但血流动力学仍不稳定(心动过速,低血压);呕吐物为血性或鼻胃管抽吸出血性物质;有禁忌证不能中断抗凝治疗的。内镜下止血后再次出血的预测指标包括:血流动力学不稳定,胃镜检查发现活动性出血,溃疡大小>2 cm,溃疡部位在胃小弯或十二指肠后壁,血红蛋白<100 g/L,需要输血等。

①药物止血:药物止血是一种通过内镜直接观察,然后利用内镜通道将喷头或塑料管对准出血点,喷洒止血药物,或者通过注射器将止血药物注入出血处或其周围,达到止血效果的治疗手段。此法简单、安全且疗效可靠,无需特别设备,因此是对非静脉曲张性上消化道出血

(UGIB)的首选治疗方法。药物止血的成功率通常在80%左右,但存在一定的再出血可能。据研究,胃病患者在内镜下进行注射止血后的再出血率约为20%。具体包括:a.喷洒止血法:主要用于黏膜或肿瘤溃疡出血、面积大但出血量少的出血。常用止血药物包括冰冷的生理盐水、去甲肾上腺素生理盐水(80 mg/L)、孟氏溶液(5%~10%碱性硫酸铁溶液)、凝血酶、巴曲亭等。还有羟基丙烯酰胺、聚氨酯等。冰冷的生理盐水和去甲肾上腺素生理盐水通过使胃黏膜血管收缩,减慢血流,起到止血的效果。孟氏溶液是强烈的表面活性剂,与血液接触后凝固,可以收缩出血点附近的血管并促进血液凝固。近年来有使用Homespray喷剂止血的临床报道,其主要成分为混合矿物的纳米粉末,可以增加凝血因子的浓度、激活血小板,并在受损的血管上形成一个机械活塞来止血。初步研究表明,它具有高止血率和低再出血率,但目前尚缺乏与传统止血方法比较的高质量随机对照研究。b.注射止血法:适用于各种类型的出血,包括胃病出血(PUB)和Mallory-Weiss综合征等。止血药物包括1∶10 000的肾上腺素溶液、1%的乙氧硬化醇、5%的鱼肝油酸钠、高渗肾上腺素-氯化钠溶液(HS-E)等。此外,还有无水乙醇、纤维蛋白胶和凝血酶等。HS-E是由1.5%的氯化钠溶液20 mL和0.1%的肾上腺素1 mL组成,为了减轻疼痛,可以适当添加2%的利多卡因。根据ESGE指南,单独使用肾上腺素注射治疗不能作为内镜下的单一治疗。肾上腺素局部注射联合一种热凝或机械止血方法,可以进一步提高局部病灶的止血效果,是NVUGIB内镜下治疗的优选方案。一些关于消化性溃疡导致的上消化道出血的系统性综述和Meta分析显示,局部注射肾上腺素联合热凝止血或机械止血可以将再出血率从18.4%降低至10.6%,急需手术的比例可以从11.3%降低至7.6%,并且可以将死亡率从5.1%降低至2.6%。目前,我国也是将药物局部注射作为基础,结合其他内镜下止血手段进行止血治疗。然而,也有研究认为在止血方面,热凝和机械止血方法起主导作用,肾上腺素的贡献相对较小。

②电凝止血:在内镜直接观察下,电极与出血点接触并通过高频电,产生大量热量,导致组织蛋白质凝固和血管收缩,从而停止出血。这种方法适用于喷射性出血、活动性渗血、血管暴露等情况。然而,对于食管静脉曲张出血,电热凝固止血不适用。此外,电热凝固对组织有一定的损伤,需要注意避免即时和延迟穿孔的发生。电热凝固止血可根据电流路径分为单极电凝止血和双极电凝止血。国内常用的是双极电凝,通过局部组织凝固和直接压迫实现止血,新型的多级电凝止血装置具有注水功能,便于内镜下清洗和识别出血点。近期,有研究者通过电热凝固止血治疗了39例PUB患者,止血率达到了95%。另一项研究中,56例PU出血患者的止血率为96%,术后再出血率为0%,证明电热凝固是有效的PUB止血方法。

③激光止血:激光照射止血病灶后,光子被组织吸收并转化为热能,使蛋白质凝固,形成小血管内血栓,血管收缩闭塞,从而止血。近年来,用于止血的激光包括氩激光和掺钕钇铝石榴石激光(Nd-YAG)。这些激光适用于PU的活动性出血或新近出血的可见血管、急性胃黏膜病变出血等。但食管静脉曲张出血、胃内大深溃疡基底部出血、内镜视野不清的出血需谨慎使用。文献报道,激光止血的有效率超过90%。但由于价格高、携带不易,现在使用较少。

④微波止血:微波是一种波长很短的无线电波,波长在超短波和红外线之间。生物体的细胞是有机电解质,其中的极性分子在微波场中极化,随着微波电场的交替变化而旋转,在旋转过程中与相邻分子产生摩擦热,使组织升温至一定程度并凝固。通常,使用30~50W的微波

发生器,照射时间 5～30 s,微波组织凝固区的直径可达 3～5 mm,凝固深度取决于电极插入的深度,一次照射后的组织修复可在 24 周内完成,无穿孔等并发症。对于大面积出血,需要在不同部位进行多点凝固以达到止血目的。佐藤的报告显示,UGIB 病例微波止血的有效率为100%,但由于治疗的病例数量和种类较少,还需要进一步总结和积累临床经验。

⑤热探头止血:这是一种使用特定探头,通过内镜道路进入消化道,在视野内接触并轻压出血部位,然后通过主机加热探头(最高温度可达 150℃),使得出血部位的组织蛋白发生凝固,从而达到止血的效果。这种方法操作简单、安全性高,且疗效可靠,设备成本较低。根据报道,采用热探头处理高危出血的 PU 患者和 Mallory-Weiss 患者 54 例,止血成功率为 98%,再出血率为 17%。然而,有研究报道 55 例高危出血的 PU 患者使用热探头止血的成功率只有67%,再出血率为 12%。这表明,对于高危出血的 PU 患者,热探头止血技术的应用效果还需要通过大样本临床试验进一步确认。

⑥氩气血浆凝固术:氩气血浆凝固技术(APC)是在内镜视野下,将由特氟隆管和钨丝构成的 APC 探头对准出血部位(距离部位 0.5～1 cm),然后通过高频电将氩气电离,热量传递到组织上产生凝固止血效果。APC 的组织穿透度较浅(2～3 mm),相对较安全。适用于各种原因引起的消化道出血,止血有效率可达 95%。有研究报告 43 例高危出血的 PU 患者和 Mallory-Weiss 患者使用肾上腺素加 APC 止血的有效率为 97.5%,再出血率为 19%,需要手术的比例为 9%,说明肾上腺素加 APC 是治疗高危 PU 和 Mallory-Weiss 的安全有效方法。一般来说,其止血效果、安全性和操作便利性等同于或优于其他热凝固疗法。

⑦放置止血夹:该方法系将携有金属止血夹的持夹钳通过内镜活检孔道,以与靶组织大于45°的夹角,将出血病灶和附近组织夹紧,以阻断血流实现止血的目的。适用于内镜下息肉摘除术后、胃肠道黏膜血管畸形、食管贲门黏膜撕裂综合征及 PU 等所致的血管性出血,是小动脉出血或局灶性涌血的首选方法。具有创伤小、操作简便、止血效果确实的优点。近几年来,金属夹的改进较大,最大开口可达 18 mm。目前,临床上应用的改进型金属夹主要有:Resolution Clip 金属夹,开口可达 11 mm,尤其适用于大溃疡中心出血和溃疡瘢痕严重者;TriClip 金属夹,有 3 个臂,可 3 个方向夹闭出血点,无须旋转,对小的点状出血如 Dieulafoy 病变有优势,且不易脱落;InScope Multi-Clip Applier 金属夹,可多发重复释放,减少了内镜治疗过程中反复安装金属夹的麻烦;over-the-scope 金属夹,可夹闭直径更大、更深的血管,从而施加更多的压力到供血动脉上,提高止血效果,常被用来夹闭瘘管和急性穿孔(除溃疡穿孔外)。通过报道在 PUB 时应用 OTSC 止血,成功率达 85%(28/35)。通过报道使用 OTSC 治疗 PUB 所致的UGIB 成功率达 100%(21/21)。尽管目前尚无关于 OTSC 对 UGIB 止血效果的随机对照研究,但作为一项二线内镜技术,OTSC 具有广阔的应用前景。

⑧内镜套圈结扎法:内镜套圈结扎法多用于食管胃底静脉曲张性 UGIB 的治疗,近年来已扩展用于 Dieulafoy 病变、Mallory-Weiss 综合征、胃窦血管扩张(GAVE)、弥散性胃窦血管扩张(DAVE)和结肠憩室出血等 NVUGIB 的治疗。但近期有报道内镜圈套结扎法治疗 74 例NVUGIB 患者。出血病变包括 Dieulafoy 病变(DL)、Mallory-Weiss 撕裂、十二指肠溃疡、手术后吻合术出血以及息肉切除术后的胃溃疡,内镜治疗后 96.5% 的患者出血停止,无严重并发症的发生,初步表明内镜套圈结扎法有效、简便、安全。

（2）药物止血

①抑酸药物：正常情况下，血液凝固主要依赖血管收缩、血小板的黏附和集结、纤维蛋白的生成和稳定等过程。上消化道环境的 pH 值对血液凝固有显著影响。在酸性环境下，胃黏膜血管舒张，血管收缩能力减弱；血小板的黏附和集结能力下降；纤维蛋白块的形成受阻；因此，血凝块难以形成，凝血机制受阻，出血难以止住。当 pH 值低于 5.9 时，血小板的聚集能力几乎完全丧失。此外，在酸性环境下，胃蛋白酶原被激活，导致血小板容易分散、纤维蛋白凝块容易被分解，因此，再出血的风险增加。基础研究和临床研究均证明，胃黏膜出血时间与胃内 pH 值有紧密关联。胃内 pH 值越低，胃蛋白酶活性越高，胃黏膜出血时间越长。当 pH 值大于或等于 6.0 时，胃黏膜出血时间显著减少。因此，提高胃内 pH 值接近中性，可以促进血小板聚集和纤维蛋白凝块的形成，防止血凝块过早溶解，有利于止血和预防再出血。目前临床常用的抑酸药物主要有组胺 H_2 受体拮抗剂（H_2RA）和质子泵抑制剂（PPI）。

H_2 受体拮抗剂：能够抑制胃酸的分泌，常用的药物有西咪替丁、雷尼替丁、法莫替丁等。H_2RA 药效学参数。理想的抑酸水平：胃内 pH 值大于 4 的时间每天超过 8 h，pH 值大于 6 的时间每天超过 20 小时。临床数据显示，H_2 受体拮抗剂的抑酸效果显著低于 PPI，其在治疗 UGIB 时存在以下问题：H_2 受体拮抗剂的抑酸效果有限，无法使胃内 pH 值持续接近中性；容易产生耐药性，虽然初始时能快速提高胃内 pH 值，但效果短暂，即使增大剂量并持续静脉给药，24 h 后胃内 pH 值也会恢复到 3.0～5.0；突然停用 H_2RA 会导致胃酸分泌反弹。因此，其疗效有限，甚至存在争议。

PPI：PPI 被认为是强力、快速且持久的抑酸药物，无药物耐受性，并能使胃内 pH 值保持接近中性。因此，理论上，它们有助于纤维蛋白凝块的形成，并能防止凝块过早溶解。在临床上，PPI 被广泛应用于 UGIB 的治疗，并在确诊病因前，建议采用 PPI 进行经验治疗。常用的药物包括奥美拉唑、兰索拉唑、泮妥拉唑、雷贝拉唑和埃索美拉唑等。研究指出，小剂量（如奥美拉唑 20 mg/d）并未显现止血效果，一般推荐使用大剂量 PPI 治疗 UGIB（首剂 80 mg 静脉注射，然后以 8 mg/h 输注 72 h 或口服 20 mg，每 6 h 一次，持续 5 d）。静脉注射奥美拉唑 80 mg 首剂后，继续以 8 mg/h 滴注，能保持较高的胃内 pH 值，pH 值≥6.0 的时间约占用药全程的 80%。国内研究显示，华人使用奥美拉唑 40 mg，每 12 h 静脉注射或首剂 40 mg 静脉注射，后以 4 mg/h 滴注 24 h，也能迅速提升胃内 pH 值至 6.0，并能维持较高的胃内 pH 值。剂量的区别可能与华人和西方人群在壁细胞总数、最大胃酸分泌量、药物代谢特性等方面的差异有关。研究认为，高风险患者应采用大剂量静脉给药，低风险患者可以口服给药。根据 PPIs 在 UGIB 治疗中的位置和目标，可以分为两种用途，即纯 PPIs 药物止血治疗或内镜止血后的巩固治疗。a.纯药物止血治疗：美国的一项荟萃分析结果显示，静脉注射 PPI 能减少高危患者进行内镜检查和内镜下止血的需要，但不改变临床结果，如再出血、手术或死亡等。同时，荟萃分析表明，对于没有接受内镜治疗的患者，PPI 可以降低再出血率和手术率，但不能降低死亡率。因此，如果无法进行内镜操作或内镜操作被延迟，建议静脉注射 PPI 以减少进一步的出血。b.内窥镜止血后的强化治疗：尽管内窥镜止血能有效控制 UGIB，但患者仍有再出血的风险。研究证明，PPIs 能降低高风险患者的再出血率及死亡率。其中，埃索美拉唑是效果最快的，大剂量埃索美拉唑已被推荐为急性 UGIB 紧急处理的首选药物。我国一项大型多中心随机对照研究发现,内窥镜止血后的溃疡再出血高危患者,大剂量埃索美拉唑(80 mg 静脉推注后,继续以 8 mg/h 输注 72 h)能显著降低再出血率(0.9%对比 5.6%),比西咪替丁更有效。此外,大剂量埃索美拉唑的静脉滴注或后续口服都非常安全,不会增加不良反应。对于内窥镜止血后的高危患者,如 Forest Ⅰ a Ⅱ b 的溃疡、内窥镜止血困难或止血效果未明确的患者,以及同时服用抗血小板药物和 NSAIDs 的患者,建议给予大剂量 PPI(如埃索美拉唑),持续静脉输注 72 h,可适当延长大剂量 PPI 的治疗周期,然后改为标准剂量 PPI 静脉输注,每日 2 次,持续 3~5 d,之后改为口服标准剂量 PPI 直至溃疡愈合。对于内窥镜黏膜下剥离术和或内窥镜黏膜切除术后出现的人工溃疡,应根据 PU 的标准进行抑酸治疗,PPI 是预防胃内窥镜黏膜下剥离术后出血和加速人工溃疡愈合的首选药物,一般建议从手术当天起开始静脉用药,标准剂量 PPI,每日 2 次,2~3 d 后改为口服标准剂量 PPI,每日 1 次,疗程为 4~8 周。对于非胃酸引起的出血疾病,建议在内窥镜止血后停止使用 PPI。

②生长抑素及其类似物:这种药物是由多个氨基酸构成的环状活性多肽,包括十四肽(施他宁)和八肽(奥曲肽,善宁)。这些药物治疗 UGIB 的机理主要是选择性地收缩内脏血管平滑肌,同时抑制其他血管扩张物质(如胰高血糖素、血管活性肠肽、P 物质、降钙素基因相关肽等)的作用,从而间接阻止内脏血管的扩张,减少内脏的血流量。此外,它们还可以直接作用于壁细胞生长抑素 Ⅱ 型受体,并通过抑制胃泌素分泌,进而抑制胃酸分泌。据文献报道,大剂量的环肽类似物奥曲肽(1.1 mg/d)能够将胃内的 pH 提高到最佳止血的 pH 环境。因此,理论上它们可以防止胃酸反流消化血凝块中的纤维蛋白,减少再出血的可能性。一般来说,这类药物的疗效与 H_2 受体拮抗剂相当或更好,但是不及内镜治疗的效果。现在还没有足够的证据证明 UGIB 应常规使用环肽及其类似物,但是它们可以作为内镜治疗前后的辅助治疗,或在内镜止血失败、禁忌或没有内镜治疗条件时使用。对于门脉高压性胃病出血者,奥曲肽的止血效果明显优于血管升压素或奥美拉唑。可能的原因是这种出血的机制主要是门脉高压和胃酸侵蚀引起的。对于急性 UGIB 患者,一般推荐先注射 250 μg 的生长抑素,然后以 250 μg/h 的剂量持续给药,疗程 5 d。对于高危患者,建议使用高剂量(500 μg/h)的生长抑素,这样在改善患者内脏血流动力学、控制出血和提高存活率方面都优于常规剂量。对于难以控制的急性上消化道出血,可以根据病情重复注射 250 μg 的生长抑素,最多可以注射 3 次。奥曲肽是人工合成的 8 肽生长抑素类,使用方法是先注射 25 μg 的奥曲肽,然后以 25~50 μg/h 的剂量维持 2~3 d。伐普肽也是人工合成的生长抑素类似物,使用方式是先注射 50 μg 的伐普肽,然后以 50 μg/h 的剂量维持。

③去甲肾上腺素:去甲肾上腺素通过激活 α 肾上腺素能受体,使黏膜血管收缩,从而达到止血的效果。在处理胃出血时,可以将 8 mg 的去甲肾上腺素添加到 100~200 mL 的冰冷生理盐水中,通过胃管灌注或口服,每 0.5~1 h 进行一次,必要时可以重复 3~4 次。

④其他药物的应用:巴曲酶、酚磺乙胺、氨甲苯酸、维生素 K_1、白芨、三七等止血药物也被用于 UGIB 的治疗,但其具体疗效还需要进一步评估。近期,凝血因子、冷冻血浆、纤维蛋白原等也被用于治疗血友病等凝血功能障碍患者。

(3)选择性血管造影介入治疗:在进行选择性腹腔动脉和肠系膜上动脉造影诊断 UGIB 原因的同时,可以进行介入治疗。如果需要,可以进行胃左动脉、胃十二指肠动脉、脾动脉或胰十二指肠动脉的超选择性血管造影,针对造影剂外溢或病变部位经血管导管滴注血管升压素或去甲肾上腺素,使小动脉和毛细血管收缩,从而止血。对于注入血管升压素止血失败的胃肠壁血管畸形以及上消化道恶性肿瘤出血而不能立即手术的患者,还可采用选择性动脉栓塞。垂体升压素,0.1～0.2 U/min 连续 20 min,如无止血效果,浓度可增至 0.4 U/min。止血后 8～24 h 降低剂量。注入人工栓子一般选用明胶海绵,以栓塞出血血管。

(4)手术治疗:尽管有多种治疗方式,但约有 20% 的患者的出血无法得到控制,这时应及时采取外科手术干预。外科分流手术能有效降低再出血率,但可能增加肝性脑病的风险,且与内镜及药物治疗相比并不能改善生存率。手术治疗的并发症和病死率较高,只有在药物和介入治疗无效、出血部位相对明确、疑似恶性病变时,才考虑手术治疗。手术方式根据病因和病情严重程度而定。出血性 PU 的急诊手术包括部分或全胃切除术(毕 I 式或 II 式胃重建术)、迷走神经切断术、胃十二指肠动脉结扎术等。

2.食管静脉曲张出血的治疗

(1)气囊压迫:插入三腔二囊管通过口腔或鼻腔进入胃部,胃气囊被充气并向外拉伸,施加约 0.5 kg 的拉力,这可以压迫贲门和胃底的曲张静脉。如有必要,食管气囊也可以充气,以压迫食管下端的曲张静脉。这种方法的止血效果快,价格便宜,效果显著。对于轻度和中度的食管静脉曲张破裂出血者,效果尤其好,对于大出血则可作为临时的紧急处理措施,止血成功率在 40%～90%,但约有 50% 的患者在气囊放气后可能再次出血。通常,胃气囊内注入 250～300 mL 的气体,保持 50 mmHg 的理想压力,食管气囊内注入 100～150 mL 的气体,保持 30～40 mmHg 的理想压力。初始压力应维持 12～24 h,随后每 4～6 h 放气一次,根据出血的活跃程度,每次放气 5～30 min,然后再次充气,以避免黏膜长时间受压导致的缺血性糜烂和坏死。如果出血停止,放气后观察 24 h,如果没有再次出血,可以取出管。在每次放气或取出管之前,应先喝一些石蜡油,以减少气囊与食管壁的摩擦,避免引发再次出血。可能出现的并发症包括:①气囊向上移位,压迫或阻塞气道导致窒息。当患者焦虑不安、气囊位置不合适、食管囊注气过多、胃囊注气过少或破裂、牵引力过大时,更容易发生这种情况。为预防意外,应加强监护,病床备有剪刀,紧急时剪断三腔二囊管,让胃气囊和食管气囊放气。②误吸导致吸入性肺炎或窒息。插管过程中可能会引发恶心,导致患者呕吐大量血液和胃内容物,这就容易造成误吸。因此,一方面应做好解释,引导患者通过吞咽等动作积极配合插管。应备有吸引装置,以便误吸时进行急救。③食管黏膜长时间受压可导致食管溃疡和穿孔。与三腔二囊管相比,四腔二囊管有一管腔专门用于吸取食管气囊以上的分泌物,可以减少吸入性肺炎的发生。

(2)内镜下止血:内镜止血是食管-胃底静脉曲张破裂出血(EGVB)的有效救治和止血手段,常见的方法包括内镜下食管曲张静脉套扎(EVL)、食管曲张静脉硬化剂注射(EIS)和组织黏合剂注射等,这些都是一线治疗方式。它们的疗效可靠,与生长抑素及其类似药物相当。因此,对于食管和胃底静脉曲张突然破裂引起的急性出血,应优先考虑使用药物和内镜止血,二者联合使用效果更佳,且并发症更少。EVL 是通过套扎器将尼龙线圈或橡皮圈套在曲张静脉的基底部位,阻断曲张静脉的血流并封闭血管,从而达到止血的目的。EIS 则是通过内镜专用的注射针,将硬化剂(如 1% 乙氧硬化醇、3% 十四烷基磺酸钠)注射入曲张静脉内,封闭血管。EVL 和 EIS 的适应证包括:急性食管静脉曲张出血;手术治疗后曲张静脉再发;中、重度食管静脉曲张虽无出血但有显著的出血危险；曾有食管静脉曲张破裂出血史。禁忌证包括：上消化道内镜检查禁忌；出血性休克未纠正；肝性脑病≥Ⅱ期；静脉曲张过大或过小。治疗疗程：首次EVL后10～14 d可进行第二次套扎；每次EIS间隔1周，一般需要3～5次。两种治疗的最佳目标是直到静脉曲张消失或基本消失。建议疗程结束后1个月复查胃镜，此后每隔6～12个月再次胃镜复查。组织黏合剂是通过注射针在内镜下将组织胶（氰丙烯酸盐、α氰丙烯酸酯）等注入曲张静脉，以达到止血的效果。适应证包括：急性胃底静脉曲张出血；胃静脉曲张有红色标志或表面糜烂，且有出血史。方法为"三明治"法。总量根据胃底曲张静脉的大小进行估计，最好一次性使曲张静脉闭塞。EGVB内镜止血适用于药物治疗无效、无法承受手术或术后出血的EGVB患者。注射治疗或套扎治疗疗效相当，近期止血率超过80%，但远期曲张静脉复发率和再出血率较高。

（3）药物止血

①使用降低门静脉压力的药物：目前在临床上，常规使用的药物包括血管收缩剂和血管扩张剂。血管收缩剂的作用是收缩内脏动脉，减少门脉系统的血流量和门静脉压力，但对肝内血管和门体侧支血管的阻力影响尚不明确，有时可能增加其阻力；而血管扩张剂则通过降低肝内血管和门体侧支血管的阻力来降低门静脉压力。

血管收缩剂：a.血管升压素（VP）及其衍生物：如VP、垂体后叶素、特利升压素等。VP的主要机制是与分布在血管平滑肌上的V_2受体结合，收缩肠系膜动脉和脾动脉等内脏血管，减少内脏的血流量，从而相应地降低门脉系统的血流量；此外，VP还能增强下食管括约肌的张力，使食管下端的静脉丛收缩，降低曲张静脉的血流量。随机研究显示，VP能降低无法控制的曲张静脉出血，对于中等和小量出血效果良好，对于大量出血需要和气囊压迫一同使用。其总体止血率超过50%，但再出血率较高，对生存率无明显影响，且不良反应较多，因此临床使用较少。其常见的并发症包括腹痛、腹泻、心肌或外周循环缺血、心动过速、高血压、低钠血症和液体潴留，大约有25%的患者需要停止使用药物。高血压和冠心病患者在使用时需要谨慎。VP的常规使用方法是0.2～0.4 U/min持续静脉滴注12～24 h，如果有效，可以减半剂量，再使用8～12 h后停止，不需要逐渐减量；如果无效，在密切监控下可以增加剂量到0.4～0.8 U/min，超过这个剂量，肝静脉嵌塞压不会进一步降低，但不良反应会明显增加。垂体后叶素是国内常用的制剂，其中包含VP和催产素，使用方法与VP一样。特利升压素，又称三甘氨酰赖氨酸升压素，是合成的VP同源物，它在体内通过氨基肽酶转化为活性的VP。特利升压素的作用时间更长，不良反应比VP少，其控制出血的能力优于或等于VP。初始剂量为2 mg，通过静脉输注给药，然后每4 h给予2 mg。如果出血得到控制，可以逐渐降低剂量至1 mg，每4 h一次。一旦出血停止，可以改为每天2次，每次1 mg，通常维持治疗5 d，以预防早期再出血。特利升压素的主要不良反应包括心脏和外周器官缺血、心律失常、高血压和肠道缺血，使用最高有效剂量不应超过24 h。

生长抑制素（SS）及其类似物除了具有上述药理治疗作用外，还可以增加下食道括约肌的张力，使食管下段静脉丛收缩，进而减少食管曲张静脉内的血流量，其降低幅度大于VP。SS还能减少肝动脉的血流量，显著降低肝内血管的阻力，从而使门静脉的大部分血流通过阻力降低的肝内血管。然而，血流动力学研究显示，SS降低门静脉压力的效果不稳定，作用弱于VP。

人工合成的 SS 近年来被用于治疗食管胃底静脉曲张破裂出血,取得了良好的疗效,但对死亡率无影响。其在控制出血、预防早期再出血和近期死亡率等方面的效果与硬化疗法相当。与 VP 比较,SS 的出血控制率更高,而死亡率相似。SS 在静脉注射后 1 分钟内就能起效,15 min 内可以达到峰浓度,半衰期约为 3 分钟,这对于早期快速控制急性上消化道出血非常有利。SS 类似物奥曲肽在皮下注射后吸收快速而完全,30 min 内血浆浓度可以达到峰值,消除半衰期为 100 min,静脉注射后消除呈双相性,半衰期分别为 10 min 和 90 min。在控制出血、预防早期再出血、住院天数、住院死亡率等方面,其效果也与硬化疗法相当。SS 及其类似物的全身不良反应少见且较轻微,使用方法与前述相同。

血管扩张剂:长效有机硝酸酯类主要与血管收缩剂联用,以防其不良反应。非选择性 β 受体阻滞剂,如普萘洛尔,主要用于预防出血。对于无食管胃底静脉曲张的患者,不推荐使用非选择性 β 受体阻滞剂治疗。对于轻度静脉曲张患者,只在出血风险较大(阳性红色征)时推荐使用非选择性 β 受体阻滞剂治疗。对于有中、重度静脉曲张的患者,推荐使用非选择性 β 受体阻滞剂治疗。普萘洛尔起始剂量为 10 mg,每 8 小时一次,然后逐渐增加至最大耐受剂量。当治疗使肝静脉压力梯度(HVPG)降至 12 mmHg 以下或比基线水平下降＞20％;静息心率降至基础心率的 75％或静息心率达到 50～60 次/min 时,可以有效预防静脉曲张破裂出血。其他血管扩张剂如 β 受体阻滞剂(纳多洛尔、阿替洛尔、美托洛尔)、α_1 受体阻滞剂(酚妥拉明、哌唑嗪)、α_2 受体激动剂(可乐定)、钙通道阻滞剂(维拉帕米、硝苯地平、汉防己甲素及桂利嗪)、选择性 S_2 受体阻滞剂(酮舍林、利坦舍林等)、血管紧张素转换酶抑制剂、新型高效扩血管药尼可地尔等对急性 EGVB 的临床使用经验有限,不再详述。

联合用药:联合用药的目的是提高疗效,同时降低各自药物的不良反应发生率。硝酸甘油与 VP 联用,可显著提高 EGVB 的止血效果。在使用硝酸甘油时,可以增加 VP 的剂量至 1.0u/min。在静脉滴注 VP 的同时,给予硝酸甘油舌下含化 0.5 mg,每 30 min 一次,连用 6 h;也可持续静脉滴注,从小剂量开始,逐渐增大剂量,调整剂量至保持收缩压不低于 90 mmHg。VP 与硝普钠联用既能减轻 VP 的不良血流动力学作用,又能保留甚至增强 VP 治疗门静脉高压症的作用。硝普钠的半衰期非常短,联合用药实用、安全、合理,有应用潜力。此外,也有 VP 联合硝酸异山梨醇酯(消心痛)、VP 联合酚妥拉明的应用报道,但其临床价值还需进一步证实。

②其他药物:肝硬化并发 UGIB 的患者常伴有胃黏膜和食管黏膜的炎性水肿,入院 48 h 内的细菌感染率约为 20％,两周内可上升至 35％～66％。止血效果、再出血率和预后都与细菌感染关系密切。因此,通常推荐肝硬化伴出血患者接受预防性抗生素治疗,以预防医院内感染、菌血症和一过性腹膜炎。虽然控制胃酸不能直接对食管静脉曲张出血起止血作用,但严重肝病常合并应激性胃痛(SU)或糜烂性胃炎,因此,肝硬化发生 UGIB 时可给予控制胃酸的药物。雷尼替丁对肝功能影响较小,优于西咪替丁,可静脉滴注,每次 50 mg,每 12 h 一次。凝血机制异常者可输注凝血酶原复合物、冷沉淀、新鲜全血和新鲜血浆等。其他如维生素 K_1、维生素 C 和巴曲酶可能有止血效果,酚磺乙胺、氨甲苯酸等效果不明确。增强胃肠动力的药物、利尿剂、抗肝纤维化药物对于急性期 EGVB 的止血效果并不明显。

（4）介入治疗

①经颈静脉肝内门体静脉支架分流术（TIPSS）。TIPSS是通过植入金属支架实现门静脉和体静脉侧侧 H 形吻合，操作成功率一般在 $80\%\sim90\%$，能有效控制急性出血，达到 90% 以上，再出血率从 $35\%\sim50\%$ 降至 $10\%\sim25\%$。其特点是创伤小、并发症率低，适用于 HVPG>20 mmHg 和肝功能 Child-Pugh 分级 B、C 级高危再出血患者，可以显著提高存活率。适应证：对于食管胃底静脉曲张破裂出血经药物和内镜治疗无效者；外科手术后曲张静脉再度破裂出血者；在等待肝移植过程中发生静脉曲张出血者。禁忌证：肝功能 Child-Pugh 评分$>$12 分，MELD 评分>18 分，PACHE II>20 分以及无法逆转的休克状态；右心衰竭、中心静脉压>15 mmHg；无法控制的肝性脑病；位于第一、二肝门的肝癌、肝内和全身感染性疾病。②经球囊导管阻塞下逆行闭塞静脉曲张术。这种介入疗法将球囊用于阻止胃肾分流，并逆向注入硬化剂以封闭胃底静脉曲张，适用于大量出血的胃底静脉曲张患者。虽然此方法能够增加门静脉到肝脏的血流，从而改善肝功能，但同时也可能加剧食管静脉曲张。因此，选择该方法需要谨慎权衡。③其他方法包括脾动脉栓塞术和经皮经肝曲张静脉栓塞术等。

（5）手术疗法：大约 20% 的患者可能无法控制出血，或者在出血暂停后 24 h 内再度出血，对于这些经内科治疗无效的患者，手术治疗是必须的。手术选项主要包括门奇静脉切断术、分流手术、联合手术以及肝移植。分流手术包括完全性门体静脉分流术（如门体分流术、脾肾分流术、肠腔分流术和脾腔分流术）、部分性门体静脉分流术（如限制性门腔静脉分流术、肠腔静脉侧侧分流术和传统脾肾静脉分流术）以及选择性门体静脉分流术（如选择性远端脾肾静脉分流术、远端脾腔静脉分流术、冠状静脉下腔静脉分流术、冠状静脉左肾静脉分流术）。分流手术可以降低门静脉压力，防止胃食管曲张静脉再次破裂出血。然而，完全性分流手术可能会减少肝脏的血供，如门体分流，这可能会显著增加肝性脑病的发病率。部分性分流手术的目标是将门静脉压力降至刚好低于出血的阈值，即自由门静脉压（FPP）值<22 mmHg（相当于 HVPG$<14\sim15$ mmHg），这样既能有效控制食管静脉破裂出血，又能保持一定的门静脉向肝血流，从而降低肝性脑病的发生率。以聚四氟乙烯制作的人造血管作门腔或肠腔 H 形小直径（8 mm）分流，可以将门静脉压力降至出血阈值以下，同时又不至于减少门静脉血肝脏灌流到无法恢复的程度，且不会增加后续肝移植的难度，应用较广。而选择性分流只引流门静脉胃脾区和食管、胃底曲张静脉，可达到有效控制出血的目的，但不降低门静脉压力和向肝血流。这两种手术方式可以有效控制 90% 的患者的再出血，同时可以降低术后肝衰竭和肝性脑病的发病率。

门奇静脉阻断术包括经胸食管下端曲张静脉缝合术、经腹胃底曲张静脉冠周静脉缝合术、胃底贲门附近血管阻断术、食管下段横切术，以及联合阻断术等。通过手术切断门静脉与体循环的联系，以止血为目标。五年和十年的存活率分别为 91.4% 和 70.7%。相较于分流术，阻断术操作更为简洁，肝脏的门静脉血流未受显著影响，因此术后不容易出现肝功能丧失和肝性脑病。但由于门静脉压力未降低，术后再出血的风险更高。五年和十年的再出血率分别为 6.2% 和 13.3%。

联合手术结合了分流和阻断手术的优点，既保持了一定的门静脉压力和向肝脏的血流，又缓解了门静脉系统的高血流状态。远期再出血率为 7.7%，术后肝性脑病发生率为 5.1%，显著提高了患者的生活质量和长期存活率。然而,联合手术对患者的伤害和技术难度较大,对患者的肝功能也有较高要求。

肝移植是唯一能治愈肝硬化门静脉高压症的治疗方法。主要适应于伴有食管胃底静脉曲张出血的终末期肝病患者,如:①反复上消化道大出血,经内科、外科和介入治疗均无效者。②无法纠正的凝血功能障碍。③肝性脑病。禁忌证:①基于肝硬化的进行性肝功能衰竭、深度昏迷。②严重脑水肿、脑疝形成、颅内压>54 cmH_2O(1 cm$H_2O=0.098$ kPa)。③心、肺功能严重受损。肝移植后门静脉压力恢复正常,在国外已经常用于药物及内镜治疗失败的胃食管静脉曲张出血患者。

总结来说,UGIB 是临床常见的病症,根据病因可以粗略地分为食管胃底静脉曲张性和非食管胃底静脉曲张性。UGIB 的诊断内容主要包括出血病因、出血位置、出血量和活动性出血情况,内镜检查是诊断 UGIB 的首选方法。根据患者的临床特征和内镜特征,将患者分为再出血和病死率高危组和低危组,实施个性化治疗十分必要。急性期治疗方案包括再出血征象和生命体征的监测、液体复苏以恢复重要脏器的灌注、采用内镜和药物等方法进行专项的止血治疗等;缓解期应针对病因进行专项治疗。

第三节　病毒性肝炎

病毒性肝炎是一类主要通过肝炎病毒引发并以肝组织受损为主要特征的传染性疾病。根据病原学的分类,现已知的病毒性肝炎主要包括肝炎 A 型、B 型、C 型、D 型和 E 型。关于肝炎 G 型病毒和输血传播病毒(TTV)是否能导致病毒性肝炎尚无明确结论,也不能排除存在其他尚未被发现的肝炎病毒。在这 7 种病毒中,除了乙型肝炎病毒(HBV)和 TTV 是 DNA 病毒外,其他的都是 RNA 病毒。此外,像巨细胞病毒、EB 病毒等也能引发肝炎,但它们引发的肝炎是全身性感染的一部分,不在"病毒性肝炎"的定义范围内。

各种类型的病毒性肝炎在临床上的表现差不多,主要症状包括疲劳、食欲下降、厌油和肝脏肿大,部分病例还可能出现黄疸。肝炎 A 型和 E 型通常是通过粪口途径传播,以急性肝炎为主;肝炎 B 型、C 型和 D 型主要通过非胃肠道途径传播,大部分病例会表现为慢性感染,甚至可能进展为肝硬化和肝细胞癌;很少数病例可能发展为重型肝炎,预后不佳,病死率高。

一、病原

乙型肝炎病毒(HBV)的基因组由大约 3200 个核苷酸组成,具有带有缺口的双链环状DNA 特性。最新研究发现,肝细胞膜上的钠离子-牛黄胆酸-协同转运蛋白(NTCP)是 HBV入侵肝细胞的关键受体。HBV 进入肝细胞后,会去除外壳并进入细胞核,利用寄主的酶系统将环形基因组修复为共价闭环 DNA(cccDNA),这是 HBV 复制的原始模板。在寄主的聚合酶Ⅱ的作用下,cccDNA 转录出前基因组 RNA,其中各种 mRNA 表达各种 HBsAg、HBcAg、HBeAg 和 DNA 多聚酶,并具有形成 HBV DNA 的能力。由于 cccDNA 的半衰期长,很难完全清除,因此在 HBV 的慢性感染过程中起很大作用。目前,HBV 已被划分为 A-J 10 个基因型,其中在我国,B和C基因型最为常见。值得注意的是,基因型与疾病的进展有关,C基因型比B基因型更容易发展为肝硬化和肝细胞癌。此外,基因型与干扰素α抗病毒治疗的反应率也有关,B基因型优于C基因型,A基因型优于D基因型。

丙型肝炎病毒(HCV)的基因组为单股正链RNA,长度约为9600个核苷酸,编码多种结构和非结构(NS)蛋白。其中NS3/4A、NS5A和NS5B是目前直接抗病毒药物(DAA)的主要作用目标。HCV基因易于变异,至少有6个不同的基因型和多个基因亚型。目标NS3/4A、NS5A和NS5B的DAA具有基因型特异性。HCV的高度变异性使得在HCV感染者体内可同时存在不同序列,具有高度同源性的HCV变异准种,这会影响某些DAA的抗病毒疗效。

二、发病机制

HBV感染后,病毒本身并无直接的细胞毒性作用,而是通过诱发免疫反应导致肝脏损伤。而对于HCV,虽然其具有直接损伤肝细胞的能力,但也可以诱导免疫病理损伤。HBV和HCV感染变为慢性的机制涉及病毒和宿主的因素,两者互相影响,相互交织。

(一)慢性化的病毒因素

HBV DNA能通过基因变异逃避机体免疫系统的清理作用;通过与宿主基因融合,引发由T细胞介导的免疫病理伤害;通过在细胞内进行复制,直接影响免疫细胞的活性。

HCV能通过变异逃避机体的免疫攻击,从而在体内持续复制;但是其在体内的低水平复制不足以引发机体的免疫清除反应,使HCV在体内持久存在;HCV的肝外亲和性导致肝细胞反复感染,并影响受感染免疫细胞的抗病毒能力。

(二)慢性化的机体因素

机体在感染HBV时,免疫系统的成熟程度是影响HBV感染后病程的关键因素。如果在围生期和婴幼儿期感染HBV,机体未成熟的T细胞在胸腺内与HBV抗原接触,然后通过阴性选择发生克隆消除,导致胎儿或婴幼儿对HBV形成中枢耐受,使HBV在体内长期存在。此时,机体的适应性免疫系统还未被激活,因此肝脏也无炎症反应,临床上也无ALT升高。随着年龄增长,成熟的T、B淋巴细胞能对HBV产生特异性的免疫应答,进入"免疫清除期",表现为肝脏炎症反应和损伤。但需要强调的是,机体在此状态下对HBV的清除作用并不完全,因此也可能使病毒在体内长期存在。

与HBV的慢性感染不同,即使在胚胎期感染HCV,也不会形成以病毒复制、肝脏无或轻度炎症损伤为特征的"免疫耐受期",这表明免疫耐受的形成除与宿主免疫系统发育程度有关外,还受病毒抗原自身生物学特性的影响。

三、病理

目前,国际上主要采用Metavir评分系统对肝炎的活动程度和纤维化阶段进行评分(见表2-2,表2-3)。此外,国际上也常用计算机辅助数字化图像分析系统,通过测定肝组织中的胶原面积比例,进行炎症活动度和纤维化阶段的评分,但在我国,这种方法尚未在临床上应用。

进行肝组织学评分的目的是通过评估肝病的病变程度来预测预后,以及监测治疗反应的状况。此外,这也是与其他肝疾病鉴别的重要手段。

通过免疫组化染色法,可以检测肝组织内的 HBsAg、HBcAg 以及 HBeAg。通过核酸原位杂交或 PCR 技术进行肝组织内的 HBV DNA、cccDNA 或 HCV RNA 检测,有助于诊断隐匿性慢性乙型肝炎或慢性丙型肝炎。

表 2-2　Metavir 评分系统(肝组织炎症活动度评分)

碎屑坏死	小叶坏死	炎症活动度
0(无)	0(无或轻度)	0(无)
0	1(中度)	1(轻度)
0	2(重度)	2(中度)
1(轻度)	0,1	2(中度)
1	2	2
2(中度)	0,1	2
2	2	3(重度)
3(重度)	0,1,2	3

注:炎症活动度＝碎屑坏死＋小叶坏死,A0 没有活动;A1 轻度活动;A2 中等活动;A3 重度活动

表 2-3　Metavir 评分系统(肝组织纤维化分期评分)

计分	描述
F0	无纤维化
F1	轻度纤维化——汇管区纤维性扩大,但无纤维间隔形成
F2	中度纤维化——汇管区纤维性扩大,少数纤维间隔形成
F3	重度纤维化——多数纤维间隔形成,无硬化结节
F4	肝硬化

四、临床分型

2017 年欧洲肝病学会"HBV 感染管理的临床实践指南"提出了慢性 HBV 感染新的临床分型,其主要是依据 HBV 感染的自然史。各阶段未必一定是序贯,但存在重要联系。新的命名更加重视"感染"和"肝炎"两大疾病特征,依据 HBeAg、HBV DNA、ALT 水平及最终是否存在肝脏炎症判断感染所处的阶段。除第 5 期外,前 4 期的 HBsAg 均为阳性。

(一)HBeAg 阳性慢性 HBV 感染阶段

在此阶段,患者会出现 HBsAg 阳性、HBeAg 阳性、HBV DNA 含量高、ALT 正常,以及肝组织无明显或仅有轻度坏死性炎症或纤维化的现象。这是一个相对持久的阶段,可能会一直持续到成年初期。

(二)HBeAg 阳性慢性乙型肝炎阶段

在此阶段患者会出现 HBsAg 阳性、HBeAg 阳性、HBV DNA 含量高、ALT 异常升高,以及肝组织中度到重度坏死性炎症和肝纤维化进展的情况。这一阶段的患者临床表现差异较

大,部分患者可能会经历 HBeAg 血清学转换和 HBV DNA 自然消除,进入 HBeAg 阴性慢性 HBV 感染阶段;也有部分患者 HBV DNA 持续复制,最终进入 HBeAg 阴性乙型肝炎阶段,这个过程可能会持续多年。

(三)HBeAg 阴性慢性 HBV 感染阶段

在此阶段,患者会出现 HBsAg 阳性、HBeAg 阴性、HBeAb 阳性、HBV DNA 水平低或不可检测、ALT 正常的情况。在此阶段中,患者进展为肝硬化和肝细胞癌的风险相对较低,但可能进展为慢性肝炎。每年有 $1\% \sim 3\%$ 的患者可能会经历 HBsAg 自然消除或血清学转换。

(四)HBeAg 阴性慢性乙型肝炎阶段

在此阶段,患者会出现 HBsAg 阳性、HBeAg 阴性、HBeAb 阳性、HBV DNA 水平低于 HBeAg 阳性患者、ALT 持续或波动性升高,以及肝组织有坏死性炎症和纤维化的情况。这种情况下的患者通常存在 HBV DNA 前 C 区或 C 区启动子区的变异,导致 HBeAg 的表达降低或不表达。

(五)HBsAg 阴性阶段

此阶段被称为"隐匿性 HBV 感染",患者会出现 HBsAg 阴性、HBcAb 阳性、HBsAb 阳性或阴性,通常在血清中无法检测到 HBV DNA,但在肝组织中常常可以检测到,同时血清 ALT 水平正常。如果在 HBsAg 被清除之前已经存在肝硬化,患者则仍然有可能发展为肝细胞癌;如果在 HBsAg 清除之前还未发展到肝硬化,那么肝细胞癌的发生风险就相对较小。隐匿性 HBV 感染者如因肿瘤或抗肿瘤治疗而诱发免疫耐受,则可能会有 HBV 再激活的风险。

慢性 HCV 感染的区分主要是根据其基因型。基因型不仅与疾病特性和抗病毒治疗的反应性息息相关,同时也是选择抗病毒治疗方案的重要依据。现在,基于其在临床抗病毒治疗指导中的重要性,已经将其分为 1a、1b、2、3、4、5、6 和混合型基因型。各个基因型的全球分布情况存在差异。在我国,1b 型是最常见的(56.8%),其次是 2 型(24.1%)和 3 型(9.1%);6 型相对较少,只有 6.8%;混合型更为罕见,约占 2.1%。目前尚未报告有 4 型和 5 型的情况。

五、辅助诊断

(一)HBV 病毒学检查

HBV 血清学检查主要包括 HBsAg、HBsAb、HBeAg、HBeAb、HBcAb、HBcAb-IgM 的测定,这是确定感染及其类型的关键。血清 HBsAg 的定量检测可用于预见抗病毒疗效和预后;HBV DNA 定量检测可反映病毒的复制状态,是临床抗病毒治疗方案选择和疗效评估的依据。目前,主要利用灵敏度和精确度较高的实时定量 PCR 技术进行检测分析;HBV 基因型检测是根据 HBV S 基因序列的差异将其区分为 A 至 H 的 8 个基因型,一般认为 A 型和 B 型对干扰素治疗的响应率胜于 C 型和 D 型。核苷(酸)类似物的治疗效果在各个基因型之间没有显著差异;HBV 耐药变异株的检测主要通过直接测序技术,通过分析反应于常见抗病毒药物核苷(酸)类似物的常见耐药位点,主要针对 HBVrt173、rt180、rt181、rt202、rt236、rt250 等 16 个位点的耐药变异情况,以帮助临床调整治疗策略。对于未曾使用过核苷(酸)类似物抗病毒治疗的患者,也可以在治疗前进行 HBV 耐药位点分析,以评估者是否存在原发性耐药的可能。

（二）HCV 病毒学检测

HCV 血清学检测主要包括 HCV 抗体和 HCV 核心抗原的检测。部分 HCV 感染者的血清抗-HCV 可能为阴性，另外一些自身免疫性疾病患者的血清抗-HCV 也可能偶尔出现假阳性，因此，只有在 HCV RNA 阳性的情况下才能确诊 HCV 感染。基于 PCR 放大的高灵敏度 HCV RNA 定量检测方法（检测下限≤15 IU/mL）是确认 HCV 感染的关键，如果不能及时进行高灵敏度检测，也可以使用检测下限≤1 000 IU/mL 的检测方法。抗病毒治疗前基线载量分析、治疗过程中以及治疗结束后的分析对选择治疗方案和判断疗效具有重要意义；在无法进行 HCV RNA 检测的情况下，可以进行 HCV 核心抗原检测。HCV 基因型及亚型的检测是确定 DAAs 治疗方案的基础，但随着泛基因型 DAA 和 DAAs 的组合应用，基因型分析对治疗方案的指导价值逐渐降低，甚至可以不进行基因检测，直接使用新型全基因型 DAA 治疗方案。目前除了某些 DAAs 组合方案外，大多数 DAAs 组合方案在抗 HCV 治疗前不需要进行 HCV 原发性耐药位点的测定。

（三）肝纤维化的无创性检测

包括血清学和影像学两种类型。在资源有限的情况下，建议使用 APRI 评分或 FIB-4 指数，在有条件的情况下，可以采用瞬时弹性成像（TE）进行分析。

APRI 评分是 AST 和 PLT 比率指数（APRI），计算公式为（AST/ULN）×100/PLT（10^9/L），当成人评分＞2 分，提示已发生肝硬化。

FIB－4 指数的计算公式为（年龄×AST）/（PLT×ALT 的平方根），其可用于显著肝纤维化（相当于 METAVIR≥F2）的诊断。成人 FIB－4 指数＞3.25，预示患者已经发生显著肝硬化。

瞬时弹性成像是较为成熟的无创性检查，其特点是操作简单，重复性好，对肝纤维化分期的诊断较为可靠，对肝硬化的诊断更加准确。不足之处是受肥胖、肋间隙大小及操作者经验等因素的影响。此外，还受肝脏炎症坏死、胆汁淤积及脂肪变等多因素的影响。肝硬度测定值（LSM）＜7.3 kPa 可排除肝纤维化，≥7.3 kPa 可诊断肝纤维化，≥9.3 kPa 可诊断进展性肝纤维化，≥14.6 kPa 可诊断肝硬化。

磁共振弹性成像（MRE）昂贵、耗时，临床实用性受限。

六、诊断与鉴别诊断

对于 HBV 或 HCV 感染超过 6 个月或者发病日期无法确定，但肝组织学检查符合慢性肝炎或者基于症状、体征、实验室及影像学检查结果综合判断符合慢性肝炎特征的，可以确诊为慢性肝炎。

需要将本病与急性病毒性肝炎、酒精性肝炎、药物性肝炎、自身免疫性肝炎进行鉴别。当血清中存在自身抗体并伴有肝外自身免疫现象时，应注意与自身免疫性肝炎和其他自身免疫疾病进行鉴别。需要强调的是，慢性乙型肝炎并发肝外自身免疫现象的可能性显著低于慢性丙型肝炎。

七、抗病毒治疗的目标与指导意见

(一)抗病毒治疗的目标

抗病毒治疗慢性 HBV 感染的主要目标是尽可能长期抑制 HBV 复制,避免疾病进展和肝癌的发生,推动进展期肝纤维化和肝硬化的逆转,提高生活质量和生存期。阻断母婴传播,控制乙型肝炎再激活和 HBV 相关肝外表现是在特定前提下的抗病毒治疗目标。对已并发 HCC 的患者,抗病毒治疗的目标是通过抑制 HBV 的复制,防止疾病进展和降低 HCC 根治术后的复发风险。

抗病毒治疗慢性 HCV 感染的目标是完全清除 HCV,使未发展进展期肝纤维化和肝硬化患者实现完全疾病治愈;预防 HCV 的传播和控制 HCV 相关肝外表现;推动进展期肝纤维化和肝硬化的逆转,降低 HCC 的发生率,提高生活质量和生存期;对已并发 HCC 的患者,抗病毒治疗的目标是通过抑制 HCV 的复制,防止疾病进展和降低 HCC 根治术后的复发风险。

(二)抗病毒治疗慢性乙型肝炎的适应证

抗病毒治疗的适应证由血清 HBV DNA 水平、ALT 水平和肝病的严重程度决定,但需要结合患者年龄、家族史和伴随疾病等因素,综合评估疾病进展的风险。对某些患者有时需要进行动态评估。

关于 HBeAg 阳性和 HBeAg 阴性慢性乙型肝炎患者的治疗指征,大致可归纳为以下几点:①若患者的血清 HBV DNA>20 000 IU/mL、ALT>2×ULN,无需进行肝活组织检查就可以开始抗病毒治疗;②血清 HBV DNA>2 000 IU/mL、ALT>ULN 的患者,若肝活检结果提示存在中度坏死性炎症或中度肝纤维化,应接受抗病毒治疗;③即使 ALT 水平正常,如果血清 HBV DNA>2 000 IU/mL,且肝活检显示存在中度肝纤维化,也应该进行抗病毒治疗。对于没有进行肝活检的患者,如瞬时弹性成像技术显示 LSM>9 kPa,或肝纤维化生物学标志物(如 APRI 或 FIB-4)提示有显著肝纤维化(≥F2),也应进行抗病毒治疗。

在决定是否适应治疗时,还需考虑患者的年龄、健康状态、HBV 传播风险、肝细胞癌或肝硬化的家族史,以及肝外症状等因素。在失代偿期肝病、肝移植、HBV 相关肝外症状、急性或慢性 HBV 感染加重、预防免疫抑制剂诱导的 HBV 再感染、预防病毒传播等情况下,核苷(酸)类似物(NA)成为唯一的抗病毒治疗选择。

对于 HBeAg 阳性慢性乙型肝炎的部分患者,如果长期接受核苷(酸)类似物抗病毒治疗,达到 HBeAg 血清学转换,HBV DNA 检测不到,并且完成了 6~12 个月的巩固治疗,可以考虑停药。然而,国内外共识更倾向于持续治疗,直到达到最安全的治疗终点——清除 HBsAg。

对于 HBeAg 阴性患者,目前的主流观点还是建议进行长期抗病毒治疗,因为清除 HBsAg 是治疗的安全终点。然而,部分亚洲的研究表明,如果在 3 个时间点(间隔 6 个月)连续检测不到 HBV DNA,可以考虑停药,且停药后复发的可能性较小。

至于肝硬化患者,现阶段仍推荐采取长期使用核苷(酸)类似物进行治疗。

(三)抗病毒治疗慢性丙型肝炎的适应证

全体 HCV RNA 阳性患者,不论疾病处于何种进展阶段,只要年纪在 12 岁以上,并且愿意接受治疗,都应当进行抗病毒治疗。患有严重肝纤维化或肝硬化的患者(Metavir 等级 F2、F3 或 F4),包括肝功能有或无代偿能力的肝硬化患者,HCV 感染合并肝外症状的患者(如HCV 相关的混合型冷球蛋白血症及其引发的全身性血管炎、HCV 免疫复合物相关的肾病、非霍奇金 B 细胞淋巴瘤等),计划进行实体器官移植或干细胞移植的 HCV 感染者或器官移植后 HCV 复发者,有可能加剧肝病进展的 HBV/HCV 共感染者以及糖尿病患者,有 HCV 传播风险的个体(如吸毒者、高风险行为者、血液透析者、想怀孕的女性、犯罪在囚人员)都应优先接受治疗。根据疾病阶段以及选择的 DAAs 组合方案的不同,抗病毒疗程可能会有所差异,通常为 12 周,对于合并失代偿期肝硬化的患者,疗程可延长至 24 周。

(四)慢性乙型肝炎抗病毒治疗的药物选择

全球已经批准用于治疗慢性乙型肝炎的药物主要分为干扰素(IFN)和核苷(酸)类似物(NA)两种,它们的作用机理各不相同。干扰素有两种抗病毒作用,一是直接抑制病毒复制,二是通过增强宿主的抗病毒免疫应答,从而达到抑制病毒的效果;核苷(酸)类似物则是通过与HBV 聚合酶的反转录酶活性位点进行竞争性结合,从而抑制反转录酶的活性,进一步抑制病毒复制。

近些年,科学家们一直在尝试通过优化 IFN 和 NA 的治疗方案或联合使用这两种药物来提高抗 HBV 的效果。然而,至今,我们还未能像战胜 HCV 感染那样完全控制慢性 HBV 感染。因此,抗 HBV 治疗的效果被定义为以下几种程度:①全面治愈:通过有限的治疗周期,血清中的 HBsAg 消失,HBV DNA 及共价闭环 DNA 被清除;②功能性治愈:经过有限的治疗周期,HBsAg 消失,伴随或不伴随 HBsAb 转换,血清中 HBV DNA 检测为阴性,肝组织炎症和纤维化减少;③部分治愈:经过有限的治疗周期,血清中 HBV DNA 检测为阴性,但 HBsAg 仍可检测到。部分治愈是实现功能性治愈的中间步骤。在《慢性乙型肝炎防治指南》中,我国提出了临床治愈的定义,即经过抗 HBV 治疗,HBV DNA 长期检测不到,HBsAg 转为阴性或伴有 HBsAb 转换,ALT 正常,肝组织只有轻微炎症或完全正常。我国的临床治愈概念与国际上的功能性治愈相一致。

目前,广泛用于治疗慢性乙型肝炎的干扰素和核苷(酸)类似物仍只能实现部分治愈和临床治愈的目标。HBV 慢性感染难以治愈的原因,与病毒自身的复制特性有密切关系。高度稳定的 HBVcccDNA 隐藏在感染的肝细胞核的微染色体中,至今还没有找到能够对 cccDNA 起作用的药物。大部分外源性 DNA 病毒感染后,都能触发机体的自然抗病毒免疫反应,通过产生 IFN 及其他抗病毒机制而清除病毒。但 HBV 与大多数 DNA 病毒不同,它主要寄生在肝细胞内,而肝细胞并不能像免疫细胞那样有效抵抗 DNA 病毒;HBsAg 的亚病毒颗粒易于诱导机体的免疫耐受;HBV 具有复杂的基因亚型,不同的基因亚型病毒对治疗的反应各不相同。

1.被批准用于治疗慢性 HBV 感染的药物

治疗慢性 HBV 感染的核苷(酸)类药物有拉米夫定、阿德福韦酯、替比夫定、恩替卡韦、替诺福韦和替诺福韦艾拉酚胺,这些都在全球范围内得到了批准。其中,恩替卡韦、替诺福韦和替诺福韦艾拉酚胺因为具备高抗药性和强效的抗病毒效果,被认为是安全的治疗选项。对于失代偿期肝病、肝移植、HBV 并发症、急性乙型肝炎、慢性 HBV 感染并发急性肝衰竭以及预防免疫抑制剂引发的 HBV 再激活和传播高病毒血症的情况,这些都是唯一的抗病毒治疗选择。

替诺福韦艾拉酚胺是最新上市的药物,它是替诺福韦的前体药物。由于其结构特殊,替诺福韦艾拉酚胺在血浆中的稳定性更高,并且可以在 HBV 感染的肝细胞中最大程度地保持稳定。替诺福韦艾拉酚胺进入肝细胞后,会在羧酸酯酶 1 的作用下转化为替诺福韦。由于羧酸酯酶 1 主要在 HBV 感染的肝细胞中表达,因此替诺福韦艾拉酚胺在治疗慢性 HBV 感染时可以说具有一定的靶向性。替诺福韦艾拉酚胺 25 mg 具有与替诺福韦 300 mg 相当的抗病毒效果,但其安全性更高。

PegIFN 通过有限的疗程可以诱导对 HBV 的长期免疫抑制,但其效果在个体间存在差异,且可能有较多的不良反应。在使用 PegIFN 进行抗病毒治疗之前,应进行详细的疾病严重程度评估、肝硬化情况、HBV 基因分型、HBV DNA 和 HBsAg 水平以及 HBeAg 状态,以预测 IFN 治疗的反应。早期疗效评估非常重要,因为它与最终的治疗效果密切相关,可以帮助优化治疗策略。

2.尚处于临床试验研究中的新型核苷(酸)类似物

(1)贝西福韦是一种新型的鸟嘌呤核苷单磷酸盐类核苷类似物,其化学构造与阿德福韦相似。

(2)十六烷氯丙基替诺福韦酯(CMX 157)是替诺福韦的前药,服用后可以转化为天然酯类似物,从而提高生物利用度,降低血药浓度,进而减少潜在的肾毒性。

(3)十八烷氯乙基替诺福韦酯(AGX-1009)也是替诺福韦的前药,改变其化学结构可以提高其口服吸收率。

3.靶向治疗慢性 HBV 感染药物的研究现状

虽然这类药物目前还处于Ⅰ期和Ⅱ期的临床研究阶段,许多问题尚待解决,但其临床发展前景广阔。这些药物包括 HBV 进入抑制剂、靶向 cccDNA 药物、靶向病毒转录药物、靶向核衣壳组装和前基因组 RNA 包装药物,以及靶向 HBsAg 的药物。

(1)进入抑制剂:最近的研究发现肝细胞膜上的钠-牛黄胆酸盐共转运多肽(NTCP)是 HBV 特异性受体,能够介导 HBV 进入肝细胞。Myrcludex B 是从肝细胞包膜 HBsAg preS1 区域合成的多肽,通过阻止 HBV 外膜蛋白 preS1 与 NTCP 的结合,从而阻止 HBV 进入肝细胞。Ⅱa 期临床试验已经证明该药对抑制 HBV 进入肝细胞具有一定疗效,但长期使用可能对胆汁酸和胆红素的代谢产生影响,还需要进一步研究。Myrcludex B 对已经感染的肝细胞并无作用,因此可能更适合用于防止肝移植后患者的 HBV 重感染。

(2)cccDNA 破坏剂:cccDNA 的存在是乙肝难以被治愈的关键,针对 cccDNA 的靶向治疗药物的研究,可能使人类实现彻底清除 HBV DNA 的目标。此类药物包括锌指核酸酶和非取代磺酰胺化合物、酪氨酸-DNA-磷酸二酯酶等,目前仍处于早期研发阶段。

(3)RNA 干扰剂:通过小干扰 RNA(siRNA)对病毒转录过程实施靶向,从而抑制 HBV DNA 的复制,目前已进入Ⅱ期临床试验。正在接受恩替卡韦治疗的慢性乙肝患者,在接受单次 siRNA 制剂 ARC-500 注射后,HBsAg 定量显著下降。

(4)核衣壳组装抑制剂:靶向核衣壳组装和前基因组 RNA 包装的药物目前正处于Ⅰ期临床研究。BayH1-4109 和 GLS4、AT-61 和 AT—130、NVR3-778、AB-423 等药物均表现出显著降低 HBV DNA、HBV RNA 和 HBsAg 水平的效果。

（5）HBsAg 释放抑制剂：HBsAg 具有抑制细胞因子产生，导致 T 细胞发生免疫耐受的功能，因此，控制 HBsAg 的释放有助于恢复 HBV 特异性 T 细胞的免疫功能。HBsAg 释放抑制剂 REP 9AC 在亚临床试验中已显示出清除 HBsAg 的作用。

4.免疫调节剂治疗慢性 HBV 感染的研究现状

此类药物主要是通过刺激和增强宿主免疫应答，恢复机体的免疫控制功能，包括免疫疫苗和免疫调节剂。免疫疫苗主要以蛋白疫苗和 DNA 疫苗的研发为主，其目标是激发慢性乙型肝炎患者 T 淋巴细胞和 B 淋巴细胞的特异性免疫反应，抑制 HBV DNA 的复制，消灭 HBV 感染的肝细胞以及预防肝细胞再次感染 HBV，但相关疫苗仍处于临床前研究阶段。

免疫调节剂主要包括 TLR(TLR)激动剂、PD-1 和 PD-L1 拮抗剂。TLR 激动剂 GS9620 在实验动物体内表现出刺激 IFN-α 产生，抑制 HBV DNA 复制的效用，其在 Ⅰ 期临床试验中表现出相对良好的耐受性。PD-1 和 PD-L1 拮抗剂已在实验动物模型的研究中显示出增强特异性 T 细胞反应的作用，在抑制 HBV DNA 复制的同时清除 cccDNA。进一步的研究需要探索 PD-1 和 PD-L1 抑制剂的安全性问题。

（五）抗病毒治疗慢性 HCV 感染的药物

自 2011 年全球首个直接抗病毒药物（DAA）在全球范围内发布以来，慢性丙型肝炎的抗病毒治疗领域取得了显著进步。数种作用于不同位点/不同基因型的新药品不断上市，为治愈丙肝开启了崭新的篇章。然而，中国在 DAA 治疗慢性丙型肝炎的应用上晚于发达国家，直至 2017 年，才有不同组合的 DAA 在我国上市。尽管我国 HCV 的感染率在全球范围内相对较低，但由于庞大的人口基数，我国大约还有约 980 万的慢性 HCV 感染者。为了实现世界卫生组织提出的到 2030 年实现 90% 的慢性 HCV 感染者得到诊断，80% 的患者获得正规治疗，90% 的患者达到治愈，最终在全球范围内消除丙肝的目标，对中国的慢性丙型肝炎患者进行科学管理至关重要。

1.DAA 目前在我国的可及性

在 2017 年 4 月，作用于 HCV NS3/4A＋NS5A 位点的阿舒瑞韦（ASV）和达拉他韦（DCV）在我国获得了原国家食品药品监督管理总局（CFDA）的批准。后续，作用于 HCV NS5A＋NS5B 位点的维帕他韦（VEL）和索林布韦（SOF），作用于 HCV NS3/4A＋NS5A＋NS5B 位点的帕立瑞韦（PTV）、奥比他韦（OBV）和达塞布韦（DSV），作用于 HCV NS3/4A＋NS5A 位点的格拉瑞韦（GZR）和艾尔巴韦（EBR），作用于 HCV NS3/4A 位点的丹诺瑞韦（DNV）等药物也相继在国内上市。更多新药将在我国与国际同步发布。

2.DAA 在不同基因型 HCV 感染者中的应用

全球范围内 HCV 的基因型分布极其复杂，已知的有 1～6 型和混合型，近期还发现了 7 型和 8 型以及三十多种新的亚型。在我国，慢性 HCV 感染主要是 1b 型，占 HCV 感染者的 56.8%，但也存在其他许多基因亚型的感染。ASV＋DCV、PTV＋OBV＋DSV、EBR/GZR 以及 DNV＋PegIFN＋RBV 主要针对 1b 型，而 SOF＋VEL 则可以应对 1～6 型、混合型和未确定型。这些抗 HCV 组合治疗方案使得慢性丙型肝炎和代偿期肝硬化的持续病毒学应答（SVR）率能够达到或超过 95%，有些甚至可达到 100%。除了 ASV＋DCV 方案推荐 24 周的治疗疗程外,其他治疗方案一般为 12 周,有的甚至提出了 8 周的治疗建议。

针对 1a、1b、2、3、4、6 型 Child B、C 失代偿期肝硬化患者,SOF＋VEL＋RBV 12 周治疗的总体 SVR12 为 94％,疗程延长至 24 周并不能提升应答率。对于基因 1～6 型肝移植术后患者,使用 DCV＋SOF＋RBV 12 周治疗,无论是首次治疗还是经过 PegIFN 联合 RBV 治疗的患者,其 SVR12 都超过了 95％。

3.DAA 在特殊情况下的应用及耐药问题

对于 eGFR＜30 mL/min 的患者,即存在严重肾功能不全的情况,美国 AASLD 指南和我国目前可用的方案推荐使用 EBR/GZR、DCV＋SOF,也可选择 PTV＋OBV＋DSV 联合治疗方案。

在处理 HCV 和 HBV 合并感染的情况时,必须谨慎。所有 HCV 感染的患者在开始使用 DAA 前,都需要进行 HBV 血清标志物的检测,如果 HBsAg 阳性并且符合 HBV 抗病毒治疗的指标,就需要在进行 DAA 治疗的同时,也进行抗 HBV 的治疗。即使 HBV DNA 检测结果为阴性,但只要 HBsAg 为阳性,就必须每 4 周检测一次 HBV DNA。因为当 HCV 被 DAA 控制后,大部分患者的 HBV DNA 都可能会被激活,所以必须同时使用抗 HBV 药物。

4.DAA 抗 HCV 治疗的后续随访与监测

即使通过 DAA 抗 HCV 治疗达到 SVR,也需要进行后续的追踪观察和监测。对于已达到 SVR 但未患肝硬化的患者,若在 48 周后 ALT 及 HCV RNA 均正常,可以终止追踪观察,但对于存在注射毒品等高风险行为的患者,需要警惕其再次感染。对于已达到 SVR 并存在进展期肝纤维化和肝硬化的患者,每 6 个月需要进行一次超声监测。DAA 对肝硬化患者长期临床结果的影响,还需通过更深入的循证医学研究来确认。

八、预防

乙型肝炎疫苗的安全性很高,推荐使用"0、1、6"的三次接种计划,即在第一次接种后的 1 个月和 6 个月分别接种第二次和第三次。对于初次接种疫苗没有反应的人,应再进行三次接种,对于免疫功能受损的人,可以进行加倍剂量接种。如果新生儿的母亲是 HBsAg 阳性,新生儿应在出生后立即接种乙型肝炎免疫球蛋白(HBIG)和乙型肝炎疫苗,并完成后续的接种。对疫苗接种效果的评估应在 9 至 15 个月龄进行。

妊娠期接种乙型肝炎疫苗是安全的。符合慢性乙型肝炎抗病毒治疗准则的孕妇应接受抗病毒治疗。对于不符合抗病毒治疗准则,但在孕期中期 HBV DNA＞200 000 IU/mL 的孕妇,应接受替比夫定或替诺福韦治疗,以阻止母婴传播。

至今仍没有有效的丙型肝炎疫苗。主要的预防措施包括严格筛选献血者、防止通过皮肤和黏膜传播、防止性接触传播、防止母婴传播,并对高危人群进行筛查和管理。

第四节　非酒精性脂肪性肝病

非酒精性脂肪性肝病(NAFLD)是一种与胰岛素抵抗(IR)及遗传敏感性密切相关的代谢

性肝脏损伤。其疾病范围包括单纯性肝脂肪变、非酒精性脂肪性肝炎（NASH）、肝硬化和肝细胞癌（HCC）。除了是肝病致残和死亡的主要原因外，NAFLD 还与代谢综合征（MetS）、2 型糖尿病（T_2DM）、动脉硬化性心脑肝血管疾病和结直肠肿瘤的高发紧密相关。

一、病因

NAFLD 最常见的风险因素被认为是肥胖、糖耐量异常或糖尿病以及高血脂，这些被称为原发性因素。营养不良、胃肠道手术后的情况、全肠外营养、体重急速下降的减肥、药物、工业毒物及环境因素也可能导致此病，这些被称为继发性因素。通常所指的 NAFLD 主要是由原发因素引起的。

（一）肥胖

肥胖是由于长期能量过剩导致体内超量的脂肪组织积累。我国的肥胖情况正在快速增长。大约 50% 的肥胖者的肝脏 B 超表明并发有脂肪肝，而对接受减肥手术的肥胖者进行肝组织学研究发现，30% 显示不同程度的单纯性脂肪肝，30% 为 NASH，25% 并发肝纤维化，1.5%～8.0% 出现肝硬化。有些人虽然体重没有达到肥胖的标准，但他们的内脏脂肪明显增多，表现为腰围或腰臀比增大，也可能出现脂肪肝。这提示在肥胖相关的脂肪肝中，可能的病因并非是一般意义上的肥胖，也就是说，不仅是肥胖的量，而是质的问题。此外，肥胖人群的体重短期大幅波动和消瘦者的体重短期内快速增长也容易触发脂肪肝。总的来说，肥胖症已经成为发达国家和富裕地区脂肪肝的主要病因，体质指数（BMI）和腰围与脂肪肝的发生和进展有显著的关联。

（二）糖尿病

糖尿病是一种常见的以高血糖和糖代谢异常为特点的疾病。近年来，由于生活水平的提升，糖尿患者病率在成年人群中已达到 10%，其中 90% 以上为 T_2DM。肥胖和缺乏运动是 T_2DM 的重要致病因素。虽然 60%～80% 的 T_2DM 患者存在肥胖症，但是只有不足 15% 的肥胖者会发展为 T_2DM。T_2DM 患者中，NASH 以及肝硬化和 HCC 的发生率是不伴有糖尿病者的 2～3 倍。在临床上，约有 40% 的 T_2DM 患者伴有脂肪肝，多数为中度以上脂肪肝，接受胰岛素治疗的患者 NASH 发生率增加，如果出现脂肪坏死，可能最终形成肝硬化。而 T_1DM 患者中，只有 4.5% 的患者伴有 NAFLD。

（三）高脂血症

NAFLD 患者可能伴有各型高脂血症，其中最常见的为高甘油三酯血症，常与肥胖和 T_2DM 并存。MetS 可能有家族史，可能出现肥胖、高血压、高胰岛素血症、高脂血症以及脂肪肝。血脂异常多表现为甘油三酯升高和高密度脂蛋白胆固醇下降。高脂饮食和含糖饮料都可能诱发高脂血症，进而导致脂肪肝的发生。无肥胖、T_2DM 的单纯性高胆固醇血症对脂肪肝形成的影响不如高甘油三酯血症明显。原发性高脂血症引发的脂肪肝，其血脂升高程度通常为中、重度。在临床上，NASH 患者中有 20%～81% 的人存在高脂血症。

（四）遗传因素

我国汉族人群的 NAFLD 遗传易感基因与国外的报告大致相符，PNPLA3 I148M 与

NASH 及其严重程度有密切关系。PNPLA3 基因的多态性可能与亚洲人群,包括我国人群中存在的瘦人脂肪肝有关。另外,TM6SF2E167K 变异与 NAFLD 发生的相关性在亚洲已有研究证实,但在我国人群中,只有 0.4% 的人存在 TM6SF2 变异,这类患者的胰岛素抵抗特征并不明显。

此外,某些家庭成员具有患某种疾病的倾向,如肥胖、T_2DM、原发性高脂血症等,这种现象被称为遗传易感性,与胰岛素抵抗相关的遗传易感性决定个体更易发生 NAFLD。

(五)瘦人 NAFLD

根据 2000 年世界卫生组织西太平洋地区的超重和肥胖症诊断标准,BMI 正常的成年人(瘦人)的 NAFLD 患病率也高达 10% 以上。瘦人 NAFLD 通常有近期体重和腰围增加的病史,高达 33.3% 的 BMI 正常的 NAFLD 患者存在 MetS。肌肉萎缩综合征(肌少症)与瘦人和肥胖症患者的脂肪肝发生都有独立的关联。

(六)其他

此外,高尿酸血症、红细胞增多症、甲状腺功能低下、垂体功能下降、睡眠呼吸暂停综合征、多囊卵巢综合征也是 NAFLD 发生和发展的独立风险因素。

二、发病机制

虽然 NAFLD 的具体发病机制仍未完全明了,当前,大多数研究者都接受"二次攻击"理论。这个理论主张,肝细胞的脂肪变性,是基础,然后由线粒体活性氧(ROS)引发的氧应激和脂质过氧化(LPO)对肝脏造成二次伤害。

首次攻击,主要是胰岛素抵抗(IR)导致胰岛素对脂肪酶的抑制作用减弱,周围脂肪组织分解增加,产生大量的游离脂肪酸(FFAs)。这些 FFAs 通过门静脉系统轻易进入肝脏。由于肝脏对 FFAs 的氧化和利用不足,FFAs 在肝脏内积聚,形成脂肪。

二次攻击,主要是氧应激和脂质过氧化造成的伤害,引发脂肪变性肝细胞发生炎症反应,甚至坏死和纤维化。

在健康状态下,FFAs 在肝脏和外围脂肪组织之间进行循环,肝细胞内不会积聚脂质。然而,当存在胰岛素抵抗时,脂肪细胞对胰岛素的敏感性下降,由此胰岛素的抗脂解作用减弱,出现代偿性高胰岛素血症,外围脂肪分解增加,流入肝细胞的 FFAs 也相应增多,这进一步加重了 IR,形成了恶性循环,导致肝内脂肪积累。

NAFLD 患者的肝细胞内 Fe^{2+} 含量明显高于正常人,这与 IR 相关的铁过载有关。胰岛素可以促进转铁蛋白受体在细胞膜上转位,使肝细胞吸收更多的 Fe^{2+},导致肝内铁积聚。Fe^{2+} 是 ROS 生成的关键酶的辅因子,也可以加速脂质过氧化反应。ROS 产物破坏红细胞,血红蛋白释放更多的 Fe^{2+},氧自由基可以使铁蛋白释放更多的 Fe^{2+},肝细胞自身的破坏也可以释放 Fe^{2+},Fe^{2+} 增多后可以促进 ROS 的形成,形成恶性循环。Fe^{2+} 激活库普弗细胞和贮脂细胞,引发免疫反应和肝损伤。

细胞色素 P450(CYP)家族中的 CYP2E1 和 CYP4A 是两个对脂肪酸羟化起关键作用的酶。在底物缺乏的情况下,它们可以进行无效循环,生成 ROS,导致脂质过氧化。在饥饿、糖尿病和肥胖的状态下,CYP2E1 的表达会提高。在 NASH 的鼠模型研究中,发现肝脏中 CYP2E1 的显著增加与过氧化氢和脂质过氧化的水平有关,且可以被针对 CYP2E1 的抗体强力抑制。

ROS 是线粒体呼吸链氧化还原过程中产生的超氧离子、过氧化氢、羟基自由基的集合名。当 ROS 的产生过量时,其毒性超越了肝脏的抗氧化能力,导致氧化反应和抗氧化反应之间的动态平衡失衡,形成氧化应激,造成肝组织的伤害,这是 NASH 的主要原因。

某些药物,如马来酸、胺碘酮和枸橼酸,能够轻易通过线粒体外膜,在线粒体内膜中释放出质子,产生强大的阳离子流,阻碍呼吸链的电子传递,从而影响自由脂肪酸(FFA)的 β 氧化过程,使得更多的质子与氧结合,生成大量的 ROS。

食物中若缺乏胆碱和蛋氨酸,会导致线粒体氧化呼吸链上的复合体Ⅰ(NADH-泛醌还原酶)功能失常,导致 ROS 的生成增加。

某些疾病,如 Wilson 病,由于编码铜转运 ATP 酶的核基因突变,导致肝细胞线粒体内铜过度沉积,形成 Cu-DNA 复合体,影响线粒体的氧化呼吸过程,增加 ROS 的生成。

全肠道外营养和空回肠旁路术,都会造成营养不足和肠道菌群的失衡,小肠内细菌过度增殖,导致细菌毒素的产生和吸收增加。这些内毒素可以引起肝损伤,抑制线粒体的氧化呼吸链,促进肝细胞释放肿瘤坏死因子-α(TNF-α),促进 ROS 的大量生成。

在营养不足、饥饿的状态下,外周脂肪分解产生的自由脂肪酸(FFAs)增加,加重了肝脏 FFA 的 β 氧化过程,促进 ROS 的生成。

大量的 ROS 生成后,除了引起氧化应激对肝脏的损害外,还会通过脂质过氧化、细胞因子以及肝细胞凋亡途径产生对肝脏的伤害。

ROS 可以与膜磷脂中的不饱和脂肪酸、核酸等大分子发生氧化反应,生成脂质过氧化物。这些过氧化物会通过共价键与线粒体生物膜上的蛋白结合,造成细胞膜的损伤,导致 ROS 的进一步泄露。ROS 的生成可能引发肝细胞、库普弗细胞和脂肪细胞释放 TNF-α、转移生长因子(TGF-β₁)以及白细胞介素 8(IL-8)等细胞因子。TGF-β₁ 可以刺激星状细胞增加胶原蛋白的合成,并激活组织谷氨酰转移酶,后者引发细胞骨架蛋白的交联,尤其是介导丝蛋白交织折叠,有利于 Mallory 小体的形成。TNF-α 不仅是强力的中性粒细胞趋化因子,能引发大量的中性粒细胞浸润,引起肝细胞实质性损伤,还能刺激线粒体细胞膜上 PTP 孔的开放,导致大量细胞色素 C 氧化酶的泄漏,这两个过程都会阻断线粒体氧化呼吸链上的电子传递,进一步加剧 ROS 和脂质过氧化的生成,构成恶性循环。

三、分类

(一)根据病因分类

根据病因,NAFLD 可以被划分为原发性和继发性。原发性主要由胰岛素抵抗、多源性代谢失调、肥胖和代谢综合征等因素引发;而继发性主要源于营养不良,包括胃肠外营养不足、药物、毒物、肝豆状核变性、病毒性肝炎以及不明原因的脂肪变性等。

(二)根据病理学分类

从病理学角度看,NAFLD 的主要特征是肝腺泡 3 区的大泡性或以大泡性为主的混合型肝细胞脂肪变性,可能伴随或不伴随肝细胞气球样变、小叶内混合性炎性细胞浸润以及肝纤维化。根据肝内脂肪变、炎症和纤维化的严重程度,NAFLD 可以进一步被分为单纯性脂肪性肝病、非酒精性脂肪性肝炎、非酒精性脂肪性肝炎相关肝硬化。

单纯性脂肪肝病:在肝小叶内,超过 30% 的肝细胞呈现脂肪变性,主要是大泡性脂肪变性。根据脂肪变性在肝脏的覆盖范围,可以将其分为轻度、中度和重度三种类型。肝细胞没有炎症和坏死。

非酒精性脂肪性肝炎:肝腺泡 3 区出现气球样改变,腺泡存在局灶性坏死,门管区有伴随门管区周围炎症的炎症。在肝腺泡 3 区,窦周/细胞周纤维化出现,可扩展到门管区及其周围,造成局灶性或广泛的桥接纤维化。

与非酒精性脂肪肝炎相关的肝硬化:肝小叶的结构被完全破坏,取而代之的是假小叶和广泛的纤维化形成,表现为小结节性肝硬化。它可以分为活动期和静止期。在脂肪性肝硬化发生后,肝细胞的脂肪变性可能会减轻甚至完全消退。

四、临床表现

这种疾病的起病隐匿,临床表现并不明显。大约有 25% 的轻度脂肪肝患者没有明显的临床症状。随着疾病的进展,中度和重度脂肪肝的症状可能会更加明显,表现为类似慢性肝炎或消化不良的症状,包括两侧肋部胀痛或隐痛,疲劳,乏力,食欲减退,恶心和呕吐,上腹部胀痛或疼痛等。

五、临床诊断

(一)临床诊断标准

具体标准包括:

临床诊断:对 NAFLD 的明确诊断需要满足以下三个条件:①无饮酒历史或饮酒折合乙醇量小于每周 140 g(女性<每周 70 g);②排除了病毒性肝炎、药物性肝病、全胃肠外营养、肝豆状核变性、自身免疫性肝病等能导致脂肪肝的特定疾病;③肝活检组织学符合脂肪性肝病的病理学诊断标准。由于肝组织学诊断难以获得,NAFLD 的工作定义为:肝脏影像学符合弥散性脂肪肝的诊断标准且无其他原因解释或存在代谢综合征相关组分的患者出现不明原因的血清 ALT 和(或)AST、GGT 持续增高半年以上。减肥和改善胰岛素抵抗后,异常酶谱和影像学脂肪肝改善甚至恢复正常者可确诊为 NAFLD。

(二)病理学诊断

肝活检能提供关于肝损伤程度、总体肝结构改变以及炎症坏死活动度、纤维化和脂肪变性程度的重要信息,因此,肝活检仍是唯一能对 NAFLD 进行分期并评估疾病进展情况的诊断工具,也是目前区分单纯脂肪变性和 NASH 的唯一可靠方法。与其他慢性肝病一样,样本的高度异质性、病理学家之间的高度差异性是肝活检检查的缺点。考虑到肝活检的费用和风险,临床上对具有相关临床/实验室特征、影像学提示"脂肪肝"、排除其他疾病的典型 NAFLD 患者一般无需通过肝脏组织学证实。

NAFLD病理特征为肝腺泡3区大泡性或以大泡为主的混合性肝细胞脂肪变,伴或不伴有肝细胞气球样变、小叶内混合性炎性细胞浸润以及窦周纤维化。与成人不同,儿童 NASH汇管区病变(炎症和纤维化)通常比小叶内严重。

完整的病理学评估应包括肝细胞脂变类型、累及肝腺泡部位、伴随病变以及脂肪肝的分型和分期。

(三)影像学诊断

影像学检查是临床上非创伤性诊断脂肪肝的主要手段,方便进行动态随访观察,可以大致判断脂肪肝的存在与否及其程度,脂肪的分布,并提示是否存在明显的肝硬化,但不能区分单纯性脂肪肝与 NASH,且糖原积聚、水肿、炎症可能影响脂肪肝的影像学表现。通常,只有当脂肪变性>30%时,超声、CT 和常规 MRI 才能敏感地检测到。近年来发现,1H-MRS 的敏感性更高,脂肪变性>5%时即可检出。在临床实践中,超声和 CT 的评估结果可能不一致,超声和 CT 的敏感性相近,但 CT/MRI 的特异性可能优于超声。

B超诊断的敏感性为 $60\% \sim 100\%$,阳性预测值为 62%,典型表现包括:①肝脏近场回声弥散性增强("明亮肝"),回声强于肾脏;②肝内管道结构显示不清;③肝脏远场回声逐渐衰减。

CT 诊断的敏感性约为 93%,阳性预测值为 76%,但价格较贵,诊断主要依据为弥散性肝脏密度降低或肝脏与脾脏的 CT 值之比小于或等于1。根据肝/脾 CT 比值可大致判断脂肪肝程度,弥散性肝脏密度降低,肝/脾 CT 比值≤1.0 但大于0.7 者为轻度;肝/脾 CT 比值≤0.7 但大于0.5 者为中度;肝/脾 CT 比值≤0.5 者为重度。

(四)代谢综合征(MS)的诊断

由于 NAFLD 常常伴随代谢综合征,在临床上诊断 NAFLD 时,对于存在代谢异常的患者,可以参考2005 年国际糖尿病联盟修订的标准,满足以下五项条件中的三项即可诊断为代谢综合征:①肥胖:腰围>90 cm(男性),>80 cm(女性),或 BMI>25 kg/m^2;②甘油三酯增高:血清甘油三酯≥1.7 mmol/L 或已被诊断为高甘油三酯血症;③高密度脂蛋白胆固醇降低:HDL-C<1.03 mmol/L(男性),<1.29 mmol/L(女性);④血压增高:动脉血压≥130/85 mmHg 或已被诊断为高血压;⑤空腹血糖增高:FPG≥5.6 mmol/L 或已被诊断为2 型糖尿病。

六、临床评估

考虑到 NAFLD 不仅是肝脏疾病,也是代谢综合征的重要组成部分,是 MS 在肝脏的体现。近年来,NAFLD 与其他 MS 组件、动脉硬化的发展、心脑事件的发生等关联性越来越受到关注。因此,对 NAFLD/NASH 患者应进行全方位的临床评估,包括:整体健康状况评估(如 BMI、腰围、臀围、腰臀比、心肺功能、肌肉力量等)、肝功能状态评估、肝纤维化情况及其风险评估、IR 存在情况的评估、伴随 MS 状况及其风险评估、心脑血管风险评估等。

最新的国际研究暗示,NAFLD 患者的 γ-谷氨酰转肽酶(GGT)、C-反应蛋白、铁蛋白升高、自身抗体(如 ANA、SMA)的出现可能反映了 IR 和肝纤维化的进展。在 NAFLD 患者中,应加强对糖代谢指标的检测,对于空腹血糖在正常范围内但超过5.6 mmol/L 的 NAFLD 患者,应建议进行 OGTT 试验,以了解患者餐后的糖代谢情况。对于伴随低密度脂蛋白(LDL)升高的 NAFLD 患者,应加强监控,并给予适当的治疗,因为大量的临床证据显示高 LDL 与动脉硬化、心脑血管事件有密切关系。对于伴有糖尿病、肥胖或具有较高心脑血管风险的 NAFLD 患者,应进行颈动脉超声检查,观察颈动脉内膜(IMT)是否增厚,IMT≥1.1 mm 的情况表明早期动脉硬化的迹象,研究还显示这与肝纤维化程度有密切联系。

鉴于 NASH 患者肝病进展的危险性显著超过单纯性脂肪肝,因此,识别出哪些患者实际上为 NASH 在临床实践中至关重要。虽然目前的研究热点是如何非侵入性地诊断和监测 NASH,但现有的非侵入性临床检测手段在准确性和可靠性上都存在不足,肝活检仍是确诊 NASH 并确定肝纤维化存在的最可信赖手段。目前的 NAFLD 肝纤维化 Panel markers 评估系统包括 HA 评分系统、欧洲肝纤维化组(ELF)系统、BAAT 系统、FibroTest、NAFLD Fibrosis Score 系统(Mayo 模式)等,每种评估系统由有各自独特的参数组成,但尚未得到广泛认证。HA 评分系统的参数包括年龄>45 岁、AST/ALT>1、肥胖、糖尿病、HA,ROC 曲线下面积(AUC)为 0.92;ELF 评分系统的参数包括年龄、HA、TIMP-1、PIIINP,AUC 为 0.87;BAAT 评分系统的参数包括年龄、BMI、ALT、血清甘油三酯,AUC 为 0.84;FibroTest 评分系统的参数包括 α2-巨球蛋白、载脂蛋白 A1、肝珠蛋白、总胆红素、γ-谷氨酰转肽酶、坏死性炎症活化指数、ALT,AUC 为 0.81;有研究者报道了新的 NAFLD 肝纤维化评分系统(Mayo 模式):参数包括年龄、高血糖、BMI、血小板计数、清蛋白、AST/ALT 比率,AUC 在评估组和确诊组分别为 0.88 和 0.82,并建立了判别式用于区分明显纤维化和无纤维化。

七、治疗

对于 NAFLD/NASH 的治疗,目标包括:管理相关的风险因素、延缓或阻止肝脏疾病的进展、延缓或阻止与 MS 有关的组分的发生和发展、阻止或改善与 IR 和 MS 相关的终末器官病变、减少心脑血管事件的风险、延长患者的生命并提升他们的生活质量。

(一)基础治疗

大多数 NAFLD 患者常常伴随肥胖和代谢综合征,这些症状常常与高热量摄入和缺乏健康的身体活动有关。普遍的观点认为,减肥对 NAFLD 患者有益,但具体的减肥方法(如何进行,减重的程度和速度)的研究还不够充足。10 项已经发布的研究,总共涉及 626 名患者,对限制热量摄入和增加运动的效果进行了评估,这些研究都显示改变生活方式的基本治疗可以为 NASH 患者带来生物化学上甚至组织学上的改善。但需要注意的是,只有 4 项研究(总共 123 名患者)以肝组织学为主要的疗效终点。对于超重和肥胖的 NAFLD 患者,一般建议他们在 6 到 12 个月内通过调整饮食和增加运动来减重 7% 到 10%。尽管现有的证据不足以明确推荐特定的营养成分配比,但是建议减少饱和脂肪和反式脂肪的摄入,增加单/多不饱和脂肪酸摄入的低糖食品可能是合理的。由于缺乏全面的数据,使用循证医学证据推荐通过调整饮食和增加运动来治疗 NAFLD 和 NASH 是非常困难的。

美国 NIH 和 DHHS/ADG 的饮食和运动推荐方案中,饮食的要求是蛋白质占 20%,碳水化合物占≥50%,脂肪占≤30%;热量摄入减少 500 到 1 000 千卡/天(1 千卡=4.18 千焦),以期每周减重 0.5 到 1 公斤。运动的要求是每天进行中等或更高强度的活动 60 min，每周至少 5 d；每隔 3 d 增加步行 500 步，直至每天步行 10 000 到 12 000 步；或者每天慢走 20 到 40 min，或者骑自行车或游泳 45 到 60 min，以期减少 400 千卡/天的热量摄入，从而促进减重。

(二)药物治疗

对于 NASH 的药物治疗研究，主要关注其病因机制的 IR 和氧化应激，相关药物如胰岛素敏感化药物、抗氧化剂/细胞保护剂、抗炎细胞因子等。其他治疗目标包括控制和修正其伴随的代谢失调，如使用调脂药、减肥药、降压药等。益生菌由于能改善肠道屏障功能和细胞因子反应、减少内毒素血症，其在 NASH 的治疗中也得到了关注。然而，至今为止，关于 NAFLD/NASH 的药物治疗的临床研究，大部分为开放、非对照、小样本的初级临床研究，只有少数是小样本的随机、对照研究，尚缺乏设计良好、大样本、具有充分统计效力的临床研究。

1.胰岛素增敏剂

胰岛素抵抗是 NAFLD 的主要病因，构成了第一次攻击，与 NASH 的进展紧密相关，因此，胰岛素敏感化药物是目前治疗的主要目标。胰岛素抵抗导致周围脂解和循环 FFA 增加，同时也与高胰岛素血症、肝脏脂肪生成增加和肝内胰岛素信号通路缺陷有关，这些变化引发了与 NASH 细胞损伤相关的肝内氧化应激。因此，针对 IR 的一般病理生理目标包括减少周围脂解、降低禁食后的胰岛素水平、减少 TNF 并增加脂联素水平、减少氧化应激。因此，使用胰岛素敏感化药物治疗 NASH 的临床短期疗效终点应包括改善 NASH 患者的胰岛素抵抗、增强胰岛素敏感度、控制伴随的糖尿病/糖耐量异常的进展、改善 NASH 患者肝脏的生化和组织学状况。

对于并发 2 型糖尿病、糖耐量降低、空腹血糖升高以及内脏型肥胖的 NAFLD，应用胰岛素增敏剂是一种常见的治疗方式。目前在 NAFLD 治疗中常用的胰岛素增敏剂主要有二甲双胍和噻唑烷二酮类(TZD)。

二甲双胍：多项在国外进行的二甲双胍治疗 NASH 的初步临床研究，研究对象主要为非糖尿病的 NASH 患者，给药剂量通常在 1 500～2 000 mg，治疗周期为 6 个月至 1 年。结果初步显示，二甲双胍能够提升 NASH 患者的胰岛素敏感度，改善肝酶学情况，然而，对肝组织学影响的数据尚不统一。一项大规模样本的荟萃分析表明，与单独饮食调节相比，二甲双胍能够使血清转氨酶恢复正常，并改善影像学上的脂肪肝病情。虽然用二甲双胍治疗的对照试验样本总量仍然较小，并且对肝组织学的影响不明确，但由于其良好的安全性，对于大部分伴有糖耐量异常的无糖尿病 NASH 患者，使用二甲双胍能够降低其发展为糖尿病的风险，具有额外的治疗效果。

噻唑烷二酮类：有三项小型的吡格列酮(一种噻唑烷二酮类药物)治疗 NASH 的临床研究，治疗周期为 4 个月至 48 周，结果显示可以改善胰岛素敏感度、生化学和组织学状况。在一项吡格列酮＋VitE 与 VitE 单独治疗的对照研究中，联合治疗能够更有效地改善肝脏脂肪变性、气球样变性、炎症和纤维化。有研究者报告了一项吡格列酮治疗 NASH 的随机、双盲、安慰剂对照临床研究，研究对象为 55 名伴有糖耐量异常或 2 型糖尿病的 NASH 患者，结果显示，与安慰剂相比，吡格列酮能够显著改善糖耐量异常，提高胰岛素敏感度，并可以显著提高 ALT/AST 恢复正常的比率，改善肝脏组织学上的脂肪变性、气球样变性和炎症，但对纤维化的改善效果不明显。虽然对脂肪变性的改善比其他组织学特征(炎症、气球样变性和纤维化)更显著,总的来说,TZDs可以改善NASH患者的肝组织学。由于肝脏组织和生化学的改善会随着停药而逐渐消失,这表明了为了保持治疗效果,可能需要长期使用此类药物。然而,最近公布的罗格列酮3年临床试验结果并未证实长期治疗可以带来额外的益处。此外,长期使用TZDs可能导致水肿、体重增加和心脏相关的安全风险。因此,TZDs在NASH治疗中的实际效果还需要进一步评估。

2.减肥药

NAFLD的主要特征包括肥胖和代谢综合征,因此,为NAFLD患者减重是一种普遍接受的有效策略。肥胖或超重的NAFLD患者可以通过减重获得诸多临床效益,包括提升胰岛素敏感度、改善肥胖相关的并发症和代谢综合征、降低肝脏损伤的风险、促进NAFLD在生化和组织学上的改善,以及降低心脑血管事件的发生率。然而,现有的减肥药物因其安全性问题已经被撤下市场。

3.调脂药

NAFLD患者常常伴有高甘油三酯和低密度脂蛋白血症,这是胰岛素抵抗的特征。因此,许多研究者开始使用脂质调节药物治疗和研究NAFLD。脂质调节药物治疗的目标不仅限于改善NAFLD患者的生化和肝组织学状况,纠正脂质代谢紊乱,更重要的是强调其对远期预后的影响,即降低心脑血管事件的发生,延长生存期,提高生活质量。

(1)他汀类药物:许多研究已经表明NAFLD患者存在许多经典的心血管风险因素,如肥胖、胰岛素抵抗、2型糖尿病、血脂异常以及代谢综合征。现有的研究都明确指出:冠心病对NAFLD患者构成严重威胁。因此,NAFLD患者的心血管风险因素和动脉硬化的发病率较高,且心血管疾病的发病率和死亡率均较高。

已有的证据表明,他汀类药物不仅可以调节脂质代谢异常,有效控制低密度脂蛋白胆固醇和混合型高脂血症,还可以有效抑制或延缓动脉硬化的进程,显著降低心脑血管事件和总死亡率。因此,他汀类药物在NAFLD的临床应用和研究中越来越受到重视,这不仅因为大部分的NAFLD患者伴有糖尿病和脂质代谢紊乱,更因为NAFLD患者本身具有较高的心脑血管事件风险。

一些小型临床研究仅研究了他汀类药物对NASH患者近期疗效的影响,如生化和肝组织学变化,但未对长期疗效进行观察。在一项对5名NASH患者使用普伐他汀20 mg/d进行的小型研究中,治疗6个月后ALT水平有所改善,肝炎症状有所缓解,但肝脂肪变和纤维化情况未见明显改善。另外两项分别涉及27名和28名NASH患者的阿托伐他汀治疗研究也显示,治疗6个月后患者的ALT水平有所改善,但在组织学上并无显著改善。

目前的研究并未能提供他汀类药物治疗NASH近期临床效果的强有力证据,也没有专门的试验显示他汀类药物能减少NAFLD患者心血管病的发病率和死亡率,但也没有证据显示此类药物无效。尽管需要大样本的前瞻性研究来确定,但基于在心血管领域的大量循证医学证据,我们有理由期待他汀类药物对高心血管风险的NAFLD患者的长期临床效果。

(2)其他调脂药:在一个46例NAFLD患者的研究中,使用了随机、开放、安慰剂对照方法评估吉非罗齐1个月的治疗效果,发现与安慰剂对照组相比,吉非罗齐600 mg/d能改善ALT

水平。在一个 16 例 NAFLD 患者的小型研究中,服用氯贝丁酯 2 g/d 治疗 12 个月,并未发现对 NAFLD 患者的 ALT 水平和组织学有改善。在另一个小型研究中,23 例伴有高甘油三酯的 NAFLD 患者接受 ω3 多不饱和脂肪酸治疗 6 个月,虽未对组织学进行评估,但发现可改善 ALT 水平。左旋卡尼汀(LC)可作为长、短链脂肪酰基载体调节脂质代谢促进 FAβ 氧化,同时通过增加葡萄糖的氧化利用,参与能量代谢。在一项 43 例 NASH 和 16 例健康者的对照研究中,NASH 患者的肝组织长链乙酰 LC(LCAC)升高,短链乙酰 LC(SCAC)降低,这些改变与 BMI 及血清 TNF-α 水平相关。在一项 94 例 2 型糖尿病伴高胆固醇血症的随机、双盲、安慰剂对照试验中,口服 LC 2 g/d 治疗 6 个月,可明显使颈动脉粥样硬化的血浆脂蛋白(LPα)水平下降。

上述研究都是初步的试探性研究,所有的证据都还十分有限,这些研究普遍存在样本量小、疗效终点的合适性、剂量和治疗周期选择的恰当性等问题。这些研究只能为临床治疗策略提供方向性指引,但是这些药物在治疗 NASH 方面的效果还需要通过更大规模的临床试验来确认。

4.降压药

关于 ACE 抑制剂治疗 NASH 的初步探索性研究也进行过,其在治疗 NASH 方面的有效性和安全性还需要进一步验证。在一个涉及 7 名伴有高血压的 NASH 患者的小型临床研究中,使用 losartan 50 mg/d 治疗 48 周,可以显著改善血清 ALT、肝纤维化血清学标志物水平和组织学评估的炎症、坏死和纤维化程度,因此,ACE 抑制剂被视为可能的 NASH 治疗药物。

5.抗氧化剂/肝保护剂

VitE 和 VitC 在最初的儿童 NAFLD 患者队列研究中显示可以改善肝酶学情况。在后续的小型Ⅱ期研究中,这些结果得到了确认,并发现可以改善组织学的肝脂肪变,但并未发现在 NASH 其他方面有显著的改善。在另一项小型研究中,VitE 和 VitC 的联合治疗可以改善肝酶学。最近公布的一个匹格列酮与 VitE 治疗 NASH 的多中心、随机、安慰剂对照临床研究中,只有 VitE 达到了研究的终点,显示其在治疗中的组织学获益。总的来说,虽然抗氧化剂/保肝药在基础研究中得到了深入的研究并确认了其治疗的靶点和作用,但到目前为止仍然缺乏与基础研究相匹配的真正临床获益的直接证据。作为 NASH 治疗领域的一大类药物,有必要进行更大规模的临床研究,提供充分的证据来证明这类药物治疗 NASH 的临床效果和价值。

6.抗炎细胞因子

已有两项初步的临床研究研究了己酮可可碱作为 TNF 抑制剂的治疗效果,但这两项研究都缺乏组织学数据。在其中一项研究中,部分患者的肝酶水平有所改善,但 20 名患者中有 9 名因为胃肠道不良反应而退出了研究。

因此,我们需要进行更多的、设计良好的、大样本的、具有足够统计效力的临床研究,为个体化的综合治疗提供循证医学证据,以指导临床实践。

(三)肝移植

对于 NASH 相关终末期肝病和部分隐源性肝硬化肝功能失代偿患者,应考虑接受肝移植治疗。

第三章　神经系统疾病

第一节　三叉神经疾病

一、三叉神经解剖

三叉神经,作为最大的脑神经,主要承担感觉和部分内脏运动的功能,主导的是感觉信号。三叉神经的半月神经节坐落在颞骨岩尖,由伪单级神经元胞体构成。神经元的枢突汇聚成粗大的三叉神经感觉根,从小脑中脚和脑桥基底部交界点进入脑部,连接到三叉神经中脑核(深层感觉)、三叉神经感觉主核(部分触觉)以及三叉神经脊束核(痛觉、温度觉及粗糙触觉)。这些神经元发送的纤维交叉至对侧,形成三叉丘系,上行至丘脑腹后内侧核,再经由内囊,终止于中央后回的下 1/3 区。

三叉神经的周边突在颞骨岩尖的三叉神经压迹处,海绵窦后方,颈内动脉外侧分为三个支路,传递痛觉、温度觉、触觉等浅层感觉。第一支是眼神经,第二支是上颌神经,第三支是下颌神经。

眼神经是三个分支中最细小的一支,在半月神经节处与上颌神经及下颌神经分离后,穿过海绵窦的外侧壁,通过眶上裂进入眼眶,处于动眼神经和滑车神经下方。眼神经有三个小分支,即泪腺神经、额神经、鼻睫神经。这些神经分布在头顶前部、前额、鼻根和上眼睑的皮肤,以及眼球、泪腺、角膜、结膜及部分鼻黏膜和额窦。

从三叉神经节发出的上颌神经也进入海绵窦的外侧壁,通过圆孔离开颅骨,进入翼腭窝的上部,经过眶下裂进入眼眶,成为眶下神经。上颌神经的主要分支包括眶下神经、颧神经、翼腭神经、上牙槽神经。这些神经分布在下眼睑、颧骨、面颊和上唇的皮肤,以及上颌的牙齿、硬腭、上颌窦和鼻黏膜。

下颌神经作为三叉神经的三条支路中最粗壮的一支,是混合性神经,同时包括了三叉神经的运动分支。下颌神经从半月神经节出发,经过卵圆孔离开颅骨,在翼外肌的深部分为前、后两根。前根比较细小,发出颊神经;后根较粗,分出耳颞神经、舌神经、下牙槽神经、咀嚼肌神经(运动性神经)。下颌神经主要负责面部以及下颌皮肤、下颌的牙齿、舌头和口腔黏膜的神经控制。这三条神经支都有分发到脑膜的返支。

特殊的内脏运动纤维起源于脑桥的三叉神经运动核,其轴突形成了三叉神经的运动根,从小脑中脚交界处的脑桥腹侧出脑,位于下颌神经的下内侧。这些纤维融入下颌神经,通过卵圆孔离开颅骨,随着下颌神经分布到咀嚼肌、颞肌、翼状内肌、翼状外肌、鼓膜张肌和腭帆张肌。

二、三叉神经痛

三叉神经痛(TN)是面颊部三叉神经供应区内的一种特殊的阵发性剧烈疼痛。由于发作时多数伴有面肌抽搐,故称为"痛性抽搐"。有学者曾对面部的运动与感觉神经分布作了详尽的研究,清楚地分清了三叉神经主司面部感觉,面神经主司面部运动,使本病得以正名为三叉神经痛。

(一)病因与病理

三叉神经痛是一种特定的、间歇性的剧烈疼痛,主要发生在三叉神经支配的面部区域。这种疼痛通常伴有面部肌肉抽搐,因而被称为"痛性抽搐"。在深入研究面部运动和感觉神经分布之后,专家清楚地认识到三叉神经负责面部感觉,面神经负责面部运动,因此将此病定名为三叉神经痛。

三叉神经痛可以分为原发性和继发性两种,其中原发性更为常见。大部分研究者认为原发性三叉神经痛的病变主要发生在三叉神经的外周部位,包括三叉神经的后根、半月神经节和其周围的神经分支,这些地方的异常或伤害都可能引发三叉神经痛。可能的病因包括:①感染:例如,病毒感染,这可以解释为何在切除三叉神经后根之后,患者常常会在该神经供应区内出现单纯疱疹,这说明该神经根存在疱疹病毒感染。②压迫:三叉神经可能会受到狭窄的神经外膜、过高的岩骨嵴、床突间纤维索带的压迫。③颈动脉管顶壁缺陷:三叉神经的后根、半月节及其分支的腹面与颈动脉相接触,可能会受到动脉搏动的影响导致疼痛。

这些伤害会引发轴突的高度兴奋,产生阵发性放电,从而导致疼痛。在感觉神经中,这种高度兴奋尤为显著,导致了所谓的"后放电"现象。这种"后放电"由各种内在刺激引发,并在刺激间期后延续,在相邻的神经元之间传递,导致电活动的累积,产生一次阵发性疼痛。神经纤维之间的隔离消失,形成伪突触,伪突触之间电流的传递将这种疼痛进一步放大。三叉神经痛的特点是突然暴发的剧烈闪电样疼痛。

三叉神经痛发作后,常常存在几秒到几分钟的不应期,即在这段时间内,无论受到何种刺激,都不会引发疼痛。一些学者认为,每次发作后,随着钾离子的内流和细胞的复极化,会产生下一次兴奋的不应期。此外,神经纤维的脱髓鞘会导致不应期的延长。神经根受压后可引发神经内膜缺血,进而导致线粒体 ATP 生成受阻,这会使得一个电冲动发生后细胞内外离子浓度恢复的时间延长,邻近脱髓鞘区域的神经纤维细胞外液离子电流不足,形成电流阻力。

过去,人们总是认为在三叉神经痛中,并没有明显的病理变化。然而,近年来的研究发现,三叉神经感觉纤维的脱髓鞘和髓鞘再生成为主要的病理变化。大部分患者的三叉神经根脱髓鞘主要发生在神经的近端或神经根的中枢神经系统部分,这主要是由于这些部位受到相邻动脉或静脉的压迫。压迫部位会发生局部脱髓鞘,脱髓鞘后的轴突靠得更近,由于没有胶质细胞的隔离,会形成伪突触。伪突触间的电流传递会进一步放大神经冲动。在有三叉神经痛的多发性硬化患者以及血管压迫的患者中,三叉神经根常常受累。这表明,负责传导轻微触觉和产生疼痛的纤维在神经根区域非常接近,当这两种纤维在此区域脱髓鞘,就可能形成伪突触,并传递电冲动。

三叉神经痛的发作具有显著的阵发性,其发作快速、无预警,并且结束也同样突然。在发作间隔期,患者的状况完全正常。抗癫痫药物,比如卡马西平,能够有效地控制或降低发作的频率,这使得三叉神经痛的表现与癫痫病发作类似,因此有些人将其视为一种感觉性的癫痫,其病变应在中枢。有时候,触摸三叉神经分布范围以外的区域,甚至是光线或噪声,也可能引发疼痛,这也暗示了中枢传导可能参与其中。有研究者在三叉神经痛患者发作时成功地记录到在脑干(中脑)有癫痫样放电。但目前证据还不充足。

继发性三叉神经痛的原因是三叉神经节和后根受到相邻病变的影响。常见的包括:①脑桥小脑角内的占位病变,如上皮样囊肿(最常见)、前庭神经鞘瘤、三叉神经鞘瘤、脑膜瘤、血管畸形等;②相邻结构的炎症,如三叉神经炎、蛛网膜炎、岩尖炎、结核等;③颅底骨的病变,如骨软骨瘤、颅底转移瘤、颅底骨纤维结构不良症等;④鼻咽癌、中耳癌的转移;⑤多发性硬化症等。

(二)临床表现

TN常见于40岁以上女性,发病率有随年龄增长而增长的趋势。TN只影响三叉神经的感觉部分,除疼痛外没有其他感觉或运动的障碍。

1.疼痛的性质

疼痛的特点是阵发性,来势迅猛,没有前兆同时非常剧烈。痛感被形容为电击、尖锐的刺痛,就像被热针烫一样,痛处就像被刀割或撕裂一样。疼痛的影响范围可能很大,但永远不会超过三叉神经的分布区域,也不会有面部的感觉问题。在剧痛的时候,面部肌肉可能会因疼痛而抽搐。有些患者会用手或毛巾紧紧压在疼痛的地方,力图擦去疼痛。有的患者在疼痛发作时会不停地咀嚼。虽然疼痛的持续时间很短,只有几秒到1~2分钟,但每次发作都会有几次这样的剧痛,然后是短暂的间歇。有时候,疼痛之间的间隔很短,以至于患者很难区分每次发作,他们常常抱怨说疼痛是持续的。一般夜间发作的情况较少,但偶尔也会有整夜不睡的发作。病症初期发作较少,发作一段时间后可能会有几天到几个月甚至几年的缓解期。在这个期间,患者的生活如同正常人。但随着病程的推移,发作的次数逐渐增加,发作的时间也在延长,而间歇期在缩短,这严重影响了患者的生活、饮食和营养状况。许多患者的发作周期与天气有关,春季和冬季发病的情况较多,低气压、风雨天也容易引发疼痛。尽管TN有时有较长的间歇期,但没有自愈的可能。

2.诱发因素及触发点

在TN的间歇期,患者的面部,特别是鼻翼、上唇、下唇、口角、眼睑下方、牙根、上下犬齿等处,常常会比较敏感。轻微的触摸这些部位,就可能引发一阵闪电般的疼痛,这些部位被称为"敏感点"。此外,咀嚼、大声说话、张口、擤鼻、刷牙、洗脸、进食、冷热风吹也很容易引发疼痛。为了避免疼痛,患者常常不敢洗脸、刷牙,甚至吃饭都有困难。长期这样,患者的个人卫生状况和营养状况都会受到影响。

3.疼痛的分布

TN通常是单侧的,尽管有时可以出现双侧症状,但它们的发病通常不会同时发生,且其发作有先后之分。在单侧TN中,最常见的是下颌支,占比约60%,其次是上颌支,占比约30%,第一支受累的情况相对较少。同时受影响的多个神经支通常是第二和第三支,约占

80％,三个神经支同时发病的情况很少见。大多数患者能够准确地用手指圈出疼痛的范围,而且他们在指出疼痛位置时通常不会触碰到脸部皮肤,以免引发发作。这与非典型面痛患者不同,后者常常会用力按压脸部,表示疼痛位于脸部深层。

4.体征

三叉神经痛患者的体征很少,通常是由于疼痛剧烈导致生活不便而出现。主要的体征包括:①由于恐惧发病,患者不敢洗脸、刷牙、剃须、进食,导致面部积垢、口腔卫生差、营养不良、精神萎靡、情绪低落。②由于长期发作,患者经常用手摩擦面部,使得面部皮肤变粗糙、眉毛脱落。③因为病症初期常被误认为牙痛,因此大多数患者会去看牙医,结果可能有多颗牙齿被拔除。④神经系统检查通常无阳性发现。但如果患者在病程中曾接受过封闭或射频治疗,可能会在患侧面部发现浅层感觉轻度减退、角膜反射减弱或消失。应注意区别与继发性三叉神经痛。

(三)诊断与鉴别诊断

诊断原发性三叉神经痛通常不难,因为其典型的面部疼痛发作、疼痛局限于三叉神经分布范围内、面部有触发点、神经系统检查无阳性发现等特点。然而,仍需要与以下几种疾病进行鉴别。

1.不典型面痛(Sluder 病)

这种疼痛感觉像是来自脸部深处,表现为持久的钝痛,疼痛程度不如 TN 那么剧烈,但其疼痛区域超出了三叉神经的分布范围,可能集中在面部中央、眼窝、后脑甚至背部。发作时可能伴有鼻塞和流鼻涕的症状,患者常常伴有精神因素。使用 TN 的药物治疗可能无效,有时可能会加重症状。在鼻中甲后部填充 1％的丁卡因或 4％的可卡因棉片,可以达到止痛效果,对于鉴别诊断有所帮助。

2.鼻咽癌

鼻咽癌可能从鼻咽部延伸到颅底,影响三叉神经引发面部疼痛。但这种疼痛通常是一种持续的钝痛。在三叉神经区域可以检查到感觉障碍,并可能伴有其他脑神经病变如眼球运动神经障碍。面部没有"触发点"。颅底 X 光片可以看到骨质破坏,蝶鞍被侵蚀,鼻咽腔有肿块。鼻咽镜检查将有助于鉴别诊断。

3.牙痛

TN 的早期症状常常被误认为是牙痛引起的。许多患者曾在牙科就诊,甚至有正常牙齿被拔除。然而,牙痛通常是一种持续的疼痛,并且可以看到牙科病变的源头。疼痛的严重程度不像 TN 那样剧烈,脸部没有触发点,通常可以进行鉴别。

4.疱疹性疼痛

在疱疹初期,尚未出现皮疹时,有时可能难以识别。但这种疼痛通常是持久的,没有明显的间歇期。一旦出现疱疹,诊断就可以明确了。一般来说,疱疹更常影响三叉神经的第一支区域。

5.颅内肿瘤

脑桥小脑角内的上皮样囊肿、前庭神经鞘瘤、脑膜瘤以及血管畸形等,常常是继发性 TN 的主要病因。这些病因引起的疼痛特征可以与原发性 TN 非常相似。但是,这些患者都会有神经系统的体征,如患侧听力下降、角膜反射消失、面部浅层感觉减退、眼球震颤、前庭功能不正常等。通过头部 CT 或 MRI 检查可以明确诊断。

6.舌咽神经痛

其疼痛性质与 TN 极为类似,具有瞬间暴发的闪电状疼痛,并在短暂停止后再次发作。疼痛突然消失。疼痛主要集中在咽喉部、舌根、扁桃体窝,有时会涉及外耳道。发作往往与说话、吞咽等动作有关。通过在咽喉壁上喷洒 1% 丁卡因可以暂时缓解疼痛,对于区别诊断有所帮助。

7.三叉神经病

病史中可能有近期的上呼吸道感染或鼻窦炎病史。疼痛是持续的,但不是很剧烈。三叉神经分支处可能存在压痛点,面部感觉检查可能显示感觉减退或过敏。有时可以看到三叉神经的运动部分也受到影响。

(四)治疗

原发性三叉神经痛首选药物治疗,无效时可用封闭、神经阻滞或手术治疗。

1.药物治疗

(1)卡马西平:这是一种抗惊厥药,作用于网状结构与丘脑系统,能抑制三叉神经系统的病理性多神经元反射。开始剂量为 0.1 g,每天 2 次,然后每天增加 0.1 g,分三次服用,最大剂量为每天 1.0 g。疼痛缓解后,维持治疗剂量大约两周,然后逐渐减量至最小有效维持量。可能的不良反应包括头晕、困倦、步态不稳、口干、恶心、皮疹等。虽然罕见,但严重的不良反应可能是损害造血系统功能,可能导致白细胞减少,甚至出现再生障碍性贫血。极少数患者可能出现剥脱性皮炎等。

(2)苯妥英钠:初始剂量为 0.1 g,每天三次,每天增加 50 mg,最大剂量为每天 0.6 g。疼痛消失一周后逐渐减量。可能的不良反应包括头晕、嗜睡、牙龈增生以及共济失调等。

(3)新型治疗神经病理性疼痛的药物包括加巴喷丁、普瑞巴林、奥卡西平等,这些药物具有明确的疗效、较少的不良反应等优点,可以结合患者的病情、经济状况以及个人意愿选择使用。

(4)维生素 B_1 和维生素 B_{12} 可以作为辅助治疗,疗程为 4 到 8 周。

2.封闭治疗

将无水乙醇或其他药物如甘油、维生素 B_{12}、泼尼松龙等注入三叉神经分支或半月神经节内,可以达到镇痛的效果。适应证包括药物治疗效果不理想或无法忍受不良反应的患者;拒绝手术或不适合手术的患者,治疗效果可持续 6 至 12 个月。

3.半月神经节射频热凝治疗

在 X 线或 CT 的指导下,通过皮肤将射频电极插入半月神经节,然后加热至 $65\sim80℃$,持续 1 分钟。这种治疗方法适用于封闭治疗适应的情况。可能的不良反应包括面部感觉障碍、角膜炎和带状疱疹等。治疗效果可达 90%,复发率为 $21\%\sim28\%$,可以重复使用。

4.手术治疗

对于无法通过其他方法治疗的原发性三叉神经痛,可以考虑进行手术。手术方法包括:①三叉神经显微血管减压术:疗效可以达到 80% 以上,可能的并发症包括面部感觉减退、听力障碍、滑车、外展或面神经损伤等。②三叉神经感觉根部分切断术。③三叉神经脊髓束切断术。

5.γ刀或 X 线刀治疗

对于药物和封闭治疗效果不佳,且不愿或不适合进行手术的患者,可以选择 γ 刀或 X 线刀治疗,其靶点是三叉神经感觉根。通常在治疗后 1 周开始有效。由于靶点周围的重要结构多且复杂,定位需要非常精确。

三、三叉神经麻痹

(一)先天性三叉神经麻痹

先天性三叉神经麻痹非常少见。主要表现为婴儿或幼儿时期出现严重的角膜溃疡,需要使用眼罩或者缝合眼睑。随着年龄的增长,角膜溃疡状况可能会有所好转。这种疾病主要有三个亚型,包括单独的三叉神经麻痹、并发间质发育异常的三叉神经麻痹以及三叉神经麻痹伴随其他脑神经麻痹。

其中,单独三叉神经麻痹的患儿,多数为双侧三叉神经受累,呈现常染色体显性遗传特性。角膜溃疡一般在 10～12 个月龄出现。推测病因为三叉神经核团发育不全,但缺乏病理学证据。

并发间质发育异常的三叉神经麻痹可能伴随 Goldenhar 综合征或 Mobius 综合征。Goldenhar 综合征也被称为眼耳脊椎发育异常综合征,患儿出生后即显示出各种程度的听力障碍、半侧颜面短小、口面裂、颌发育不良以及皮样瘤、视力障碍等眼部症状。男性新生儿比较常见,通常为散发病例,偶尔会有常染色体显性遗传特征。Mobius 综合征则包括先天性面神经麻痹和水平凝视障碍。尸检结果显示,患者的脑神经核团正常,肌肉异常,这表明间质发育不良可能是主要的病理改变。

先天性三叉神经麻痹并发其他脑神经麻痹的情况非常少见,通常指示着脑桥内部存在局部损伤。

(二)继发性三叉神经麻痹

继发性三叉神经麻痹的成因多种多样,如伤害、肿瘤、毒素暴露或手术等。它主要表现为面部感觉下降、角膜反射不灵敏,以及可能伴随的咀嚼肌和颞肌无力或萎缩。病理原因和位置的不同会导致临床症状的差别,这有助于确定病损的位置和特性。最常见的病因是水痘带状疱疹病毒感染和外伤,其他常见的病因包括桥小脑角肿瘤、颈部肿瘤和麻风病等。鼻咽癌的转移和浸润可能会影响三叉神经的感觉支,引发剧烈的持续神经痛,并常常与相邻部位的脑神经麻痹一同出现。下颌麻木综合征(NCS)主要表现为单侧下颌麻木,若排除下颌骨损伤、包含牙囊肿等牙科疾病,通常暗示可能有转移性肿瘤,如淋巴瘤和乳腺癌。治疗黑热病的药物二脒替、麻醉药三氯乙烯等都可能导致三叉神经感觉支双侧受累,偶尔也可能伴有运动支受累。化疗药物奥沙利铂可能会引发与剂量相关的急性口周感觉异常、神经性肌强直,可能进一步发展成感觉性神经病。

不同部位损伤的临床表现如下所述。

1.三叉神经核损伤

三叉神经核的损伤,可能由脑干出血、脑干梗塞、多发性硬化、延髓空洞症、炎症以及肿瘤引发。损伤在不同的核团可能会导致相应的感觉和咀嚼功能障碍。三叉神经感觉主核位于中脑中部的背外侧区,主要负责触觉和两点辨认觉。如果三叉神经感觉主核受损,可能会引起触觉丧失,而痛觉和温觉正常。三叉神经脊束核从中脑延伸到脊髓上端,主要负责痛觉和温觉。如果病变损害了脊束核,可能会出现痛觉和温觉的丧失,而面部的触觉正常。脊束核与面部感觉的分布呈现"洋葱皮"样。三叉神经中脑核主要负责颞肌和嚼肌的本体感觉。三叉神经运动核位于中脑,主要负责咀嚼肌,同时也支配腭帆张肌和鼓膜张肌。三叉神经运动核受到对侧皮质的支配,核上性损伤不会导致咀嚼功能障碍,而核性损伤则会影响同侧的咀嚼功能。

2.三叉神经根部损伤

三叉神经根部的损害涉及到神经从脑干出口至半月神经节的部分。如果受损严重,可能导致损伤侧的面部感觉完全丧失,同时伴随咀嚼功能障碍。如果损伤较轻,可能呈现为面部某一特定区域的感觉障碍,此时如果运动支未受影响,咀嚼功能可能保持正常。

3.半月神经节损伤

如果半月神经节受到完全损伤,可能会导致三叉神经整体的功能丧失,包括同侧的面部和口腔感觉,以及咀嚼肌的功能。由于半月神经节内的三叉神经纤维排列规律是从内到外,即第1支纤维在内侧,然后是第2支,最后是第3支纤维。因此,通过检查三叉神经分布区的感觉,可以确定半月神经节受损的部位和程度。

4.三叉神经外周支损伤

第1支受损后,可能会导致同侧的额部和角膜感觉减弱或消失。如果第1支完全受损,由于角膜无法感知外界刺激产生角膜反射和瞬目反射,可能会导致角膜溃疡,进而引发失明,这是需要特别注意的。第2支受损,主要影响的是同侧面颊部的感觉。第3支受损,会导致同侧的颏部感觉减弱或消失。第2支和第3支受损,还可能导致口腔内相应区域的感觉减弱或消失。如果是由于外伤导致的三叉神经外围支的损伤,若没有完全离断,大多数患者可以在几个月后恢复三叉神经的功能。如果离断但三叉神经对位良好,那么相当一部分患者的功能也能得到恢复。

诊断时需要综合临床表现、详尽的三叉神经功能检查,以及相关的辅助检查,以明确三叉神经受损的位置和程度。进一步,需要排除可能导致继发性三叉神经麻痹的病因,如肿瘤、炎症、血管病变、损伤等,从而选择适当的手术或药物治疗。继发性三叉神经麻痹的治疗效果,主要取决于损伤的原因、程度,以及解除病因的措施是否及时有效。

如果各种疾病压迫三叉神经根、半月节或外围分支,解除压迫后,三叉神经的功能有可能在一定程度上恢复。辅助治疗如神经生长因子、B族维生素、理疗、针灸和血管扩张剂等,都有助于神经的再生和功能的恢复。核性、神经根和半月节的完全性损伤导致的三叉神经功能障碍大多为不完全损伤,恢复可能性较小,需要解除病因并进行积极的相关治疗,以维持或恢复三叉神经的功能。由于三叉神经外围支的再生能力较强,特别是在外围支断裂的情况下,大多数在半年到一年的时间内,其功能可以有不同程度的恢复。

(三)特发性三叉神经病

特异性三叉神经疾病是一种罕见的病症,主要表现为面部一侧出现在三叉神经划定区域内的感觉障碍,不伴随其他神经系统的病症。一般来说,这种病症进展较慢,病程良好,大多数情况下,经过一段时间的治疗后,病情会逐渐恢复。少数病例会出现双侧病变。

大部分病例的发病过程比较缓慢,首先表现为一侧脸部的感觉逐渐消失,消失前可能会有感觉异常的症状,如同侧半边舌头的灼热感。感觉丧失通常从上唇和鼻孔周围开始,然后逐渐蔓延,大约几个月内就能覆盖整个面颊、下巴以及口腔内部。疼痛感失调一般比触觉感失调更为严重。在三叉神经的第2和第3支,发病率相当,第1支少有发病。鼻孔和上唇可能会出现无痛性溃疡。

在少数病例中,病症可能会突然发作,部分患者可能会伴有面部疼痛,咀嚼肌很少受到影响。可能会出现眼睑下垂或颈交感神经麻痹的综合征状。部分患者在四5个月内能够完全恢复,也有一部分患者在两年后仍无任何恢复。

特异性三叉神经疾病的病因和病理尚不明确。患者可能在罹患全身性红斑狼疮等胶原病时表现出三叉神经病症状,也有研究者提出血管压迫半月神经节可能是致病原因。个别患者在发病前有过牙源性败血症或者接受过牙科治疗,存在鼻窦炎病史,可能因为局部的轻度慢性炎症引发了组织相容性抗原Ⅱ的上调,导致半月神经节发炎,但这个假设还缺乏病理学的证据。

在诊断特异性三叉神经疾病时,需要排除所有可能影响三叉神经感觉支的因素,如鼻咽癌、三叉神经节或神经根的神经瘤、脑膜瘤、脑桥肿瘤以及脑桥部的微小梗死和多发性硬化等。

对于特异性三叉神经疾病,目前还没有特效的治疗方法,一般采取对症治疗,如大量使用B族维生素,进行局部按摩,接受理疗和针灸疗法。也有报道说阿米替林可以有效改善麻木症状。

(四)三叉神经节肿瘤

三叉神经半月节肿瘤在所有颅内肿瘤中只占据大约0.2%。该肿瘤源自三叉神经的施万细胞,其发展速度较慢,而在被确诊时,大部分肿瘤的直径都超过了2.5 cm。这种肿瘤常伴有囊性变化和出血坏死,具有明显的包膜,属于脑外肿瘤,但容易与硬膜或海绵窦粘连。大约一半的肿瘤源自三叉神经半月节,位于颅中窝硬膜外部,其生长缓慢,可能向海绵窦和眶上裂扩展。1/4的肿瘤起源于三叉神经根,位于颅后窝硬膜内部,可能侵犯周围的脑神经。还有1/4的肿瘤呈哑铃形生长,位于颞骨岩部尖端,跨越颅中窝、颅后窝的硬膜内外。除了三叉神经鞘瘤外,其他常见的还包括神经节细胞瘤、脊索瘤以及神经纤维瘤病2型。

这种疾病主要发生在中年人群中。临床表现多种多样,首次出现的症状通常是三叉神经所覆盖区域的疼痛、麻木等,其中三叉神经痛的表现往往不典型,持续时间较长。当肿瘤侵犯海绵窦时,可能出现相应的症状。如果患者位于后颅窝,可能导致听力下降、耳鸣、共济失调等症状。晚期患者可能会出现颅内压升高和视乳头水肿。

影像学的表现主要包括在颅中窝和颅后窝交界处可以看到椭圆形或哑铃形的肿瘤;肿瘤有强化现象,较小的实性肿瘤呈均一强化,有囊性变化的肿瘤呈环状强化;周围一般没有脑水肿;中颅窝三叉神经瘤可能压迫鞍上池和海绵窦,后颅窝的三叉神经瘤可能压迫桥小脑角和第四脑室;可能有颞骨岩部尖端的破坏。需要与听神经瘤以及脑膜瘤区别开来。

一旦被确诊,通常需要进行手术治疗。在临床和影像学上难以判断其是否为恶性,需要通过病理学来确认。如果确定为神经纤维瘤病2型,那么通常不推荐手术治疗。

第二节　脊神经疾病

一、桡神经麻痹

桡神经位于腋部并有可能在此处被压迫(称为"拐杖麻痹"),但更常见的是其下部受累。位于肱骨下 1/3 部位的桡神经紧贴骨干,容易因为切割伤、过长时间的捆绑、过度应用止血带、肱骨骨折过度生长骨痂、钢板固定或去除不当等原因而受损。桡骨头前脱位或手术过程中的不慎操作也可能对桡神经深支产生压力或拉伤。

(一)临床表现

1.畸形

由于腕伸肌、拇伸肌、指伸肌的瘫痪,手部出现"腕关节下垂"状况。旋后肌的瘫痪导致前臂旋前畸形。当肘以下平面受到伤害时,由于支配桡侧腕伸肌的神经分支未受到影响,腕关节可以正常伸展,但会偏向桡侧,同时会出现拇指和其他指头无法伸展以及前臂无法旋前的情况。

2.感觉

损伤后,患者在手背桡边、上臂下半桡侧后部以及前臂背侧虎口部位的感觉会减退或消失。

3.运动

桡神经在腋部受损后,患者会出现肱三头肌、肱桡肌、旋后肌和腕指伸肌力量减退的症状,出现无法伸展手腕、拇指和其他指头的情况。因为肱二头肌的作用,前臂可以完成旋后动作,但力量明显减弱,拇指无法做桡侧外展。当桡神经在肘关节以下部位受损,主要症状为无法伸展拇指和其他指头。

(二)诊断

1.明显的外伤历史

如肱骨中下 1/3 处骨折,桡骨小头脱位等。

2.典型症状与体征

如腕关节下垂、无法伸展拇指和其他指头。

3.肌电图检测

可以确切地确定受损部位和伤害程度。

(三)治疗

1.非手术疗法

包括药物、理疗和功能训练等,适用于损伤程度轻或病程短的患者。

2.手术疗法

对于经过 3 个月保守治疗无恢复或有开放性神经损伤的患者适用。依据损伤程度选择不同的手术方法。因骨折导致的神经损伤,一般先行保守治疗观察 1～2 个月后再决定具体的治疗方案。

二、尺神经麻痹

尺神经在肘部可能直接遭受外力冲击或是因为骨折和脱位而受到损伤。严重的肘部外翻畸形和尺神经滑脱可能在伤害发生数年后导致尺神经受损,这被称为慢性尺神经炎。同样,由肘关节炎引起的骨赘、腱鞘囊肿、脂肪瘤、Charcot肘、肱尺腱膜韧带肥厚和滑车上肘肌压迫都可能导致慢性尺神经炎。此外,尺侧腕屈肌的纤维变性增厚可能导致尺神经在肘管入口处受压,引发较常见的肘管综合征。尺神经的一个特点是它在尺骨髁上的尺神经沟中表面位置浅,因此容易受到压迫性损害,如,长时间屈肘靠在硬物表面(如课桌、扶手椅等)可能导致尺神经的慢性压迫。颈肋或斜角肌综合征时,尺神经最容易受到影响,导致不全损伤。在腕部,尺神经容易受到切割伤,卡压性疾病在肘部相对少见,但腕关节出现退行性变化、类风湿关节炎、远端血管畸形或长时间紧握工具都可能导致尺神经发生损伤。

(一)临床表现

1.畸形

尺神经损伤后,手部可能出现爪形畸形(主要是环指和小指),如果损伤在更低的位置,爪形畸形可能比高位损伤更明显。广泛的手内肌瘫痪和小鱼际肌萎缩,会使掌骨间隙显著凹陷,导致掌指关节过度伸展和指间关节屈曲。

2.运动

当尺神经在肘部受损时,前臂尺侧腕屈肌和指深屈肌的尺侧部分会瘫痪,无法向尺侧屈腕以及屈环指和小指的远侧关节。所有的手指都无法内收外展。小指处于外展位置,拇指和食指无法形成"O"形。由于拇指内收肌和第一背侧骨间肌瘫痪,故在进行拇指和食指夹纸试验时会表现出无力。为了补偿这种无力,拇指长屈肌和正中神经控制的肌肉会无意识地变得更加活跃,屈曲拇指的远端指节(Froments征)。由于骨间肌无力,这是由于手内肌瘫痪引起的,手的握力减少约50%,失去了灵活性。

手的尺侧、全小指以及环指的尺侧部分出现感觉阻塞。如果损伤不全,可能会有典型的灼烧样疼痛。

(二)诊断

1.伤害历史

存在手腕或肘部受伤的过去记录。

2.显著的症状和体征

环指和小指呈爪状,第一背侧的骨间肌出现萎缩,手部肌肉无法内收和外展,环指和小指出现感觉异常。

3.电生理检查

电生理检查能够明确损伤的位置和性质。

4.MRI

肘部受伤的MRI能够发现局部的占位性病变和结构异常,也能显示神经的增粗和信号增强,特别适合在电生理检查中未能发现局焦性病变的情况。如果腕部受伤的 MRI 发现尺骨管的结构性损伤,那么需要进行手术探查。

5.超声检测

肘部的高分辨率超声能够发现尺神经的增厚。

(三)治疗

保守的治疗方案包括避免弯曲肘部和压迫肘部、使用护肘等。在进行外科手术之前,需要进行至少 3 个月的保守治疗。外科手术包括尺神经前移、尺侧腕屈肌腱膜松解术以及内上髁切除术等。尺神经前移的并发症比松解术高,而手术的收益取决于手术的方法、神经病变的持续时间以及严重程度。通常情况下,症状持续不超过 1 年的患者或电生理检查显示有脱髓鞘的患者预后较好,超声显示神经显著增粗的患者预后较差。

三、正中神经麻痹

正中神经位于手腕的表面位置,容易受到锐器的伤害,并常常伴随着屈肌腱的损伤。肱骨髁上骨折和月骨脱位常常伴随着正中神经的损伤,大多是由挫伤或压伤引起的。由肩关节或肘关节脱位引起的是牵拉伤。此外,正中神经也可能因为手腕部骨质增生、腕横韧带肥厚或旋前圆肌肥大,而出现慢性神经压迫症状。

(一)临床表现

1.腕部正中神经损伤

(1)形态变化:初期手部变形不明显,但在受伤后的一个月内,大鱼际肌可能开始萎缩和变平,拇指内收形成类似猿掌的形态。伤后时间越长,变形越显著。

(2)运动变化:大鱼际肌,也就是拇对掌肌、拇短展肌以及拇短屈肌的浅部,因瘫痪而无法进行对掌运动,拇指无法与手掌面形成 90°角,也无法用拇指指腹触碰到其他手指的尖端。大鱼际肌的萎缩导致手部形态变为猿手。拇短屈肌有时会受到尺神经的控制。

(3)感觉变化:正中神经的损伤会对手部的感觉产生最大的影响。在手掌侧,拇指、食指、中指以及环指的桡侧半部分,在背侧,食指、中指的远端都会出现感觉障碍。由于感觉受阻,手部的功能会受到严重影响,如失去触觉,拿物易掉,以及容易受到外伤和烫伤等。

(4)营养变化:手部的皮肤和指甲都会有明显的营养变化,指骨萎缩,指尖变小且尖锐,皮肤干燥,无汗出。

2.肘部正中神经损伤

(1)运动变化:除了上述的变化,还会有旋前圆肌、旋前方肌、指浅屈肌、指深屈肌的桡侧半部分、拇长屈肌和掌长肌的瘫痪,因此拇指和食指无法弯曲,握拳时拇指和食指仍然保持直立。部分患者的中指只能部分弯曲,食指和中指的掌指关节部分弯曲,但指间关节仍然直立。

(2)感觉和营养变化:手腕部的正中神经断裂、正中神经损伤常可能伴随着烧灼样神经痛。

3.正中神经的卡压综合征

(1)腕管综合征:这是最常见的压迫性神经病变,通常是由于过度使用手或重复的职业伤害引起的,其他可能的诱发因素包括怀孕、糖尿病、肥胖、老年、类风湿病、甲状腺功能不全、淀粉样变性、痛风、肢端肥大症、黏多糖病、动静脉畸形手术、腕部骨折病史以及腕部肌腱或结缔组织的炎症。偶尔会有家族病史。常见症状包括夜间的神经疼痛和感觉异常,主要影响拇指、食指和中指,疼痛可以向前臂甚至肩部放射,经常会导致患者从睡眠中醒来。客观体征主要是正中神经分布区的感觉障碍,包括两点辨别觉、刺痛感和轻触感的减退,偶尔会出现拇指、食指和大鱼际肌的感觉过敏,如果压迫持续存在,可能会出现大鱼际肌无力和萎缩。腕管综合征通常是双侧的,但优势手更为严重。敲击腕部可引起腕部远端正中神经分布区的感觉异常,这被称为 Tinels 征,阳性率约 60%,但特异性低。患者如果持续屈腕(Phalens maneuver)或过度伸腕(反 Phalens maneuver)都可能引发上述症状。电生理检查可用于确诊。治疗方面,轻度症状的患者可以用夹板固定腕部,避免手腕屈曲,使用非甾体抗炎药或腕管内注射皮质激素。严重的感觉障碍或大鱼际肌的萎缩可能需要进行外科手术腕管松解。

(2)旋前圆肌综合征:正中神经在肘部可能会被肥大的旋前圆肌两头或二头肌腱膜压迫,产生旋前圆肌综合征。有时,频繁的前臂旋前动作也可能导致这种情况,外伤性因素包括肘关节脱位、前臂骨折等。患者通常会感到前臂或肘部掌侧的不明原因疼痛,抓握或前臂旋前动作可能会加重或诱发疼痛,也可能出现类似腕管综合征的手掌麻木或感觉异常,但通常不会出现夜间加重的现象。检查时可能发现拇长屈肌和拇短展肌无力,触诊时旋前圆肌可能会疼痛,在肘部也可能出现 Tinels 征。电生理检查可能会发现肘腕间的正中神经传导速度减慢,与腕管综合征不同的是腕部远端的正中神经运动和感觉潜伏期都正常。治疗方案包括在旋前圆肌处注射皮质激素,使用非甾体类抗炎药,或者将手臂肘部弯曲 90°并处于轻度旋前位置进行固定,都可以帮助缓解症状。

(二)诊断

1.外伤史

存在明显的腕部或肘部受伤经历。

2.典型症状和体征

表现为典型的猿手样变形,手指感觉异常,主要影响桡侧的三个半手指,拇指与掌的对接功能消失,拇指和食指的末节无法弯曲(在肘部受损时)。

3.肌电图检查

可以确定损伤的具体位置和性质。

(三)治疗

1.非手术疗法

包括药物治疗、理疗和功能训练,适用于病程较短或损伤程度较轻的患者。

2.手术治疗

对于保守治疗 3 个月无效或具有开放性神经损伤的患者,可以选择手术治疗。具体的手术方法根据损伤的性质来选择。

四、腓总神经麻痹

腓总神经起源于 $L_4 \sim S_3$ 的神经根,在大腿下 1/3 处从坐骨神经分离出来,是坐骨神经的两个主要支脉之一。该神经下行到腓骨头处向前方转折,分出腓肠外侧皮神经,负责小腿外侧面的感觉,在腓骨颈前部分为腓深神经和腓浅神经,前者支配前胫肌、长趾伸肌、长展肌、短展肌和趾短伸肌,后者则支配腓骨长肌和腓骨短肌以及第 2～5 趾的足背皮肤。

(一)病因

腓总神经麻木症的主要原因通常是各种形式的压迫,如长时间交叉双腿坐着,长时间保持下蹲状态,不当的下肢石膏固定,以及昏迷或深睡眠时不当的睡姿等;也可能由于腓骨头或腓骨颈部的外伤、骨折等因素导致;此外,糖尿病、感染、酒精中毒和铅中毒也可能是病因。在腓骨颈的外侧,腓总神经的位置比较表面,紧贴骨面,因此很容易受到损伤。

(二)临床表现

腓总神经麻木症的主要症状包括足部和趾部无法背屈,足部下垂并略向内翻,行走时需要强力提高患肢以使下垂的足尖离开地面,步态表现为跨门式步行。患者不能用脚后跟站立和行走,感觉障碍主要在小腿前外侧和足背。

(三)治疗

除了针对病因进行治疗之外,还可以使用神经营养药物和理疗等手段进行治疗。

五、胫神经麻痹

胫神经,由 L_4 至 S_3 神经根构成,在腘窝上方从坐骨神经分离,通过小腿背面下行到内踝后方,并分支供给腓肠肌、比目鱼肌、腘肌、跖肌、趾长屈肌和长屈肌,以及足底的所有短肌。其感觉分支在小腿下部的后侧 1/3 和足底皮肤分布。

(一)病因

胫神经功能丧失通常由药物、酒精中毒或糖尿病等引起,也可能由于当地囊肿压迫或小腿受伤。当胫神经及其末端在踝管处受到压迫,可能导致足和踝部疼痛以及足底感觉减退,称为踝管综合征。其原因包括鞋子不合适、石膏固定过紧、受伤后的创伤性纤维化以及腱鞘囊肿等。

(二)临床表现

胫神经损伤的主要表现是无法弯曲足和足趾,无法用脚尖站立和行走,主要感觉障碍在足底。

(三)治疗

治疗方法除了针对病因外,还可以使用神经营养药和理疗等。

六、枕神经痛

枕大神经、枕小神经和耳大神经分别源于 C_2、C_3 神经,分布在枕部、乳突部和外耳。

(一)病因

枕神经疼痛可能由感染、受冷等引起,也可能由颈椎病、环枕畸形、枕大孔区肿瘤等引起。

(二)临床表现

其特征是出现在分布区内的阵发性或持久性钝痛,且伴有阵发性加重,被称为枕神经疼痛。大多数情况下,疼痛只发生在一侧,可能是自发性的,也可能由头颈部的运动、打喷嚏、咳嗽引起或使疼痛加剧。疼痛通常起始于枕部,沿神经走行放射,枕大神经疼痛向头顶放射,枕小神经疼痛和耳大神经疼痛分别向乳突部和外耳部放射,严重时可能伴有眼球后部的疼痛。枕大神经的压痛点位于乳突与第1颈椎水平后正中点连线的中点(相当于风池穴)。枕部和后颈部的皮肤常常感觉减退或过敏。

(三)治疗

治疗主要针对病因,对症处理可以采用局部热敷、封闭、局部性理疗等。药物可以口服止痛药、B族维生素。疼痛较重时,局部封闭效果较好。

七、臂丛神经痛

臂丛是由 C_5 至 T_1 的脊神经前支构成的,主要负责上肢的感觉和运动功能。这些脊神经前支在锁骨上方形成上、中、下三个干,再在锁骨下方分为前、后两股。之后,由上、中两个干的前股合并成外侧束,下干的前股形成内侧束,三个干的后股形成后束。外侧束和内侧束分别发出正中神经和尺神经,后束则分出腋神经和桡神经。此外,还有一些重要的神经分支如胸长神经和肩胛背神经分别起源于 C_5、C_6 和 C_7 的前根和 C_5。

(一)病因

臂丛神经痛的常见原因包括臂丛神经炎、颈椎病、颈椎间盘突出、颈椎内肿瘤、胸出口综合征、肺顶肿瘤和臂丛神经的外伤。

(二)临床表现

臂丛神经痛是一个由多种原因引发的综合征状,主要表现为臂丛支配区的疼痛、肌肉无力和肌肉萎缩。

1.臂丛神经炎

又称为原发性臂丛神经病或神经痛性肌萎缩,多发生在成年男性,约一半的患者有前驱感染或免疫治疗、手术等病史。多认为是一种过敏反应性疾病。少数患者有家族病史。

疾病通常以急性或亚急性方式发作,初期主要表现为肩部和上肢的剧烈疼痛,持续数小时至两周,然后逐渐缓解,但肌肉无力会逐渐加重。大部分患者的无力在2～3周达到高峰。颈部动作、咳嗽或打喷嚏通常不会加剧疼痛,但肩部和上肢的运动可能会加重疼痛。肌肉无力主要在肩胛带区和上肢近端,全臂丛损伤较少见。数周后,肌肉会出现不同程度的萎缩和皮肤感觉障碍。部分患者的两侧臂丛可能同时受影响。

2.继发性臂丛神经痛

主要由臂丛周围的组织病变压迫神经根引起,如颈椎疾病、颈椎间盘突出、颈椎结核、颈髓肿瘤、硬膜外转移瘤和蛛网膜炎等。神经干受压主要包括胸出口综合征、颈肋、颈部的肿瘤、结核、腋窝淋巴结肿大以及肺尖部肿瘤。主要的临床表现是颈肩部的疼痛,这种疼痛可以向上臂、前臂外侧和拇指辐射,臂丛神经的分布区域内可能出现不同程度的麻痹,可能伴随局部肌肉萎缩、上肢腱反射减弱或消失。若病程较长,可能会出现自主神经功能障碍。神经根型颈椎病是导致继发性臂丛神经疼痛最常见的原因。主要症状是根源性疼痛,表现为颈肩部疼痛,向上肢辐射。感觉异常主要集中在拇指与食指;可能伴有肌力下降,局部肌肉萎缩、患侧上肢腱反射减弱或消失。

(三)辅助检查

为确定臂丛损伤的具体位置和程度,可以根据患者的具体情况选择进行脑脊液化验、肌电图与神经传导速度测定、颈椎摄 X 线片、颈椎 CT 或 MRI 检查,这些都能为诊断和鉴别诊断提供重要的参考。

(四)治疗

臂丛神经炎的急性期治疗可使用糖皮质激素,如口服泼尼松 20~40 mg/d,连续 1~2 周,或者使用静脉滴注地塞米松 10~15 mg/d,病情好转后逐渐减量。应该联合使用 B 族维生素如维生素 B_1、维生素 B_{12} 等。可以口服非甾体类抗炎药,也可采用物理疗法或者局部封闭疗法止痛。在恢复期要注意患肢的功能锻炼,可以使用促进神经细胞代谢的药物以及针灸等方法。大约 90% 的患者在 3 年内可以恢复健康。

颈椎病引发的神经根损伤大部分可以通过非手术综合治疗得到缓解,包括卧床休息、口服非甾体类抗炎药如布洛芬、双氯芬酸钠等。对于疼痛较重的患者,可以在压痛点处局部注射麻醉药和醋酸泼尼松龙 25 mg。理疗和颈椎牵引也能带来良好的效果。在以下情况下,可考虑手术治疗:①临床和放射学证据显示伴有脊髓病变;②适当的综合治疗并未缓解疼痛;③受损神经根所支配的肌肉群呈现出持续性无力。

八、肋间神经痛

(一)病因

肋间神经痛主要是指肋间神经所支配区域的疼痛,它分为原发性和继发性两类。原发性肋间神经痛较为罕见,而继发性肋间神经痛则可能由于周边组织的感染(如胸椎结核、胸膜炎、肺炎)、外伤、肿瘤(如肺癌、纵隔肿瘤、脊髓肿瘤)、胸椎退化性疾病、肋骨骨折等因素引起。此外,带状疱疹病毒感染也是造成肋间神经痛的常见原因。

(二)临床表现

肋间神经痛主要表现为:①疼痛沿着一个或多个肋间从后向前以半环形方式放射。②在呼吸、咳嗽、打喷嚏、打哈欠或脊柱活动时疼痛可能加重。③在相应的肋骨边缘可能出现压痛。④患处皮肤可能出现感觉减退或过敏。如果是由带状疱疹病毒引起的,患者在发病几天内可能在患处出现带状疱疹。

(三)辅助检查

胸部与胸椎的影像学检查和腰穿检查可以帮助诊断继发性肋间神经痛的部分病因。

(四)治疗

1.针对病因治疗

带状疱疹引起的肋间神经痛,需要进行抗病毒治疗,如,可静脉滴注阿昔洛韦 5~10 mg/kg,每 8 小时一次,或者更昔洛韦 5~10 mg/(kg·d),分 1~2 次静脉滴注,连续使用7~14 d。肿瘤、骨折等病因引起的肋间神经痛,应依照相应的治疗原则进行手术、化疗及放疗。

2.镇痛和镇静

可以使用地西泮、布洛芬、双氯芬酸钠、曲马朵等药物进行镇痛和镇静。

3.B族维生素与血管扩张药物

可以使用维生素 B_1、维生素 B_{12}、烟酸、地巴唑等药物。

4.理疗

理疗能够改善局部血液循环,有助于病变组织的恢复,但结核病和肿瘤患者不宜使用。

5.封闭疗法

可以使用局部麻醉药进行相应神经的封闭治疗。

九、股外侧皮神经病

股外侧皮神经病,也叫作股外侧皮神经炎或感觉异常性股痛,是由 $L_{2\sim3}$ 脊神经后根构成的一个纯感觉神经。它向外下斜越过髂肌深面,到达髂前上棘,然后经过腹股沟韧带下方到达股部。在髂前上棘下 $5\sim10$ cm 处,它穿出大腿阔筋膜,并分布于股前外侧皮肤。

(一)病因

股外侧皮神经病的发生常常是因为神经受压或外伤,如,穿太紧的衣服,长时间使用硬质腰带,或者由于盆腔肿瘤和妊娠子宫。此外,感染、糖尿病、酒精、药物中毒和动脉硬化等也可能导致股外侧皮神经病。部分患者的病因可能无法确定。

(二)临床表现

疾病的起病可能急速或缓慢,多数是单侧发病。主要症状包括大腿前外侧皮肤存在感觉异常,如麻木、刺痛、烧灼感,可能存在局部过敏,行走或站立时症状可能加重。部分患者可能只偶尔发现局部感觉减退。体检可能会发现髂前上棘内侧或其下方存在压痛点,股外侧皮肤可能存在局部感觉减退或丧失。

(三)辅助检查

对于症状持续的患者,应结合其他专科检查和盆腔 X 射线检查,以明确病因。

(四)治疗

治疗方法除了针对病因进行治疗外,还可以口服 B 族维生素,或者使用镇痛药。局部理疗和封闭疗法也有一定疗效。对于疼痛严重的患者,可以通过手术方式切开压迫神经的阔筋膜或腹股沟韧带。

十、坐骨神经痛

坐骨神经痛是一种沿着坐骨神经路径及其分布区域的疼痛症状,主要表现为臀部、大腿后部、小腿后侧和脚外侧的疼痛。这种痛症是由多种疾病引发的。在对坐骨神经痛进行诊断时,应进一步找出引起疼痛的根本疾病。

(一)病因

坐骨神经痛的原因主要分为两大类:原发性和继发性(症状性)。原发性坐骨神经痛,即坐骨神经炎,在临床上较为罕见。这主要是坐骨神经的间质炎,通常由牙齿、鼻窦、扁桃体等部位的感染,通过血液传播到神经外膜,常伴有肌炎和纤维组织炎。寒冷和潮湿的环境常常是病发的诱因。继发性坐骨神经痛是由邻近组织病变对坐骨神经通路的影响所引起。根据病变位置,又可以分为根性和干性坐骨神经痛。根性坐骨神经痛的病变主要发生在椎管内,如腰椎间盘突出、椎管内肿瘤等(尤其是硬脊膜外的转移癌和硬脊膜下髓外的神经鞘瘤)。此外,脊椎本身的疾病,如脊椎骨关节病、骨肿瘤、骨结核、损伤以及蛛网膜炎等也可以在椎间孔区压迫神经根,导致根性坐骨神经痛。干性坐骨神经痛的病变主要发生在椎管外,常见的有腰骶神经丛及神经干附近的病变,如骶髂关节炎、骶髂关节半脱位、骶髂关节结核、髂内淋巴结的转移癌、腰大肌脓肿、髋关节炎、盆腔内子宫附件炎、肿瘤、妊娠子宫的压迫、各种损伤、神经本身的肿瘤等。一些代谢性疾病如糖尿病和下肢的动脉内膜炎也可能表现为坐骨神经痛。

(二)临床表现

坐骨神经痛主要发生在成年男性身上,通常是单侧的,病症可能突然发生,也可能慢慢出现。急性坐骨神经炎通常在下背部感到疼痛和僵硬后几天突然发生,沿着坐骨神经的痛感剧烈。也有患者在病发前几周走路或运动时,会有神经拉伸时的短暂疼痛,并逐渐变为剧痛。疼痛大部分从臀部或髋部开始,向下蔓延到脚部。在大腿内侧的大转子、髂后坐骨孔、大腿后部中间、腘窝、小腿外侧及足背外侧,疼痛最为严重。疼痛是持续的钝痛,并有发作性疼痛,发作时的疼痛可感觉像被火烧或刀刺,常在夜间尤为严重。

为了缓解疼痛,患者通常会采取各种特别的减痛姿势,如,睡觉时喜欢向健侧侧卧,患侧髋关节和膝关节微曲。如果要求仰卧的患者起坐时,患侧的膝关节会弯曲,这是一种保护性的反射性弯曲,被称为起坐症状。坐下时,患者会首先用健侧臀部着地。在站立的时候,身体稍微向健侧倾斜,患侧下肢在髋、膝关节处微曲,导致脊柱侧凸,大多数情况下凸向患侧,即躯干向健侧倾斜以减轻椎间孔处神经根的压力。少数情况下也可能凸向健侧,以降低神经干的张力。在捡取物品时,患者会首先屈曲患侧膝关节,以避免拉伸坐骨神经。

根性坐骨神经痛在咳嗽、打喷嚏和做重力性活动时疼痛加剧,疼痛表现为放射痛。腰椎棘突和横突的压痛非常明显,而沿坐骨神经通路各点的压痛则较轻微或无疼痛。直腿高举试验也呈阳性,但以下两种试验阳性常为根性坐骨神经痛的特点。①颏胸试验:患者仰卧,检查者将其头颈被动前屈使下颏触及胸壁,如引发或加重下肢疼痛称颏胸试验阳性。②压迫两侧颈静脉至头内出现发胀感时,如引发或加重下肢疼痛也提示为根性神经痛。

患者若有干性坐骨神经痛症状,可以在以下几个部位明显感觉到压痛:①坐骨孔上缘,相当于针灸中的秩边穴;②坐骨结节与转子间,相当于环跳穴;③腘窝内部,相当于委中穴;④腓骨小头下方;⑤内踝后,胫神经的外显神经位置;⑥足底中央。在患者做患肢直腿高举或移动患肢以拉伸神经时,都可能引发疼痛。坐骨神经支配的肌肉,如腘绳肌群和腓肠肌等,可能出现张力减弱和轻微萎缩现象。明显的肌肉压痛通常出现在腓肠肌和比目鱼肌肌腹部。小腿外侧和足背区可能出现针刺、灼烧和麻木等感觉异常,但实际的感觉障碍相对较少。由于腘绳肌群(对抗股四头肌)的肌张力下降,膝反射有时可能增强。如果L4神经根受损,膝反射可能会减弱。踝反射通常会减弱,严重和慢性期可能消失,这是由于S1神经根受损导致的。

坐骨神经痛的病程因病因不同而异。疼痛的强度和持续时间也各有差异。多数情况下,患者在病发后卧床休息可以快速缓解或消除疼痛。初期5~10 d的坐骨神经炎疼痛最严重，之后逐渐缓解。在适当的治疗下，一般在6~8周内可以恢复。有些病例可能会变成慢性，时轻时重，可能持续数月。总的来说，疼痛剧烈的急性发病者，复发的可能性相比亚急性或慢性发病者要低。

（三）诊断

通常，通过痛感的分布区域和特性，我们可以轻松诊断坐骨神经痛。然而，为了找出疼痛的原因，我们需要详细了解患者的感染、寒冷暴露、伤害和肿瘤等情况。体检时，我们需要重点关注感染病灶、脊柱、骶髂关节和髋关节等部位的状态。为了排除由盆腔内器官疾病引起的坐骨神经痛，我们常常需要进行肛门指检，有时甚至需要妇科医生的协助。通过详细的神经系统检查，我们可以确定是神经根还是神经干受到损伤。如果疼痛为神经根性，我们需要考虑腰椎间盘突出、椎管内肿瘤、腰骶神经根炎、脊椎关节炎和肥大性脊椎骨关节病等可能性。而如果疼痛为神经干性，通常在坐骨神经的通路上会有压痛，肌肉明显压痛，直腿高举试验阳性。在这种情况下，我们需要考虑感染性坐骨神经炎、盆腔内疾病、髋关节疾病以及臀部肿瘤或伤害等可能性。此外，脑脊液检查在神经干性坐骨神经痛时可能正常，而在神经根性时可能异常。我们还需要注意与臀部纤维组织炎和腰腿部肌肉劳损引起的腿部疼痛进行鉴别。X射线检查可以帮助我们识别疼痛的原因，如发现脊柱、椎间盘、骶髂关节和髋关节的病变。在必要的情况下，我们还可以进行 CT、MRI 或椎管造影，以确定是否存在椎间盘突出、肿瘤压迫或蛛网膜粘连病变。

（四）治疗

治疗坐骨神经痛需要根据病因进行。在坐骨神经炎的急性期，患者需要卧床休息，一般需要3~4周的时间，硬板床是最佳的选择。止痛药物如阿司匹林、氨基比林、抗炎松、保泰松、安乃近等都可以使用。镇静剂和维生素（如维生素 B_1、B_{12}）也可以作为辅助治疗。在坐骨神经炎的急性期，可以使用肾上腺皮质激素治疗。理疗、热敷、红外线治疗、短波透热等方法可以帮助消除神经肿胀。针对坐骨神经干的普鲁卡因封闭疗法和骶骨内硬脊膜外封闭疗法可以缓解疼痛。

第三节　脑梗死

脑梗死是由于脑部血流中断引发的局部组织坏死。其高发病性和高残疾率使其成为导致痴呆的第二大因素，也是老年癫痫和抑郁症的主要触发因素。

一、病理生理机制

（一）造成脑组织缺血损伤的血管壁及血管内部病理

脑缺血损伤关联的血管壁和血管内部病理变化包括动脉粥样硬化、微小动脉硬化（又被称为小动脉玻璃样变）和其他引发血管壁变化的因素，以及血栓的形成。颅外颈部动脉的粥样硬化主要发生在主动脉弓、颈内动脉起始部、椎动脉起始和锁骨下动脉起始部。颅内动脉粥样硬化主要集中在大脑中动脉、颈内动脉虹吸、椎动脉颅内段、基底动脉和大脑后动脉起始部。粥样斑块可阻塞发出穿支的载体动脉,同时穿支动脉口可发生微小粥样斑块并堵塞穿支动脉。由高血压引发的脂质玻璃样变或纤维玻璃样变主要影响穿支动脉,导致中膜增生和纤维样物质沉积,使得本已狭窄的管腔变得更小。此外,也可能存在其他引发血管壁变化的因素,如动脉夹层、动脉炎、肌纤维营养不良(内膜与中膜过度增生)、烟雾病(内膜层状增厚中层变薄)、感染等。

血栓形成在血管壁和血管内部进行,血管表面的损伤可能引发血栓形成,如上述动脉粥样硬化、动脉夹层、动脉炎、肌纤维营养不良、烟雾病、感染等引发的动脉病变处都可能继发血栓形成;血管显著收缩或狭窄也可能引发血栓形成(极度狭窄处的血流混乱,可能导致血流减慢,尤其在全身供血不足时,局部血流更慢,更容易引发血栓形成);血管局部的扩张也可能引导血栓形成(扩张部位的血流减慢);凝血系统的改变可能继发血管内血栓形成(红细胞增多症、血小板增多症或全身高凝状态)。

动脉粥样硬化是一种常见的血管损伤,其主要特征是大型和中型动脉的内膜在局部区域出现斑块状增厚。这种增厚是由于脂质在动脉内膜的积聚,呈现粥样,黄色的外观,所以被称为动脉粥样硬化。脑动脉粥样硬化的发展是一个持续的病理过程,包括内中膜的增厚、粥样斑块的形成、血管的重塑、斑块的破裂、表面或腔内形成血栓、斑块体积的间断增加,直至最后形成严重的狭窄。动脉粥样硬化的斑块有稳定和脆弱两种类型,脆弱的斑块指的是可能会变成"罪犯斑块"的斑块。颈动脉脆弱斑块的病理特性主要包括薄纤维帽大脂核、斑块表面的溃疡、破裂、形成血栓、斑块内的出血和炎症。管腔的狭窄、大的脂核以及斑块内新生血管床的形成可能是颅内动脉粥样脆弱斑块的病理特性。

(二)导致脑组织损伤的心脏病理

许多心脏疾病都可能引发脑栓塞,也被称为心源性栓塞或心源性卒中。这些栓子源于心脏,或者经过心脏的异常分流,随血流进入大脑循环,阻塞脑动脉,从而导致脑梗塞。这些可能的心脏疾病包括:①心律不齐,尤其是心房颤动和病态窦房结综合征;②心脏瓣膜疾病,尤其是二尖瓣狭窄、人工心脏瓣膜、感染性心内膜炎和非感染性心内膜炎;③心肌病变或心内膜病变,尤其是心肌梗死、心内膜炎和扩张型心肌病;④心内肿瘤,如黏液瘤、左心室壁瘤、左心室附壁血栓;⑤右向左分流,尤其是房间隔缺损和卵圆孔未闭,深静脉的栓子可以通过这个通道进入全身循环引起异常栓塞。

(三)导致脑组织缺血损伤的机制

脑组织缺血损伤的机制主要有两种:栓塞和低灌注。其中,栓塞可能源自心脏(称为心源性)或动脉(称为动脉源性)。心源性栓塞是由于心脏中的栓子脱落,跟随血液流动进入脑动脉,阻塞一条或多条脑动脉,导致脑组织受损。动脉源性栓塞则是指主动脉弓、颅外颈动脉或颅内大动脉的栓子沿血流方向脱落,阻塞脑内一条或多条动脉,引发脑组织损伤。

另外,静脉系统也可能产生栓塞,但这种情况下,血凝块通常在存在右向左分流(如房间隔缺损或卵圆孔未闭)的心脏中才可能进入大脑。值得注意的是,被栓塞的脑动脉本身可能并无病变。例如,心源性栓塞可能导致右侧大脑中动脉大面积梗死,尽管被栓塞的大脑中动脉本身并未受损。

类似地,颈内动脉或大脑中动脉的粥样硬化斑块表面形成的血栓、斑块片段、胆固醇结晶等可能脱落,阻塞同侧大脑中动脉的分支,导致该分支供血区发生梗死,尽管被堵塞的这条大脑中动脉分支本身可能并无病变。

此外,有些较少见的物质,如空气、脂肪、肿瘤细胞等,也可能进入心脏,然后阻塞脑动脉。栓子的大小、性质和来源不同,可能阻塞不同的动脉。例如,源自心脏的大栓子可能阻塞颅外大动脉,而较小的栓子(无论是源自心脏还是外周血管)以及来自主动脉弓和颈动脉的较小栓子,常常阻塞颅内主干动脉和(或)其分支,如大脑中动脉、大脑前动脉、大脑后动脉、椎动脉和基底动脉。其中,最常被栓塞的动脉是大脑中动脉及其分支。而源自颅内主干动脉(如大脑中动脉、椎动脉和基底动脉)的较小栓子可能阻塞其远端的分支动脉。最微小的栓子可能阻塞小穿支动脉、眼动脉及视网膜动脉。

脑缺血的低灌注类型可分为两种。一种是全身性的低灌注,这种情况下,由于全身灌注压力的下降,导致脑组织的血流降低。这种情况常因心脏泵衰竭(如心肌梗死或严重的心律失常)和低血压引发。另一种是由于颈部或颅内大动脉严重狭窄或闭塞引起的低灌注,导致脑缺血。在动脉供应的交界区,低灌注更为突出,因此,低灌注性脑梗死常在此区域发生,这被称为分水岭梗死。

在动脉粥样硬化引发的脑梗死中,由斑块不稳定导致的动脉至动脉栓塞比单纯的低灌注更常见。在分水岭区域的梗死可能是由微小栓子栓塞和低灌注的共同作用导致的。

对于颈内动脉起始和椎动脉颅外段的病变,斑块表面的血栓形成会加剧狭窄程度,可能进一步导致完全的闭塞。颈动脉粥样硬化血栓形成性狭窄或闭塞的特点如下:①如果斑块碎片或血栓形成不脱落,且 Willis 环的侧支代偿功能良好,则不会出现梗死灶;②如果斑块碎片或血栓形成不脱落,但 Willis 环的侧支代偿功能不佳,再加上血压下降等诱发血流灌注不足的因素,可能会导致分水岭梗死;③如果斑块碎片或血栓形成脱落至远端,可能会导致该动脉供血区域内各种类型的梗死,包括皮质、区域性梗死、分水岭区梗死或多发梗死。椎动脉病变引发的梗死发病机制与颈内动脉颅外段相似。

针对颅内大动脉,如大脑中动脉,斑块表面血栓的形成可能会增加狭窄程度,甚至可能引发全面性闭塞。大脑中动脉粥样硬化血栓形成性狭窄或闭塞的情况具有几个显著的特性:①若斑块碎片或血栓未脱落,且没有阻塞穿支动脉,并且皮质软脑膜侧支代偿良好,穿支动脉区的新生侧支血管丰富,大脑中动脉供血区有长期的缺血耐受性,因此,即使发生全面性闭塞,其供血区也可能不会出现梗死灶;②如果斑块碎片或血栓没有脱落,且未堵塞穿支动脉,但侧支代偿不够充足,当存在血压下降等导致血流灌注降低的因素时,可能会产生分水岭区的梗死;③如果血栓形成造成穿支动脉口阻塞,这将引发穿支动脉区的梗死灶;④如果斑块碎片或血栓脱落至远端,可能引发该动脉供血区的各种类型的梗死,包括皮质、区域性梗死、分水岭区梗死或多发梗死。基底动脉病变引发的梗死的机制与大脑中动脉相似。

(四)脑组织缺血损伤的组织病理

1.梗死灶病理改变

当脑组织的局部血流降低,其影响的脑部区域能否维持生存取决于缺血的严重程度、持续时间以及侧支循环的补偿能力。动物试验提供了以下关于脑缺血阈值的信息:当脑血流

(CBF)降至 20 mL/(100 g·min)时,脑电活动开始受到影响。当降至 10 mL/(100 g·min)以下时,细胞膜及其正常功能会受到严重破坏。当降至 5 mL/(100 g·min)以下时,神经元将会在短时间内死亡。伴随脑组织缺血的是一系列的代谢变化,包括钾离子向细胞外部运动,钙离子进入细胞内导致线粒体功能衰退,缺氧引起的氧自由基产生能使细胞内部或细胞膜中的脂肪酸发生过氧化。缺氧还会引起葡萄糖发生无氧代谢,导致乳酸积累引起酸中毒,从而进一步损伤细胞的代谢功能。此外,脑组织缺血会导致兴奋性神经递质活性增强,从而增加细胞死亡的风险。这些代谢变化会触发恶性循环,使神经元的损伤程度持续加剧,甚至导致其死亡。当达到某一阈值之后,即使缺血的脑组织得到了含氧和葡萄糖的血液再灌注,脑组织的损伤也是不可逆的。在某些情况下,虽然缺血程度不足以引起神经元坏死,但可能会导致细胞凋亡。

当某一动脉供血区的血流量降低,导致脑部缺血时,供血区内的各个部位的缺血程度并不一样。血流量最低的部位受损最严重,形成了梗死核心区。而在梗死核心的周围,虽然由于侧支循环的存在和建立,血流量已经降低到可能导致脑细胞膜电位衰竭,但未达到神经元死亡的阈值,这个区域被称为"缺血半暗带"。

2.影响缺血事件严重程度的因素

影响缺血事件严重程度的因素包括血管阻塞的快慢、侧向补偿能力、责任动脉壁或被栓塞动脉的局部变化、血糖水平、血氧含量以及全身灌注状况等。

(1)如果血管闭塞(无论是颅外还是颅内动脉)是缓慢逐渐形成的,那么通常已经形成了丰富的侧支循环,其供血的脑组织可能不会出现严重的缺血。然而,如果血管阻塞是突然发生的,特别是颅内动脉突然阻塞,通常会导致其供血区域严重缺血。

(2)Willis 环的侧向补偿能力不足(先天发育不良或参与补偿的动脉有病变)、皮质软脑膜侧向代偿建立不佳以及穿支小动脉代偿不足(侧向补偿不足或小动脉玻璃样变)都可能影响缺血的程度。

(3)无论是责任动脉壁(如动脉粥样硬化或动脉夹层)的血栓形成,还是来自心脏或动脉的近心端血栓栓塞,都可能导致管腔内的血栓进一步向近端或远端生长。特别是血栓栓塞并不总是紧密附着在血管壁上,血栓可能溶解,如果顺着血流继续向远端脱落,可能导致更多的血管床缺血。继续生长的血栓也可能阻塞潜在的侧向补偿,增加缺血的程度。血管腔突然被堵塞还可能引起反应性血管痉挛,进一步加重狭窄的程度。

(4)高血糖会对缺血脑组织产生损伤,而低血糖也可能增加脑细胞死亡的风险。

(5)低氧血症可能加重脑损伤。

(6)全身灌注不足,如心力衰竭、低血容量以及血液黏度增高都可能导致脑血流量降低。

二、临床表现

从临床症状考虑,急性脑梗死可能引起一系列的功能障碍,包括运动功能受损(如偏瘫)、语言障碍(包括各类失语和构音困难)、感觉异常、协调运动失调、头痛、眼球运动障碍、视觉异常、眩晕、自主运动障碍、癫痫和意识障碍等。急性发病的这些症状需要警告我们可能出现了脑梗死。反复发生的脑梗死或长期患者可能会出现痴呆,精神行为异常以及步态异常等症状。

与其他非血管性疾病的区别在于,脑梗死的临床表现更多的符合血管供血区的特性。接下来,我们将从不同供血动脉梗死的角度分别介绍脑梗死的症状,以血管解剖综合征的形式进行描述。

(一)大脑中动脉供血区梗死

1.皮质支梗死

完全的皮质支闭塞主要表现为突然发病的一侧面部瘫痪和肢体瘫痪(上肢和远端更严重)、偏身感觉失调,优势半球可能会出现失语(混合型失语或者动作型失语)、Gerstmannrs syndrome(左右辨识障碍、手指辨识障碍、计算困难和书写困难),非优势半球可能出现视空间障碍。此外,也可能出现对侧偏盲、象限盲或者凝视困难等。根据受累的分支不同,上述症状可以单独或者合并出现。

2.豆纹动脉梗死

又称为深穿支动脉梗死,豆纹动脉主要供血区域包括内囊前肢的上半部、整个内囊和放射冠的上半部、外囊、豆状核以及尾状核头和体的上半部分。因此,相应的穿支闭塞可能导致以下腔隙综合征的表现,如,纯运动偏瘫、偏身感觉运动障碍、构音障碍——手不灵巧综合征、构音障碍——面瘫综合征,少见的还有失语、偏侧忽视以及结构性失用等,后者有时与皮质支梗死难以区分,一般来说,这些症状的出现往往提示病灶的范围扩大。如果病变位于尾状核,还可能出现舞蹈症等不自主运动。

(二)大脑前动脉供血区梗死

患者经常因为大脑前动脉(ACA)梗塞而出现肢体失去活动能力的情况,尤其是下肢。上肢通常受影响较轻,面部瘫痪并不常见。然而,当 Heubner 小动脉等 ACA 的支脉梗塞影响到尾状核和壳核,以及内囊的前部,患者可能出现面部和上肢显著瘫痪,这与典型的 ACA 梗塞有所不同。患者可能体验到身体一侧的感觉异常,另外,如果皮质分支受到影响,可能导致额叶症状,如运动性沉默、精神和行为异常、记忆丧失、病态抓取反应和语言障碍等。由于这些症状可能不伴有肢体瘫痪等典型表现,因此在急性发病期常需要与脑炎等其他疾病进行鉴别。此外,ACA 梗塞也可能影响到旁中央小叶,导致尿失禁或尿滞留。

(三)前脉络膜动脉梗死

前脉络膜动脉的起源、解剖路径和供血范围有很大的变异,常见的供血区包括视束、视辐射、外侧膝状体、内囊的后 2/3 部分、苍白球和大脑脚的中 1/3 部分,也供应脑室后角旁的放射冠区。典型的临床症状包括偏瘫、偏身感觉障碍和同侧视盲,但多数患者只会表现出这些症状的一部分,临床并无特异性。主要的鉴别要点是这些症状并不伴随言语障碍或意识变化,这与大脑中动脉梗塞不同。虽然较少见,但也可能出现皮质症状。大多数前脉络膜动脉梗塞的临床表现仅为单一的腔隙症状。更少见的症状包括对侧上眼睑下垂、眼球上下视障碍等(影响到中脑)。

(四)大脑后动脉及其分支梗死

患者的临床症状取决于大脑后动脉(PCA)的阻塞位置。如果 PCA 的起始部位闭塞,可能会影响到中脑、颞顶枕叶和丘脑,导致不同程度的意识改变、自发运动、动眼神经瘫痪、对侧偏瘫、偏身感觉障碍和偏盲。如果只有偏盲,可能需要与大脑中动脉梗塞进行鉴别。当 PCA 的后交通动脉远离闭塞时,由于中脑未受影响,常见的偏瘫症状通常不会出现。大脑后动脉远端闭塞影响到皮质时,最常见的症状是对侧的视野缺损,大多为同向偏盲,也可能为象限盲。症状的严重程度取决于梗塞的范围,由于黄斑区域通常不受影响,所以视力常常不会受损。双侧PCA梗塞在临床上较为罕见,其症状可能包括皮质盲、语言障碍或认知行为异常等,主要显示为双侧颞枕叶症状。

丘脑梗死在临床上频繁发生,血液主要由PCA供给。最常见的是外侧丘脑梗死(即丘脑膝状体动脉梗死),其典型表现有三个症状群:纯粹的对侧感觉障碍,症状比较轻微;对侧的感觉(包括深感觉)和运动障碍;当症状更为广泛时,可能同时出现如舞蹈一样的异常运动——手足徐动症和共济失调(涉及锥体外系统和小脑束),但认知和行为能力通常较好。丘脑旁中央梗死(由丘脑穿动脉供血)在临床上表现为急性起病的意识障碍、精神异常和眼球垂直凝视障碍。脉络膜后动脉梗死的常见症状是由外侧膝状体受累引起的视野缺失。

(五)椎-基底动脉及其分支梗死

后循环梗死的特征性临床症状包括眼球垂直运动障碍、复视、脑神经症状和交叉性瘫痪等。急性椎-基底动脉闭塞可能表现为意识障碍、四肢麻痹、共济失调、高热和眩晕、呕吐等,当临床出现上述症状时,应高度警惕可能威胁生命的后循环梗死。

1.基底动脉穿支闭塞可以出现中脑或脑桥梗死

基底动脉穿支闭塞可能导致中脑或脑桥梗死。中脑旁中央动脉梗死常见症状包括动眼神经麻痹或眼球垂直运动障碍,可能呈现以下综合征:Weber综合征、Claude综合征和Benedikt综合征。脑桥旁中央梗死可能影响皮质脊髓束、皮质—桥—小脑束和皮质—核束,临床表现包括构音障碍—手笨拙综合征、纯运动偏瘫、共济失调性偏瘫和凝视障碍等。脑桥梗死可能出现Millard—Gubler综合征和Foville综合征等。脑桥病变的特征性体征是针尖样瞳孔。

2.基底动脉尖端综合征

1980年Caplan首次报道,基底动脉的末端分流至双侧的小脑上动脉和大脑后动脉。基底动脉尖端综合征的临床表现与受影响的区域(包括中脑、小脑上部、丘脑、颞叶内侧和枕叶)有关。其症状可以包括眼球垂直运动障碍、瞳孔异常、动眼神经麻痹、核间性眼肌麻痹、意识障碍、病变对侧的偏盲或皮质盲以及严重的记忆损害。当急性症状出现时,需要提高对基底动脉尖端综合征可能性的警惕,及时诊断有利于立即进行治疗。

3.小脑及其供血动脉梗死

小脑上动脉梗死,常伴脑干损伤,典型症状包括同侧的距离判断失误、同侧Horner征、对侧的痛觉和温度感觉减退以及对侧滑车神经麻痹。小脑前下动脉能给脑桥背部、小脑及小脑中足等部位供血,可能出现眩晕、呕吐、耳鸣和构音障碍,体检可能发现同侧面部麻痹、听力下降、三叉神经感觉障碍、Horner征、距离判断失误和对侧的肢体痛感和温度感觉减退。小脑后下动脉阻塞综合征,又称为延髓背外侧综合征,常见症状为眩晕、呕吐和眼球震颤(前庭神经核)、交叉感觉损失(三叉神经脊束核和交叉的脊髓丘脑束)、同侧Horner征(下行的交感神经纤维)、喝水时呛咳、吞咽困难和嗓音嘶哑(疑核)、同侧小脑共济失调。但常见的多为不全的延髓背外侧综合征,因为小脑后下动脉解剖变异较多。

三、卒中的评估

对卒中患者进行适切的评估是实施个性化治疗策略的关键,这一步骤应在患者就诊后立刻启动。

(一)临床评估

全面的病史采集和精确的神经病学体检是确立卒中诊断的首要步骤。对于已初步诊断为卒中的患者,还需要进行心血管系统的检查,包括双侧血压的测定、颈部血管的听诊和心脏的听诊。此外,要进行神经功能损伤的评估,常用的评分方法为 NIHSS 评分。由于现有的评分体系对后循环的临床评价不够敏感,对于疑似后循环卒中的患者,需要尽可能详细地检查脑干和小脑的体征。

(二)卒中专科评估

1.危险因素

在大众中,常见的卒中风险因素包括年龄、高血压、糖尿病、高脂血症、心脏疾病(如心房颤动)、不良的生活习惯(如吸烟)等。除了年龄以外,其他风险因素都可以通过有效的干预来改善。因此,对这些卒中风险因素进行细致全面的排查是非常关键的。在常规检查的同时,某些基础性疾病需要通过特定的监测才能进行诊断,如阵发性心房颤动。在我国人群中,夜间孤立性高血压的现象并不罕见(10%),通过 24 h 血压监测可以得到明确的诊断。

2.血液化验

卒中患者的常规血液检查包括血常规、肝肾功能、电解质、血糖、血脂和凝血功能检查。对于可能存在心源性卒中或有冠心病病史的患者,可以考虑增加心肌酶谱的检查。作为罕见卒中原因的筛查,可以进行血沉、同型半胱氨酸、免疫、感染等相关指标的检测。

3.脑结构影像

所有疑似 TIA 或卒中的患者应尽早进行神经影像学检查以确定诊断。头部 CT 扫描是在我国最广泛使用的影像学工具,它可以迅速排除脑出血,但对于后循环脑梗塞的敏感度有限。有条件的医疗机构可以进行头部 MRI 检查(包括 T_1、T_2、Flair、DWI 和 SWI/T_2),其中,弥散加权成像(DWI)最为重要。相对于 CT 和常规 MRI,DWI 的主要优势在于:①它可以在梗塞发生后的几分钟内显示超急性期缺血病变;②能发现 T_2 加权影像无法检测到的小皮质梗塞或脑干梗塞,并能结合常规 MRI 区分新旧梗塞病灶。另外,SWI 或 T_2 能敏感地检测微量出血,这与高龄、高血压、脑小血管病等因素有关。

脑梗塞病变的图像分类有助于分析和判断导致脑梗塞的源头,从而有助于最终确定病因。例如,如果梗塞病灶同时影响双侧颈内动脉系统或前后循环系统,通常认为可能来源于心脏或主动脉弓的栓塞;如果仅限于一侧颈内动脉系统,并表现为多发梗塞,则可能源于大脑中动脉、颈内动脉,但主动脉弓和心脏也有可能;如果只有单发基底节病灶,则可能是穿支动脉病变或其母动脉病变阻塞穿支的最大可能性。

4.血管评估

对于卒中患者,直接的血管评估包括颈部和颅内动脉,部分患者还需要评估主动脉弓;作为全身粥样硬化评估的一部分,必要时,还可以对下肢血管和冠状动脉进行评估。常见的评估方法包括数字减影血管造影(DSA)、常规的磁共振血管造影(MRA)、CT 血管造影(CTA)、增强的磁共振血管造影(CEMRA)、颈动脉超声和颅内血流动力学(TCD)。

DSA 仍然是诊断颅内和颅外动脉狭窄的"金标准"。传统的 DSA 只包括正位和侧位,而新一代的 DSA 可以进行三维旋转成像和重建图像,提供更多的测量信息,并提高了检测狭窄血管的敏感性。但 DSA 是侵入性的,通常不作为首选检查手段,只有在考虑可能进行介入治疗或无创血管检查不能充分确认诊断时,才会进行 DSA。

MRA 是一种高度敏感的无创性颅内外血管检查方法。通过使用增强剂,先进的 MRA 可以提高检测精度,并确定血流方向。然而,MRA 可能会过度估计狭窄程度,以及误判血流速度慢或弯曲的血管部位为病理性狭窄。

CTA 是近年来快速发展的血管评估工具。CTA 通过静脉注射造影剂,能同时揭示心脏、主动脉弓、颈动脉系统以及颅内动脉系统的疾病,并能进行三维重建。

颈动脉超声是一种速度快、无创、便于床旁操作和动态追踪的检查方法。其能准确识别颈部血管的狭窄或闭塞,敏感性和特异性均较高,已经成为颈动脉内膜剥脱术前决策的重要组成部分。彩色超声可以通过形态学和斑块回声形状对斑块成分进行评估,因此,它是评价颈部血管粥样斑块稳定性的常用工具。然而,彩超的准确性在很大程度上取决于操作者的技术水平,因此在不同医学中心可能存在准确性的差异。

经颅多普勒超声(TCD)是一种无创的脑动脉狭窄检测方法,具有速度快、可床旁操作和便于动态追踪的优点,但其对操作者的依赖性较强。TCD 能判断颅底 Willis 环大部分管径减少超过 50%的颅内血管狭窄。此外,TCD 也是唯一能检测脑血流中微栓子的方法,微栓子信号在大动脉病变中特别常见,对于颈内动脉狭窄的患者来说,微栓子信号是再发卒中和 TIA 的独立风险因素。然而,颞窗的狭窄或缺失是限制 TCD 应用的主要难题,同时,在后循环评价上,TCD 的特异性也相对较低。

对于具备超声技术的医院,结合颈动脉彩超和 TCD 可以作为卒中患者血管病变的首选评估方法。适合条件的医院,可以在超声血管评价的基础上进行脑灌注成像和血管管壁成像,为临床决策提供更多信息。

5.心脏评估

所有的缺血性卒中患者,无论是否有心脏疾病病史,都应至少进行一次心电图检测。在条件允许的医院,一般也会把 24 h Holter 监测作为日常检查,以便能发现更多心房颤动的病例。超声心动图检查有助于检测出器质性心脏疾病。经胸超声心动图(TTE)能够有效地检测出附壁血栓,特别是位于左心室心尖部的血栓;对于心肌梗死后室壁附壁血栓的患者,该检查的敏感性和特异性都超过 90%。经食管超声(TOE)相比 TTE 具有更高的检测敏感性。对于原因不明的卒中患者,TOE 是诊断卵圆孔未闭(PFO)的标准,此外,PFO 也可以通过 TCD 的盐水激发试验来进行诊断。

6.危险分层的评估

不同的危险因素会导致患者卒中复发的风险存在差别。目前在临床上有一些工具可以根据危险因素进行风险分级:Essen 卒中危险评分(ESRS)主要用于评估非心源性卒中的风险,

ABCD2 则主要用于对 TIA(短暂性脑缺血发作)卒中复发的风险进行评估,具体可参见表 3-1 及表 3-2。

表 3-1　Essen 卒中危险评分(ESRS)

危险因素或疾病	分数
年龄 65～75 岁	1
年龄＞75 岁	2
高血压病	1
糖尿病	1
既往心肌梗死	1
其他心血管病(除心肌梗死和心房颤动)	1
周围血管病	1
吸烟	1
除本次事件之外的既往 TIA 或缺血性卒中	1

低危:0～2 分;高危:3～6 分;极高危:7～9 分

表 3-2　小卒中/TIA 危险评分

特点	ABCD2 评分
年龄≥60 岁	1
血压≥140/90 mmHg	1
临床特点	
无力	2
言语障碍	1
持续时间	
≥60 min	2
10～59 分钟	1
糖尿病	1
总分	0～7

高风险:6～7 分,2 d 内卒中发生风险 8.1%;中度风险:4～5 分,2 d 内卒中发生风险 4.1%;低风险:0～3 分,2 d 内卒中发生风险 1.0%

四、诊断和鉴别诊断

脑梗塞的诊断主要基于临床症状和影像学检查。病症通常急性发作,迅速出现局部神经功能障碍,这些障碍符合某一血管的供血区域。如果头部 CT 检查未显示出血或显示特征性低密度感应区,并且排除了其他可能的疾病,那么脑梗塞的诊断基本可以确定。头部磁共振成像和弥散加权成像(DWI)在早期脑梗塞的诊断中具有重要价值,DWI 显示的高信号区和相应的表观弥散系数(ADC)值降低是其特征性表现。因此,对于临床症状不明显或者怀疑后循环脑梗塞的情况,及时进行 DWI 成像检查非常重要。

脑梗塞的梗死灶类型和受累血管分布需要详细分析,以便确定脑梗塞的病因。梗死灶类型包括皮质梗死或区域性梗死、分水岭区梗死和穿支动脉区梗死,并且梗死灶可以被区分为单一或多发梗死。头部 CT 对于皮质微小梗死灶和某些内分水岭区梗死灶的敏感性较低。所以,如果头部 CT 只发现穿支动脉区的梗死灶,并不意味着其他部位没有梗死灶。因为梗死灶的类型和分布对于确定梗死灶的源头和最终的病因诊断非常重要。需要明确受累血管分布是否仅限于前循环、仅限于后循环或者前后循环都有所影响。不同的受累血管分布也常常能提供关于病变源头的重要线索。

脑梗塞不是一个独立的疾病,而是由多种疾病引发的一种临床综合征。因此,对于每一位脑梗塞的患者,我们都应该尽可能地找到造成卒中的原因。目前,应用最广泛的病因学分型是 TOAST 分型和其改良分型。脑梗塞的病因主要分为五类:大动脉粥样硬化、心源性栓塞、小动脉闭塞、其他明确的病因和病因不明。接下来,我们将从不同的病因学角度出发,分析各种病因引发的脑梗塞的临床特征、梗死灶分布特点、诊断依据以及需要注意的要点等。

(一)大动脉粥样硬化性脑梗死

由于主动脉弓以及颅内外大血管的动脉粥样硬化引起的狭窄或者斑块的不稳定性,导致的脑梗死是最常见的缺血性卒中亚型。这里主要讨论主动脉弓、颈内动脉、脑中动脉以及椎-基底动脉动脉粥样硬化型脑梗死的诊断。

1.主动脉弓粥样硬化

主动脉弓相关的脑梗死在临床上有时会被忽视,它的表现并没有特定的特征,有时与颈部或颅内动脉粥样硬化性梗死相似,症状可能仅出现在一侧的颈内动脉供血区域或仅限于后循环,有时又相似于心源性栓塞,可能同时出现前后循环受累的临床表现。如果影像学检查发现病变仅影响单一动脉系统的分布区,如,仅影响一侧的颈内动脉分布区或仅影响后循环分布区,并且梗死灶为皮质、区域性或多发梗死,但是在其近端的相应颅内外大动脉并未发现能够解释病灶的严重狭窄病变,并且已经排除了心房颤动等心源性栓塞的可能原因,那么此时就应该高度怀疑主动脉弓病变。或者如果病灶同时影响双侧前循环或前后循环,同时又排除了心房颤动等心源性栓塞的可能原因,那么此时也应该高度怀疑主动脉弓病变。通过食管超声、高分辨率磁共振和多排 CT 可以发现主动脉弓的粥样硬化易损斑块(斑块≥4 mm 或有血栓形成),这对于诊断非常有帮助。研究发现,在隐源性卒中患者中,发现主动脉弓溃疡斑块的概率明显高于已知原因的卒中和对照组,这提示了在临床上对隐源性卒中患者需要进行主动脉弓的筛查。

2.颈内动脉粥样硬化性狭窄导致脑梗死

颈内动脉粥样硬化狭窄可能会导致涉及这个动脉供应区域的 TIA 或脑梗死,其临床表现形式多样化,症状与被阻塞的颅内动脉有关,最常见的症状是由大脑中动脉供血区或者多个分支供血区受累引发的。影像学上,梗死病灶的分布可能是大脑中或大脑前动脉的皮质或流域性梗死、分水岭区梗死(包括内分水岭、前分水岭或后分水岭)或者包含穿支动脉区梗死的多发梗死灶。在基底节区(深穿支动脉区)也可能出现孤立的梗死灶,但是这种情况相对较少。当同侧的 PCA 为胚胎型,即 PCA 起源于颈内动脉,病灶也可能位于同侧 PCA 的分布区,此时可能会出现前后循环都有梗死病灶的情况,临床上需要注意与心源性栓塞进行鉴别。此外,如果病史中有偏瘫肢体对侧单眼发作性黑矇的情况,医生需要高度警惕颈内动脉狭窄的可能性,并及时进行血管评估。通过颈动脉超声、CTA、MRA 或 DSA 等检查,如果发现病灶同侧的颈内动脉狭窄或者有明显的易损斑块,结合上述的症状和梗死灶的分布,就可以基本确定诊断。如果病灶只分布在大脑中动脉(MCA)供血区,并且同侧 MCA 也存在狭窄,就需要鉴别责任动脉是颈内动脉还是 MCA。如果梗死灶仅位于深穿支动脉区,那么 MCA 更可能是责任动脉。如果梗死灶是其他类型,通过 ICA 和 MCA 斑块部位的高分辨率磁共振和 TCD 多深度微栓子监测(如果 MCA 狭窄前后都有微栓子信号,则提示 ICA 是责任动脉,如果只在狭窄后监测到微栓子信号,而狭窄前没有微栓子信号,则 MCA 更可能是责任动脉)可能有助于鉴别,但有时鉴别可能会非常困难。

3.大脑中动脉粥样硬化狭窄导致脑梗死

由大脑中动脉粥样硬化狭窄引起的脑梗死在临床上主要表现为该血管供血区的某个或者几个分支受影响的症状。病灶的分布可能有多种情况:基底节区或者侧脑室旁的孤立梗死灶(穿支动脉区梗死)、半卵圆中心或者放射冠的内分水岭梗死,也可能出现前分水岭和后分水岭梗死,还可能出现上述类型的混合多发梗死灶,但通常不会出现覆盖整个大脑中动脉供血区的大面积脑梗死,以此与近端栓塞源如颈内动脉、主动脉弓或者心源性导致的大脑中动脉粥样硬化主干栓塞进行区别。血管影像检查确认梗死病灶同侧的大脑中动脉粥样硬化性狭窄,结合以上的特点,可以考虑是大脑中动脉狭窄引起的脑梗死。在由大脑中动脉粥样硬化病变导致的脑梗死中,穿支动脉孤立梗死灶是一种常见的类型,如果没有进行血管影像检查,就无法根据梗死病灶的大小来与穿支动脉自身病变引起的梗死(也称为小动脉闭塞或腔内梗死)进行鉴别。因此,即使梗死灶只发生在穿支动脉区,即使头颅 CT 或 MRI 或 DWI 报告为"腔内梗死",也不能因此而不进行血管检查,因为这样的梗死灶可能完全是由这条深穿支动脉的源动脉(大脑中动脉)粥样病变引起的。另外,需要注意的是,当病灶位于内囊后肢外侧时,需要与脉络膜前动脉梗死进行鉴别。

4.椎-基底动脉脑梗死

当患者的临床症状和体征显示出椎动脉或基底动脉的一个或多个分支,甚至主要分支的堵塞时,这可能表明了椎-基底动脉脑梗死的出现。影像学的结果显示如下情况:双侧中脑、丘脑、枕叶和颞叶内侧出现多发梗死;单侧枕叶皮质有大面积梗死;单侧或双侧的丘脑出现梗死;单侧或双侧的小脑半球、脑桥出现梗死等。如果血管检查发现相应的 BA 或 VA 动脉存在动脉粥样硬化性狭窄,那么可以确诊为椎-基底动脉脑梗死。但是,如果仅有一侧的椎动脉闭塞,而对侧的椎动脉和基底动脉均正常,但梗死灶却发生在基底动脉的供血区,那么就需要考虑是否由其他原因导致,如主动脉弓或心源性栓塞。与大脑中动脉动脉粥样硬化性狭窄类似,基底动脉的动脉粥样硬化性狭窄也可能导致穿支动脉独立的梗死灶(如脑桥梗死),在未进行血管影像检查之前,仅通过梗死病灶的大小无法与穿支动脉自身病变导致的梗死区分,因此,即使梗死灶仅发生在脑桥,即使头部的 CT、MRI 或 DWI 报告显示"腔梗",也不能因此就不进行血管检查,因为这样的梗死灶完全可能是由其载体动脉(即基底动脉)的粥样病变导致的。

锁骨下动脉的狭窄和椎－锁骨下动脉的盗血现象可能导致后循环 TIA,但不太可能引起后循环梗死。如果患者出现后循环梗死,但后循环动脉检查只发现一侧锁骨下动脉的狭窄,而椎动脉和基底动脉均正常,那么这个狭窄的动脉不一定是导致梗死灶的原因,还需要进一步检查其他可能的原因,如主动脉弓或心源性。

(二)心源性栓塞

心源性脑梗死是由心脏各类疾病引起的。病情的发展通常是急剧的,且临床症状比较严重。通常的临床表现包括一侧前循环受累、一侧后循环受累或者前后循环都受累的相应症状和体征。影像学上,病灶分布大多在大脑中动脉供血区的流域性梗死,容易发生梗死后出血,也可能出现皮质多发小梗死灶。如果发现整个大脑中动脉区的大面积梗死或者双侧半球/前后循环同时出现多发病灶,应当高度怀疑为心源性栓塞。如果同步发现其他部位的栓塞,心源性栓塞的可能性更高。如果患者曾有心房颤动病史,或者病后心电图发现心房颤动,那么根据临床表现和梗死灶的影像学检查,基本可以诊断为由心房颤动引起的心源性栓塞。心源性栓塞引起的梗死灶也可能只影响一侧颈内动脉,或者仅限于后循环分布区,此时需要区分是颈内动脉系统或后循环系统大动脉病变导致的脑梗死。如果梗死灶供血动脉没有明显的狭窄病变,更有可能是心源性栓塞。除了最常见的心房颤动外,心源性栓塞还有其他原因,且心源性栓塞还需要与主动脉弓栓塞鉴别,因为两者在梗死灶分布上并没有区别。所以,如果怀疑是心源性栓塞,且常规心电图未发现心房颤动,那么进行如下检查会有助于发现更多可能的心源性栓塞疾病或主动脉弓病变:心电监测、延长心电监测时间、经胸超声心动图、经食管超声心动图等。

(三)小动脉闭塞

微动脉或深穿支动脉自身的病变可能会导致梗塞。在临床上,这通常会呈现为各种形式的腔隙症候群,如部分瘫痪、部分身体感觉障碍、构音障碍－笨拙手综合征和共济失调性轻度偏瘫等。影像学通常会发现单一的病灶,常见于 MCA、ACA、PCA 和 BA 的穿支动脉供血区,如基底节、脑桥和丘脑等。如果血管检查显示该穿支动脉的载体动脉没有狭窄或动脉粥样硬化斑块,可能就是微动脉阻塞的诊断。颈内动脉狭窄可能会导致同侧基底节孤立性梗塞,椎动脉狭窄也可能导致脑桥孤立性梗塞,但这种可能性相对较小。当临床表现为反复出现的一侧肢体无力,且大血管检查完全正常时,需要考虑内囊或脑桥预警综合征的可能性,因为进一步发展为内囊单一梗塞的可能性较高。

(四)其他病因

这类疾病的特征是种类多样,发病率低,治疗方面缺乏循证医学证据,但却是儿童和青年人中风的主要原因。由于种类繁多,各种疾病又有其独特性,无法一一列举。以下仅对动脉夹层和烟雾病的特点进行简单描述。动脉夹层:发病急,近期有外伤史,伴有头痛或颈痛的局部神经功能缺失,特别是对于无高风险因素的年轻患者,需要高度警惕夹层引起的梗塞。颈内动脉夹层常导致大脑中动脉供血区的梗塞,而椎动脉夹层则常导致延髓梗死,多表现为延髓背外侧综合征。在急性期,CTA 和 DSA 可以帮助诊断。烟雾病:可以发生在儿童、青年和成年人中,血管造影显示双侧颈内动脉末端/大脑中/前动脉狭窄或闭塞,并伴有颅底烟雾血管形成。临床上,可以表现为缺血或出血,诊断主要依赖特征性的血管影像改变,DSA、MRA 和 CTA

都可以帮助诊断。

在进行了全面的心脏、血管和血液化验等检查后，仍有一些脑梗死的原因无法被确定，这部分被归为病因未明的脑梗死。脑梗死在急性阶段需要区别于其他急性疾病，如脑出血、脑肿瘤、脑炎和代谢性脑病等，特别是当病症主要表现在皮质层时。例如，脑梗死的症状以癫痫发作、精神症状或头痛为主时，可能难以与脑炎等疾病进行区分，此时需要详细询问患者的病史，包括既往史，并做进一步的影像学检查以进行鉴别。此外，像阿斯综合征这样的心脏疾病，以及严重的心律失常如室上性心动过速、室性心动过速、多源性室性早搏、病态窦房结综合征等，由于可能引发全脑供血不足导致意识丧失，有时需要与急性后循环梗死进行鉴别。后者通常伴有神经系统的局部症状和体征，进一步做心电图和超声心动图检查有助于区别诊断。

五、治疗

关于治疗，经过多年的医疗实践，缺血性卒中的处理已形成了"时间就是大脑"这一紧急救治理念。许多大型临床试验的结果也确立了一些有效的治疗方法，包括溶栓治疗以及手术和介入治疗。同时，二级预防乃至一级预防的原则和方式也已明确，这个疾病的治疗已经进入到了循证治疗的阶段。

（一）院前急救和处理的原则

对于疑似患有缺血性卒中的患者，在医院前的急救和处理原则对后续治疗的效果至关重要。应当进行的措施包括：管理呼吸道、呼吸和循环，监测心脏，建立静脉通道，提供吸氧（当氧饱和度低于92％时），评估是否存在低血糖，禁食，并预先通知急诊室，迅速将患者转移到最近的能够进行急性卒中治疗的适当场所。应避免的处理包括：给非低血糖患者提供含糖液体，过度降低血压，过量静脉输液。

（二）快速诊断和评估

对疑似中风的患者，首先进行 ABC 评估，确定是否存在紧急处理的需求。然后，依据 NIHSS 评分表对患者进行神经科学检查，以确定病情的严重性和可能涉及的血管分布。紧接着，立刻执行影像学检测以及相关的实验室检查。由于溶栓治疗的时间窗口非常狭窄，因此必须尽速完成上述评估和检查，以便尽早进行治疗。

首选的诊断测试是头部 CT 或 MRI（包括 DWI）。对于 TIA、轻度中风或早期自然康复的患者，应尽快进行血管影像学检查，包括颈部超声、CTA 或 MRA 等诊断性筛查。所有急性中风和 TIA 患者都需要进行血常规、生化检测、凝血功能检查和 12 导联 ECG 检查。

（三）治疗

1.药物疗法

（1）静脉溶栓疗法：目前公认的静脉溶栓治疗的时间窗口为病发后 4.5 h 或 6 h（根据病发时间的不同，选择的溶栓药物也不同）。在 4.5 h 内使用重组组织型纤溶酶原激活剂（rt-PA，0.9 mg/kg，最大剂量 90 mg）进行溶栓治疗，能显著改善急性缺血性中风患者的预后，治疗开启的越早，患者的恢复结果越好。

3 小时内静脉溶栓的适应证、禁忌证、相对禁忌证请参见表 3-3。3～4.5 h 内静脉溶栓的适应证、禁忌证、相对禁忌证及补充内容请参见表 3-4。

表 3-3　3 h 内 rt-PA 静脉溶栓的适应证、禁忌证及相对禁忌证

适应证

　1.有缺血性脑卒中导致的神经功能缺损症状

　2.症状出现时间＜3 h

　3.年龄≥18 岁

　4.患者或家属签署知情同意书

禁忌证

　1.颅内出血(包括脑实质出血、脑室内出血、蛛网膜下腔出血、硬膜下/外血肿等)

　2.既往颅内出血史

　3.近 3 个月有严重头颅外伤史或脑卒中史

　4.颅内肿瘤、巨大颅内动脉瘤

　5.近期(3 个月内)有颅内或椎管内手术

　6.近 2 周内有大型外科手术

　7.近 3 周内有胃肠或泌尿系统出血

　8.活动性内脏出血

　9.主动脉弓夹层

　10.近 1 周内有在不易压迫止血部位的动脉穿刺

　11.血压升高:收缩压≥180 mmHg 或舒张压≥100 mmHg

　12.急性出血倾向,包括血小板计数＜$100×10^9$/L 或其他情况

　13.24 h 内接受过低分子肝素治疗

　14.口服抗凝剂且 INR＞1.7 或 PT＞15 s

　15.48 h 内使用凝血酶抑制剂或 Ⅹa 因子抑制剂,或各种实验室检查异常(如 APTT、INR、血小板计数、ECT、TT 或 Ⅹa 因子活性测定等)

　16.血糖＜2.8 mmol/L 或＞22.22 mmol/L

　17.头 CT 或 MRI 提示大面积梗死(梗死面积＞1/3 大脑中动脉供血区)

相对禁忌证

　下列情况需谨慎考虑和权衡溶栓的风险与获益(即虽然存在一项或多项相对禁忌证,但并非绝对不能溶栓)

　1.轻型非致残性脑卒中

　2.症状迅速改善的脑卒中

　3.惊厥发作后出现的神经功能损害(与此次脑卒中发生相关)

　4.颅外段颈部动脉夹层

　5.近 2 周内严重外伤(未伤及头颅)

　6.近 3 个月内有心肌梗死史

7.孕产妇

8.痴呆

9.既往疾病遗留较重神经功能残疾

10.未破裂且未经治疗的动静脉畸形、颅内小动脉瘤（<10 mm）

11.少量脑内微出血（1~10 个）

12 使用违禁药物

13.类脑卒中

注：rt-PA：重组组织型纤溶酶原激活剂，表 3-4 同；INR：国际标准化比值；APTT：活化部分凝血酶时间；ECT：蛇静脉酶凝结时间；TT：凝血酶时间。

rt-PA 剂量与给药方法：

①rt-PA 0.9 mg/kg（最大剂量为 90 mg）静脉滴注，其中 10% 在最初 1 分钟内静脉推注，其余 90% 药物持续静脉滴注 1 h，用药期间及用药 24 h 内应严密监护患者。

②收入卒中单元监护。

③定时进行神经功能检查，在输注 rt-PA 过程中每 15 min 一次，此后每 30 min 一次检查 6 h，然后每小时一次直至 rt-PA 治疗后 24 h。

④如果患者出现严重头痛、急性高血压、恶心或呕吐，需停药，急查头部 CT。

⑤定时测量血压，最初 2 h 每 15 min 一次，随后的 6 h 每 30 min 一次，最后每小时一次直至 rt-PA 治疗后 24 h。

⑥如果收缩压≥180 mmHg 或舒张压≥105 mmHg，要提高测血压的频率；给予降压药以维持血压等于或低于此水平。

⑦推迟放置鼻胃管、导尿管或动脉内测压导管。

⑧使用 rt-PA 后 24 h，在开始使用抗凝剂或抗血小板药前，复查 CT。

表 3-4　3~4.5 h 内 rt-PA 静脉溶栓的适应证、禁忌证和相对禁忌证

适应证

1.缺血性脑卒中导致的神经功能缺损

2.症状持续 3~4.5 h

3.年龄>18 岁

4.患者或家属签署知情同意书

禁忌证

同表 3-3

相对禁忌证（在表 3-3 基础上另行补充如下）

1.使用抗凝药物且 INR≤1.7 或 PT≤15 s

2.严重脑卒中（NIHSS 评分>25 分）

注：NIHSS：美国国立卫生研究院卒中量表；INR 国际标准化比值。

（2）尿激酶：如没有条件使用 rt-PA，且发病在 6 h 内，可参照以下表 3-5 适应证和禁忌证

严格选择患者考虑静脉给与尿激酶。使用方法:尿激酶 100 万～150 万 IU,溶于生理盐水100～200 mL,持续滴注 30 min,用药期间严密监护患者。

表 3-5　6 h 内尿激酶静脉溶栓的适应证及禁忌证

适应证

　　1.有缺血性脑卒中导致的神经功能缺损症状

　　2.症状出现<6 h

　　3.年龄 18～80 岁

　　4.意识清楚或嗜睡

　　5.脑 CT 无明显早期脑梗死低密度改变

　　6.患者或家属签署知情同意书

禁忌证

　　同表 3-3

　　(3)动脉溶栓治疗:对严重的神经功能缺损(NIHSS 评分≥10)、症状出现在 3～6 h、近期有大手术以及主要的颈部和(或)颅内血管的闭塞这些不能进行静脉溶栓的卒中患者进行动脉rt-PA 溶栓的效果是可能有益。但是不能作为常规治疗的首选,不能妨碍静脉溶栓治疗。而且必须在有经验的卒中中心进行。不管何种溶栓治疗,均有出血风险。

　　导致溶栓治疗出血风险增加的因素:

　　①血糖升高。

　　②糖尿病病史。

　　③基线症状严重。

　　④高龄>80 岁。

　　⑤治疗时间延迟。

　　⑥既往有阿司匹林服药史。

　　⑦既往有充血性心力衰竭病史。

　　⑧纤溶酶原激活物抑制剂活性降低。

　　⑨违背溶栓适应证。

　　注:溶栓治疗严重出血的风险是 6% 左右。

　　(4)抗凝治疗:目前临床仍在广泛应用,但就药物的选择、用药常规、开始治疗时团注的剂量、抗凝的水平以及治疗持续的时间存在分歧。

　　抗凝治疗的适应证和禁忌证见表 3-6。

表 3-6　抗凝适应证和禁忌证

适应证	禁忌证
心源性栓塞	大面积脑梗死,如超过 50% MCA 供血区的梗死
抗心磷脂抗体综合征	未控制的严重高血压(>180/110 mmHg)
脑静脉窦血栓形成	严重的脑白质疏松或怀疑为脑淀粉样血管病(CAA)的患者

适应证	禁忌证
合并下肢深静脉血栓和(或)肺栓塞	其他,如颅内出血、溃疡病、严重肝肾疾病
颈动脉夹层和严重大动脉狭窄手术前准备	

特殊情况:患者如果有出血性卒中合并症状性深静脉血栓形成或肺栓塞,为防止血栓的进展,应该使用抗凝治疗或深静脉放置血栓过滤器。

用药方法:①普通肝素:根据 2002 年 Toth 在其"TIA 和卒中急性期肝素治疗试验"提出的方案,肝素先团注 5 000 U,然后以 10～12 U/(kg·h)的剂量加入生理盐水中持续 24 h 静滴,使用 6 h 后抽血测量 APTT,24 h 内使 APTT 达到对照值的 1.5～2.5 倍(或 APTT 达到60～109 s),然后每日监测 APTT,待病情稳定可改为华法林口服。②低分子肝素:低分子量肝素皮下注射 5 000 IU,每日 2 次,治疗 2～3 周,然后口服抗凝药治疗。③华法林:由于华法林起效需要 3～5 d,故应该在停用肝素和低分子肝素前 3 d 开始同时给以华法林治疗,起始剂量为 5～10 mg/d,连用 2 d,然后改为维持量,INR 目标值为 2～3,如果有心脏机械瓣置换术史,INR 需达到 2.5～3.5。未达治疗范围前每日测量一次,当其剂量合适,监测指标稳定后,可改为每周一次,长期应用者至少每月一次;每日应在同一时间服药。发热、气候热、腹泻、营养不良可使凝血时间延长导致出血。高脂饮食和富含维生素 K 的食物(如卷心菜、花菜、菠菜、洋葱、鱼肉、肝)可干扰华法林的疗效。某些抗生素、镇痛剂、降糖药、调脂药、抗癌药、抗癫痫药和口服避孕药均能影响其抗凝效果。华法林可通过胎盘致畸,孕妇不宜使用华法林,可使用肝素和低分子肝素。

(5)抗血小板治疗。原则上,对于不能进行溶栓和抗凝治疗的患者,建议实施抗血小板疗法。至于选择何种抗血小板药物,主张根据卒中的风险因素进行层次划分,然后选用适宜的药物。可以选择联合使用阿司匹林和双嘧达莫,或单独使用氯吡格雷,或单独使用阿司匹林。对于近期发生缺血性中风的患者,不推荐同时使用氯吡格雷和阿司匹林,但有特定情况(如不稳定型心绞痛,无 Q 波心肌梗死或近期进行了支架植入手术)的患者除外。治疗应在事件发生后的 9 个月内持续。对于使用抗血小板疗法仍然发生中风的患者,应重新评估其生理病理情况和风险因素。

阿司匹林的使用方法:初始剂量为 300 mg,维持剂量为 50～300 mg/d,长期使用大剂量(>150 mg/d)可能增加不良反应。英国医师协会建议,在中风后的前 2 周内使用 300 mg/d,然后调整为小剂量维持,如果过去有因阿司匹林引起的胃部疾病,应配合使用质子泵抑制剂。

氯吡格雷的使用方法:初始剂量为 300 mg,维持剂量为 75 mg/d。与阿司匹林相比,氯吡格雷在预防血管事件发生方面略有优势,但对于高风险患者(有卒中、外周动脉疾病、症状性冠状动脉疾病或糖尿病的患者),其效果可能更明显。

双嘧达莫与阿司匹林联用:与单独使用阿司匹林相比,联合应用阿司匹林(30～300 mg/d)和双嘧达莫(缓释片 200 mg,每日 2 次)可以减少血管疾病死亡、中风或心肌梗死的风险。双嘧达莫可能会引发头痛,通过逐步增加剂量可以降低该症状的发生率。

MATCH 和 CHARISMA 研究对氯吡格雷和阿司匹林的联合用药进行了评估,发现相比单独使用氯吡格雷,两药联用并不能有效降低缺血性卒中、心肌梗死、血管疾病引发的死亡或再度入院的风险。反而,这种联合用药方式会增加生命威胁性的出血或严重出血事件的风险。然而,对于近 12 个月内曾经历过急性冠状动脉疾病或执行过冠状动脉支架植入手术的患者来说,这种联合用药方案能有效减少新发生的血管事件的风险。后续研究也揭示,这种联用方式能降低颈动脉狭窄超过 50% 的患者栓塞和卒中复发的风险,同时也减少症状性颅内动脉狭窄患者以及 CEA 手术前患者的栓子信号。但由于样本量有限,这些发现还需要进一步的验证。

(6)扩容治疗:对于血流动力学性 TIA 的治疗,除了抗血小板聚集和调脂治疗外,还应该停用降血压药物和血管扩张剂,必要时进行扩容治疗。当病情稳定后,应考虑使用血管内治疗或执行 CEA 手术以消除血管狭窄。

(7)神经保护剂的应用:神经保护剂的应用是缺血性脑卒中治疗的一个重要环节,其目标包括抑制兴奋性氨基酸(如谷氨酸)的毒性效应、跨膜钙离子流、细胞内蛋白酶的活化、细胞凋亡、自由基损伤、炎症反应以及细胞膜损伤。尽管许多干预措施在试验阶段表现出良好的效果,但在临床试验中的效果并不乐观。溶栓治疗和神经保护治疗的联合使用可能是一个有前景的治疗方向。

2.介入性治疗和手术治疗

(1)CEA 和 CAS:TIA 和卒中后,应迅速进行脑血供状况的评估。如存在颈动脉或颅内动脉狭窄,可选择颈动脉内膜剥离术(CEA)或血管成形术和支架术(CAS)。首先,应依据北美 NASCET 标准评估动脉狭窄的严重程度,然后,根据狭窄程度等因素选择适当的治疗方式。

关于介入治疗的选择:

①时间:发生缺血性事件后,应尽早实施 CEA,最好是在 2 周内。

②颈动脉狭窄

a.CEA 的选择。

i.狭窄程度为 70%～99% 的患者,CEA 应为首选。

ii.CEA 应在手术期内并发症(所有类型的卒中和死亡)发生率≤6% 的医疗机构进行。

iii.对于狭窄 50%～69% 的部分患者,可以考虑 CEA,尤其是新近发病的男性患者。这种情况下的 CEA 应在手术期内并发症(所有类型的卒中和死亡)发生率<3% 的医疗机构进行。

iv.狭窄程度<50% 的患者,不推荐进行 CEA。

v.CEA 手术前后,应持续进行抗血小板治疗。

b.CAS 的选择。

i.主要适用于有严重症状性颈动脉狭窄的以下类型患者:CEA 禁忌、狭窄部位手术难以到达、CEA 后早期再度狭窄、放疗后狭窄。

ii.支架植入术前,应开始联合使用氯吡格雷和阿司匹林,至少持续到术后 1 个月。

c.CEA 与 CAS 的比较。

Meta 分析显示,年龄≥70 岁的患者,支架术后 120 d 内的卒中或死亡风险高于行 CEA 术的患者;年龄<70 岁的患者,CEA 和 CAS 的效果相当。

③颅内血管狭窄:2005年,美国FDA批准使用自膨胀式Wingspan支架治疗50%～99%的粥样硬化性颅内血管狭窄患者。然而,2011年新英格兰杂志的报道显示,对于严重颅内血管狭窄(70%～99%)的患者,积极的药物治疗(控制风险因素和联合使用阿司匹林3～25 mg/d＋氯吡格雷75 mg/d,持续90 d)效果优于支架术和积极药物治疗联合应用,原因是支架术组围术期的卒中发生率明显增高,6个月内再狭窄的比例也高至25%～30%。

(2)机械性碎栓或取栓疗法:美国FDA已经批准使用MERCI装置实现颅内动脉的再通,但该方法的临床效果需进一步确认。机械性血栓消融技术可以增加血管的再通,但由于研究规模的限制,目前尚未被推荐作为标准疗法。

3.综合治疗

(1)体位调整和适当活动:大部分患者在疾病发作后需要卧床休养,但在病情稳定后应尽早开始活动。早期活动可以降低肺部感染、深静脉血栓、肺栓塞和压疮等并发症的风险。

(2)营养补充和补液:脱水和营养不良的患者恢复较慢,同时脱水也可能导致下肢深静脉血栓的形成。所有患者都应进行吞水测试以评估吞咽功能。大部分患者最初需要接受静脉输液治疗,必要时,应插入鼻胃管或经鼻十二指肠管以提供营养和药物。对于需要长期管饲的患者,常常需要进行经皮内镜下胃造瘘(PEG)置管。

(3)感染控制和预防:肺部感染和尿道感染是常见的并发症,严重卒中的患者可能需要预防性应用抗生素,其他患者只需密切观察并采取预防措施。

(4)深静脉血栓和肺栓塞:大约10%的卒中患者由于肺栓塞去世,约1%的卒中患者有此并发症。肺栓塞通常来源于下肢静脉血栓,卧床不动的患者和严重卒中的老年人是深静脉血栓的高风险组。预防措施包括早期活动、使用抗血栓药物和使用外部加压装置。对于重症患者,应使用抗凝药物预防深静脉血栓和肺栓塞。首选低分子量肝素皮下注射,每天2次。长期治疗通常需要口服抗凝药物,如华法林,低剂量的抗凝药就可以预防,但具体的抗凝水平尚未确定。

(5)血压的管理:原则:在卒中患者中,血压上升是常见的,IST研究显示有54%的患者SBP＞160 mmHg。高血压可能与不良的近期和长期预后有关,可能引发水肿扩大和出血,但因大部分患者在发病后4～10 d血压会自动降低,因此降压治疗可能影响半暗区的灌注和脑血流。而且一些研究也显示升压治疗可能有益。现在的观点是,应根据不同的卒中亚型选择合适的血压处理方法和药物。

高血压急症的处理:在以下情况中,应使用降压治疗,并密切观察血压变化。卒中急性期降压治疗的适应证包括:a.高血压脑病;b.高血压肾病;c.高血压性心力衰竭/心肌梗死;d.主动脉夹层;e.先兆子痫;f.脑出血收缩压＞200 mmHg。

溶栓患者的血压管理:在进行溶栓之前,患者的血压应≤185/110 mmHg,如果不能达到这个要求,就不能进行溶栓治疗,在溶栓后的24 h内,血压应保持在180/105 mmHg以下。

静脉rt-PA或其他急性重灌治疗患者的血压管理:

①溶栓前的控制:血压水平:SBP＞185 mmHg或DBP＞110 mmHg。

拉贝洛尔10～20 mg,iv,持续12分钟,可以再用一次。

硝酸甘油贴膜12英寸。

尼卡地平静滴,5 mg/h,滴速每隔 5～15 min 增加 2.5 mg/h,最大滴速 15 mg/h,当达到目标血压值,降到 3 mg/h。

②溶栓中及其治疗后的管理:治疗中每 15 min 测一次血压,治疗后继续每 30 min 测一次,测量 6 h,然后每小时测一次,共测量 16 h。

血压水平:SBP 180～230 mmHg 或 DBP 105～120 mmHg。

拉贝洛尔 10 mg,iv,可以每 10～20 min 重复一次,最大剂量 300 mg 或拉贝洛尔 10 mg,iv,接着静脉点滴 2～8 mg/min。

血压水平:SBP＞230 mmHg 或 DBP 121～140 mmHg。

拉贝洛尔 10 mg,iv,可以每 10～20 min 重复一次,最大剂量 300 mg 或拉贝洛尔 10 mg,iv,接着静滴 2～8 mg/min。

尼卡地平静脉滴注,5 mg/h,滴速每隔 5 min 增加 2.5 mg/h,最大滴速 15 mg/h,直到达到目标效果。

如果血压得不到控制,考虑硝普钠。

舌下含服硝苯地平会引起血压迅速下降,禁用。

如果血压无法有效控制,可以考虑使用硝普钠。然而,舌下服用硝苯地平会使血压迅速降低,因此不推荐使用。

通常,对于高血压患者的管理,缺血性卒中治疗指南推荐在血压超过 220/120 mmHg 时进行降压治疗,并在发病初期的 24 h 内,使血压下降 15%到 25%。病情稳定后,如果患者仍然有高血压,应继续使用降压药物进行二级预防。Meta 分析结果显示,抗高血压药物可以降低卒中或 TIA 再次发生的风险。但是,对于疑似血流动力学性卒中或双侧颈动脉狭窄的患者,血压不应过度降低,而在大动脉狭窄已经被解除的情况下,可以逐渐将血压控制到目标值以下。

(6)血糖的管理:关于血糖管理,尽管证据有限,但对急性缺血性卒中患者积极控制血糖可能会改善预后。约 60%的无糖尿病病史的患者会在卒中后出现高血糖。大面积脑梗死或影响皮层的急性卒中常常伴有高血糖,这是预后不良的信号。当前,不建议在血糖中等程度升高(≥7.6 mmol/L)时注射胰岛素。然而,当血糖超过 10 mmol/L 时,需要使用胰岛素降低血糖。高血糖可能是卒中后的应激反应,一些患者的血糖水平会自动下降,在卒中后的第一个 24 h 内,静脉使用生理盐水并避免使用葡萄糖溶液,可以降低血糖水平。因此,即使对血糖很高的患者,使用胰岛素治疗时,也应注重监测血糖,防止低血糖。低血糖(＜2.8 mmol/L)可以引发类似急性梗死的症状,应通过静脉注射葡萄糖或输注 10%到 20%的葡萄糖来治疗。

(7)血脂控制:血脂管理的关键在于初级和次级预防。在急性期,降血脂疗法的使用是必要的,但他汀药物的预后改善效果仍有待确定。如果患者有吞咽困难等影响饮食摄入的情况,血脂水平会自然下降,血脂对肝功能的影响也会影响到急性期的治疗。然而,一旦病情稳定,应尽快开始调脂治疗,尤其对于由动脉粥样硬化斑块脱落或动脉粥样硬化导致的 TIA 或卒中患者,使用他汀类药物能够稳定斑块,减轻血管狭窄。LDL 的目标值应低于 1.8 mmol/L。另外,对于已经使用他汀类药物的 TIA 或卒中患者,如果在发病后停药,将导致 3 个月后死亡和依赖(mRS＞2)的风险大增。因此,2008 年英国皇家医师协会建议,对于过去使用他汀药物的患者,在急性卒中后应继续使用他汀药物。

4.恶性脑梗死的手术治疗

对于导致颅内压增高和脑干压迫的恶性脑梗死,除了常规的降颅内压治疗外,可选择进行半颅骨切除术和颞叶硬脑膜切除术。症状未改善的年轻患者,需要进一步做额叶或颞叶的卒中脑组织的"切除术"。关于上述减压手术的适宜时机和指标,目前尚无明确认识。脑室内导管放置以快速降低颅内压,枕骨下颅骨切除术可以缓解小脑梗死引起的脑积水和脑干压迫。

第四节　脑栓塞

脑栓塞是由于循环系统中的各类栓子(如心脏内的附壁血栓、动脉粥样硬化斑块、脂肪、肿瘤细胞、纤维软骨和空气等)随血流进入脑动脉,导致血管阻塞的情况。当侧支血流不能补偿时,会引起该血管供应的脑组织发生缺血性坏死,出现局部神经功能损害。脑血栓多发生于颈内动脉系统,椎-基底动脉系统较少见。脑血栓占据缺血性脑卒中的15%~20%。

一、病因和病理

脑血栓的栓子来源可以分为心源性、非心源性和来源不明三类。

(一)心源性脑栓塞

其最常见原因如下。

1.风湿性心脏病

在脑血栓患者中,大约一半以上是由于慢性风湿性心脏病伴随二尖瓣狭窄。风湿性心脏病患者中,脑血栓的发生率占14%~48%。无论是否有临床症状,通过脑部病理检查,有50%的人发现有脑血栓。二尖瓣狭窄会导致左心房扩大,进而引发血流缓慢和滞留,容易导致血液凝结和血栓形成,不规则的血流更容易使其形成栓子,引发脑血栓。当出现心房颤动时,发生的可能性更大。

2.心肌梗死

心肌梗死可能导致心内膜变质,使得血小板能在其上面黏附形成血栓。心肌梗死范围越大,血栓形成的可能性越大。如果心肌梗死后出现了充血性心力衰竭,血液循环滞留,更容易在左心室内形成附壁血栓。大多数心肌梗死后发生的周围血管(脑、肾、脾、肢体等)栓塞,主要在心肌梗死后的第4~20 d内发生,如果是多发性栓塞,诊断相对容易。

对于晚期出现的脑血栓,在老年患者中很难与动脉硬化性脑梗死进行区分。

3.亚急性细菌性心内膜炎

亚急性细菌性心内膜炎常在风湿性心瓣膜病或先天性心脏病基础上发展。细菌在损伤的内膜表面增殖形成赘生物,其中包括血小板、纤维蛋白和红细胞。赘生物可能脱落并通过血流引起脑栓塞,这种状况的发生率约为10%至50%,其中大约1/5患者在发生脑栓塞前无任何症状或病史。非细菌性心内膜炎伴血栓形成者在脑栓塞病因中占10%,这些病症包括风湿性心肌炎、红斑狼疮和癌症等慢性消耗性疾病,可能与凝血功能紊乱有关。

4.其他

现代心脏手术的进步也增加了心源性脑栓塞的发病率。原发性心脏肿瘤如黏液瘤、肉瘤导致脑栓塞的情况虽然罕见,但也有报道。

(二)非心源性脑栓塞

脑栓塞由心脏以外的栓子引发的情况比心源性的情况要少得多。但在对短暂性脑缺血发作病因的研究推动下,关于微栓塞的一系列研究可能会改变传统的非心源性脑栓塞发病率低的观念。反常性脑栓塞发生在体循环静脉中的栓子,由于心脏中隔缺损,可以绕过肺循环直接穿过卵圆孔或室间孔进入体循环动脉,从而引发脑栓塞。在心脏中隔缺损的情况下,正常心内血流的方向是从左到右。当左心衰竭、肺动脉压力增高或其他原因导致右心压力大于左心时,心内血流方向会改变为从右到左,如果血流中有栓子,就会发生反常栓塞。空气栓塞可以在胸外科手术、潜水员或高空飞行员、气胸、气腹、颈静脉或硬脊膜外静脉损伤、肾周围充气、右心导管、剧烈咳嗽等情况下发生。潜水员或高空飞行员发生的气栓塞也称为减压病,在潜水员中又称为潜水员病或潜水员麻痹。减压病主要是由于大气压突然显著降低,导致体内氮气释放而形成空气栓塞。脂肪栓塞主要见于长骨骨折、长骨手术和油剂注射等情况。

(三)来源不明的脑栓塞

在某些脑栓塞的情况下,尽管已进行彻底的检查,但仍无法确定栓子的来源。脑栓塞的病理变化与动脉粥样硬化性脑梗死大体相似。栓塞阻断脑动脉后,该动脉供应的脑组织会发生梗死,可能表现为红色充血性梗死或白色缺血性或混合性梗死。红色充血性梗死常表明脑栓塞,这是由于栓子暂时阻塞较大的动脉,导致血管壁破裂,然后栓子分解并流向远端的较小动脉,导致原先栓塞部位在血流恢复时发生出血。病理范围通常比动脉粥样硬化性缺血性脑梗死要大,因此脑栓塞的发生比动脉粥样硬化引起的脑梗死更为突然,侧支循环难以建立。

二、临床表现

脑栓塞的发病年龄各异。由于大多与心脏疾病,尤其是风湿性心脏病有关,因此中青年人是主要的发病群体。疾病的发作猝不及防,大部分患者没有任何预警症状。病症的出现常在几秒钟或极短时间内达到峰值。有些患者可能在几天内表现出阶梯状的逐步恶化,这是由于反复发生栓塞所致。脑栓塞可以只发生在一个动脉,也可能广泛发生在多个动脉,因此临床表现各异。除了颈内动脉栓塞的患者可能会昏迷外,其他患者通常不会。部分患者在疾病发作时可能出现短暂的意识模糊、头痛或抽搐。神经系统的局灶症状突然出现,并限于一个动脉的供血区域。由于约4/5的栓塞发生在脑底动脉环前半部,因此临床表现为面部瘫痪、单侧上肢瘫痪、偏瘫、失语、局限性抽搐等颈内动脉大脑中动脉系统的病变。偏瘫主要影响面部和上肢,下肢相对较轻。感觉和视觉可能会受到轻微影响,但通常不明显。抽搐大多数为局限性,如果为全身性大发作,则表示栓塞范围广泛,疾病严重。1/5的脑栓塞发生在脑底动脉环的后半部,可能出现眩晕、复视、共济失调、交叉性瘫痪等椎—基动脉系统的病变表现。

三、诊断

心脏疾病、骨折、气胸等可能导致栓塞的病史,有助于推测脑部症状是否由栓塞引发。若存在静脉血栓性脉管炎或肺栓塞,并突然出现偏瘫的患者,需考虑是否有脑反常栓塞。心肌梗死大多在急性期引发脑栓塞,但约 1/4 的患者在心肌梗死康复期也会发生脑栓塞。大约 1/5 的亚急性细菌性心内膜炎的患者首次表现为脑栓塞。动脉粥样硬化常见于老年人,使得脑栓塞的诊断更为困难。其他器官如肾脏、脾脏、肠道、四肢、视网膜等的栓塞存在,有助于确定脑栓塞的诊断。心电图的异常对诊断有参考价值。脑脊液检查通常无异常,但脑脊液存在红细胞,比动脉硬化性脑梗死更常见。在亚急性细菌性心内膜炎并发脑栓塞和感染性动脉瘤破裂时,可能会出现蛛网膜下隙出血或脑内出血。脑成像检查在明确脑栓塞性梗死的位置、范围、数量以及是否有出血表现方面具有决定性的意义。

四、治疗

防治心脏疾病是预防脑栓塞的关键环节。一旦出现脑栓塞,治疗原则与动脉硬化性脑梗死相似。建议患者保持左侧卧位。右旋糖酐 40、扩血管药物、激素均可有一定疗效。由于风湿性二尖瓣病变等心源性脑栓塞的充血性梗死区容易出血,因此必须谨慎使用抗凝治疗,如需使用,应等待急性期如 5～7 d 后。近期,有人提倡立即使用抗凝治疗,以防脑栓塞的再次发生。但若脑成像检查显示出血或蛛网膜下隙出血,脑脊液中含有红细胞,存在高血压,或者由亚急性细菌性心内膜炎并发脑栓塞,都不应使用抗凝治疗。对于脂肪栓塞,有研究建议使用小剂量肝素注射,如 10～50 mg,每隔 6～8 小时一次,配合右旋糖酐 40 和二氧化碳混合气体吸入等扩血管措施。5% 的碳酸氢钠注射液,每日 250 mL 静脉滴注两次,有助于脂肪颗粒的溶解。至于空气栓塞的治疗,基本与由心脏疾病引发的脑栓塞的治疗方法大致相同。

星状神经节封闭疗法能够有效缓解由栓塞引发的反射性脑血管痉挛,对脑栓塞的治疗有一定的积极效果。治疗应在发病后的最早时间内进行,每天一到两次,一个疗程为 10 d。操作步骤如下:患者需躺下,颈部过度伸展,进行常规消毒,从胸锁乳突肌内侧缘、胸锁关节上三个横指处水平插入针,先用 1% 的普鲁卡因在皮肤上形成丘疹,然后用 20 号针头直接穿入,当针尖接触到第 7 颈椎横突时,再将针头后退约 0.5 cm,然后再向内向下进 1 cm 左右,然后用盐水或普鲁卡因滴入针内,确认没有损伤胸膜后,再注入 0.5%～1.0% 普鲁卡因 10 mL。注射后,注射侧眼裂会缩小,瞳孔会缩小,眼球会稍微内陷,同侧上肢和结合膜会略微充血(Horner 征)。

第五节 蛛网膜下隙出血

蛛网膜下腔出血(SAH)是脑底部或脑表面血管破裂后,血液流入蛛网膜下腔,引发相关临床症状的一种突发性脑卒中,也称为原发性蛛网膜下腔出血。继发性蛛网膜下腔出血是指由脑实质内出血、脑室出血、硬膜外或硬膜下血管破裂流入蛛网膜下腔的情况。这种疾病的症状严重程度与出血的速率、持续时间和出血量有关。动脉瘤破裂会导致血液在压力作用下流入蛛网膜下腔。这种状况会突然增加颅内压,可能暂时抑制活动出血,并引起剧烈头痛和呕吐。血液慢慢渗出会导致颅内压慢慢升高。蛛网膜下腔中的血液会刺激脑膜,导致头痛、光敏和颈部僵硬。由于颅内压的增高和脑膜的刺激,SAH 患者可能会出现意识模糊、焦虑以及短暂或持久的意识丧失。

蛛网膜下隙出血虽然仅占所有脑卒中的 5%,然而其发病年龄偏小,在由脑卒中引起的生命预期缩短中,其所占比例超过 1/4。动脉瘤引发的蛛网膜下隙出血的死亡率大约为 50%,有 10%～15% 的患者在家中或在运送过程中丧生。大多数患者的死因是再次出血,因此,阻止动脉瘤的目标具有首要的治疗重要性。患者被送往医院时,常常处于严重的状况,可能是由于初次出血、二次出血形成血肿、急性脑水肿或大范围脑缺血的结果。

一、病因与发病机制

(一)颅内动脉瘤

大约 85% 的蛛网膜下隙出血由脑基底部的囊状动脉瘤导致。这些动脉瘤并非天生就有,而是后天形成的。在一些特定的病例中,动脉瘤可能有其特殊的成因,如外伤、感染或结缔组织疾病。囊状动脉瘤常在动脉分叉处形成,通常位于脑基底面,因此动脉瘤要么在 Wills 环自身,要么在 Wills 环附近的分支位置。大部分颅内动脉瘤并不会破裂。随着动脉瘤的体积增大,破裂的风险也随之增加,但在临床上,大部分破裂的动脉瘤都是较小的,特别是那些小于 1 cm 的;解释这一现象的原因是 90% 的动脉瘤都较小,在这么多的动脉瘤中,只要有少数发生破裂,其数量就会远超过大动脉瘤。对于蛛网膜下隙出血,可控的危险因素包括高血压、吸烟和过量饮酒。囊状动脉瘤的起源、增长和破裂的过程目前仍不完全清楚。正常的颅内动脉由胶原构成的外膜、中层肌肉以及内膜的内皮细胞组成。颅内动脉没有外弹力层,且位于蛛网膜下隙,其周围缺乏支持性的组织。对于动脉壁破裂的理论主要有几种:先天性和基因异常可能导致动脉中层的缺陷;高血压和动脉粥样硬化引起的退行性变化可能改变血管壁的结构;动脉炎引发的增生;内弹力层局部的退化。一些学者认为动脉中层的先天性缺陷是导致动脉瘤形成的主要原因。中层缺乏肌性物质是最常见的缺陷原因,这种情况在动脉分叉处更易发生。一些颅内动脉瘤患者的Ⅲ型胶原生成量减少。同时,人们还发现动脉瘤远离的动脉壁出现细胞外基质的结构蛋白异常。上述危险因素可使发病风险提高 1 倍。2/3 的患者存在这些可改变的危险因素,而基因因素只占 1/10。在有阳性家族史的蛛网膜下隙出血患者中,患病的平均年龄比散发病例要早。然而,由于只有 10% 的蛛网膜下隙出血是家族性的,所以大体积和多发的动脉瘤更常见于散发病例。在家族性蛛网膜下隙出血的患者中,基因是一个重要的因素。虽然对可能的基因了解还不够充分,但可以确定的是,这其中包括了编码细胞外基质的基因。在常染色体显性多囊肾病患者中,颅内动脉瘤的出现机会约为 10%,但这部分患者只占所有蛛网膜下隙出血患者的 1%。尽管动脉壁压力的突然增加是动脉瘤破裂的重要因素,但导致动脉瘤破裂的因素是多方面的。据报道,20% 的患者在蛛网膜下隙出血前有过度劳力(如剧烈体力活动、性交等),但没有证据表明这些是必要条件。

大部分的动脉瘤约 90% 会出现在动脉前循环,常见的部位包括:前交通动脉(AComA)与两侧大脑前动脉(ACA)的连接处,大脑中动脉(MCA)的分支点,以及颈内动脉(ICA)与眼动脉、后交通动脉(PComA)、脉络膜前动脉(AChA)和 MCA 的交汇处。而后循环中,基底动脉顶端和椎动脉颅内段(尤其是小脑后下动脉起始区域)则是最常见的动脉瘤发生区域。这些动脉瘤多在动脉分叉点或主干的锐角分支处形成,或是由于小分支的发育不全而生成。

(二)非动脉瘤性中脑周围出血

非动脉瘤性中脑周围出血是另一种常见的蛛网膜下腔出血病因,大约占全部病例的10%。这类出血的危害性较动脉瘤性出血为低,其具体原因尚未明确,但猜测可能是由于中脑周围小静脉破裂导致。这种出血通常集中在中脑周围的脑池,中心位于中脑或脑桥前部,有时会限定在四叠体池,但不会扩散至外侧裂和纵裂的前部。在某些情况下,血液可能会沉积在脑室系统中,但如果仅有脑室出血或出血扩散至脑实质,就需要考虑其他可能的原因。

诊断主要依据 CT 显示的蛛网膜下隙血液分布情况和 DSA 未发现动脉瘤的结果。然而,我们需要注意的是,不是所有中脑周围出血都是非动脉瘤性的,每 20 到 40 例中,就有一例可能是基底动脉或椎动脉的动脉瘤破裂。高质量的 CT 血管造影可以帮助排除这种可能性。如果血管造影未发现动脉瘤,而 CT 显示的出血区域超出了上述范围,就需要高度警惕动脉瘤的存在,可以进一步进行 CTA 或等病情稳定后再次复查 DSA。通常建议患者在 3 个月后再次复查造影,如果仍未发现动脉瘤,那么就可以基本排除动脉瘤的可能性。研究表明,第二次造影的阳性率比第三次要高,所以如果第二次没有发现动脉瘤,那么再进行血管造影的意义就不大了。

非动脉瘤性中脑周围出血的“突然”头痛通常是逐渐增强的(在几分钟而不是几秒钟内),且在入院时,患者通常是清醒的;只有少数患者会出现轻微的定向感失调。至今,还没有确切的证据显示这种出血会导致延迟性脑缺血。唯一的早期并发症是脑积水。出血的原因尚不明确。由于患者预后通常良好,因此很少有机会获得尸检结果进行病因学研究。轻度的临床症状、头部 CT 上显示的局限性血液沉积,以及正常的脑血管造影,都不支持存在动脉瘤的可能性。事实上,这种出血并不支持任何动脉源性出血。相反,脑桥前或脚间池的静脉破裂可能是出血的源头。另一个支持这个理论的间接证据是,这部分患者的中脑周围静脉通常直接排入硬脑膜窦,而不是 Galen 静脉,这也可以提供病因提示。

(三)动脉夹层

虽然动脉夹层不是蛛网膜下隙出血的主要原因,但在临床实践中仍需考虑。后循环动脉瘤夹层动脉瘤再出血的死亡率非常高。一般来说,颈动脉系统比椎-基底动脉系统更容易发生夹层,但由动脉夹层引起的蛛网膜下隙出血大多数发生在椎动脉。目前还没有关于动脉夹层在所有蛛网膜下隙出血中的比例数据。椎动脉夹层导致的蛛网膜下隙出血伴有的神经功能损失主要为舌咽神经和迷走神经麻痹(外膜下夹层)或 Wallenberg 综合征。大约 30% 至 70% 的患者会再次出血。再出血的时间可能从几小时到几周不等。大约 50% 的这种再出血会导致死亡。相比于椎动脉夹层,颈内动脉颅内段或其支支的夹层引起的蛛网膜下隙出血更为罕见,主要影响颈内动脉末端、大脑中动脉和大脑前动脉。

(四)脑内动静脉畸形(AVM)

脑部表面的 AVM 可能导致脑凸部的蛛网膜下隙出血,但破裂的 AVM 所产生的血液仅在 5% 的情况下局限于蛛网膜下隙。由于 AVM 内部血流量大,对动脉壁形成高张力,因此10%～20% 的 AVM 供应的动脉可能出现囊状动脉瘤。对于这些患者,一旦发生出血,通常是由于动脉瘤破裂,而非血管畸形直接导致。因此,破裂的动脉瘤位置通常并非典型的囊状动脉瘤位置(如 Willis 环),并且出血更倾向于进入脑实质,而非蛛网膜下隙。

(五)脓毒性动脉瘤

感染的组织碎片可以通过血液进入脑内动脉壁,引发动脉瘤般的扩张。过去称为"真菌性动脉瘤"的病变是由真菌感染后引发的动脉瘤,但应停止使用此术语;由细菌性心内膜炎引起的感染性动脉瘤比曲霉菌引起的动脉瘤更常见。大部分由感染性心内膜炎引起的脑卒中表现为出血性脑梗塞或脑实质出血,而非蛛网膜下隙出血。这种感染性心内膜炎导致的动脉瘤大多数位于大脑中动脉分支的末端,但也有 10% 位于近端。它们主要导致脑内血肿,但在 CT 扫描中也可能呈现为基底部出血,这与囊状动脉瘤破裂的表现非常相似。这类动脉瘤也可能再度出血。通常,患者首先出现感染性心瓣膜炎的临床表现,然后才出现蛛网膜下隙出血,但也有感染性心内膜炎首次表现为脓毒性动脉瘤破裂的情况。可以采用手术夹闭或介入治疗方法处理感染性动脉瘤,也有报告显示可以使用充足的抗生素进行治疗。

(六)垂体卒中

由于垂体肿瘤造成组织坏死并影响到垂体动脉,可能会引发动脉出血。诸如怀孕、颅内压力增高、抗凝治疗、血管造影以及使用促性腺激素释放激素等因素都可能激发垂体肿瘤的出血性梗死。垂体脑卒中初期可能出现剧烈头痛,可能伴随恶心、呕吐、颈部僵硬或意识降低。典型特征是视力突然下降。由于出血可能对海绵窦内的动眼神经、滑车神经及展神经产生压力,因此患者大多会有眼球运动困难。头部 CT 或 MRI 能显示出血源自垂体窝,并能发现大部分垂体腺瘤。

(七)其他

其他罕见的可能病因包括:滥用可卡因、使用抗凝药物、链状细胞疾病、中枢神经系统表面铁沉积症以及原因不明的蛛网膜下隙出血。

二、临床表现

SAH 是导致猝死的主要卒中原因之一,很多患者在赶往医院的途中丧生,预先入院的死亡率在 3%～26% 之间。主要死因包括脑室内出血、肺水肿和椎－基底动脉系统动脉瘤破裂等。即便患者被送到医院,也有一部分人在获得确诊和专科治疗前死亡。据文献报道,仅有 35% 的动脉瘤破裂患者在出现 SAH 症状和体征后的 48 h 内接受了适当的神经外科治疗。

(一)诱发因素

约 1/3 的动脉瘤破裂都发生在剧烈运动期间,如举重、情绪激烈、咳嗽、便秘、性行为等。如前所述,吸烟和饮酒也是 SAH 的风险因素。

(二)先兆

动眼神经麻痹伴有单侧眼窝或眼后疼痛是常见的预警信号,头痛的频率、持续时间或强度变化往往是动脉瘤破裂的预兆,这种现象在 20% 的患者中出现,有时还伴有恶心呕吐和头晕,但很少出现脑膜刺激征和畏光症。这通常是由少量蛛网膜下隙渗血引起的,也可能是由于血液进入动脉瘤夹层、瘤壁急性扩张或缺血引起的。这些征象通常在真正的 SAH 发生前 2 h 至

8周之间出现。

（三）典型表现

许多病例会突然或急剧出现以下主要症状和体征。

1.头痛

头痛是80%到95%患者的常见症状,病症突然发作,痛感如同头被劈开,全头或额部、枕部都可能受到影响,然后扩散到颈部、肩部、背部和下肢等。前部Willis环的动脉瘤破裂可能导致头痛局限在同侧的额部和眼眶。头部移动、Valsalva试验以及噪声和光照等都可能加剧疼痛,而保持静止卧床则可能缓解疼痛。大约20%的病例在头痛发作前有触发因素,如剧烈运动、屏气行为或性活动。

2.恶心和呕吐、脸色苍白、冷汗淋漓

大约3/4的患者在病症发作后会出现头痛、恶心和呕吐。

3.意识障碍

超过一半的患者可能会出现从短暂的意识模糊到昏迷的症状。17%的患者在就诊时已经失去意识。少数患者可能没有意识变化,但可能会出现畏光、冷淡、对噪声和振动敏感等症状。

4.精神症状

可能表现为谵妄、木僵、定向困难、虚构和痴呆等。

5.癫痫

大约20%的患者可能会出现癫痫。

6.自主神经系统过度反应

突然出血和颅内压力迅速升高可能会引起自主神经系统的过度反应,患者可能会出现血压骤升、心律不齐、心电图异常(如T波倒置、ST段下移、QT间期延长、U波出现)等症状;其中3%的患者可能出现心跳骤停,可能进一步导致神经源性肺水肿。

7.体征

(1)脑膜刺激征。大约1/4的患者可能出现颈痛和颈强直。这些症状通常在病症发作数小时到6天内出现,但1到2d的病例最多。Kernig征比颈强直更常见。

(2)单侧或双侧锥体束征。

(3)眼底出血(Terson征)。这是一种表现为玻璃体下片状出血的症状,通常在前交通动脉瘤破裂的患者中更常见,因为颅内压力增高和血块压迫视神经鞘,导致视网膜中央静脉出血。这种症状在3%到13%的SAH病例中出现,严重的病例更常见。这是一个有特殊意义的症状,因为在脑脊液恢复正常后,它仍然存在,是诊断SAH的一个重要依据。视盘水肿少见,但一旦发生,可能提示存在颅内占位病变。由于眼内出血,患者的视力可能会下降。

(4)局部体征:这些通常不常见,但在早期可能出现。可能表现为一侧的动眼神经麻痹(通常提示同侧后交通动脉瘤破裂)、单侧瘫痪或偏瘫、失语、感觉障碍、视野缺损等。这些症状可能提示原发病和病灶位置,或可能由于血肿、脑血管痉挛引起。

（四）非典型表现

部分患者在起病初期并未出现头痛,而是表现出恶心、呕吐、发热、全身不适或疼痛,还有一些人可能出现胸痛、背痛、腿痛,或者是视力和听力的突然丧失等。在老年人的SAH症状中,头痛的出现较少(小于50%),并且不明显;意识障碍的发生较多(大于70%),且病情严重;颈部刺激症状比Kernig征更常见。在儿童SAH症状中,头痛的发生较少,但如果出现则需要高度重视;常伴随着全身性疾病,如主动脉弓狭窄、多囊肾等。

(五)分级

最早由Botterell提出将SAH患者进行分级,目的在于了解不同级别进行手术的风险是否有差异。现在,临床分级的作用不仅限于此,同时也对各种治疗的效果评价、相互对比都有重要的作用,应用也更加广泛。有多种分级方法,主要依据头痛、脑膜刺激症状、意识状态和神经功能损害等因素来进行分级,其中最常用的是Hunt和Hess分级,对SAH患者的预后判断相对准确。通常,Ⅰ~Ⅱ级SAH患者预后较好,而Ⅳ~Ⅴ级患者的预后较差。基于格拉斯哥昏迷评分(GCS)的世界神经外科联盟分级越来越受到关注,这对于各地区的数据相互比较非常有利。有研究者对765例脑动脉瘤患者应用世界神经外科联盟分级表与预后的关系进行了研究,发现患者术后预后与术前GCS有关($P<0.001$),即术前GCS高分者,预后较好,特别是GCS15分与14分之间有显著差别($P<0.001$)。但是GCS13分与12分,7分与6分之间差别不明显,影响Ⅲ级与Ⅳ级、Ⅳ级与Ⅴ级患者预后的评估的准确性。因此,任何一种分级方法都无法做到完美,需要在临床实践中进行验证和持续的修改完善。

三、辅助诊断

(一)计算机辅助断层扫描

头部CT扫描是目前最常用的SAH诊断手段。它的主要功能包括:①确认SAH的存在和严重程度,并为出血部位提供线索;②使用增强CT检查,有时可以确定SAH的病因,如显示增强的AVM或动脉瘤的占位影响;③能观察并发的脑内、脑室内出血或阻塞性脑积水;④追踪治疗效果和并发症的发展。CT检查的灵敏度取决于出血后的时间和临床分级。在SAH发病的头12 h内,CT对SAH的灵敏度为98%~100%,24 h后降至93%,6天后降至57%~85%。CT扫描结果中SAH的量和位置与血管痉挛的发生密切相关。临床分级越糟,CT扫描显示的出血程度越严重,预后越差。据最近的SAH Fisher分级表,灌注CT(pCT)可以早期检测由于脑血管痉挛引起的低血流和脑缺血。

(二)脑脊液检查

脑脊液检查是SAH确诊的常用手段,尤其在头部CT检查结果为阴性的情况下,强烈推荐进行脑脊液检查,但应注意选择腰穿的时间。在SAH后的数小时内,通过腰穿获取的脑脊液可能仍然清亮。因此,应在SAH后2 h后进行腰穿检查。操作损伤引发的出血与SAH有所区别:①连续放液,各试管内的红细胞计数逐渐减少;②如果红细胞>250 000/mL,会出现凝血;③无脑脊液黄变;④RBC/WBC比值正常,并且符合每增加1 000个红细胞,蛋白含量增加1.5 mg/100 mL;⑤不出现吞噬红细胞或含铁血黄素的巨噬细胞。脑脊液黄变是由于CSF中蛋白含量高或有红细胞降解产物,通常在SAH后12 h开始出现。分光光度计检测可以避免错漏。一般在出血后12 h至2周CSF黄变检出率100%,3周后70%,4周后40%。腰穿是有创检查,可能引发再出血或加重症状,因此在操作前应考虑风险与收益,并征得患者家属的同意。

(三)脑血管造影

脑血管造影至今仍被认为是确定 SAH 原因的最可靠方法,特别是选择性 DSA 检查,被视为诊断引起 SAH 的动脉瘤的最佳手段。通常,四血管系统的造影是必要的,以排除存在多发的动脉瘤或共生的动静脉畸形。数字化血管减影技术可以识别大多数出血的源头。如果血管造影未能显示病变,颈外动脉造影可能揭示硬脑膜动静脉瘘。当颈痛和背痛明显,主要表现为下肢神经功能障碍时,应行脊髓血管造影以排除脊髓动静脉畸形、动脉瘤或新生物。血管造影是否会加重神经功能损害,如脑缺血、动脉瘤再次破裂,尚无明确结论。造影的最佳时机:由于脑血管痉挛通常在 SAH 后的 2~3 d 发生,7~10 d 达到顶峰,再次出血的高发期也在这个范围内,所以目前主张尽早进行脑血管造影,即只要病情稳定,应在出血后的 3 d 内进行,以便尽快进行病因治疗。如果错过了 SAH 后的 3 d,应在 SAH 后的 3 周进行。值得注意的是,大约 20%~25% 的脑血管造影无法找到出血的源头,对于初次脑血管造影结果为阴性的患者,应在 2 周后(血管痉挛消退)或 6~8 周后(血栓吸收)重复进行脑血管造影。

(四)CTA

通过螺旋 CT 薄层扫描,捉取经过造影剂显影的动脉期血管图像,并进行计算机重建,就能获取清晰的颅内血管三维结构。其敏感性介于 77%~97%,特异性为 87%~100%。虽然目前已经能够识别 2~3 mm 的动脉瘤,但在实际操作中,对于 5 mm 以上的动脉瘤,其敏感性较高。通过将血管的三维结构按任意平面进行旋转,可以清晰地显示动脉瘤与骨性标记的关系,从而帮助寻找病变原因和确定手术入路。但目前的 CTA 重建技术需要较长的时间,操作人员需对颅底解剖有深入了解,并具备丰富的神经外科临床知识,因此在 SAH 的急性期,其病因诊断价值有限。目前只有 80%~83% 的病例中 CTA 与 DSA 结果一致。因此,CTA 在临床上主要用于高度怀疑动脉瘤破裂出血的患者,或者是患者烦躁无法配合脑血管造影的情况,也用于未经手术的患者的随访,或有家族病史以及治疗后的随访。

(五)头 MRI 和磁共振血管造影(MRA)

虽然以前认为头部 MRI 在区分急性蛛网膜下腔出血和脑实质信号上存在困难,但最新的研究表明,MRI 在检测 SAH 方面的效果与 CT 扫描相当。对于后颅窝、脑室系统的微量出血以及动脉瘤内部的血栓形成、识别多个动脉瘤中哪一个破裂等,MRI 的性能优于 CT。然而,MRI 的价格高昂,操作耗时是其不足之处。对于是否会引发金属动脉瘤夹的移位,头部 MRI 检查的观点尚未统一。因此,对于动脉瘤夹闭后的患者,如果不清楚动脉夹的磁兼容性特征,应谨慎使用头部 MRI 进行复查。

磁共振血管造影是最近发展的无创诊断手段,可以作为 SAH 的筛查工具,能检测出直径大于 3~5 mm 的动脉瘤。当动脉瘤的直径≥5 mm 时,其敏感性为 85%~100%,而当检测直径<5 mm 的动脉瘤时,敏感性下降到 56%。然而,对于 SAH 的初步筛查,由于 MRA 无需使用碘对比剂并且没有电离辐射,可能是一种合适的方法。

(六)经颅多普勒超声(TCD)

TCD 是一种无创的测量技术,可以检测脑底大血管的血流速度,对于诊断临床 SAH 后的血管痉挛具有价值,目前已经成为后 SAH 血管痉挛的常规监测手段。其优点包括:实时性、无创性,可以在床边进行,并能重复进行监测。然而,其缺点在于:只能测量颅底大血管的流速,无法检测末梢血管的血流变化;需要依赖操作者的主观判断;一部分患者,特别是老年患者的颞窗较厚,可能无法探测到血流信号。

四、诊断和鉴别诊断

首要任务是确认是否存在 SAH。当患者突然出现头痛、意识改变、脑膜刺激征以及特定的神经功能损害症状时,应首先考虑 SAH 的可能性。尽快进行头部 CT 扫描,必要时进行脑脊液的腰椎穿刺检查。

对于 SAH 的前驱症状,如突发头痛等,应引起高度警惕,并需要与偏头痛、高血压性脑病和其他系统性疾病进行区别。

在临床表现上,SAH 与颅内出血或缺血性中风的鉴别有时会比较困难。一般来说,如果患者出现脑膜刺激症状、缺乏局部神经系统症状以及年龄相对较轻(60 岁以下),则 SAH 的可能性较大。然而,突然头痛和呕吐并非 SAH 的特有症状,因此不能以此作为 SAH 与颅内出血或缺血性中风的区别诊断的依据。SAH 患者发生癫痫的比例与颅内出血患者相似,而缺血性中风患者则较少发生癫痫。

在确诊为自发性 SAH 后,应进一步确定 SAH 的病因。主要利用脑血管造影或三维 CT 血管造影进行筛选。

然而,在首次脑血管造影时,有 15% 到 20% 的患者可能未能发现阳性结果,这称为"血管造影阴性 SAH"。在这些病例中,有 21% 到 68% 的患者在 CT 平扫时仅表现为脑干前方积血,称为"中脑周围 SAH",这是一种预后较好的自发性 SAH,占自发性 SAH 的 10% 左右。与血管造影阳性的患者相比,这类患者年龄较小,男性较多,临床分级较好。CT 表现只有脑干前方的出血,不涉及脑沟和脑室。再出血和出血后的血管痉挛发生较少,预后良好。目前其原因尚不清楚,可能是由于静脉出血引起的。但椎-基底动脉系统动脉瘤破裂出血也可能有类似的头部 CT 表现。因此不能轻易诊断为"中脑周围 SAH"。

对于脑血管造影阴性的 SAH,应在两周左右后重复脑血管造影,文献报道的病因检出率在 2% 至 22% 之间。

当确诊 SAH 由多发动脉瘤破裂出血引起时,应进一步确定哪一个动脉瘤破裂,以下几点可供参考:①排除硬膜外动脉瘤。②CT 扫描显示局部 SAH。③血管造影显示破裂动脉瘤附近有血管痉挛或占位效应。④大的、不规则的动脉瘤比小的、规则的动脉瘤更容易破裂,特别是伴有子囊形成的。⑤定位体征有助于诊断。⑥重复进行血管造影,观察动脉瘤的增大和局部血管形态的变化。⑦优先考虑最可能破裂的动脉瘤,如前交通动脉瘤。⑧最大的、最近端的动脉瘤破裂的可能性最大。

五、SAH 后的并发症

(一)神经系统并发症

1.迟发性缺血性障碍(DID)

延迟性缺血性疾患也被称为症状性脑血管痉挛。脑血管造影或 TCD 可能会显示出脑血管痉挛的存在,但这并不意味着一定会出现临床症状。只有在脑血管侧支循环不佳,rCBF 每分钟下降到 18～20 mL/100 g 时,才会导致 DID。因此,尽管脑血管造影和 TCD 可以诊断出67％的 SAH 后脑血管痉挛,但 DID 的发生率仅为 35％,而 DID 的致死率为 10％～15％。血管造影显示的血管痉挛通常在 SAH 后 2～3 d 开始,7～10 d 达到高峰,2～4 周后逐渐减轻。血管痉挛的发生与头部 CT 显示的脑池内的积血量有关。

DID 的临床特征:①前驱症状:经过治疗或休息后 SAH 的症状又重新出现或者变得更严重,血白细胞持续升高,持续发热。②从清醒状态变为昏睡或昏迷。③局部症状,根据脑缺血部位不同而不同。例如,颈内动脉和大脑中动脉分布区,可能会出现偏瘫,伴或不伴感觉减退或偏盲。大脑前动脉受累可能会导致认知和判断能力下降、下肢瘫痪、不同程度的意识障碍、运动性缄默等。受累的椎-基底动脉可能会引发锥体束症、脑神经症、小脑症、自主神经功能障碍、偏盲或皮质盲等。上述症状发展较慢,可能需要几小时或几天时间才能达到高峰,持续1～2 周后逐渐缓解,极少数发展迅速,预后较差。

DID 的诊断:一旦出现上述临床症状,就应立即进行头部 CT 扫描,以排除再次出血、血肿、脑积水等,同时进行 TCD 和脑血管造影诊断。CT 显示的脑梗死有助于诊断。此外,还应排除水电解质紊乱、肝肾功能障碍、肺炎和糖尿病等全身性疾病,可以进行相应的检查。

2.再出血

SAH 患者的死亡和残疾主要是由再次出血引起的,死亡率可能高达 70％～90％。在首次出血后的 48 h 内,再次出血的风险最高,两周内的出血概率为 20％～30％,此后逐渐下降。在半年后,出血的概率降低到 3％。

3.脑积水

在出血的急性阶段,脑积水的发生率为 20％,通常伴随脑室出血。而在出血的后期,脑积水更多的与脑脊液吸收障碍有关。慢性脑积水的发生率因研究而异,范围从 6％到 67％,主要取决于脑积水的判断标准和评估时间。在 3251 例由动脉瘤引发的 SAH 患者中,有 15％的患者的 CT 检查显示有脑积水,13.2％的患者出现了脑积水的症状。在 108 例因动脉瘤破裂引发 SAH 并进行早期手术的患者中,发现有 20％的患者在 SAH 后的 30 d 内需要进行脑室腹腔分流手术。有再次出血和脑室出血史的患者更容易发生脑积水。在急性阶段,主要是急性梗阻性脑积水,后期常伴有交通性脑积水和脑室扩大。

(二)全身系统并发症

全身严重的并发症是造成 23％的 SAH 死亡的原因,更容易发生在病情严重和高危患者中。因此,防治 SAH 后的全身系统并发症的重要性与防治 DID 和再次出血一样重要,应给予足够的重视。

1.水电解质紊乱

常见的是低钠血症,出现在 35％的患者中,更易发生在出血后的 2 至 10 d。低钠血症可能导致意识障碍、癫痫和脑水肿变得更严重。低钠血症的原因主要有脑性盐丧失综合征和促利尿激素分泌异常综合征(SIADH)。需要注意的是,需要区分这两种综合征,因为它们的处理原则是完全不同的。脑性盐丧失综合征是由于尿钠排泄过多导致的低血容量和低钠血症,治疗方法包括补充生理盐水和胶体溶液,不能限制水分,否则可能加重血管痉挛和脑缺氧。而

SIADH 是由于 ADH 分泌过多导致的稀释性低钠血症和水负荷过多,治疗方法除了补钠外,还包括限制水分和应用抑制 ADH 的药物如苯妥英钠针剂。

低血容量也是 SAH 后的常见并发症,出现在超过 50% 的患者中,在 SAH 后的最初 6 d 内,血容量可能降低超过 10%。血容量降低可能增加红细胞的粘稠度,影响脑部微循环,增加血管痉挛的易感性。通过扩容提高血压,可以防止由于血管痉挛引起的 DID。

2.高血糖

SAH 可能会导致血糖水平上升,尤其在患有隐性糖尿病的老年人中更为常见。使用类固醇激素可能会加剧高血糖症。过高的血糖水平会导致意识障碍和癫痫,并可能加重脑血管痉挛和脑缺血。

3.高血压

SAH 患者的血压通常会有代偿性升高(Cushing 反应),以应对出血后脑灌注压力的下降。然而,过高的血压(如收缩压持续超过 180 mmHg)可能会引发再次出血,尤其是在未能适当控制血压的同时又降低了颅内压。兴奋、烦躁、疼痛和缺氧等都可能导致血压升高。

(三)全身其他脏器并发症

1.心脏

91% 的 SAH 患者可能会出现心律失常,其中老年人、低钾血症患者、心电图显示 QT 间期延长的患者更易患心律失常。常见的包括室性和室上性心动过速、游走性心律、束支传导阻滞等,虽然多数为良性,但少数患者可能因室性心动过速、室颤、室扑等而受到生命威胁。一些研究发现,这些心律失常可能提示 SAH 引发的心肌损伤。此外,40%～70% 的患者可能出现心电图异常,如 T 波倒置、ST 段压低、QT 间期延长、U 波出现等。

2.深静脉血栓形成

大约 2% 的 SAH 患者可能会发生深静脉血栓形成,其中一半的患者可能发生肺栓塞。

3.胃肠道出血

约 4% 的 SAH 患者可能会出现胃肠道出血。在因前交通动脉瘤出血死亡的患者中,有 83% 的患者可能会出现胃肠道出血和胃十二指肠溃疡(Cushing 溃疡)。

4.肺

最常见的肺部并发症包括肺炎和肺水肿。神经性肺水肿表现为呼吸不规则,呼吸道内出现粉红色泡沫样分泌物,蛋白含量高(大于 0.45 g/L),大约 2% 的 SAH 患者可能会出现这种情况,通常在 SAH 后的第一周内最为常见。

六、治疗

(一)病因治疗

治疗 SAH 的首要任务是解决其根源。动脉瘤的栓塞疗法或直接手术夹闭不仅能预防再次出血,还能为随后的血管痉挛治疗提供条件。然而,关于栓塞治疗与手术夹闭哪种更优的问题仍在争论之中。一般来说,治疗方法的选择取决于动脉瘤的位置、形态,以及患者的健康状况。最好的治疗方案应由神经外科医生、神经介入医生和放射科医生共同讨论后决定。

（二）内科治疗

1.一般处理

要求患者在床上休息至少14 d,头部抬高30°,保持呼吸道畅通,避免过度刺激。防止各种强度的用力,用温和的泻药保持大便通畅,低渣食物有助于减少大便的次数和量。

2.监测

需要监控血压、血氧饱和度、中心静脉压、血生化和血常规、心电图、颅内压及每日的出入水量等。

3.补液

保持适当的脑灌注压,对于血管痉挛风险相对较低的患者,可以保持正常血容量。

4.镇痛

适当给予镇痛药物。大部分患者的头痛可以通过可待因来控制。对于焦虑和不安的症状,可以适量给予巴比妥酸盐、水合氯醛或三聚乙醛(副醛)以保持患者的安静。

5.止血

目前对于止血药物在 SAH 治疗中的作用仍存在争议。一般认为,抗纤溶药物能降低50％以上的再出血率。但抗纤溶药物也可能促使脑血栓形成,延缓蛛网膜下隙中血块的吸收,容易引发缺血性神经系统并发症和脑积水等,抵消其治疗效果。因此,对于早期手术夹闭动脉瘤的患者,术后可能不需要应用止血药物。对于推迟手术或不能进行手术的患者,应用止血药物,以防再次出血。但在存在妊娠、深静脉血栓形成、肺动脉栓塞等病情时,此类药物是禁用的。使用方法:①6－氨基己酸(EACA):每日 16～24 g,静脉点滴,用药 3～7 d,病情稳定后改为每日 6～8 g(口服),直到进行造影或手术。②止血环酸(凝血酸):其效果比 EACA 强 8～10倍,且有消毒作用。用量为每日 2～12 g,与抑肽酶(30 万～40 万 U)联合应用,疗效优于单独使用。

6.控制颅内压

当颅内压过低时,可能引发再次出血;而当颅内压接近舒张压水平时,出血可能会停止。因此,在 SAH 的急性期,如果颅内压没有超过 1.59 kPa(12 mmHg),通常不需要特别降低颅内压,这些患者多为神经外科联盟分级Ⅰ～Ⅱ级。然而,当颅内压升高或病情达到Ⅲ级以上时,就需要采取措施适度降低颅内压。

通常会应用 20％的甘露醇,1 mg/kg 静脉滴入。对于需要引流脑脊液的患者,可以采用脑室穿刺并置入 ICP 探头,通过对颅内压的量化监测,来指导降压治疗。

7.症状性脑血管痉挛(DID)的防治

症状性血管痉挛的治疗效果通常不理想,因此应以预防为主。预防和治疗过程可以分为5 个步骤:①避免血管狭窄;②纠正已经发生的血管狭窄;③防止血管狭窄导致的脑缺血损害;④改善脑缺血;⑤避免脑梗塞的发生。

主要措施包括:

(1)扩容、升压、血液稀释治疗(简称 3H 治疗):这种方法既可以预防,也可以治疗血管痉挛,但临床实践证明,容易导致肺水肿和引发出血,现在已经被 3N(normal)替代,即保持正常血容量、正常血压和正常血浓度。许多医疗中心不限制 SAH 患者的水分摄入,反而每天给予大量的液体,以维持中心静脉压在 0.49～1.17 kPa(5～12 mmH$_2$O)或肺动脉楔压在 1.6～1.86 kPa(5～15 mmHg),并利用药物适当维持患者的正常血压。

(2)钙离子拮抗剂:尼莫地平,是被循证医学 I 级证据证实的有效药物,可以用来预防和治疗血管痉挛。通常建议在 SAH 后的 3 d 内尽快开始使用,以 0.51 mg/h 的剂量静脉缓慢滴入,如果 2～3 h 后血压没有下降,可以增加到 1～2 mg/h。通过微泵控制静脉输液速度,使药物能够 24 h 持续滴入,通常 50 mL 的尼莫地平(10 mg)会和 5%～10% 的葡萄糖溶液 250～500 mL 一起输注。由于尼莫地平容易被聚氯乙烯(PVC)吸收,因此应该使用聚乙烯(PE)的输液管。静脉用药 7～14 d 后,如果病情稳定,可以改为口服(剂量 60 mg,每日 3 次)再继续7 d。

(3)重组组织纤维蛋白酶原激活剂(rt-PA):在 SAH 的疗法中,近期的观念性转变就是从传统的应用抗纤溶药物以防再次出血转向使用尿激酶和 rt-PA 等纤溶药物,目的是减轻脑缺血的损害。在动脉瘤被夹闭后,基底池的血块会被清除,然后通过导管使用 2.5 万至 60 万 U 的 rt-PA,每 8 h 注射一次(或者每日注射 3 万至 6 万 U 的尿激酶),缓慢地点滴注射和引流到基底池。

(4)腔内血管成形术:1984 年,学者们首次尝试利用血管内成形术来治疗血管痉挛,现在这项技术已经在临床上广泛应用。在血管造影证明血管痉挛后,并在出现症状性血管痉挛之前就进行治疗,这是治疗成功的关键,通常在 SAH 后出现血管痉挛的 24 h 内就应进行治疗。治疗后,60% 至 80% 的患者的临床症状可以得到显著改善。由于在使用过程中,有少数病例出现动脉瘤或动脉破裂,现在倾向于使用药物进行药物性成形术,以取代机械性成形术。通常使用 0.5 mg 尼莫地平、6 000 至 12 000 U 尿激酶灌注,然后用 0.2% 罂粟碱 1 mL,以 0.1 mL/s 的速度重复灌注。整个过程在 DSA 监控下进行,并全身肝素化。

(5)其他:尼卡地平、法舒地尔、内皮素受体拮抗剂、硫酸镁、他汀等可能有一定防治脑血管痉挛作用,但缺少大样本循证医学 I 级证据支持。21 氨基类固醇已证实无效。

8.其他并发症的治疗

心电图异常者应使用 α 或 β 肾上腺素能阻滞剂如普萘洛尔;肺水肿和肺炎的患者如果术后需要长期卧床,需要注意保持气道通畅,加强气道护理,积极进行抗感染治疗;水电解质紊乱、高血糖、脑积水等并发症的治疗方法与其他疾病的处理方式一致,不再详述。

七、预后

SAH 的预期受到许多因素的影响,主要包括病因、血管痉挛和治疗方式。从病因角度来看,由脑动静脉畸形导致的 SAH 具有最佳预后,而由血液疾病引发的 SAH 预后最差。动脉瘤破裂的死亡率约为 55%,未经手术治疗的动脉瘤破裂患者存在再出血的风险,多在首次 SAH 后 4 至 10 d 内,日发生率在 1% 至 4% 之间。前交通动脉瘤再次出血的可能性最大。第二次出血的死亡率在 30% 至 60% 之间,第三次出血的死亡率几乎达到 100%。然而,首次 SAH 后 3 至 6 个月再出血的风险显著下降,此后的出血死亡率可能不会超过首次出血的死亡率。患者年龄、性别、职业和首次发病严重程度似乎与再次出血的可能性无关,但高血压可能增加其风险。

血管痉挛也是导致 SAH 患者死亡或残疾的主要原因,约 13.5％的由动脉瘤破裂引发的 SAH 患者因血管痉挛而死亡或残疾,其中致残的患者中有 39％是由于血管痉挛。

随着对 SAH 病理生理的深入研究和治疗方法的改进,SAH 的预后已有明显改善。有研究分析了二十多年来某地区动脉瘤破裂引发的 SAH 预后,发现近十年的 Hunt 和 Hess 分级 Ⅰ级和Ⅱ级患者在发病后 6 个月的死亡率(16％)明显低于前十年的死亡率(34％),且临床症状和生活质量也有所改善。然而,Hunt 和 Hess 分级Ⅲ级至Ⅴ级的患者死亡率没有明显改变。

首次血管造影未查出原因的 SAH 患者,其预后与头部 CT 显示的积血分布有关,"中脑周围 SAH"的患者预后较好,再出血概率也较低。这些患者的死亡率只有 6％,而找到动脉瘤的患者死亡率高达 40％。此外,其他血管造影阴性的 SAH 患者的预后也比动脉瘤破裂引发的 SAH 预后好,据报道,80％的血管造影阴性的 SAH 患者能恢复正常工作,而只有 50％的动脉瘤破裂引发的 SAH 患者能恢复健康。

第六节 帕金森病

帕金森病(PD),也被称为震颤性麻痹,是由詹姆斯·帕金森在 1817 年首次详细描述的一种症状集合,以他的名字命名,以表彰他在该领域的杰出贡献。帕金森病是一种在中老年人中常见的神经退行性疾病,其主要的临床特征包括进行性的运动迟缓、肌肉僵硬和震颤。

一、病因和发病机制

(一)基底节皮质环路学说

基底神经节与大脑皮层之间存在两个主要的运动相关神经环路。纹状体(包括壳核和尾状核)是基底神经节环路的主要输入部分,接收来自运动皮层和其相关区域的大部分神经冲动,其神经元活动受黑质—纹状体多巴胺能通路的强烈影响。纹状体的抑制性冲动投射到苍白球的内侧区和黑质的网状部,这两部分构成了基底神经节的输出通路。基底神经节通过从苍白球内侧区到丘脑运动核(丘脑腹外侧核)的抑制性 GABA 能神经投射,以及丘脑到额叶皮质之间的兴奋性联系,与皮层形成了调控运动的环路。

基底神经节的输入和输出部分存在两个主要的通路:一个是直接从壳核到苍白球内侧区的抑制性通路(GABA 能通路);另一个是涉及苍白球外侧段(GPe)和丘脑底核(STN)的间接通路。这个间接通路可能对苍白球内侧区的活动产生兴奋效应,因为它包括两个抑制性通路——GABA 能通路(①从壳核到苍白球外侧区,②从苍白球外侧区到丘脑底核),以及一个从丘脑底核到苍白球内侧区的兴奋性通路——谷氨酸能通路。

大多数学者认为,基底神经节引发的运动障碍是由于"运动"回路功能的异常,导致苍白球内侧区和黑质网状部(SNr)的输出改变,从而引发运动障碍。而在正常情况下,直接投射到苍白球内侧区的壳核神经元会受到多巴胺的激活,壳核投射到苍白球外侧区的神经元会受到多巴胺的抑制。

在帕金森病的神经环路理论中,纹状体多巴胺含量的下降导致了直接向苍白球内侧区投射的纹状体抑制性神经元活动的减退。同时,多巴胺耗竭使得纹状体向苍白球外侧区神经元的投射过度活跃,从而使得丘脑底核从过度抑制状态中解放出来,增强了丘脑底核神经元的兴奋性活动。这种加强的活动能够刺激苍白球内侧区的神经元,最终导致了大量冲动从基底节传输到丘脑。壳核多巴胺的减少既弱化了直接抑制通路的活动,又增强了间接兴奋通路的活动,共同造成苍白球内侧区活动的增强。由于苍白球内侧区向丘脑投射是抑制性的,苍白球内侧区冲动的增加导致丘脑皮质神经元受到抑制,从而导致皮质的兴奋性下降,引发了帕金森病的少动和僵硬症状。

(二)生化病理学说

纹状体中的多巴胺和乙酰胆碱是一对相互制衡的神经递质。多巴胺是抑制纹状体的递质,而乙酰胆碱则是兴奋纹状体的递质。在正常情况下,这两者保持平衡。但在帕金森病患者中,纹状体中的多巴胺含量明显降低,使得乙酰胆碱的兴奋性作用相对增强,从而引发疾病。因此,使用多巴胺的前体、左旋多巴、可以补充大脑中的多巴胺不足,或使用抗胆碱能药物抑制乙酰胆碱的作用,都可以治疗这种疾病。

(三)环境毒物因素学说

20世纪70年代,一位美国的圣约瑟城的化学师私自合成了一种被禁止的抗精神病药物,其副产品中含有神经毒物MPTP。这个物质后来被用来制作帕金森病的猴模型。1979年,美国报告了一例23岁男性,在使用他自己合成的与哌替啶类似的药物(MPPP)后,出现了帕金森病的症状。该药中含有MPTP,过量使用后,尸检发现黑质的多巴胺神经元严重死亡。1982年,同样在圣约瑟,有两例患者因注射自己制作的海洛因而出现帕金森病的症状,证实了海洛因中含有MPTP,其代谢物MPP^+能选择性地破坏黑质的多巴胺神经元。自那以后,MPTP就成为了制作小鼠和猴帕金森病模型的重要手段。

在这三个理论中,我们可以看到帕金森病的发病机制多元复杂,涉及神经环路、生化病理以及环境毒物等多个因素。对这些理论的深入理解和研究,将有助于我们更好地理解帕金森病的病理机制,从而有针对性地进行治疗和预防。

草甘膦(也称百草枯)、有机氯农药氧桥氯甲桥萘、抗真菌剂代森锰锌以及鱼藤酮等化学物质都可能引起帕金森病的动物模型。百草枯与MPP^+的化学结构相似,被广泛应用在稻田等农作物种植中,已被确认为一种可导致帕金森病的有毒物质。疫情学研究确认,种植水稻的人患病率高于种植果树的人,饮用井水的人比饮用河水的人更容易患上帕金森病,使用除草剂的园艺爱好者比使用手工除草的人更容易患病。制造含有MPTP或与MPTP结构类似的药剂(如除草剂和杀虫剂)的药厂,曾出现过这种病症的小规模暴发。在帕金森病患者的尸体解剖中,发现其大脑内含有杀虫剂氧桥氯甲桥萘的残留。另外,含有异喹啉类化合物(如去甲猪毛菜碱)的食物可能也会诱发这种疾病。

(四)神经细胞的老化加速

黑质神经元的加速老化是一个重要因素。在正常人中,黑质神经元每十年减少4.7%,但并不会引发帕金森病。然而,环境毒物暴露、氧化应激伤害、兴奋性氨基酸如谷氨酸的损害以及线粒体呼吸链 Complex Ⅰ 的影响,都可能使人体中的黑质致密部、额叶、颞叶和顶叶等神经元老化加快。当黑质-纹状体的多巴胺神经元数量减少到正常的 50% 左右,纹状体内多巴胺递质减少 80%,就可能导致帕金森病的出现。

(五)氧化应激和线粒体损害导致黑质细胞的损害

氧化应激和线粒体损害也是导致黑质细胞受损的因素。在动物实验中发现,MPP^+ 可以通过纹状体中多巴胺神经元末梢的多巴胺转运体转运到细胞内,从而对多巴胺神经元产生损害。在细胞代谢过程中,会产生大量的氧自由基和多巴胺产生的羟自由基等,这些自由基积累在线粒体中,导致富含 Fe^{2+} 的黑质细胞代谢为 Fe^{3+},Fe^{3+} 会对线粒体呼吸链 Complex Ⅰ 产生损害。此外,谷氨酸或其他代谢毒物与呼吸链中 Complex Ⅰ 结合,也可能阻断呼吸链,导致线粒体损伤。氧化应激和线粒体损害能相互作用,形成恶性循环。

(六)遗传易感性

在帕金森病患者中,有 5%～20% 的人存在家族病史。目前已经发现与家族性帕金森病相关的致病基因位于第 1、2、4、6、12 号染色体上。在这其中大约有 50% 的家族性和 15%～20% 的年轻发病的散发性帕金森病患者中,可以发现 Parkin 基因的突变。其他可能导致帕金森病的基因包括 α-synuclein 基因、UCH-L₁ 基因、DJ-1、PINK₁ 等。在家族性帕金森病中,已知的有 PARK₁、PARK₅ 等常染色体显性遗传方式,以及 PARK₂、PARK₇ 等常染色体隐性遗传方式。近年来发现,LRRK₂ 基因的突变在家族性以及散发性帕金森病中都具有重要的意义。

尽管有如此多的帕金森病发病学说,但具体的发病原因尚未明确。由于脑部感染、药物和毒物影响、外部伤害、肿瘤以及其他遗传性疾病等原因引发的帕金森病样症状,被称为帕金森综合征。若帕金森病与其他神经系统疾病并发,则称为帕金森叠加综合征。

二、病理

帕金森病主要的病理表现是黑质和蓝斑中含色素的神经细胞数量减少,出现变性和空泡形成,胞质内存在嗜酸性包涵体,也就是 Lewy 小体,其主要成分是异常聚集的 α-synuclein。神经胶质增生,网状结构和迷走神经背核等部位也可以观察到类似的变化,而苍白球和壳核的变化相对较轻。此外,中枢神经系统的其他区域也会出现分布广泛的老年性或炎症后的改变。

三、分类

(一)帕金森综合征的继发性类型

1.感染性疾病

如昏睡脑炎、Prion 疾病、脑脓肿等。

2.血管性疾病

如卒中。

3.药物引发

由抗精神病药物、利血平、氟桂利嗪、桂利嗪等引起。

4.毒物影响

包括 MPTP、一氧化碳、锰等。

5.外伤性疾病

如脑外伤、拳击性脑病等。

6.其他类型

正常压力脑积水、脑瘤等。

7.遗传变性型帕金森综合征

(1)弥漫性 Lewy 体病。

(2)亨廷顿病。

(3)肝豆状核变性。

(4)Hallervorden－Spatz 病。

(5)家族性基底节钙化。

(6)神经棘红细胞增多症。

(二)帕金森叠加综合征

(1)进行性核上性麻痹。

(2)多系统萎缩。

(3)皮质基底节变性。

四、临床表现

大多数患者(约占 80%)在 60 岁以后发病,约 20% 的患者在 40 岁以前发病,男性和女性均可能患病。主要症状包括震颤、肌肉僵硬(强直)、运动困难以及姿势和平衡问题等。病情起初慢慢发展,随着时间逐渐加重,首次出现的症状因人而异,而且并非所有症状都会出现。症状通常从一个肢体或身体的一侧开始,然后扩展至其他肢体或身体的对侧,甚至全身。但也有少数患者的症状始终只限于单个肢体或半身或某一特定区域。因此,对于早期或非典型的患者,临床医生应保持对帕金森病的高度警惕。大约 70% 的患者的病症是从震颤开始的。

(一)震颤

帕金森病的震颤主要是由于肌肉的节律性收缩与放松,特别是促动肌与拮抗肌的交替工作导致,这种现象的速率大约在 4～6Hz。肌电图等设备可以有效地记录下这种震颤的节律和速率。通常,震颤最初会在肢体的远端出现,起始部位通常是一侧上肢的远端,即手指,然后逐渐扩散到同侧下肢以及对侧的上下肢。下颌、口唇、舌头和头部通常是最后受到影响的部位。在所有受影响的部位中,上肢的震颤幅度通常比下肢大。手指的震颤呈现出的特征是"搓丸样动作",即手部持续进行前后旋转的动作。在疾病的早期,震颤只在肢体静止时出现,被称为静止性震颤,随着疾病的发展,震颤可能会变为持续性,包括静止和动作两种状态。值得注意的是,强烈的意志力可以暂时地抑制震颤,但效果不持久,过后可能会加剧震颤。

(二)强直

强直现象主要是因为锥体外系性肌张力的增高,导致促动肌和拮抗肌的肌张力同时增高。

在做被动运动时,医生会感到均匀的阻力,这是因为肌肉的张力一直保持在较高的水平,造成的现象被称为"铅管样强直"。如果患者同时出现震颤,那么在做伸屈动作时,医生会在均匀的阻力上感到断续的停顿,这种现象被称为"齿轮样强直"。四肢、躯干、颈部和面部都可能出现强直。由于肌肉强直,患者会出现特殊的姿势,如头部前倾,躯干弯曲,上肢的肘关节弯曲,腕关节伸直,前臂内收,双手在前方,下肢的髋关系和膝关节也略为弯曲。手部和脚部会呈现出特殊的姿势,比如手指内收,拇指对掌,形成了独特的"猿猴姿势"。这些异常并非由真正的挛缩引起,而是由于姿势异常或节段性肌张力不全引起的,因此,屈曲的关节可以主动或被动地伸直。严重的肌肉强直可能会引起肢体疼痛,有时可能被误诊为风湿痛、"冻肩(肩周病)"或腰痛。对于早期的患者,有一种诊断方法叫做"路标现象",这是由于腕关节伸肌的强直引起的。医生会让患者将双肘放在桌子上,使前臂和桌面垂直,并让他们的手臂和腕部肌肉尽可能地放松。在正常人中,这时的腕关节与前臂会形成约 90° 的弯曲角度,而在帕金森病患者中,腕关节可能会保持在伸直的状态,就像铁路上的路标一样直立。

(三)运动障碍

肌肉僵硬和各种姿势、平衡以及翻正反射的问题可能导致一系列的运动障碍。在疾病初期,由于肌肉僵硬,患者的活动变得缓慢或减少,尤其是手臂和手指肌肉的僵硬,导致患者不能进行精细的手部动作,比如写字困难,字迹扭曲而且逐渐变小,这种现象被称为微字症。日常生活中,患者可能无法自理,难以自行站立,翻身,系鞋带,解开纽扣,穿脱鞋袜或裤子,剃须,洗脸和刷牙等活动都变得困难。进行快速复复合动作,如腕关节的前后旋转,患者可能会表现出明显的困难。在视觉帮助下,运动障碍可能会有所改善。比如,扣衣袖的纽扣可能比扣颈部的纽扣要稍容易一些。步态障碍也是一个明显的问题。早期,患者可能会表现出走路时下肢拖拉。随着疾病的发展,步伐可能会变得越来越小和慢,起步困难。但一旦开始走路,就会用非常小的步伐快速向前冲,无法立即停下或转弯,这被称为冲刺步态。因此,患者可能会发现跑步比走路更容易。在轻微的病例中,冲刺步态可能只在下坡时出现。由于平衡和反射障碍,行走时可能出现犹豫、前冲、后冲或侧冲的步态,使患者容易跌倒。即使是非常小的障碍物,也可能使他们停止前进。有些患者在黑夜时,因为看不到障碍物,行走可能比白天更快。在企图转弯时,平衡障碍尤其明显,此时由于躯干僵硬,患者可能需要采取连续的小步骤来转弯。患者可能失去协调的运动,行走时上肢的前后摆动可能减少或完全失去,这往往是疾病早期的特征性表现。

面肌的运动能力降低,形成了所谓的面具脸,表现为面无表情,不眨眼,双眼直视等。患者的笑容或其他面部表情反应可能非常迟钝,并且持续时间过长,肌肉运动的范围也减少。有些患者可能只有一侧的肢体受累,因此他们的面部表情障碍可能也只限于患肢同侧的一半,或者那一侧的症状特别严重。

过多的唾液流出是由于口、舌、腭和咽部等肌肉运动障碍引起的,而不是由于唾液分泌增加。患者只是因为无法自然地吞下唾液而导致唾液流出。严重的患者可能还会出现明显的吞咽困难。

(四)非运动症状

1.消化道症状

帕金森病患者常常出现自主神经系统症状,这主要是由于迷走神经背核的损伤所致。受影响的人可能会遭遇持续的便秘问题,钡餐检查可能会显示大肠失去张力,甚至发展为巨结肠。食道、胃和小肠的运动功能受损可能会导致吞咽困难、食道和胃痉挛以及胃食道反流等问题。有研究者认为,胃食道反流和便秘是由于肠系膜神经丛的神经元变性导致的胆碱能功能下降所引起的。

2.皮肤症状

一些患者可能会出现多汗症,汗液的分泌可能仅限于发抖的一侧,当行神经破坏术后,震颤消失,过度出汗也会停止。因此,一些人推测过度出汗可能是由于肌肉活动增强引起的,而不是由于交感神经功能受损引起的。另一些患者可能出汗减少,影响体温调节,使他们在夏天容易中暑。皮脂过多也是帕金森病的常见症状,尤其是脑炎后的患者,但其确切的发生率还没有精确统计。还可能出现头皮屑增多。

3.泌尿生殖系统症状

男性患者可能会出现阳痿。虽然帕金森病不影响直肠和膀胱括约肌,但一些患者可能会出现尿频、尿急、排尿困难,甚至尿潴留。可能存在性欲减退的情况。

4.动眼危象

这是一种突发性的两眼向上或向一侧快速移动的不自主眼肌痉挛,多出现在脑炎后的帕金森综合征患者中,原发性帕金森病患者则较少见。少数患者可能出现调节辐辏障碍、垂直性(向上、向下)凝视麻痹等。

5.言语障碍

晚期患者可能出现语言问题,语音变得低沉,发音呈现出单调的无音调变化的特点,称为失语能力。发音可能变得非常快,吐字不清,使得旁人难以理解。

6.认知功能与精神症状

抑郁和焦虑是帕金森病最常见的症状,尤其是药物疗效减退的左旋多巴长期综合征、病情波动和加重时,抑郁和焦虑症状尤其显著。病程中晚期和末期的认知障碍也相当普遍。大约1/3 的晚期患者都有不同程度的认知障碍。

7.其他

患者可能在病程早期就出现嗅觉下降或消失,肌肉酸痛,尤其是在左旋多巴剂量不足和无效时。患者可能感到困倦,少数人可能会出现睡眠窒息综合征和睡眠中的呼喊。少数患者可能会出现视力减退。在使用多巴胺受体激动剂的晚期患者中,少数人可能会出现幻觉。

五、生化和影像检查

患者的脑脊液及尿液中,多巴胺及其代谢产物 HVA 的含量通常会降低。在功能显像方面,利用 ^{99m}Tc 标记的 TROD-1 SPECT 或 ^{18}F 标记的 FPCIT PET 等技术可以显示基底节中的多巴胺转运蛋白(DAT),这对早期诊断偏侧帕金森病非常有帮助。在这些患者中,患侧基底节中的多巴胺转运蛋白明显低于健侧和正常人。而利用^{123}I标记的IBZM在SPECT检测中可以发现,早期帕金森病患者的患侧基底节区多巴胺D_2受体功能过敏,而在疾病晚期则会下降。

六、诊断和鉴别诊断

帕金森病的诊断通常依赖于三个主要症状:震颤、肌肉强直和运动迟缓。以下是专家提出的原发性帕金森病的诊断标准。

(一)诊断

1.在中老年人群中,同时存在以下三个主要条件

(1)活动和动作逐渐缓慢,持续活动后更为迟缓且幅度减小。

(2)颈部或四肢肌肉张力增高。

(3)静止时出现4~6Hz的震颤,或体位不稳。

2.在满足上述条件的基础上,还需要满足至少以下三个或更多条件,才能确诊

(1)病症首次出现在一侧肢体。

(2)一侧肢体受影响后,才逐渐扩散到另一侧,病情明显表现为不对称。

(3)左旋多巴试验反应良好(按评分法判断,可改善70%以上)。

(4)左旋多巴药物治疗效果良好,且可持续五年以上。

(5)疾病病程中病情缓慢加重,但病程至少需九年以上。

(6)PET、SPECT检查显示黑质-纹状体区多巴胺能神经元损伤的证据:纹状体区域多巴胺转运体摄取值减少,尤其后壳核损害更严重;两侧纹状体损害可呈不对称性或纹状体区多巴胺D_2受体在疾病早期功能增强,晚期功能减退或18F-flurodopa在纹状体区摄取减少,两侧纹状体区可以呈不对称性。

3.本病不应该有下列疾病和体征

(1)反复出现的行动迟缓、震颤、肌肉张力增强以及不稳定姿势,并且状况呈阶梯式恶化。

(2)由于视力问题、前庭疾病和感觉障碍导致的平衡问题。

(3)小脑病病的症状。

(4)频繁的颅脑外伤。

(5)脑炎疾病。

(6)由精神药物治疗引起的迟发性动作障碍。

(7)有一个或多个亲人出现相同的临床症状。

(8)病情逐渐减轻并复原。

(9)核上性眼肌麻痹。

(10)早期出现的直立性低血压等自主神经功能障碍。

(11)病程超过3年,显著的单侧肢体受影响。

(12)早期出现痴呆,语言和行为受阻。

(13)阳性的Babinski反应。

(14)神经成像证实的脑肿瘤、脑积水、血肿和基底节钙化。

(15)接触过毒草酮、氟桂利嗪、锰等多种有毒物质和药物。

(二)鉴别诊断

首先,需要将此病与各类帕金森综合征进行区别。脑炎后的帕金森综合征可以发生在任何年龄,但常见于40岁以下的成年人,过去常有发热、眼肌瘫痪和昏睡或被蚊虫叮咬的病史。然而,许多患者并没有脑炎的病史,只有类似流感的病史。这种帕金森综合征的发病和进程比原发性帕金森病要快,常见的症状有眼睑下垂、皮脂过多和唾液分泌过多。睡眠性(甲型)脑炎是第一次世界大战期间的流行病,现在已经消失,但其他各种脑炎(如乙型流行性脑炎)也可能导致帕金森综合征。由纹状体穿窿梗死引起的脑血管性帕金森综合征的临床表现以步态障碍为主,可能有痴呆和锥体束症状,而震颤和运动减少的症状较少见。

颅脑损伤导致的帕金森病状况,一般都有头部受伤或是拳击运动员的经历。一氧化碳中毒所产生的缺氧性脑病是另一种情况,因为一氧化碳中毒后,基底节特别是豆状核的细胞对缺氧极为敏感,这可能导致生还者出现震颤和僵直,但总体症状并不完全类似典型的帕金森病。锰中毒情况可在矿工、破船工人、使用高锰焊条的焊工中见到,经过数年工作后可能产生类似帕金森病的症状,有时可能出现主要的僵直症状。利血平可以阻止多巴胺的储存,氯丙嗪和氟哌啶醇类药物可以阻断突触后的多巴胺受体,这三种药物的过量或中毒都可能因为干预多巴胺功能而引发帕金森病状况,通常停药后可逐步恢复。此外,抗抑郁药、二硫化碳、汞、氰化物等毒物也可能引发帕金森症状。存在基底节钙化的患者,应查明引发钙化的原因,尤其是要检查是否存在甲状旁腺功能异常。但是,拥有基底节钙化(Fahr病)的患者并不一定都会出现帕金森症状。

由其他原因引发的震颤需要与帕金森病进行鉴别。老年性震颤通常发生在老年人身上,包括四肢、下颌和舌头,其特点是震颤速度更快、节律更规整且幅度更小。这种震颤主要在自主运动中出现,一般没有僵直,但痴呆现象很常见。麻痹性痴呆也可能有轻度的手震颤,常合并有面肌和舌肌的震颤,梅毒血清学试验阳性,有时也可能出现阿·罗瞳孔等,可用于鉴别。酒精中毒引起的震颤通常是持久的,伴有面肌震颤、胃肠道症状和谵妄,没有僵直,也没有其他帕金森病的症状。特发性震颤有时被误认为是帕金森病,常见于男性,通常在肢体静止时减轻,自主运动时加重,常限于双手或双臂,也可能扩展到嘴唇和面部,常有震颤的家族史,饮酒或使用普萘洛尔后,震颤可以显著减轻。焦虑症或甲状腺功能亢进患者的震颤,根据病史,识别并不困难。

早期帕金森病患者只有一只手部强直且无震颤的症状,应该与书写痉挛进行区分。书写痉挛通常只在写字时出现,特征是书写相关的肌肉痉挛和疼痛,其他动作则完全正常,而且没有其他病理性的体征,因此识别并不困难。目前认为书写痉挛是一种始终局限性的肌张力障碍。帕金森病的患者如果四肢强直是主要症状,那么应该与由高颈位病变导致的双侧上、下肢痉挛进行区别,肌痉挛是锥体束损伤的表现,会有"折刀征"、腱反射亢进以及巴宾斯基征阳性等症状,与锥体外系性肌强直不同。此外,帕金森病还需要与进行性核上性麻痹、夏伊-德雷格综合征、Jacob－Creutzfeldt 病、阿尔茨海默病、橄榄体脑桥小脑萎缩、正常压力脑积水等病症进行识别(见表 3-7)。患者的症状、体征、药物反应以及过去的病史等信息都有助于区分帕金森病和不同类型的帕金森综合征。

表 3-7　可供鉴别 PD 或不同类型帕金森综合征的线索

征象	PD 或最可能的帕金森综合征类型
对左旋多巴无反应	可除外 PD
单侧症状	PD，HP-HA 综合征，CBGD
对称性起病	PD，大多数为帕金森综合征
有静止性震颤	PD，继发性帕金森综合征
无静止性震颤	帕金森叠加综合征
有脑炎史	脑炎后帕金森综合征
有接触毒物史	毒物引发的帕金森综合征
服用镇静剂药	物诱发的帕金森综合征
严重的单侧肌强直	CBGD
皮质性感觉体征	CBGD
单侧皮质性肌阵挛	CBGD
单侧失用症	CBGD
异己肢	CBGD
早期痴呆	CBGD
对左旋多巴有心理上的效果	弥漫性 Lewy 小体病，AD
早期失去姿势反射	PSP
向下注视障碍	PSP
鼻唇沟变浅	PSP
前额及眉上皱纹明显	PSP
项部肌张力障碍	PSP
行走时上肢外展	PSP
明显的直立性低血压	夏伊—德雷格综合征
小脑构语困难及辨距不良	OPCA
喉头喘鸣(声带麻痹)	纹状体黑质变性
下运动神经元体征	多系统萎缩
上运动神经元体征	多系统萎缩

　　CT 和 MRI、MRS 对帕金森病诊断一般无多大帮助。只有当诊断有怀疑、对左旋多巴反应不良、有痴呆或锥体束征时，才可考虑做 MRI 检查。

七、治疗

（一）治疗原则

1.综合治疗

药物疗法是治疗帕金森病的主要手段，其中左旋多巴制剂效果最佳。手术疗法是药物疗法的重要补充。康复疗法、心理疗法以及优质的护理也能有效缓解病症。目前的治疗方法主要是缓解病症，无法阻止病情发展，也无法彻底治愈。

2.用药原则

药物治疗应从小剂量开始并逐步增加。以最低剂量达到良好疗效，无须追求全效。在遵守通用准则的同时，也应注重个体化治疗。结合患者的病程、年龄、职业及经济状况等因素制定最合适的治疗方案。药物治疗应控制症状，同时尽量避免药物不良反应，并从长期角度出发让患者的临床症状得到持久控制。

（二）药物治疗

1.保护性治疗

一般来说，帕金森病一早被确诊就应尽早进行保护性治疗。目前，作为保护性治疗的药物主要是单胺氧化酶 B 型（MAO－B）抑制药物。最近的研究表明，MAO－B 抑制药可能有延缓病程的潜力，但目前还没有定论。

2.症状性治疗

早期治疗（Hoehn－Yahr Ⅰ～Ⅱ级）。

（1）何时开始用药：在疾病早期，病症较轻，不太影响日常生活或工作的时候，可以暂时不用药。但如果疾病开始影响患者的日常生活或工作能力，或者患者希望尽快控制症状，那么就应立即开始症状控制治疗。

（2）首选药物原则：＜65 岁的患者并且没有智能减退可以选择：①非麦角类多巴胺受体（DR）激动药；②MAO－B 抑制药；③金刚烷胺；若震颤严重而其他抗 PD 药效果不理想，则可选择抗胆碱能药；④复方左旋多巴＋儿茶酚－氧位－甲基转移酶（COMT）抑制药；⑤复方左旋多巴。④和⑤通常在①、②、③疗效不佳时应用。但是，如果由于工作需要而必须显著改善运动症状或出现认知功能减退，可以首选④或⑤方案，或者以小剂量应用①、②或③方案，同时小剂量合用⑤方案。≥65 岁的患者或者有智能减退的患者：首选复方左旋多巴，如④和⑤；必要时可以加用 DR 激动药、MAO－B 或 COMT 抑制药。苯海索由于不良反应较多，尽量不使用，特别是对于老年男性患者，除非他们的震颤症状严重，并且对其他药物反应不佳。

中期治疗（Hoehn－YahrⅢ级）：如果患者在早期阶段首选了 DR 激动药、MAO－B 抑制药或金刚烷胺/抗胆碱能药物，但在中期阶段这些药物无法有效控制症状，那么应考虑增加复方左旋多巴的治疗；而对于在早期阶段就开始使用低剂量复方左旋多巴的患者，如果到了中期阶段仍无法理想控制症状，应适当增加剂量或添加 DR 激动药、MAO－B 抑制药、金刚烷胺或 COMT 抑制药。

晚期治疗阶段（Hoehn－YahrⅣ～Ⅴ级）：由于疾病本身的进程和运动并发症的出现，晚期患者的治疗相对复杂,处理也更为困难。因此,从治疗开始时就应根据患者的实际情况制定合适的治疗方案,目的是尽可能延缓运动并发症的出现,延长有效治疗的时间窗口。

(三)常用治疗药物

1.抗胆碱能药物

主要通过减低大脑中乙酰胆碱的活性来提高多巴胺效应。常用的药物是盐酸苯海索,每日 12 mg,三次服用。其他的药物还包括丙环定、甲硫酸苯扎托品、东莨菪碱等,主要用于震颤明显、年轻的患者。老年人应谨慎使用,闭角型青光眼和前列腺肥大患者禁用。

2.金刚烷胺

能够刺激多巴胺在神经末梢的合成和释放,阻止其重吸收。每日 50～100 mg,分 2～3 次服用。对于缺乏动作、僵硬、震颤都有一定的改善作用,对异动症可能有效。肾功能不全、癫痫、严重的胃溃疡、肝病患者应谨慎使用。

3.MAO－B 抑制药

通过不可逆地抑制大脑中的 MAO－B,阻止多巴胺的降解,从而相对增加多巴胺的含量以达到治疗效果。MAO－B 抑制药可用于治疗新发、年轻的帕金森病患者,也可作为复方左旋多巴治疗中晚期患者的辅助药物。它可能具有神经保护作用,因此原则上推荐早期使用。MAO－B 抑制药包括司来吉兰和雷沙吉兰。司来吉兰的用法为每日 2.5～5 mg,分两次服用,早晨和中午各一次,晚上服用可能引起失眠;雷沙吉兰的用法为每日 1 mg,早晨服用一次。胃溃疡患者应谨慎使用,禁止与 5－羟色胺再摄取抑制药(SSRI)同用。

4.DR 激动药

多巴胺受体激动药能通过直接刺激多巴胺受体来展现其效果。现在的临床常用非麦角类的多巴胺受体激动药。它们适合早期帕金森病患者使用,也可以与复方左旋多巴一起治疗中晚期患者。年轻患者在病程初期应首选单胺氧化酶 B 抑制药或多巴胺受体激动药。这类药物应从小剂量开始,逐步增加。使用多巴胺受体激动药的症状波动和异动症发生率较低,但可能导致直立性低血压和精神症状。常见的不良反应包括胃肠道问题,嗜睡,幻觉等。非麦角类多巴胺受体激动药包括普拉克索、罗匹尼罗、吡贝地尔、罗替戈汀和阿扑吗啡。目前在国内市场上的非麦角类多巴胺受体激动药有:①吡贝地尔缓释片:起始剂量 50 mg,每日 1 次,第二周增至 50 mg,每日 2 次,有效剂量 150 mg/d,分三次口服,最大不超过 250 mg/d。②普拉克索:起始剂量 0.125 mg,每日 3 次,第二周增至 0.25 mg,每日 3 次,以此类推。一般有效剂量 0.50～0.75 mg,每日 3 次,最大不超过 4.5 mg/d。麦角类受体激动药包括溴隐亭、培高利特、a－二氢麦角隐亭、卡麦角林和麦角乙脲。由于麦角类多巴胺受体激动药可能会引起心脏瓣膜病变和肺胸膜纤维化,现已不推荐使用。

5.复方左旋多巴(包括左旋多巴/苄丝肼和左旋多巴/卡比多巴)

左旋多巴是多巴胺的前驱物。在体外补充的左旋多巴能通过血脑屏障,在大脑内通过多巴脱羧酶的作用转换为多巴胺,从而实现替代治疗的效果。苄丝肼和卡比多巴是外周脱羧酶抑制药,能降低左旋多巴在体外的脱羧作用,提高左旋多巴进入大脑的数量,以及减少其体外的不良反应。

起始剂量为 62.5～125 mg,每天 2～3 次,逐步慢慢增加剂量,直到满意的治疗效果,不必追求完全疗效。剂量的增加不应过快,使用的量也不应过大。应在餐前一个小时或餐后一个半小时服用。老年患者可早期使用,年龄小于 65 岁,特别是年轻的帕金森病患者,应首选单胺氧化酶 B 抑制药或多巴胺受体激动药,当这些药物不能有效控制症状时,再考虑使用复方左旋多巴。患有活动性消化道溃疡者应谨慎使用,患有闭角型青光眼、精神病的患者禁止使用。

6.COMT 抑制药

COMT 抑制剂通过阻止左旋多巴在体外被代谢,从而提升大脑内左旋多巴的浓度。这类药物主要包括恩他卡朋和托卡朋,它们的应用可以在帕金森病患者出现症状波动时,帮助减少"关期"。恩他卡朋的剂量通常是每次 100～200 mg,与每剂复方左旋多巴一起服用。如果每天需要多次服用复方左旋多巴,可以适当减少恩他卡朋的服用次数,但必须与左旋多巴配合服用才能发挥效果。托卡朋的剂量是每次 100 mg,每日 3 次,第一剂与复方左旋多巴一起服用,之后每 6 h 服用一次,可以单独使用,每日最大剂量为 600 mg。COMT 抑制剂可能会引发腹泻、头痛、多汗、口干、氨基转移酶升高、腹痛、尿液颜色变深等不良反应。托卡朋可能会导致肝功能损害,因此需要严格监测肝功能,特别是在用药的前三个月。

(四)并发症的诊断、治疗和预防

1.运动并发症的诊断与治疗

帕金森病的中晚期患者可能出现运动并发症,主要有症状波动和异动症。症状波动主要包括疗效的减退和"开关"现象。疗效减退是指每次用药的有效作用时间变短,此时可以通过增加每日服药次数或增加每次服药剂量,或改用缓释药,或加用其他辅助药物来对症治疗。"开关"现象是指患者的行动能力在几分钟至几十分钟内突然丧失和恢复,常见于病情严重的患者,其机制尚不清楚。一旦出现"开关"现象,治疗较为困难,可能需要采用微泵持续输注左旋多巴甲酯、乙酯或 DR 激动药进行处理。

异动症,又名运动障碍,是指患者在无意识的情况下出现头部、面部、四肢或者躯干的不自主的舞蹈样或肌张力障碍样动作。当左旋多巴血浓度达到高峰时出现的异动症,称为剂峰异动症,而在剂初和剂末两端都出现的异动症,称为双相异动症。脚部或小腿出现的疼痛性肌肉痉挛,称为肌张力障碍,通常在早晨服药前出现,也是异动症的一种表现。剂峰异动症的处理方法是减少每次的左旋多巴剂量或者增加 DR 激动药或金刚烷胺的用量。双相异动症更难以控制,可以考虑增加长半衰期的 DR 激动药或 COMT 抑制药,或者使用微泵持续输注左旋多巴甲酯、乙酯或 DR 激动药。肌张力障碍的处理依赖于其发生在剂末还是剂峰,然后对应地调整左旋多巴制剂的剂量。

2.运动并发症的预防

运动并发症的发生与长期使用左旋多巴制剂、用药的总量、病发年龄以及疾病进程有关。用药量越大、用药时间越长、病发年龄越小、疾病进程越长,运动并发症的风险越大。病发年龄和疾病进程是无法控制的因素,但是我们可以通过优化左旋多巴的治疗方案来尽可能地延缓运动并发症的出现。对于新诊断的患者,我们推荐首选 MAO－B 抑制药或 DR 激动药,以此来推迟左旋多巴的使用;左旋多巴的使用应从小剂量开始,然后逐渐增加剂量;只要能满足日常生活的需求,就不必追求完全的症状控制;这些措施都能在一定程度上延缓运动并发症的出现。然而,需要强调的是,每个患者的治疗方案都需要个性化,不能仅仅因为想要延缓运动并发症的出现而刻意减少或不使用左旋多巴制剂。

（五）非运动症状的治疗

1.精神障碍的治疗

帕金森病患者在疾病的晚期可能会出现各种精神症状，如幻觉、错觉、过度兴奋等。此外，抗帕金森病药物也可能导致精神症状，最常见的是盐酸苯海索和金刚烷胺。因此，当患者有精神症状出现时，首先应考虑逐步减少或停止使用抗胆碱药、金刚烷胺、司来吉兰、DR 激动药、复方左旋多巴等药物。如果病状重且无法减少或停用抗帕金森病药物，或药物调整无效，可考虑使用抗精神病药物，如氯氮平、喹硫平等。对于出现认知障碍的帕金森病患者，可增加胆碱酯酶抑制药，如石杉碱甲、多奈哌齐、卡巴拉汀的使用。

2.自主神经功能障碍的治疗

对于便秘的患者，可以通过增加饮水量、多食用富含纤维的食物来改善。同时，也可以通过减少抗胆碱药物的剂量或者使用通便药物来缓解。泌尿障碍的患者可以尝试减少晚餐后的饮水量，或者使用奥昔布宁、莨菪碱等外周抗胆碱药物。对于直立性低血压的患者，应增加盐和水的摄入，并可以尝试穿弹力袜，或者使用 α-肾上腺素能激动药如米多君。

3.睡眠障碍的治疗

帕金森病患者可能会有睡眠问题，如难以入睡、多梦、易醒、早醒等。如果帕金森病的睡眠问题是由于夜间病症加重导致的，可以在睡前增加左旋多巴控释剂的剂量。如果患者在夜间有下肢不宁腿综合征影响睡眠，可以在睡前增加 DR 激动药的使用。如果调整抗帕金森病药物后仍无法改善睡眠，可以考虑使用镇静催眠药。

（六）手术治疗

主要有两种手术治疗方式，一种是神经核毁损术，另一种是脑深部电刺激术（DBS）。神经核毁损术以丘脑腹中间核（Vim）和苍白球腹后内侧部（PVP）为常用目标区。若患者以震颤为主，通常会选择丘脑腹中间核为靶点，而以僵直为主的则多选择苍白球腹后内侧部。神经核毁损术成本较低，无需术后频繁调整，并具有一定的疗效，因此在某些地区仍是常用的治疗方式。然而，由于脑深部电刺激术的安全性、微创性和有效性，已经成为手术治疗的首选方法。只有在帕金森病患者出现显著的疗效减退或异动症，且药物调整无法有效改善症状的情况下，才会考虑采用手术治疗。手术对于肢体震颤和肌强直有较好的效果，但对于中轴症状，如姿势步态异常、吞咽困难等，改善效果并不明显。与药物治疗一样，手术只能缓解症状，并不能治愈疾病，也无法阻止疾病的进展。术后患者仍需继续服药，但可以降低剂量。对于继发性帕金森综合征和帕金森叠加综合征的患者，手术治疗并无效果。早期帕金森病患者，如果药物治疗效果良好，不建议过早进行手术治疗。

第七节 重症肌无力

重症肌无力症（MG）是一种慢性疾病，主要表现为神经－肌肉接头传递障碍，是已有较深入理解的神经系统自身免疫疾病之一。其主要的临床症状是患者的骨骼肌肉极度易感疲劳，短暂的肌肉收缩后，肌力会明显下降，休息或使用抗胆碱酯酶药物后，肌无力的症状可以部分和短暂地恢复。

一、病因和发病机制

虽然重症肌无力症曾被描述为"被研究得最为深入的人类自身免疫疾病",但关于其发病机制的理解仍存在许多争议。近年来,非 AChR 抗体机制的研究对我们的理解做出了重要的补充。如今,我们对于 MG 的理解已经从仅仅是液体介导的自身免疫疾病,扩展到了一个涉及整个免疫系统(抗体介导、细胞调节、补体参与)的神经－肌肉接头信号传递障碍的自身免疫疾病。其病因和病理机制可以总结为以下几个方面。

(一)自身免疫机制

横纹肌抗体是最早在 MG 中被检测到的自体抗体,其中大部分与结构蛋白 Titin 有关。在病程晚期发病的患者中,Titin 抗体阳性率较高,且病情较为严重。胸腺瘤患者常常出现 Titin 和 Ryanodine 受体抗体阳性,这类患者可能会出现心肌炎或肌炎。其他的骨骼肌蛋白抗体,如肌球蛋白、原肌球蛋白、肌钙蛋白等,在 MG 患者中也被报道过,但这些抗体与 MG 病因的关系尚不明确。在 20 世纪 70 年代后,通过将电鳗的 AChR 注入家兔、豚鼠、猴等动物,成功建立了实验性肌无力模型,并在实验动物血清中检测出抗 AChR 抗体。这种抗体在 $70\%\sim$ 90% 的肌无力患者血清中能被检测到,因此,大部分研究者认为重症肌无力主要是由体液调节的自身免疫疾病。AChR 抗体是多克隆抗体,其轻链和亚类结构有所不同,不同患者的抗体可能识别的抗原表位也有所不同。大部分致病性抗体与 AChR－α 亚单位的抗原表位相结合,这个区域被称为主要免疫原区(MIR)。MIR 中最重要的免疫片段位于 α 亚单位的胞外氨基端。一些研究者发现 MIR 与某些逆转录病毒的抗原表位存在分子模拟。AChR 抗体影响神经肌肉接头信号传递的主要机制包括:①直接与 AChR 结合并影响其功能;②与 AChR 交联后促进胞饮作用和加速受体的降解;③激活补体导致突触后膜的破坏。约有 20% 的全身型 MG 患者 AChR 抗体检测为阴性,在这些患者中,有 30% 的患者血清中可以检测到 MuSK 抗体。但是在眼肌型 MG 患者中,如果 AChR 抗体阴性,MuSK 抗体也通常为阴性。MuSK 抗体阳性患者的病情往往比 AChR 抗体阳性者严重,部分患者会出现肌肉萎缩。一些 MuSK 抗体能够破坏 AChR 的通道功能,但其具体的病理机制尚不明确。一种可能的解释是 MuSK 抗体可能通过影响 AChR 在神经－肌肉接头的聚集而破坏神经肌肉接头传递。

AChR 自身抗原在被抗原提呈细胞(APCs)摄取后,会构成 APC－MHCⅡ类分子－多肽的三分子复合物,并特异性地与 T 细胞受体(TCR)结合,形成 T 细胞激活的首要信号。此外,APCs 的 B_7 分子与 T 细胞的 CD_{28} 结合,构成了 T 细胞激活的第二信号。这两种信号共同作用使 T 细胞得以激活,进而使 CD_4^+ T 细胞完全活化并表达 CD_{40} 配体。B 细胞通过 TCR 识别的三分子复合物以及其 CD_{40} 与 CD^4 T 细胞表面的 CD_{40} L 结合而被激活,从而产生大量的细胞因子和特异性抗体,最终引发针对 AChR 自身抗原的免疫损伤。因此,MG 患者体内的 AChR 特异性 CD_4^+ T 辅助细胞对于 B 细胞的激活和高亲和力 IgG 抗体的合成具有关键性的影响。

有研究显示,由 Th_1 和 Th_2 细胞分泌的细胞因子与 MG 的发病机理有关。IL－4 能够促进 B 细胞的增殖、分化以及 AChR 抗体的生成,可能与疾病的发展和持续有关;IFN－γ 可以刺激 B 细胞成熟,帮助 AChR 抗体的产生并诱发临床症状,可能与疾病的发生有关。因此,一些学者认为,IL－4 和 IFN－γ 可能是 MG 的核心效应分子。

动物实验显示,如果预先消耗补体,实验性变态反应性肌无力模型将无法形成。而在 MG 患者的突触后膜上,补体和免疫复合物的异常沉积表明了补体参与了 MG 的发病过程。近年来,在实验性肌无力(EAMG)动物的眼外肌中发现衰变加速因子(DAF)、CD59 和补体受体－1 相关蛋白等补体调节蛋白水平显著降低,这提示可能与眼外肌容易受累有关。

(二)胸腺异常

胸腺在引导自身抗原的免疫耐受度及淋巴细胞对外源抗原的免疫反应中具有核心作用。在其发育过程中,我们可以观察到骨髓干细胞出现在胸腺被膜之下并发生基因重组,这过程会编码 T 细胞的抗原受体。未成熟的 T 细胞通过胸腺皮质,能够认出 MHC 抗原并达到髓质。大部分无法识别自身 MHC 抗原的未成熟 T 细胞将自我清除。在此过程中,可能对自身抗原反应的 T 细胞也可能被清除。T 细胞一经到达髓质,即可分化为辅助和抑制性细胞并流入周围。

在临床实践中,有 90% 的 MG 患者存在胸腺异常,大约 70% 的患者伴有胸腺增生,甚至在胸腺大小正常的患者中也能观察到生发中心增多。10% 至 15% 的患者伴有胸腺瘤。很多 MG 患者在胸腺切除手术后症状显著改善,AChR 抗体的滴度也显著降低。这些现象都证明胸腺与 MG 的关系紧密。

研究表明,在胸腺肌样上皮细胞表面存在 AChR,MG 胸腺组织中能找到数量异常增多的成熟 T 细胞,胸腺瘤和增生胸腺内富含 AChR 反应性 T 细胞。当将患者的胸腺移植到重度联合免疫缺陷鼠模型上,可以产生抗人 AChR 抗体,许多 MG 胸腺可见产生 AChR 抗体的 B 细胞。目前普遍认为胸腺是 MG 自身免疫反应的活化和维持的主要器官,它在病毒感染和特定遗传背景的共同作用下,胸腺的自身免疫耐受和调控机制受到损害,通过分子模拟和交叉免疫反应,生成抗自身的 AChR 抗体,导致神经肌肉接头损伤,最终引发 MG。

(三)遗传因素

重症肌无力在患者家族中的发病率是一般人群的 1 000 倍。研究表明,一级亲属中有 33%～45% 的人在单纤维肌电图上显示 Jitter 增大,大约 50% 的人的血清 AChR 抗体水平略有提高。报道中提及了 AChR 亚单位、TCR 和细胞因子基因的多态性。组织兼容性抗原(HLA)的研究发现,重症肌无力在欧美白人中与 HLA-DR$_3$、B$_8$ 有关,女性患者与 HLA－A$_1$、B$_8$ 和 DR$_3$ 有关,男性患者与 HLA－A$_3$、B$_7$ 和 DR$_2$ 有关。在日本和我国,重症肌无力与 HLA-DR$_9$ 有关。因此,这种疾病可能与多基因易感性有关。少数重症肌无力患者有家族病史,这些患者被称为家族性重症肌无力。

(四)不同肌群受累的机制

在 MG 患者中,眼外肌和提上睑肌最容易受损。这可能与这些肌肉的解剖生理特性和免疫过程有关。动眼运动神经元的放电频率非常高,达到 400～500Hz,这可能加重肌肉接头的传输异常;眼外肌的神经纤维突触皱褶较少,所以 AChR 和 Na$^+$ 通道也较少,这在病理状态下可能降低安全因子并加重肌肉接头传输障碍。快收缩纤维和慢收缩纤维的 Na$^+$ 通道密度不同,快收缩纤维的通道密度更高,这可能与 MG 中其他肌肉群的受损有关。此外,眼外肌中还存在一部分多重支配纤维,具有持续收缩特性,它们的力量生成与末梢电位引发的膜去极化相当,这些多重支配纤维没有安全因子,AChR 的减少会降低这些纤维的收缩力。眼肌型 MG 的 AChR 抗体滴度很低,对 AChR 抗原位点的 T 细胞反应弱于全身型 MG。补体调节蛋白在眼外肌中的表达低于其他骨骼肌,在补体介导的病理过程中更容易受损。MG 和非免疫性神经-肌肉接头疾病都容易影响到提上睑肌,但其具体机制尚不清楚。提上睑肌和眼外肌不同,它是快收缩纤维,具有高度抗疲劳性,没有多重支配纤维,提上睑肌在保持眼睑开启时一直受到神经脉冲的刺激,因此在病理状态下比其他肌肉更容易疲劳。此外,提上睑肌的突触皱褶较少,AChR 的数量较少可能也有关系,这可能降低了其安全因子。

二、病理

在病变的骨骼肌纤维之间,可以观察到淋巴细胞的渗透,形成所谓的淋巴滤泡。在疾病的急性期,肌纤维和神经-肌肉接头区域被巨噬细胞浸润,并且肌纤维间出现局部坏死。部分肌纤维表现出萎缩,肌核密度增加,呈现神经失支配性改变。在疾病的晚期,可见骨骼肌的萎缩和细胞内脂肪变性。极少数病例中,会出现局部心肌炎或弥漫性心肌炎样变。胸腺异常主要为胸腺增生,胸腺生发中心数量增加。胸腺瘤根据病理形态,可分为以淋巴细胞为主、上皮细胞为主或混合型三种。

三、临床表现

重症肌无力可以发生在任何年龄段,女性略多于男性。儿童型 MG 在不同的种族中发病率有显著的不同,如,在高加索人群中,10 岁以下的患者占所有 MG 病例的 10%,而在日本人群中,15 岁以下的患者占比为 29.2%,在我国香港,15 岁以下的患者占比为 38.4%,在国内则是 14 岁以下的患者占比为 47.8%。在成年人群中,重症肌无力有两个高发年龄段,第一个是 20~30 岁,主要是女性,常伴有胸腺增生;第二个是 40~50 岁,主要是男性,常与胸腺瘤和其他自身免疫性疾病并存。近年来,随着人口老龄化,55 岁以上的群体中,MG 的发病情况也不少见,其中以眼肌型为主。

此疾病通常呈现为慢性或亚急性起病,包括眼外肌、面部表情肌、咽喉舌肌、颈部肌肉和四肢肌肉在内的全身所有骨骼肌都可能受到影响,但脑神经控制的肌肉(如眼外肌、表情肌、咽喉肌等)的受累情况更为常见。无论哪个肌肉群受到影响,受影响的骨骼肌无力的症状总是会有波动,早上轻而晚上重,疲劳后症状加重。疾病早期常会自然缓解并复发。晚期患者,运动功能严重受损,即使休息后症状也不能恢复。成年患者通常从一组肌肉无力开始,经过一到几年逐渐影响到其他肌肉群。眼外肌受累是最常见的首发症状,表现为眼睑下垂、复视或眼球活动障碍。随着疾病的发展,患者可能逐渐出现说话困难、吞咽引起咳嗽、面部表情缺乏、无法吹气、颈部无力、四肢无力等。重症患者可能因为呼吸肌受累而出现呼吸困难,甚至需要人工辅助呼吸。部分晚期患者可能出现眼外肌、颞肌、舌肌、肩胛肌、肱三头肌、股四头肌等肌肉萎缩。也有一小部分患者以末端肌肉无力为主,其受累肌群分布、电生理和免疫状态与典型 MG 有所不同。据报道,84 例 MG 患者中有 6 例(7%)主要表现为末端肌肉无力。

四、临床分型

由于 MG 的临床表现具有高度异质性,为了更好地描述和研究患者的病情,可以按照不同的情况进行临床分类。

(一)Ossermann 分类法

Ⅰ型:仅涉及眼外肌,且没有其他肌群受影响的临床表现。

Ⅱa 型:轻度全身型,有大脑神经(眼外肌)、四肢和躯干肌肉无力,但不影响呼吸肌,没有明显的延髓肌症状。

Ⅱb 型:中度全身型,表现为明显的眼睑下垂、复视、讲话和吞咽困难以及颈部、四肢肌肉无力,部分患者的躯干肌和四肢肌力较好,但容易出现肌无力危象。

Ⅲ型:重度激进型,疾病进展速度较快,通常在 6 个月内迅速发展至肌无力危象。

Ⅳ型:迟发重症型,通常在 2 年内逐渐从Ⅰ型、Ⅱa 型和Ⅱb 型发展至肌无力危象。

(二)美国重症肌无力基金会(MGFA)分类法

MGFA 根据 MG 的不同临床特性和严重程度进行分类,如表 3-8 所示。

表 3-8　MGFA

Class Ⅰ	任何眼外肌无力,可能伴有闭眼困难,其他肌力正常
Class Ⅱ	除了眼外肌外的肌肉轻度无力,也可伴有任何程度的眼外肌无力
Ⅱa	主要累及肢体、躯干或两者肌肉,也可轻度累及口咽部肌肉
Ⅱb	主要累及口咽部、呼吸肌或两者均累及,也可累及肢体、躯干或两者肌肉
Class Ⅲ	除了眼外肌外的肌肉中度无力
Ⅲa	主要累及肢体、躯干或两者肌肉,也可累及口咽部肌肉但程度相对较轻
Ⅲb	主要累及口咽部、呼吸肌或两者均累及,也可累及肢体、躯干或两者肌肉
Class Ⅳ	除了眼外肌外的肌肉重度无力,也可伴有任何程度的眼外肌无力
Ⅳa	主要累及肢体、躯干或两者肌肉,也可累及口咽部肌肉但程度相对较轻
Ⅳb	主要累及口咽部、呼吸肌或两者均累及,也可累及肢体、躯干或两者肌肉
Ⅴ	患者插管,有或无机械通气,但术前常规准备除外,有胃管而无插管的患者归为Ⅳb

(三)国内常用分型

1.成人重症肌无力

(1)单纯眼肌型:主要症状为单侧或双侧或交替出现的眼睑下垂,早上眼裂较大,到了午后或傍晚时下垂更为严重。可能伴有复视、斜视,晚期眼球可能无法移动。部分病例可能发展为其他类型。

(2)延髓肌型:症状表现为咀嚼困难、吞咽不畅、语音模糊、说话声音低沉、多鼻音、口吃,连续说话后声音逐渐减弱。此外,闭眼时出现兔眼或无法完全闭眼,鼓腮、吹气、露齿等动作力度减弱。面部表情尴尬,呈现苦笑样貌。这类患者常伴有颈肌无力,口周和颈部肌肉萎缩。严重病例可能无法正常进食,需通过鼻饲。感染后症状通常会加重,容易导致呼吸困难,威胁生命安全。

（3）全身肌无力型：可能由眼肌型、延髓肌型开始，逐步影响全身骨骼肌，也可能在病发初期迅速发展为全身肌无力。此类型的患者表现为眼外肌、延髓肌、表情肌、颈肌和四肢肌力下降。从其他肌无力开始的全身肌无力者通常在首发症状后几周到几个月内病情迅速恶化，可能出现进食困难和呼吸难题，重症病例可能出现肌无力危象。

（4）脊髓肌无力型：只影响脊神经支配的肌肉，表现为抬头、屈颈无力，常见于青少年。可能出现头部下垂、举臂困难和步行蹒跚，尤其是上下楼梯时。这类患者多数病程隐匿，容易被误诊为肢带型肌营养不良、周围神经病或功能性疾病。一部分可能转变为全身肌无力型，但大多数患者预后良好。

（5）肌萎缩型：各种类型的肌无力患者都可能并发肌肉萎缩，但这种情况较少见。肌肉萎缩主要发生在颞肌、口周、颈部、肢带和小腿肌，此型病情快速进展且预后较差。

成人型 MG 在 1～2 年内病情较为不稳定，肌无力危象易发生，死亡率较高。到达 5 年后，病情进入稳定期，10 年以上为慢性期，这两期患者的病情相对稳定，危象发生的机会极少。

2.儿童重症肌无力

在我国，儿童重症肌无力的患病率占总病例的 20％～47％，这个比例超过了白种人。大部分病例的主要表现为眼外肌麻痹，如单侧或双侧眼睑下垂、复视等，病情可能会在左右眼之间交替出现。全身型疾病的发展极为罕见。上呼吸道感染和发热等可能成为触发病情的因素。约 1/4 的患儿可能会自然缓解，但复发情况也常见。

3.新生儿重症肌无力

新生儿型重症肌无力是由于其母亲患有该病，其血清中的抗 AChR 抗体通过胎盘进入胎儿体内导致的，新生儿可能会表现出喂养困难、肌肉张力下降、哭声微弱、活动减少等症状。有家族病史的先天性 MG 被称为家族性或先天性 MG，与突触相关蛋白基因缺陷有关，如 AChR 亚单位基因突变或终板 AChR 聚集蛋白 Rapsyn 基因突变均可能导致疾病。

4.危象

危象状态是指由于疾病严重发展、药物使用不当、感染、分娩、手术等多种因素导致的肌无力恶化，呼吸肌麻痹不能维持正常的换气功能的紧急状态。可将其分为肌无力危象、胆碱能危象和反拗性危象。

五、实验室检查

大部分（超过 80％）的成年患者在血清抗 AChR 抗体检查中会呈阳性，然而在我国，儿童型肌无力症的患者大多数是抗体阴性。抗体的阳性结果与病情的严重程度并无直接关系。在部分抗体阴性的患者体内，可检测到 MuSK 抗体与突触前膜抗体。有些患者的血清中可能出现抗核抗体、抗甲状腺抗体。伴有胸腺瘤的患者可以检测到 Titin、Raynodin 抗体。胸腺 CT 检查可以发现胸腺增生或胸腺瘤。如果患者合并有甲状腺功能亢进，可能会出现 T_3、T_4 升高，TSH 降低的情况。

肌电图的低频重复刺激（3Hz/s）导致电位衰减超过 10％的情况被认定为阳性，全身型

MG 的阳性率约为 84%，而眼肌型 MG 的阳性率则在 29%～61% 之间。单纤维肌电图（SFEMG）显示的 Jitter 增宽和阻滞，是 MG 最灵敏的诊断方法，敏感性超过 95%，但特异性不足，因此在临床应用中需要和其他神经肌肉疾病，如肌萎缩侧索硬化症、多发性肌炎等进行鉴别。

六、诊断和鉴别诊断

患者的骨骼肌易疲劳性和病情波动特征，一般可方便地确诊。可通过疲劳试验来确认疑似患者，即让患者的受累骨骼肌进行重复或持续的收缩动作，如持续向上看、反复闭眼睁眼、咀嚼或举臂等，若在持续数十次或数十秒后，被测肌肉的肌无力明显加重，即疲劳试验阳性。药物试验也可以进行，方法是：记录患者的肌无力程度，肌肉内注射新斯的明 0.51 mg（并同时使用阿托品 0.5 mg 以减少新斯的明的不良反应），在 30 min 后比较注射前后肌力的变化，如果有明显的改善，就可以确认诊断。如果还不能确定诊断，可以进行重复电刺激肌电图或单纤维肌电图。在诊断过程中，必须密切结合临床和辅助检查，不能仅依赖 AChR 抗体、胸腺 CT 或重复电刺激来确定或否认 MG 的诊断。

七、治疗

所有的重症肌无力患者首先需要接受抗胆碱酯酶抑制药物治疗。接下来，会根据患者的情况判断是否适合进行胸腺切除手术，使用糖皮质激素、免疫抑制药物和血浆置换。通常，首先需要实现病情的缓解，然后维持这种状态，一般可以在缓解 1～2 年后逐渐降低药物剂量。患有胸腺瘤的患者需要进行胸腺切除手术。年轻的全身型 MG 患者如果对 AchEI 反应不佳，也可以考虑进行胸腺切除，最好在病发后的一年内完成手术。所有病情加重的 MG 患者都需要接受免疫治疗，并需要预防药物的不良反应。此外，还需要关注患者的精神状况。

（一）对症治疗

最常用的症状管理药物是溴比斯的明，对眼部和四肢骨骼肌无力有很好的效果，新斯的明起效快，对四肢肌无力有良好效果，阿伯斯的明对四肢肌无力也有很好的效果。3,4-二氨基吡啶可以刺激突触前膜释放 Ach，对先天性肌无力综合征患者有效。一般首选单一药物治疗，只有在特殊情况下才会联合使用多种药物。在患者身体和精神压力增大、感染和月经期间需要增加药物剂量，怀孕期间可能需要增加或减少药物剂量。药物剂量的调整应当根据患者的临床症状加重或缓解进行，由于每个患者对胆碱酯酶抑制药的反应不同，因此需要对每个患者进行详细的观察，然后选择最适合的药物和剂量，定期检查患者对药物的反应。

溴比斯的明的片剂有 10 mg、60 mg 和 180 mg 三种规格，这种药物起效较慢，但不良反应相对新斯的明较小，一般从小剂量开始，每天 3 次，每次 10 mg，然后逐渐增加剂量到身体可以接受的程度，由于这种药的作用持续 3～6 h，所以每天需要服用四次或更多，需要根据患者的生活习惯进行调整。轻中度的 MG 患者每天的药物总量为 120～360 mg。新斯的明的片剂为 15 mg，针剂为 5 mg/2 mL，起效快，口服后 15～30 min 即可见效，可以快速改善 MG 的症状，早上服用一次可以让患者快速完成穿衣和吃早餐，如果作为常规药物，应该每 2～3 h 服用一次,新斯的明引起的肌肉方面的不良反应比溴比斯的明更常见。阿伯农斯的明的剂量为10 mg片剂,作用持续6～8 h,每6 h应服用一次。

胆碱酯酶抑制药物能够阻止乙酰胆碱的分解,导致乙酰胆碱在副交感神经末梢、神经节前突触、肌肉终板和中枢神经系统内积累,引发不良效应(表3-9)。毒蕈碱(毒蘑菇的有毒成分)主要影响神经节后副交感神经受体,对烟碱神经节和运动终板无效,因此通常将对神经节后副交感神经受体的作用称为毒蕈碱样效应,而对神经节和运动终板的作用称为烟碱样效应。毒蕈碱样的不良反应一般在开始使用胆碱酯酶抑制药达到治疗剂量时出现,此时需要用抗副交感神经药物进行对症治疗。轻微的不良反应可以用L-茛菪碱,每日3次,每次一片进行治疗;严重的不良反应可以采用阿托品0.5 mg肌肉注射或L-茛菪碱肌肉或静脉注射。经验表明,胆碱酯酶抑制药引起的毒蕈碱样不良反应会随着用药时间的延长逐渐减轻。烟碱样不良反应和中枢神经系统的中毒表现通常在长期使用药物的患者中出现,这种不良反应常常被抗副交感神经药物所掩盖,只有在出现胆碱能危象并伴随呼吸肌麻痹或中枢性呼吸停滞时才能被诊断出,这可能是患者突然死亡的原因。

表 3-9　胆碱酯酶抑制药的不良反应

毒蕈碱样	烟碱样	中枢神经系统
瞳孔缩小	肌无力	不安静
分泌过多(唾液过多、大汗、气管内分泌物增多)	呼吸肌无力	恐惧
	肌疲劳现象	头晕
消化道症状(腹泻、腹部痉挛、恶心、呕吐、厌食、大小便失禁)	肌束颤	失眠
	肌肉痉挛	头痛
呼吸困难	震颤	意识障碍
心动过缓和低血压	构音障碍	昏迷
	吞咽困难	癫痫

(二)针对免疫异常的治疗

1.糖皮质激素

糖皮质激素是首选的治疗药物,主要用于小到中等剂量的胆碱酯酶抑制药无法取得理想效果、胸腺切除术前或术后病情恶化,以及不能进行手术的患者。初始阶段,较大剂量的糖皮质激素可能会使MG病情暂时加重或引起危象,通常在开始使用后的4～10 d内发生。对于Ⅱb、Ⅲ和Ⅳ型患者,从小剂量20 mg/d起,逐步增加,每6天增加12.5 mg,直至每2天100 mg或60～80 mg/d或1 mg/(kg·d)。有时,当剂量达到每2天100 mg前,临床症状已有明显改善,无需再增加剂量。对于病情较重的患者,需要更大剂量激素时,可以联合使用血浆置换或静脉滴注免疫球蛋白(IVIg)以降低短期加重的风险。Ⅰ和Ⅱa型患者可从60～80 mg/d或1 mg/(kg·d)开始,或采用大剂量甲泼尼龙冲击疗法。通常在4至6周内会出现病情改善,此期间剂量维持在50～80 mg/2 d,大多数患者在临床症状改善后3个月抗体水平下降。为了保持病情的改善,必须将糖皮质激素剂量缓慢降至维持量,一般降至每2 d 15～30 mg,维持治疗1年后再经过数月逐渐停药,维持在0.2 mg/kg通常不会产生任何不良反应。一年内无法减少到该剂量以下的,需要联合使用免疫抑制药。糖皮质激素可能引发的不良反应包括体重增加、体液潴留、电解质紊乱、高血压、糖尿病、焦虑、失眠、神经质、青光眼、白内障、胃肠道出血和穿孔、类固醇肌病、机会性感染和股骨头坏死等。在治疗前需向患者明确告知这些可能的不良反应,同时告知患者有 80%～90% 的人可以获得满意的治疗效果。骨质疏松可用碳酸钙1 500 mg/d 和维生素 D 400～800 U/d 进行预防。胃肠道并发症可以用制酸和胃黏膜保护药物预防。大剂量治疗时有猝死风险,因此在冲击治疗期间应进行心电监护。此外,患者应采取低盐高蛋白的饮食,并补充钾。在使用糖皮质激素前,应先进行肝炎病毒相关检查,如果存在病毒性肝炎,应由传染科进行抗病毒治疗,再开始免疫抑制药物治疗。

2.免疫抑制药

对于糖皮质激素治疗效果不佳或依赖糖皮质激素的患者,适合进行长期的免疫抑制药物治疗。这类药物常会导致骨髓抑制,当白细胞数量少于 4×10^9/L 或血小板数量少于 100×10^9/L 时,应适当减少药物用量,并采用药物提高血细胞数。如果白细胞数降至 2 500/L 以下,应立即停止用药。同时,药物可能会影响肝肾功能,因此应定期进行检查(开始阶段每周一次,后期每 2～4 周一次)。如果肝功能超过正常值的两倍,或肾功能超过正常上限,应立刻停止用药并进行相应的治疗。若肝功能异常但未达到上述程度,可以在用药的同时进行保肝治疗。肝肾功能恢复正常后,可以尝试从小剂量重新开始使用原来的免疫抑制药。在使用免疫抑制药之前,还应检查是否存在病毒性肝炎。对于肝炎患者,应由传染病科进行抗病毒治疗,待肝炎稳定后再进行免疫抑制药物治疗。由于这类药物存在可能导致畸形的风险,因此男女患者均应避孕。所有免疫抑制药都有潜在的致癌风险。

硫唑嘌呤主要是通过抑制 T 细胞的功能来发挥效果。与糖皮质激素联合使用的效果比单独使用糖皮质激素更好,适用于全身型 MG。通常在联合使用这两种药物时,会逐步减少糖皮质激素的剂量,而维持硫唑嘌呤的剂量。硫唑嘌呤的起始剂量通常为每日 50 mg,逐步增加到每日 2～4 mg/kg,分 2～3 次服用。此药的效果通常在 2～6 个月后开始显现,治疗应维持至少 1～2 年。可能的不良反应包括出现类似流感的症状、消化道不适和胰腺炎,通常在开始治疗后的几周内出现。此外,还可能出现肝功能异常、白细胞减少、贫血、血小板减少或全血细胞减少的情况,通常在减少剂量后会改善。对于不适应或无法耐受硫唑嘌呤的患者,可以使用环孢素,主要通过抑制钙神经素信号通路来抑制 T 细胞的功能,可以显著改善肌力并降低AchR 抗体的滴度。起始剂量为每日 50 mg,分两次服用,逐步增加到每日 4～6 mg/kg。

药物的不良反应主要包括肾毒性和高血压,也可能会引起震颤、牙龈过度生长和体毛增多。他克莫司是一种在其他药物治疗效果不理想时,特别是在 RyR 抗体阳性患者中可以尝试的药物。它与环孢素一样,都是大环内酯类,可以抑制 T 细胞的激活和扩增。他克莫司还可以影响 RyR 受体介导的钙离子释放过程,有助于增强兴奋-收缩耦联。每日剂量 3 mg,起初每日 3 次,其不良反应与环孢素相似,但相对较轻。

麦考酚酸莫酯主要用于不能耐受硫唑嘌呤或硫唑嘌呤无效的患者。它的代谢产物霉酚酸,能抑制嘌呤合成,从而特异性地影响淋巴细胞的增殖。起始剂量为每日 500 mg,分两次给药,然后逐步增加至每日 2 000～3 000 mg。它主要的不良反应是引起腹泻,但对骨髓的抑制作用较小。

环磷酰胺适用于糖皮质激素和硫唑嘌呤、环孢素或麦考酚酸莫酯无效或不能耐受的患者。它可以抑制 B 细胞活性和抗体的产生,并在大剂量时抑制 T 细胞,显著改善肌力并减少糖皮质激素的用量。它的剂量为 0.2 g/次,每周静脉注射 3 次,或者 0.8~1.0 g/次,每月一次,总剂量为 8~10 g。其不良反应包括胃肠道反应、骨髓抑制、机会性感染、膀胱刺激、可能导致不育以及可能诱导恶性肿瘤的风险。

甲氨蝶呤治疗效果不佳,每周给予 10~15 mg。在上述药物治疗无效的患者可以试用。

3.血浆置换和静脉滴注免疫球蛋白(IVIg)

对于非常严重的全身型和暴发型 MG 以及并发危象的患者,如果上述方法不能快速获得治疗效果,可以考虑使用血浆置换和 IVIg。这些治疗方法作用短暂,一般只在特别危重的患者中应用,以帮助诱导缓解和准备手术。血浆置换通常在治疗的第一周就可以改善病情,通常的治疗方案是成年人每次置换 3~5L 血浆,每日或隔日一次,总共 4~6 次。这种治疗的效果可以持续 1~3 个月,经过几次置换后,治疗效果可以得到巩固。血浆置换的不良反应包括低血压、对血浆成分的过敏、低钙血症、低蛋白血症、心功能不全、置管处的感染以及可能传播病毒感染的风险等。IVIg 的适应证与血浆置换相同,但不良反应较少,因此常常作为首选,在危急情况下比血浆置换起效更快。IVIg 的疗效与血浆置换相差无几,也与口服甲泼尼龙的疗效没有显著差异,1 g/kg 和 2 g/kg 剂量的疗效差异不大。

MG 的早期治疗策略是在疾病的初期阶段进行血浆置换或 IVIg 治疗,然后进行糖皮质激素治疗,可以达到更好的治疗效果,且糖皮质激素的不良反应较小。

4.胸腺切除术

胸腺切除术主要建议给那些在 6 个月内症状无法缓解的Ⅱb、Ⅲ和Ⅳ型 MG 患者,而对于Ⅰ和Ⅱa 型的患者,通常不需要进行手术。60 岁以上的患者因胸腺出现退化性改变,手术治疗并无必要。AchR 抗体阴性的患者对胸腺切除术的效果尚不明确,而 MuSK 抗体阳性的患者则无需进行胸腺切除术。严重的 MG 通过重症监护、辅助呼吸和泼尼松治疗的预后良好,手术组和非手术组之间的症状改善没有显著的差异,胸腺手术仅在极严重的 MG 中进行。约 76% 的患者在手术后症状消失或改善,如果病理检查显示大量的生发中心,临床症状的缓解较慢,如生发中心少,缓解则较快。在手术前进行放疗的预后效果更好,单独放疗仅适用于不能耐受手术治疗的患者。

对于有胸腺瘤的患者,必须进行胸腺切除术。胸腺瘤切除术应在 MG 病情稳定后进行。手术前需要调整胆碱酯酶抑制药的最小有效剂量,并保证在手术前有足够的时间让患者达到最佳的营养和健康状态。手术当天不应给予胆碱酯酶抑制药。手术过程中应由经验丰富的医生密切观察患者病情。由于手术后患者可能出现呼吸功能不全和分泌物阻塞,应进行气管插管。手术后,在密切观察病情变化的情况下,可以给予胆碱酯酶抑制药,首先给予充足的剂量,然后在几天后逐渐减量。许多患者在手术后 24 h 内临床症状明显改善并能维持几天,但在此期间胆碱能反应的危险性较高,因此在患者离开手术观察室后仍需要密切观察病情变化。当手术效果开始显现,应及时减少胆碱酯酶抑制药的剂量。如果必须使用抗生素,一般选择使用合成青霉素。使用镇静药也应当谨慎。

5.MG 危象和胆碱能危象

在任何形式的危象中,首先的救治步骤是立即插管进行人工辅助呼吸,并暂停所有抗胆碱酯酶药物的使用。只有在确保气管插管并清理气道分泌物之后,才能开始进行其他治疗并寻找危象的原因。在紧急情况下,很难根据临床和药理学知识来判断是肌无力危象还是胆碱能危象,因为这两种危象可能在同一个患者的不同肌肉中出现,所以在这种情况下应停止使用胆碱酯酶抑制药物几天。长期使用胆碱酯酶抑制药可能导致运动终板对乙酰胆碱的暂时性不敏感,停药 14 d 后在持续监护下运动终板会恢复敏感性。如果危象不能立即得到控制,必须实施气管切开。新的治疗方案包括在使用胆碱酯酶抑制药的同时,早期进行血浆置换或静脉注射免疫球蛋白,及时控制感染,也可以使用大剂量甲泼尼龙进行冲击治疗。当患者的力量恢复到一定程度后,可以逐渐增加胆碱酯酶抑制药的剂量,尝试脱离人工通气,并尽早开始口服糖皮质激素和其他免疫抑制药物的常规治疗。

肌无力危象可能发生在肌无力眼睑下垂症患者,也可能在健康人因感染或在麻醉期间使用抗生素和肌松药时发生。一旦确诊为肌无力危象,应立即静脉注射新斯的明 0.25 mg 或溴比斯的明 1 mg,然后慎重地增加剂量,从静脉注射到肌内注射时剂量应增加 1.5 倍到 2 倍,如果生命受到威胁应进行血浆置换。胆碱能危象是由于胆碱酯酶抑制药过量导致烟碱样运动终板阻断作用,常与严重肌无力并发。当抗副交感神经药物无法控制毒蕈碱样过量反应时,胆碱能危象的危险性增大。通常首先静脉注射阿托品 1 mg,5 min 后如有需要可再注射 0.5 mg,随后的剂量应根据毒蕈碱样反应来调整,烟碱样反应可以通过使用双复磷(一种胆碱酯酶激活药)来改善。

6.避免使用的药物

部分药品可能会通过制约神经肌肉结合部位的 Ach 的释放,或者阻碍 Ach 与突触后膜的结合,从而加重神经-肌肉接头的传输阻塞,导致 MG 的症状恶化或者触发 MG。这些药物包括:糖皮质激素、各种抗生素(如四环素、链霉素、新霉素、庆大霉素、卡那霉素、紫霉素、妥布霉素、氨苄西林、杆菌肽和多黏菌素)、抗心律失常药(如奎尼丁、普鲁卡因胺、利多卡因、普罗帕酮)、β 阻断剂(如普萘洛尔)、神经精神药品(如巴比妥类、苯二氮䓬类)、止痛药(如吗啡、哌替啶等)以及青霉胺、奎宁和氯喹等。

八、预后

在眼肌型 MG 患者中,10%～20%的患者有可能实现自我恢复,20%～30%的患者的病情始终限制在眼外肌,而在发病后的 3 年内,有约 80%的患者会逐步发展为全身型 MG。尽管糖皮质激素和免疫抑制药物能够改善眼肌型 MG 患者的眼肌症状,但其对防止疾病发展为全身型 MG 的效果还不明确。抑郁和运动障碍可能会导致患者生活质量下降。大约 70%的MG 患者在发病的第一年内病情最为严重,而在危象患者中,有 20%～30%的患者在发病的第一年内出现首次危象。由于机械通气、重症监护技术以及免疫抑制药的应用,MG 患者的死亡率已降至 3%以下,预后不佳主要是因为患有恶性胸腺瘤。

第四章 内分泌与代谢系统疾病

第一节 甲状腺功能亢进症

甲状腺功能过旺(甲亢)是甲状腺毒症最常见的类型。任何导致血液中甲状腺激素过量的病症都可以被归类为毒症,包括甲状腺激素的过度合成和分泌[如 Graves 病(GD)、毒性多结节性甲状腺肿],以及由于滤泡破裂导致的甲状腺激素释放过多(如各种形式的甲状腺炎)。这些病症都会导致身体代谢过快,而要依靠甲状腺自身抗体和碘摄取率的检测来鉴别。亚临床甲亢是指病症轻微或无症状,血液中甲状腺激素水平正常,只有促甲状腺激素(TSH)水平降低,此状况更常见于女性。

一、分类与病因

GD 是甲亢最常见的原因,占比超过 80%。GD 是一种特定器官相关的自身免疫性疾病。患者血液中存在许多种甲状腺自身抗体,其中促甲状腺激素受体抗体(TRAb)有两种类型,一种是针对氨基端的抗体,称为甲状腺刺激抗体(TSAb),它可以竞争性地与 TSH 受体结合并激活 TSH 受体,启动细胞内的级联反应,刺激甲状腺细胞增生、甲状腺腺体肿大,增加甲状腺球蛋白和甲状腺激素的合成与分泌,是此病症的病源抗体。另一种是针对其羧基端的抗体,称为甲状腺阻断抗体(TBAb),它可以阻止 TSH 与膜受体的结合,导致甲状腺细胞萎缩,减少激素生成。TBAb 主导时,成为部分原发性甲状腺功能减退症(甲减)的病源抗体。在 GD 患者中,血液和组织中 TRAb 的检测率高达 80%～100%。GD 患者的血液中还可以检测到其他自身抗体,如甲状腺球蛋白抗体(TG－Ab)、甲状腺过氧化物酶抗体(TPO－Ab)、抗钠/碘同向转运体抗体等。这些抗体的存在和消失,决定了病症的进程和结果。某些细胞因子如胰岛素样生长因子(IGF－1)、表皮生长因子(EGF)、转化生长因子 β(TGF－β)等也参与了疾病的发生。遗传因素、某些感染、精神压力、应激、吸烟、碘摄入等都可能是触发此病症的风险因素。

二、诊断与鉴别诊断

(一)临床表现
参见表 4-1,列出了甲状腺毒症和 Graves 病的临床症状。

表 4-1 列出了甲状腺毒症和 Graves 病的症状和体征

甲状腺毒症的临床症状包括	①高代谢症状:恶心、多汗、发热、体重减轻甚至消瘦
	②神经系统症状:焦虑、失眠;偏执、精神分裂症或淡漠、抑郁,腱反射过度活跃,舌头、手指和闭眼时的细微震颤
	③心血管症状:心跳加速(静息心率常常超过 100 次/min)、脉压扩大、室上性心律失常甚至心房颤动;偶尔心律缓慢。严重的心脏病变被称为甲亢心脏病(心脏扩大、心力衰竭、严重心律失常)
	④消化系统症状:饥饿感、腹泻,重者有脂肪泻;肝功能不正常,偶尔有肝肿大、黄疸;中老年人可能出现食欲减退、厌食、呕吐等症状
	⑤肌肉/骨骼系统症状:近端肌肉无力甚至肌肉萎缩(甲状腺毒症肌病),骨质疏松症(尤其是绝经后的妇女)。少数人合并有重症肌无力、低钾血症性周期性麻痹、高钙血症
	⑥其他症状:生育能力降低;女性经期不规则、流产、早产;男性阳痿、乳腺发育。贫血、白细胞或血小板减少;Graves 病可能合并有血小板减少性紫癜
	⑦关于甲状腺:根据不同的病因,可能会有不同程度的弥漫性或结节性肿大,部分人可能伴有震颤和血管杂音。少数人特别是无痛性甲状腺炎可能无肿大。
Graves 病的临床表现包括	甲状腺弥漫肿大、浸润性突眼、浸润性皮肤病(如胫骨前黏液水肿)和肢端病(如类杵状指)中的一个或多个。浸润性突眼:光敏、流泪、眼疼;眼部肿胀;眼肌麻痹(斜视/复视等),严重时可导致失明。非浸润性突眼:眼球后方、眼肌及视神经无损伤,可能无症状,眼部体征阳性。

(二)辅助检查

1.甲状腺激素水平增高

TT_3/FT_3 和 TT_4/FT_4 两项均有所提升,甲亢时 TT_3/FT_3 的提升尤为明显;而破坏性甲状腺毒症则主要表现为 T_4 提升。T_3 型或 T_4 型甲亢仅有一项升高。需要注意的是甲状腺激素结合球蛋白(TBG)的变化会影响总甲状腺激素:妊娠(在妊娠期应提高至正常参考范围的 1.5 倍)、口服避孕药、病毒性肝炎可以使其升高;而低蛋白血症、雄激素、糖皮质激素、严重肝病等则可能导致其降低。

2.TSH 降低

通过敏感(sTSH)或超敏(uTSH)方法检测到的 TSH 降低(通常低于 $0.1mIU/L$),这是比 T3 升高更敏感的指标。需要注意的是,在垂体甲亢的情况下,TSH 可能正常或升高。

3.甲状腺[131]I 摄取率

受外来碘的影响,主要作为[131]I 治疗剂量预算依据和甲状腺毒症病因鉴别工具;甲亢时,摄碘率升高并伴有高峰前移,且不受 T_3 给药抑制;碘甲亢、甲状腺炎等病情下,摄碘率下降;妊娠和哺乳期间禁止使用。

4.甲状腺自身抗体测定

在 Graves 病患者中,$80\% \sim 100\%$ 的患者 TSH 受体抗体(TRAb)、甲状腺刺激抗体

(TSAb)阳性,并且随着治疗可能转为阴性;同时,它也是评价治疗效果、确定停药时机以及预测复发的最重要指标。TG—Ab、TPO—Ab 在 Graves 病中可能呈弱阳性,如果持续强阳性,可能与自身免疫性甲状腺炎并存。以上抗体都可以通过胎盘传递;母亲有高滴度的 TRAb/TSAb 可能导致胎儿或新生儿甲亢。

5.影像学检查

可以通过超声波、放射性核素、眶 CT、X 线等手段,分别观察甲状腺及其周围器官的状况以及眼眶或眼球后的病变。对于伴有实质性结节的患者,核素扫描有助于了解病变情况。

6.甲状腺针吸细胞学(FNAC)检查

对于病因诊断困难的患者,该检查可有助于确诊。

7.肝脏功能及血细胞

谷丙转氨酶(ALT)、胆红素、碱性磷酸酶(ALP)等可能升高;而白细胞、血小板、血红蛋白可能减少。

(三)鉴别诊断

1.单纯性甲状腺肿

甲状腺呈广泛性或结节状肿大,^{131}I 吸收率提升但并无出现高峰前移现象,T_3 抑制测试正常;甲状腺功能基本保持正常。

2.亚急性淋巴细胞性甲状腺炎(无痛性甲状腺炎)

生产后或使用某些药物(如干扰素、碘等)后易发病;也可能无明显原因地发生。甲状腺轻微肿大或无肿大,甲状腺毒症期可能出现各种高代谢表现,但无眼球突出,甲状腺无杂音;^{131}I 吸收率减低与甲状腺激素增高形成分离曲线是其特征。

3.神经官能症

可能有心跳加速、出汗过多、怕热、肌肉粗大震颤等症状,但无眼球突出,甲状腺功能正常。

4.其他

老年甲状腺功能亢进症需与其他类型心脏病、结核、恶性肿瘤、抑郁症、精神异常等进行鉴别;对未经其他原因解释的快速发作性心房颤动应排除本病;眼球突出特别是单侧的,应与眶内肿瘤进行鉴别。

三、治疗

(一)一般治疗

患者应该得到适当的休息。饮食应安排得合理,需要高热量、高蛋白、高维生素和低碘的食物。对于精神紧张、不安或严重失眠的患者,可以给予安定类的镇静药。

(二)药物治疗

1.抗甲状腺药物及作用机制

抗甲状腺药物主要有两类:硫脲类的丙硫氧嘧啶(PTU);咪唑类的甲巯咪唑(MM,又叫他巴唑)和卡比马唑(CMZ,又叫甲亢平)。PTU 和 MM 是目前治疗甲亢的两种主要抗甲状腺药物。MM 与 PTU 的药效比例为 1:10,但 MM 的半衰期明显比 PTU 长,实际效果也比 PTU

强,因此 MM 能使甲功更快恢复正常。在维持治疗阶段,较小剂量的 MM 每日 1 次服用即可使甲状腺功能保持在良好状态。它们的作用机制相同,主要是通过抑制甲状腺内的过氧化酶系统,使得被吸收到甲状腺细胞内的碘化物不能被氧化为活性碘,使酪氨酸不能被碘化,同时使一碘酪氨酸和二碘酪氨酸的缩合过程受阻,从而抑制 TH(甲状腺激素)的合成。

2.适应证和优缺点

抗甲状腺药物主要适用于甲状腺功能亢进症状轻微,病程短暂,甲状腺体积小的患者。对于儿童、青少年以及伴妊娠的甲亢患者,抗甲状腺药物也是首选治疗方案。其优势包括:①治疗效果可靠;②不会引发永久性甲状腺功能减退症;③使用方式简便,经济实惠,且相对安全。然而,其劣势也明显:①治疗周期较长,通常需要 2 年或更长时间;②停药后容易复发;③可能导致肝脏损伤或粒细胞减少等症状。

3.剂量与疗程

抗甲状腺药物的起始剂量通常为:PTU 300~450 mg/d,MM 或 CM 230~450 mg/d,分三次口服。症状缓和,血清甲状腺激素恢复正常后逐步降低药量。每 4~8 周降低一次剂量,PTU 每次降 50~100 mg,MM 或 CMZ 每次降 5~10 mg。当降至能保持甲状腺功能正常的最低剂量后,继续维持治疗 1.5 到 2 年。在维持治疗期间,每 3~5 个月检测一次甲状腺功能,根据化验结果适时调整药量,以保持甲状腺功能在正常范围内(即 TSH 在正常范围)。

4.不良反应

抗甲状腺药物较常见且严重的不良反应是粒细胞减少,其发生概率约为 0.4%。大部分粒细胞减少在抗甲状腺药物高剂量治疗的最初 2~3 个月或重新服药的第一个月内出现。因此,早期应每 1~2 周进行一次白细胞检查,当白细胞少于 $2.5 \times 10^9/L$ 或中性粒细胞少于 $1.5 \times 10^9/L$ 时,应考虑停药观察。值得注意的是,甲状腺功能亢进本身可能导致白细胞减少,所以治疗前白细胞的数量并不影响抗甲状腺药物的治疗。如果出现粒细胞减少,应立即停止使用抗甲状腺药物,由于可能存在交叉反应,不应再使用其他种类的抗甲状腺药物。抗甲状腺药物可能导致肝损伤,其中 MM 主要导致胆汁积聚,而 PTU 则可能引发免疫性肝细胞损伤,肝酶升高明显,预后不佳。近年的临床研究发现,PTU 能够诱导身体产生抗中性粒细胞胞质抗体(ANCA),虽然大部分患者无显著临床表现,但部分患者可能出现与 ANCA 相关的小血管炎症,引发多系统受累,如发热、肌肉关节疼痛以及肺和肾损害等症状。

5.停药与复发

甲状腺亢进病(Graves' disease,GD)的抗甲状腺药物治疗的主要挑战在于病情的高复发率。因此,在决定停药之前,应对患者进行全面评估,降低复发风险。如果 GD 患者的甲状腺体积不大,TRAb 为阴性,或者在最后阶段抗甲状腺药物的剂量很小,那么停药后的复发率就相对较低。反之,如果复发风险较高,那么应当延长药物治疗疗程以提高治愈率。由于停药后可能再次复发,因此患者在停药后仍需定期检查甲状腺功能,以便于及时发现并对复发病情进行治疗。

6.其他药物治疗

(1)复方碘溶液:大剂量的碘可以减轻甲状腺的充血,抑制甲状腺激素(TH)的释放,还可以阻止 TH 的合成及外周 T_4 向 T_3 的转换。但这只是短暂的作用,在使用碘治疗后的 2~3

周内,甲亢的症状会逐渐缓解,但随后可能会加重。碘的使用可能会降低抗甲状腺药物的效果,并延长控制甲亢症状所需的时间。因此,临床上仅在术前准备和甲亢危象的治疗时使用碘。

(2)β受体阻滞剂:这种药物可以阻断TH对心脏的刺激作用,同时也能够抑制外周组织T_4转换为T_3。在甲亢治疗初期,通常使用β受体阻滞剂以快速改善症状。此外,它也可以与碘剂一起用于术前准备,或用于^{131}I治疗前后以及甲亢危象的治疗。对于有支气管哮喘或喘息型支气管炎的患者,应选择使用如阿替洛尔、美托洛尔等选择性β受体阻滞剂。

(三)放射性^{131}I治疗

1.作用机制

放射性^{131}I治疗利用甲状腺对碘的高度吸收和浓缩能力,以及^{131}I发出的β射线对甲状腺的生物作用来破坏甲状腺滤泡上皮细胞,从而达到治疗效果(β射线在组织内射程约2 mm,因此其电离辐射只会影响甲状腺区域,不会对周围组织造成伤害)。此外,^{131}I还能损伤甲状腺内的淋巴细胞,减少抗体的产生,进一步发挥治疗作用。放射性碘治疗具备迅速、便捷、安全和疗效显著等优点。

2.适应证

(1)中度甲亢患者,年龄大于25岁。

(2)对抗甲状腺药物过敏或长期治疗无效者。

(3)有心脏、肝脏、肾脏等疾病,不能接受手术,或手术后复发,或不愿接受手术者。

(4)自主性高功能结节或腺瘤患者。

3.禁忌证

(1)绝对禁忌证包括怀孕或哺乳期妇女(^{131}I可穿过胎盘,进入母乳)。

(2)甲亢危象患者。

(3)年龄小于25岁,严重心、肝、肾衰竭等为相对禁忌证。

(4)甲状腺摄碘能力低下者不适宜接受^{131}I治疗。

在治疗后的2~4周,病情症状会减轻,甲状腺体积会缩小。如果6个月后病情仍未得到缓解,可进行第二次治疗。

4.并发症

(1)甲状腺功能减退,国内研究报道第一年的发生率为4.6%~5.4%,之后每年增加1%~2%。早期是由于甲状腺组织的破坏,后期可能是由于自身免疫反应的介入。一旦出现,需要用甲状腺激素进行替代治疗。

(2)放射性甲状腺炎,通常在治疗后的7~10 d出现,个别情况下可能因炎症破坏和甲状腺激素的释放引发甲亢危象。因此,严重的甲亢病例在接受^{131}I治疗前必须先用抗甲状腺药物进行治疗。一般无需特别处理,但如果有明显的不适或疼痛,可以短期使用皮质类固醇。

(3)放射性碘治疗不会引起浸润性突眼的发生,也不会使稳定的浸润性突眼恶化。然而,可能会使活动性浸润性突眼病情加重,因此,活动性浸润性突眼患者一般不适合采用放射性碘治疗,如确实需要接受放射性碘治疗,应同时短期使用糖皮质激素以防病情恶化。

（四）手术治疗

1.适应证

（1）对于中度或严重的甲状腺功能亢进症,如果经历长期药物治疗后效果不佳,或者治疗结束后再次发病,或者不愿意长期服用药物的患者。

（2）如果甲状腺肿大到产生压迫症状的程度。

（3）胸骨后甲状腺肿病例,如果并发甲亢症状。

（4）如果有结节性甲状腺肿并且同时伴有甲亢的情况。

2.禁忌证

（1）有突眼症状,并且病变已经扩散。

（2）甲状腺功能亢进症和严重的心脏、肝脏、肾脏、肺部疾病并存,身体状况较差,无法承受手术。

（3）在怀孕早期（前 3 个月）和晚期（后 6 个月）。

3.术前准备

在手术前,需要先用抗甲状腺药物进行充分的治疗,直到症状得到控制,心率降至 80 次/min 以下,T_3 和 T_4 水平恢复正常后,再开始使用复方碘溶液,每次 5 滴,每天 3 次。3 d 后,剂量增加到每次 10 滴,每天 3 次。开始使用碘剂 7 到 10 d 后进行手术。

4.复发及术后并发症

甲状腺手术治疗 GD 的治愈率可以达到 90％左右,约有 6％到 12％的患者可能在手术后再次发病。复发的患者可以选择再次进行手术,但一般来说,使用[131]I 治疗效果更好。许多研究表明,复发与剩余甲状腺组织的数量有显著关系,剩余的甲状腺组织越多,甲亢的复发概率越高。现在主张全切除一侧甲状腺,另一侧部分切除,保留 4 到 6 g 甲状腺组织。也有人建议只保留 2 g 甲状腺组织。也可以选择双侧甲状腺部分切除,每侧保留 2 到 3 g 甲状腺组织。GD 术后甲减的发生率为 6％到 75％。与甲减发生有关的因素主要是保留的甲状腺组织较少和甲状腺组织中淋巴细胞浸润较多。手术后甲减的发生随着时间的推移而减少,这与[131]I 治疗后甲减的发生是不同的。但是,还是需要终身监测甲状腺功能。

（五）甲亢治疗方法的选择及评价

在实际的临床治疗中,医生会根据患者的具体情况,选择最适合的治疗方法。药物治疗通常是青少年和轻度甲亢患者的首选。对于那些曾经接受过药物治疗但病情复发的患者,或者甲状腺肿大并伴有心脏病或肝功能损害的中老年甲亢患者,通常会选择[131]I 治疗。而对于甲状腺巨大、结节性甲状腺肿伴甲亢、甲状腺结节疑似恶性的患者,如果有经验丰富的医生,手术治疗是一个好的选择。寻找一个治疗周期短、疗效高且不引发甲减的新治疗方法是当前甲亢治疗研究的重要课题。

（六）妊娠期甲亢的治疗

1.治疗目的

对于妊娠期甲亢的患者,治疗的目标是让母亲保持轻度甲亢或甲状腺功能正常上限的状态,并预防胎儿甲亢或甲减的发生。

2.治疗措施

(1)药物治疗:首选 PTU,每日剂量 50～100 mg,每日 1～2 次,每月监测一次甲状腺功能,根据临床表现和检查结果调整剂量,避免过度治疗导致母亲和胎儿甲减或胎儿甲状腺肿。由于 PTU 通过胎盘的速度慢,且量少,因此,妊娠期甲亢的首选药物是 PTU。

(2)抗甲状腺药物可以通过乳汁排出,所以如果产后需要继续服药的话,一般不推荐哺乳。如果必须哺乳,应选择 PTU,但剂量不宜过大。

(3)普萘洛尔可能会导致子宫持续收缩,从而影响胎儿发育、心率过慢、早产和新生儿呼吸抑制,因此使用应谨慎或不用。

(4)在妊娠期通常不推荐进行甲状腺次全切除术,如果需要进行手术,应在妊娠中期(即妊娠第 4～6 个月)进行。

(5)妊娠期禁止使用 ^{131}I 进行治疗。

第二节　糖尿病

一、总论

糖尿病现已上升为全球性的公共卫生问题,随着社会的发展、人口老龄化和生活习惯的转变,其已经变成了普遍和频繁出现的疾病,仅次于心血管疾病和癌症,成为第三大非传染性疾病。由于糖尿病给社会经济和人民的生活带来了巨大的压力,其病因至今仍未完全明了。当前的理论认为,糖尿病并非由单一的原因引发,而是多重病因的结果,包括遗传因素、自身免疫反应和环境因素。胰岛素是调控糖代谢的关键激素,由胰岛 β 细胞制作和释放,通过血液传送到体内的目标细胞,与特定的受体结合,触发一系列的细胞内代谢反应,以保持体内的血糖水平稳定。在这个过程中的任何环节出现问题,都可能导致糖尿病的发病。为了更有效地预防和治疗糖尿病,世界卫生组织、国际糖尿病联合会以及许多国家都建立了糖尿病预防和治疗指南。同时,我国也于 2003 年开始实施《中国糖尿病防治指南》的推广,并在 2007 年制定了《中国 2 型糖尿病防治指南》。然而,随着糖尿病的基础研究和临床研究不断深入,特别是一些大型的流行病学研究和随机对照临床试验提供的循证医学证据,对现有的糖尿病病因、诊断和预防治疗提出了新的理解和问题。因此,未来的糖尿病防治指南需要针对这些新的证据和问题进行相应的更新和修订。

(一)概念

1.糖尿病

糖尿病是一组以持续性高血糖为主要表现的异质性代谢异常疾病,其发生与遗传、自身免疫以及环境因素密切相关。由于胰岛素分泌和(或)作用的不足,导致了糖、蛋白质和脂肪等物质的代谢紊乱。长期病程可能对多个系统产生伤害,从而引发血管、心脏、神经、肾脏、眼等组织器官的慢性并发症。在病情严重或应激状态下,可能出现糖尿病酮症酸中毒和糖尿病高血糖高渗状态等急性并发症。1997 年,ADA 将糖尿病定义为一种以高血糖为主要特征,由于胰岛素分泌和(或)功能缺陷所引发的代谢性疾病,并与各种器官的长期破坏、功能障碍和衰竭有关。2009 年,国际糖尿病专家委员会把糖尿病视为以高血糖为特征的代谢异常疾病,与特异性慢性并发症的高风险关联密切,这两个定义强调了长期高血糖与慢性并发症的密切联系。

2.糖尿病前期和糖尿病风险增加人群

在 1997 年,美国糖尿病学会(ADA)首次提出了"葡萄糖调节受损(IGR)"的概念,包括糖耐量受损(IGT)和空腹血糖受损(IFG),这两种状态可能单独或同时存在。1999 年,世界卫生组织(WHO)同意 IGT 和 IFG 这两种糖调节受损概念,同年,世界卫生组织和国际糖尿病联盟宣布:IFG 的诊断标准为空腹血浆血糖(FPG)>6.1 mmol/L,但<7.0 mmol/L,并且口服 75 g 葡萄糖(OGTT)后 2 h 血浆血糖(2hPG)<7.8 mmol/L;IGT 的诊断标准为空腹血糖正常,但 2hPG>7.8 mmol/L,但<11.0 mmol/L。2003 年,ADA 将 IFG 和 IGT 统称为糖尿病前期。国际糖尿病专家委员会建议将 IFG 的 FPG 切点调低至 5.6 mmol/L,因为在 FPG 5.6~6.1 mmol/L 的范围内,已经出现了第一时相胰岛素分泌不足和胰岛素敏感性降低,这两种状况与 FPG 升高高度相关。2010 年,ADA 将 IFG、IGT 和 HbA1c 5.7%~6.4% 的人群定义为"糖尿病风险增加人群",以取代"糖尿病前期"的提法。

(二)临床分期

所有糖尿病类型在疾病发展过程中,都会经历若干个代谢失衡不同程度的阶段。这就是我们引入临床阶段划分的原因。现有研究已经明确指出,通过一定的干预措施,可以防止或者延缓正常糖耐量阶段向明显糖尿病阶段的过度,以及逆转糖代谢异常的严重程度。尽管很多糖尿病患者出现了高血糖症状,但仍缺乏精确的病因分类的详实信息。

在糖尿病发病的历程中,最终确诊为糖尿病的个体,都会经历几个临床阶段。一开始,糖的调节是正常的,即使进行 OGTT 测试,也不会发现任何血糖异常。然后,个体进入糖调节受损阶段,可能会出现空腹血糖异常或接受 OGTT 测试时显示糖耐量受损,这个阶段的持续时间因人而异。最后,个体会发展为糖尿病。一旦确诊为糖尿病,一部分患者可以通过改变饮食习惯和增加体力活动来控制血糖,而另一部分患者则需要依赖胰岛素或口服降糖药物来控制血糖,防止发生酮症和酮症酸中毒。如果患者需要借助胰岛素来防止酮症,这就被定义为"需要胰岛素生存"。所有类型的糖尿病都有可能出现高血糖程度的缓解,有些甚至能逆转为糖调节受损或血糖正常阶段。这种缓解现象常见于新近诊断的 2 型糖尿病患者,他们通过改变生活方式和(或)早期的积极降糖治疗,可以使糖尿病缓解为糖耐量异常甚至血糖正常。在 1 型糖尿病中也会出现类似的缓解,在短期胰岛素治疗后,可以有一段不需要胰岛素生存的时间,糖耐量得到改善,这就是所谓的"蜜月期"。但最后,这些患者仍需要依赖胰岛素治疗来维持生命。此外,妊娠期糖尿病患者在分娩后,其糖耐量通常会改善,并可能在一段时间内维持正常血糖;如果再次怀孕,可能再次发生妊娠期糖尿病;还有许多妊娠期糖尿病患者在非妊娠状态下数年后发生了糖尿病。因此,无论糖尿病的病因如何,所有糖尿病患者都可以根据临床阶段进行分类。

二、病史

(1)询问是否出现以下情况以及发生的时间:体力衰退,尿频、饮水过多、食欲增加,体重下降,皮肤反复感染、皮肤或外阴痒,或是低血糖反应等;是否进行过血糖或尿糖的检测;是否有酮症或糖尿病酮症酸中毒的历史;对于已确诊的患者,应详细询问治疗情况。

(2)询问是否出现视力降低以及视力下降的程度和时间;是否进行过眼底检查或眼底荧光造影;是否接受过视网膜光凝治疗。

(3)询问是否有水肿、尿蛋白或贫血的情况。

(4)询问是否有四肢无力、冷感、麻木及自发性疼痛,走路像踩棉花,皮肤痛觉、温度感觉减退或消失,出汗过多、性功能障碍、腹泻和便秘交替、尿潴留,间歇性跛行等症状。

(5)询问是否患有高血压、冠状动脉疾病、脑血管疾病,对于已确诊的患者,应详细询问病程和治疗情况。

(6)询问是否有糖尿病、高血压、高血脂、肥胖的家族遗传史,如果有,需要明确亲属关系。特别关注家族中是否有 25 岁以前发病的糖尿病患者或耳聋患者。

(7)询问是否有多胎妊娠、巨大婴儿、死胎的历史或妊娠期糖尿病的历史。

(8)询问是否长期使用女性避孕药、肾上腺皮质激素、噻嗪类利尿剂或干扰素等药物。

(9)询问是否有皮质醇增多症、肢端肥大症、嗜铬细胞瘤、甲状腺功能亢进症、慢性胰腺炎等疾病史。

三、体格检查

(1)测量身高、体重、腰围和腹围,计算 BMI。

(2)观察是否有直立性低血压,必要时测量立位血压。

(3)检查皮肤的颜色、温度、触觉和痛温感,观察足部皮肤是否有胼胝、溃疡、坏疽等。

(4)初步检查视力、视野和听力。

(5)对心脏、肺部和腹部进行检查。注意是否有下腹部的浊音(尿潴留)。

(6)听取颈动脉杂音,观察足背动脉、腘动脉和胫后动脉的搏动情况。

(7)检查音叉振动感觉,腱反射,以及 10 g 尼龙丝检查等。

四、辅助检查

(1)做尿常规检查:尿糖、尿酮体、尿蛋白以及镜检。

(2)测定糖化血红蛋白(HbA1c)和糖化血清蛋白(GSP)。

(3)胰岛素(或 C 肽)释放试验:进行 OGTT,测量空腹和吃饭后 0.5 h、1 h、2 h 的血糖、胰岛素或 C 肽。已诊断为糖尿病的患者可以用馒头(100 g)代替葡萄糖进行该试验。

个别情况下最好停用降糖药物或胰岛素,但需要考虑到每个人的具体情况。

(4)测定胰岛自身免疫抗体:测定胰岛细胞抗体(ICA)、胰岛素自身抗体(IAA)、谷氨酸脱羧酶抗体(GADA)、蛋白酪氨酸磷酸酶抗体(IA-2Ab)等。

(5)检查肝肾功能、血脂谱、血钾、钠、氯、钙、磷、二氧化碳结合力、红细胞沉降率、纤维蛋白原、高敏 C-反应蛋白、同型半胱氨酸等。

(6)做 24 h 尿微量白蛋白定量或 24 h 尿蛋白定量。测定内生肌酐清除率(Ccr),必要时测定肾小球滤过率(GFR)。

(7)进行眼底检查,必要时进行眼底荧光造影。

(8)通过血管超声、心电图、超声心动图、运动负荷试验等了解大血管和心脏的状况。

(9)糖尿病足病患者如伴有骨髓炎,可进行局部 X 光检查以了解是否有骨质破坏或死骨片。

(10)有条件时,可以进行神经传导速度等检查。

(11)对于血糖波动大或频繁低血糖的患者,可以进行连续血糖监测。

(12)必要时,进行血皮质醇、胰高血糖素、生长激素、甲状腺激素、儿茶酚胺等的检测,以排查是否存在继发性糖尿病。

五、诊断

糖尿病的临床诊断应依据静脉血浆血糖,而不是毛细血管血的血糖检测结果。我国目前采用 WHO 糖尿病诊断标准、糖代谢状态分类标准(表 4-2、表 4-3)。

表 4-2　糖尿病诊断标准(WHO)

诊断标准	静脉血浆葡萄糖水平(mg/dL)
①糖尿病症状(高血糖所导致的多饮、多食、多尿、体重下降、皮肤瘙痒、视力模糊等急性代谢紊乱表现)加随机血糖	≥11.1 mmol/L(200)
或	
②空腹血糖(FPG)	≥7.00 mmol/L(126)
或	
③葡萄糖负荷后 2 h 血糖	≥11.1 mmol/L(200)
无糖尿病症状者,需另日重复检查明确诊断	

注:随机血糖指不考虑上次用餐时间,一天中任意时间的血糖,不能用来诊断空腹血糖受损或糖耐量减低;空腹状态指至少 8 h 未进食热量。

表 4-3　糖代谢状态分类标准(WHO)

糖代谢分类	静脉血浆葡萄糖水平(mg/dL)	
	空腹血糖(FPG)	糖负荷后 2 h 血糖(2hPG)
正常血糖(NGR)	<6.1 mmol/L(110)	<7.8 mmol/L(140)
空腹血糖受损(IFG)	6.1(110)～<7.0 mmol/L(126)	<7.8 mmol/L(140)
糖耐量减低(IGT)	<7.0 mmol/L(126)	7.8(140)～<11.1 mmol/L(200)
糖尿病(DM)	≥7.0 mmol/L(126)	≥11.1 mmol/L(200)

注:IFG 和 IGT 统称为糖调节受损(ICR,即糖尿病前期)。

六、分型

我国现在使用的是世界卫生组织(WHO)的糖尿病病因学分类体系。这个分类体系的基础主要是根据病因学证据来进行的。在这个分类体系中,糖尿病总共被分为四大类,即 1 型糖尿病、2 型糖尿病、妊娠糖尿病以及特殊类型糖尿病。其中前三种是临床上最常见的类型。

(一)1 型糖尿病

1 型糖尿病的病因和发病机制至今尚不明确,其显著的病理生理学和病理学特征是胰岛 β 细胞数量的显著减少和消失,导致胰岛素分泌的显著降低或消失。在世界卫生组织的糖尿病分类建议中,根据病因的不同,将 1 型糖尿病分为两类:自身免疫介导的糖尿病(1A 型)和特发性 1 型糖尿病(1B 型)。

1.1A 型糖尿病

包含了急性发病的经典 1 型糖尿病以及缓慢发病的成人潜在自身免疫性糖尿病(LADA)两种类型。两者的区别在于前者多见于青少年,病症重,体重明显下降,因为酮症或 DKA 需要依赖胰岛素治疗;后者多发生在成年人(平均年龄为 31.8 岁),发病过程较缓慢,病初时可以通过饮食和(或)口服降糖药控制血糖,从起病到无诱因出现酮症/DKA 需要胰岛素治疗的时间平均为 2.7 年(0.5～8.0 年)。两者都存在胰岛自身抗体阳性的情况。

2.1B 型糖尿病

其发病特征与 1A 型糖尿病相近,但没有自身免疫机制参与的证据,所有的胰岛自身抗体检测始终为阴性。暴发性 1 型糖尿病(FDM)是由日本学者在 2000 年提出的 1 型糖尿病的新的亚型,被分类到 1B 型。

日本 FDM 研究组制定的诊断标准如下。

(1)高血糖症状出现 1 周内发生酮症或 DKA。

(2)空腹 C 肽<0.1 mmol/L(0.3 ng/mL),餐后 2 h C 肽<0.17 mmol/L(0.5 ng/mL)。

(3)初诊时空腹血糖>16 mmol/L,但 HbA1c<8.5%。

只要满足上述三条都可以被诊断为 FDM。

如果患者的(2)(3)点符合但病程超过一周,也应该高度怀疑为 FDM。其他表现包括:发病前常有预兆症状如发热、上呼吸道感染或胃肠道症状;ICA、IAA、IA-2Ab 都为阴性,有 4.8% 的患者 GADA 阳性;大部分患者会出现一次性的胰酶、转氨酶升高。

(二)2 型糖尿病

2 型糖尿病的病因和发病过程至今仍然不明确,其显著的病理生理学特征是由于胰岛 β 细胞功能损害导致的胰岛素分泌减少(或相对减少),或者由于胰岛素抵抗导致的胰岛素在机体内调节葡萄糖代谢能力的降低,或者这两者同时存在。与 1 型糖尿病相比,2 型糖尿病具有其自身的临床特性(见表 4-4)。

表 4-4 青少年 1 型糖尿病和 2 型糖尿病主要鉴别要点

鉴别点	1 型糖尿病	2 型糖尿病
起病	急性起病	起病隐匿
临床特点	起病年龄多<30 岁	年龄多>40 岁
	体型多不胖	常肥胖

鉴别点	1 型糖尿病	2 型糖尿病
	烦渴,多饮、多尿、体重下降等症状明显	症状多不明显
		常合并黑棘皮病、多囊卵巢综合征、脂肪肝、高甘油三酯血症
遗传倾向	多无糖尿病家族史	较强的 2 型糖尿病家族史
酮症	自发酮症倾向或 DKA	通常没有自发酮症
C 肽	低/缺乏	正常/升高
免疫学标志物（ICA、IAA、CADA、IA-2A 等）	常阳性	阴性
治疗	依赖胰岛素	生活方式、口服降糖药或胰岛素
其他自身免疫性疾病	常合并	多无

（三）妊娠糖尿病

孕期糖尿病（GDM）是对在怀孕期间首次被诊断或观察到的降低糖耐受或糖尿病的称呼。

ADA 指南对 GDM 的筛查和诊断进行了新的修改：推荐使用 OGTT 的一步法来诊断 GDM，其定义的空腹、服糖后 1 h 及 2 h 血糖值及诊断条件都有所降低。具体建议如下。

1.对于有危险因素的个体

在进行第一次孕前检查时，应使用常规糖尿病的标准筛查方法，以便发现孕前未被诊断的糖尿病。高风险因素包括：严重肥胖、有 GDM 病史或生产大于胎龄的儿童的历史、存在尿糖、被确诊为多囊卵巢综合征、2 型糖尿病家族史等。

2.未确诊糖尿病的孕妇

在孕期的 24～28 周，应使用 75 g 2 h OGTT 筛查 GDM，只要任一时间点的血糖超过诊断切点，即可被诊断为 GDM（表 4-5）。

表 4-5　GDM 诊断标准（ADA,2011 年）

75 g OGTT	血糖（mmol/L）	血糖（mg/dL）
空腹	5.1	92
服糖后 1 h	10.0	180
服糖后 2 h	8.5	153

3.产后管理

GDM 患者在产后 6～12 周应进行糖尿病的筛查。有 GDM 病史的女性应在产后的整个生命过程中进行糖尿病或糖尿病前期的筛查，至少每 3 年进行一次。

（四）特殊类型糖尿病

特殊类型的糖尿病是一些由较为明确的病因引起的高血糖病态，这些病因可能涉及环境因素、遗传因素或者两者的交互作用。

1.胰岛 β 细胞功能遗传性缺陷

单基因突变引发的胰岛 β 细胞功能失常可以导致糖尿病,如青少年成人发病型糖尿病(MODY)、线粒体母系遗传糖尿病等。在 MODY 中,已经发现了 11 个亚型的致病基因。其临床特征包括:

(1)符合孟德尔单基因遗传规律,呈现常染色体显性遗传,有 3 代或者 3 代以上的家族病史。

(2)病发年龄较早,至少有一位家族成员病发年龄小于 25 岁。

(3)确诊为糖尿病后,至少两年内无需使用胰岛素控制血糖。

线粒体母系遗传糖尿病的特征为:母系遗传,病发年龄较早,初期通常无需胰岛素治疗,无酮症倾向,体重无肥胖或者倾向消瘦,最终大多数需要胰岛素治疗。通常伴有不同程度的听力损害,少数患者可能出现需要大量能量的器官(如神经、肌肉、视网膜、造血系统等)受损或血乳酸增高。

2.胰岛素作用遗传性缺陷

由于胰岛素受体基因突变,导致胰岛素作用受阻,出现严重胰岛素抵抗,如 A 型胰岛素抵抗、矮妖精症、脂肪萎缩性糖尿病等。

3.胰腺外分泌疾病

包含胰腺炎、胰腺肿瘤、胰腺囊性纤维化、血色病、纤维钙化性胰腺病等,这些疾病会导致胰腺内外分泌功能进行性损害,并继发糖尿病。创伤或胰腺切除术后发生糖尿病属于机械性破坏。

4.内分泌疾病

包括肢端肥大症、库欣综合征、胰高血糖素瘤、嗜铬细胞瘤、甲状腺功能亢进症等,由于胰岛素对抗激素如生长激素、糖皮质激素、胰高血糖素、儿茶酚胺、甲状腺激素等过度分泌,导致糖代谢失常。

5.药物和化学品所致糖尿病

包括 Vacor(N-3 吡啶甲基 N-P 硝基苯尿素)、烟酸、糖皮质激素、甲状腺激素、二氮嗪、β 肾上腺素接受器刺激剂、噻嗪类利尿药、苯妥英钠、α-干扰素等。这些药物和化学制品可能通过直接或间接影响胰岛 β 细胞功能,或者在肝脏或肝外部位影响胰岛素作用,或者是由于上述因素的综合作用导致糖尿病。

6.感染

例如,先天性风疹、巨细胞病毒感染等。在具有遗传易感基因的个体中,病毒感染可能导致胰岛 β 细胞遭遇破坏,从而引发糖尿病,这可能与自身免疫介导的 1 型糖尿病的发生有关。

7.不常见的免疫介导糖尿病

如胰岛素受体抗体病、僵人综合征、胰岛素自身免疫综合征等。

8.其他与糖尿病相关的遗传综合征

存在 50 多种罕见的遗传综合征与糖尿病或糖耐量异常有关,包括 Down 综合征(21-三体)、Klinefelter 综合征(47,XXY)、Turner 综合征(45,XO)、Wolfram 综合征、Friedreich 共济失调(脊髓小脑共济失调)、Huntington 舞蹈病、Laurence-Moon-Biedel 综合征、强直性肌营养不良、卟啉病、Prader-Willi 综合征等。

七、治疗原则

治疗糖尿病的方式包括饮食调节、合适的运动、血糖检测、自我管理的糖尿病教育,以及合理地使用降糖药等,同时要关注血压、血脂、体重和阿司匹林的应用。这个常规基于中国 2 型糖尿病预防和治疗的指南来制订治疗准则。

(一)医学营养治疗

应该控制饮食总能量的摄入,一般以 25 kcal/(kg·d)(标准体重)为标准,并根据体力活动的强度适当增减。保持健康的体重,如果超重/肥胖,目标应在 3~6 个月减少体重 5%~10%。对于消瘦的患者,应该通过平衡的营养计划恢复并长期保持理想的体重。

1.脂肪

饮食中脂肪提供的能量不能超过总能量的 30%,饱和脂肪酸的摄入量不能超过总能量的 10%,反式脂肪酸应避免摄入。食物中胆固醇摄入量应小于 300 mg/d。

2.碳水化合物

饮食中碳水化合物应该提供总能量的 50%~60%。低血糖指数的食物有助于控制血糖。糖尿病患者适量地摄入糖醇和非营养性甜味剂是安全的。

3.蛋白质

对于肾功能正常的人,建议蛋白质摄入量占总能量的 10%~15%,对于有明显蛋白质尿症的患者,蛋白质摄入量应小于 0.8 g/(kg·d);从肾小球滤过率(GFR)开始下降时,应采用低蛋白饮食<0.6 g/(kg·d),同时补充复方 α-酮酸制剂。

4.酒精

不建议糖尿病患者饮酒。如果饮酒,必须将酒中的热量计算在总能量之内。每天的酒精摄入量不应超过 1~2 份标准量(一份标准为:啤酒 285 mL,清淡啤酒 375 mL,红酒 100 mL 或白酒 30 mL,每份约含有 10 g 酒精)。酒精可能会引起使用胰岛素促泌剂或胰岛素治疗的患者出现低血糖。

5.膳食纤维

豆类、富含纤维的谷物类(每份食物≥5 g 纤维)、水果、蔬菜和全麦食物都是膳食纤维的优质来源。增加纤维摄入量对健康有益,建议糖尿病患者首先达到为普通人群推荐的膳食纤维每日摄入量,即 14 g/kcal。

6.盐

食盐的摄入量应限制在每天 6 g 以内,高血压的患者更应严格控制摄入量。应避免摄入含有高盐量的食物,如味精、酱油、加工食品、调味酱等。

(二)运动治疗

我们鼓励病患者养成良好的生活习惯,把合适的运动纳入日常生活。运动类型、强度和频率应基于患者的实际状况。通常,我们倾向于推荐中度强度的有氧运动(如快步走、太极、骑车、打高尔夫或者园艺等),每周至少 150 min。在剧烈运动或高强度运动期间,患者应被建议调整饮食和药物,以防低血糖的发生。当血糖＞14～16 mmol/L、存在显著的低血糖症状或血糖波动大、有急性代谢并发症以及各种严重的心、肾等器官慢性并发症时,暂时不适合进行运动。

(三)口服降糖药物治疗

根据降糖药物的作用机制,可分为双胍类(如二甲双胍);促进胰岛素分泌的药物,包括磺脲类(如格列本脲、格列美脲、格列齐特、格列吡嗪、格列喹酮)和格列奈类(如瑞格列奈、那格列奈);噻唑烷二酮类(如马来酸罗格列酮、盐酸吡格列酮);α-糖苷酶抑制剂(如阿卡波糖、伏格列波糖)和二基肽酶Ⅳ(DPP-Ⅳ)抑制剂(如西格列汀、沙格列汀、维格列汀)。

药物的选择应考虑到 2 型糖尿病的两个主要病理生理改变——胰岛素抵抗和胰岛素分泌减少。此外,还应考虑患者的血糖波动特征、年龄、体重、重要器官的功能等因素。在联合用药时,应选择机制互补的药物,以提高效果并降低不良反应的发生。特别注意:因罗格列酮的安全性存在争议,其使用在我国受到严格限制。对于尚未使用过罗格列酮及其复方制剂的糖尿病患者,只在无法使用其他降糖药或使用其他降糖药无法达到血糖控制目标的情况下,才考虑使用罗格列酮及其复方制剂。对于已经使用罗格列酮及其复方制剂者,应评估其心血管疾病风险,在权衡用药利弊后决定是否继续用药。

(四)胰岛素治疗

1.适应证

1 型糖尿病的患者必须进行终身的胰岛素替代疗法。

2 型糖尿病在以下情况下应考虑接受胰岛素疗法:①出现急性或严重慢性的并发症。②存在应激状况(如感染、外伤或中大型手术)。③有严重的并发症,肝肾功能不全。④怀孕或哺乳期。⑤新诊断的病例,HbA1c≥9.0%,并且有明显的症状。⑥在进行有效的生活方式改变和使用两种或两种以上口服降糖药的较大剂量治疗 3 个月后,血糖仍无法达标(HbA1c≥7.0%)。⑦新诊断且与 1 型糖尿病鉴别困难的瘦弱患者。⑧在疾病过程中,出现无明显原因的体重大幅度下降。

2.治疗方法

《中国 2 型糖尿病防治指南》(2010 年版本)建议,每日 1 次的基础胰岛素或每日 1～2 次的预混胰岛素都可以作为胰岛素初始治疗方案。如果基础胰岛素或预混胰岛素与口服药物联合治疗无法使血糖控制达标,那么应将治疗方案调整为多次胰岛素治疗。

(1)初始治疗中基础胰岛素的应用:基础胰岛素包括中效人胰岛素和长效胰岛素类似物。在只使用基础胰岛素治疗时,无需停止使用胰岛素分泌刺激剂。

使用方法:持续口服降糖药物治疗,结合中效人胰岛素或长效胰岛素类似物在睡前注射。初始剂量为 0.2 IU/(kg·d)。根据患者的空腹血糖水平调整胰岛素剂量,通常每 3～5 d 调整一次,每次调整 14 IU,直至空腹血糖达标。如果 3 个月后空腹血糖控制理想,但 HbA1c 未达标,应考虑调整胰岛素治疗方案。

(2)初始治疗中预混胰岛素的应用:预混胰岛素包括预混入胰岛素和预混胰岛素类似物。根据患者的血糖水平,可以选择每日注射 1～2 次的方案。在采用每日 2 次注射方案时,应停止使用胰岛素分泌刺激剂。

每日单次预混胰岛素注射的初始剂量通常为每公斤体重 0.2 U/d,晚餐前使用。需要根据患者的空腹血糖水平来调整胰岛素剂量,调整频率一般为每 3～5 d 一次,每次增减 1～4 U,直到达到理想的空腹血糖水平。

对于每日 2 次预混胰岛素的使用,初始剂量通常在每公斤体重 0.2～0.4 U/d,均匀分配到早餐前和晚餐前注射。剂量调整依据空腹和晚餐前的血糖水平,调整频率同样是每 3～5 d 一次,每次增减 1～4 U,直到血糖水平稳定在理想范围。

在 1 型糖尿病的蜜月阶段,可以短期每日注射 2～3 次预混胰岛素。

(3)胰岛素强化治疗方案:对于胰岛素强化治疗方案,如果在进行了初始治疗及适度的剂量调整后,血糖水平仍未达标或反复出现低血糖,需要进一步优化治疗措施。可以选择使用餐时胰岛素配合基础胰岛素,或采用每日 3 次注射的预混胰岛素类似物进行强化治疗。方法包括多次皮下注射胰岛素和持续皮下胰岛素输注(CSII)。CSII 主要适用于 1 型糖尿病患者、计划怀孕或已经怀孕的糖尿病妇女、需要进行胰岛素强化治疗的 2 型糖尿病患者。

3.胰岛素治疗注意事项

关于胰岛素治疗的注意事项,需要谨慎使用胰岛素以避免过度使用。胰岛素的主要不良反应包括低血糖和体重增加。建议使用胰岛素与口服药物的联合方案,以提高降糖效果,同时降低低血糖和体重增加的风险,如二甲双胍或 α-糖苷酶抑制剂与胰岛素联用。

(五)胰高血糖素样肽—1(GLP—1)激动剂

此类药物起降糖作用是通过刺激 GLP—1 受体实现的,并且对降低体重有显著效果。可以单独使用,也可与其他口服降糖药物一同使用。目前市面上可供选择的 GLP—1 受体激动剂为艾塞那肽和利拉鲁肽,两种药物都需要进行皮下注射。GLP—1 受体激动剂单独使用不会显著提高低血糖的风险。常见的消化道不良反应,如恶心、呕吐等,一般轻到中度,主要出现在初始治疗阶段,随着治疗时间的延长,不良反应可能逐渐减少。有胰腺炎病史的患者不宜使用此类药物。

(六)手术治疗

2010 年的《中国 2 型糖尿病防治指南》提倡采用腹腔镜手术进行减重,主要有两种手术方法:①可调节的胃束带手术。②胃旁路手术。

手术的适应证主要针对肥胖并患有 2 型糖尿病的患者,需要满足以下条件:①BMI≥35 kg/m²,患有 2 型糖尿病。②BMI 在 3234.9 kg/m²,患有 2 型糖尿病,且经过半年以上口服药物与胰岛素的联合治疗,HbA1c 值仍然≥7%。③年龄在 18～60 岁之间。④患有 2 型糖尿病不超过 5 年。⑤胰岛自身免疫抗体测定结果为阴性,C 肽水平不低于 0.3 mg/L。⑥无其他腹部手术的禁忌证。

第五章 风湿免疫系统疾病

第一节 风湿热

风湿性疾病主要发患者群为儿童和青少年,这是一种与 A 组 β 溶血性链球菌(GAS)感染相关的非脓性炎症性疾病,全身的结缔组织都可能受到影响,特别是心肌炎、关节炎、环形红斑、舞蹈病和皮下结节,其中心肌炎和关节炎的发病率最高,个别情况下还可能影响到血管、浆膜、肺、肾等。这是一种自我限制性的疾病,可能急性或慢性反复发作,部分患者最后可能发展为慢性风湿性心脏病。居住条件拥挤、营养不佳和医疗水平低下都是风湿性疾病流行的主要原因。随着生活水平的提升和抗生素的广泛使用,20 世纪后半叶风湿性疾病的发病率有了明显的下降,但在最近二十年又有所上升,流行病学特征和临床表现也发生了改变,现在更多发病于城市富裕家庭,暴发性减少,隐性、轻型或非典型病例增加。

一、病因与发病机制

(一)病因

1.GAS 咽部感染是诱发风湿热的病因

通常认为风湿性疾病的发病与 GAS 的高抗原性密切相关。

(1)GAS 的构造:GAS 由内至外分别为细胞质、细胞膜、细胞壁和荚膜。

①荚膜(外囊):由透明质酸构成,能抵抗白细胞吞噬,起到保护作用,与人体滑膜和关节液中的透明质酸蛋白存在共同抗原性。

②细胞壁:细胞壁由 3 层组成:a.外层主要由蛋白质构成,包括 M、T、R 蛋白。M 蛋白和 T 蛋白是 GAS 的免疫学标记,是确定细菌毒性的关键因素,具有保护细胞和抵抗吞噬的功能。它位于细胞表面,呈纤毛状突出,通过其脂磷壁酸与人体咽部黏膜上的纤维结合素发生黏附效应并进入人体。在已知的 130 多种 M 蛋白血清型中,M1、M3、M5、M6、M14、M18、M19、M24、M27、M29 型被认为与风湿性疾病有关。b.中层由碳水化合物(C 多糖)组成,含有特定的抗原,其抗原性取决于含有的 N-乙酰葡萄糖胺。人和哺乳动物的结缔组织的糖蛋白和黏多糖中也含有 N-乙酰葡萄糖胺。已证实心瓣膜、软骨、角膜的糖蛋白与 GAS 的多糖之间存在共同抗原性。c.内层由黏肽构成。

③细胞膜:具有抗原性特质,主要由脂蛋白构成。A 组溶血性链球菌的细胞膜至少包含一种与其他组(除 C~G 组外)溶血性链球菌细胞膜不相同的特异性抗原。这种抗原与哺乳动物

的多种组织,如肾基底膜、肌膜(包括心肌)、胸腺细胞、脑的视丘下部和尾核神经元等,存在共享的抗原决定簇。

④细胞质:也称为原生质,包含 DNA 和 RNA。

(2)GAS 的细胞外产物:至少有 20 种,包括毒素和酶。链球菌溶血素"O"(ASO)和溶血素"S"具有毒性,可以溶解红细胞并破坏心肌细胞中的溶酶体,导致心肌和关节组织受损。蛋白酶能够溶解 M 蛋白,静脉注射后可能导致心肌变性。ASO、链激酶、透明质酸酶、DNA 酶 B(DNase－B)和核苷酶等都具有抗原性,可以产生抗体。检测这些抗体可以帮助确定是否存在链球菌感染。但这些细胞外产物不会引发自身免疫反应。

2.病毒感染与风湿热的关系

一些研究者认为,病毒可能是风湿性心瓣膜病和风湿热的致病因素,或者是病毒和细菌共同导致风湿热的。然而,近年来没有进一步的研究证实这一观点。

根据 WHO 的数据,全球至少有 1.56 亿人患有风湿性心脏病(RHD),每年约有 50 万新发病例,其中大约 30 万人最终发展为 RHD,每年约有 23.3 万人死于急性风湿热或 RHD。虽然 20 世纪下半叶起,发达国家的风湿热发病率大幅度减少,但在多数发展中国家,风湿热和 RHD 的发病情况仍然严重,发病率超过 50/10 万。澳大利亚中部和北部的土著人群中风湿热的发病率最高,据报告,儿童的发病率在(245～351)/10 万。

(二)发病机制

尽管在 GAS 感染的高发期,也仅有极少数(1%~3%)的病例会导致风湿热的发生。对于链球菌如何引发风湿性关节炎和心肌炎,其具体机制至今仍未完全解明。

1.免疫发病机制

当 GAS 侵入咽喉后,经过 1～6 周的潜伏期会引发疾病,这被认为是人体对 GAS 的一种延迟型超敏反应。在 20 世纪 60 年代,就有研究者发现风湿热和 RHD 患者的血清中存在抗心肌抗体,并证实此抗体能在体外与心肌结合。许多研究也发现 GAS 的结构成分与哺乳动物体内组织存在多种交叉抗原,可能诱导人体产生相应的抗体。现在的理论认为,GAS 菌体的多种结构成分(如细胞壁、细胞膜或细胞质)的分子结构与人体某些组织的分子结构高度相似,因此,可能引发交叉免疫反应,这就是所谓的分子模拟现象。它在风湿热的发病机制中起着关键作用。

当 GAS 感染人体后,人体会产生大量的自身抗体和激活的自身反应性 T 细胞。同时,内皮细胞也被激活,表达血管细胞黏附分子-1(VCAM-1)。然后,T 细胞(包括 CD_4^+ 和 CD_8^+ T 细胞)通过内皮细胞渗透进入无血管结构的心瓣膜,形成 Aschoff 小体或在内皮下形成包含巨噬细胞和 T 细胞的肉芽肿病灶。最后,由于新生血管的形成及病症的发展,心瓣膜变为瘢痕样的慢性病变,引发 RHD。目前内皮细胞被认为是风湿性心肌炎发病机制的重点。

许多证据表明,在风湿热的发病过程中,细胞免疫起着重要作用:①在风湿热发病时可以检测到多种细胞免疫激活的标记物,如 TNF－α、IFN-γ、IL－1。②使用 GAS 膜作为刺激物,可以增加风湿热患者外周血淋巴细胞和心肌细胞的凝血活性。

2.超抗原的作用

超抗原是一类由微生物(如细菌和病毒)产生的独特糖蛋白,其能够激活的 T 细胞数量比常规抗原高出 1 000～100 000 倍。这种大规模的 T 细胞激活会引发大量细胞因子的产生,并激活巨噬细胞和其他免疫细胞。超抗原的强烈激活作用可能促使体内原本微量的自反应 T 细胞活跃,导致某些自身免疫病的发生。链球菌 M 蛋白是公认的超抗原之一,此外,GAS 的热性毒素或红斑毒素也是 GAS 病原性超抗原。

3.遗传易感性

只有少数在上呼吸道受到感染的人群会发生风湿热,且这些风湿热患者具有易于复发的特性。在有风湿热患者的家庭中,家族成员的发病率比无风湿热家庭的成员更高,单卵双胎患风湿热的概率比双卵双胎更高。

二、临床表现与诊断

(一)临床表现

1.前驱症状

在风湿热症状显现前的 2～6 周,常有上呼吸道 GAS 感染如咽炎或扁桃体炎的迹象,包括发热、咽喉疼痛、颌下淋巴结肿大和咳嗽等。然而,由于一些患者的症状较轻,可能忽视了这些早期症状,因此仅有大约 1/3～1/2 的患者能够主述近期有上呼吸道感染的病史。

2.常见表现

最常见的症状为发热、关节炎和心肌炎,而环形红斑、皮下结节和舞蹈症有时也会出现。

(1)发热:大约一半的患者会发热,热型多变,少年和儿童更多见高热,成人通常为低至中度发热,甚至无发热。发热持续时间一般为 1～2 周,也可能持续数周。

(2)关节炎:典型的关节炎有以下特点:①游走性。②多发性。③常侵犯大关节(如膝、踝、肘、腕、肩等)。④炎症消退后无关节畸形。⑤对非甾体消炎药反应良好。⑥对天气变化极敏感。典型风湿性关节炎的游走性特点是在短时间内,如 24～48 h,有时甚至是几个小时内,关节疼痛可以从一个部位转移到另一个部位。关节炎对非甾体消炎药和水杨酸制剂的治疗非常敏感,常在用药后 24～48 h 内病情得到控制,这是其他关节炎症状较少见的。不典型的关节炎可能表现为:①单关节炎或少关节炎。②小关节炎。③关节炎症状较轻。④对非甾体消炎药反应差,但通常仍保留游走性和炎症后无关节畸形的特性。

(3)心脏病变:风湿性心肌炎的常见症状包括心悸、呼吸急促、胸部不适、疲劳以及乏力,有时可能伴随轻度贫血。心肌炎、心瓣膜炎和心包炎中,心肌炎的发生率最高,其次是瓣膜炎或心肌炎和瓣膜炎的共同发生,而心包炎相对较少出现,只在病情较重的病例中才会出现。

①心肌炎:最初和最常见的症状是窦性心动过速,即在睡眠后心率依然超过 100 次/min。也可能同时出现早搏、心尖部第一心音减弱和心脏杂音,最常见的是心尖区柔和的舒张期及收缩期杂音(这是由于心脏扩大引起的相对性瓣膜关闭不全和瓣膜狭窄)。严重的心肌炎可能出现充血性心力衰竭的症状,甚至肺水肿,这是由于左心室过度负荷引起。X 射线或心脏超声波检查可以显示心脏扩大。

②瓣膜炎:主要症状是心瓣膜区出现新的杂音,可能在心尖区听到高音调的吹风样收缩期杂音或心尖区短暂的低音调舒张中期杂音。后者的发生机制尚不清楚,可能是由于左心室扩

大或二尖瓣发炎或乳头肌受累引起。这种舒张期杂音被称为 Carey Coombs 杂音。它与二尖瓣狭窄杂音的区别在于前者不存在明显的左心房和左心室之间的压力差。如果在急性风湿性心肌炎中,心底部主动脉瓣区新出现舒张早期的柔和吹风样杂音,尤其在没有二尖瓣杂音的情况下,应考虑可能是主动脉瓣炎所致。在风湿性心瓣膜病的基础上,如果新出现上述杂音或原有上述杂音有明显的性质变化,都提示可能存在急性心瓣膜炎。

③心包炎:可能会导致胸痛。听诊时会发现心音微弱,心包摩擦音,听起来最响亮的是胸骨左边的第三和第四肋间。心脏超声波检查可能会发现少量心包积液,大量心包积液相对较少。心电图可能会显示电压降低,胸前各导联的 ST 段抬高。X 射线可能会显示心影增大,当坐立时,心影的底部会增大呈烧瓶形,平卧时,心底部明显增宽,心腰部消失。

(4)环形红斑:在国内,风湿热患者中仅有 2.3%～5.2% 的发病率,而在国外,该比例最高可达 15%。环形红斑的特征是粉红或紫红色的环状图案,中心白色,外围稍微凸出。这种皮疹主要出现在躯干和近端肢体上,不会引起瘙痒或疼痛,压迫后可变为白色,皮疹的出现和消退是间断性的,形状和大小各不相同,有时几个红斑可能会融合成不规则的环形。环形红斑一般在风湿热的早期阶段出现,但也可能在数天、数月或数年内反复出现。

(5)皮下结节:据统计,皮下结节的发生率在 20% 以下。皮下结节是一种小型、硬质、可移动且无痛的结节,大小介于 0.5～2.0 cm 之间。由于结节表面的皮肤没有发炎,如果不仔细检查,很容易被忽视。皮下结节通常发生在骨突出的部位和伸肌肌腱上,尤其是肘、腕、膝、踝和跟腱部位。结节可以是单个的,也可以是多个的,但通常为 3～4 个。结节的存在时间通常为几天到 1～2 周,很少超过一个月。

(6)舞蹈症:舞蹈症通常发生在儿童期,尤其是 4～7 岁的儿童,女性更为常见。国外的报道显示,舞蹈症的发生率为 5%～36%,国内大约为 2.3%。舞蹈症通常在首次 GAS 感染后的 2 个月或更长时间内发生,由于风湿热炎症侵犯脑基底神经节所致。主要表现为无目标、不自主的躯干或肢体动作,如,面部的眨眼、挤眉、晃头转颈、咧嘴伸舌、肢体的伸展、内外旋等无节奏的交替动作。情绪激动或兴奋时会加重,睡眠时则消失,情绪不稳定是其一大特征。由于舞蹈症主要在风湿热的后期出现,并不常伴有其他明显的风湿热临床表现。然而,我们发现,有些最初被诊断为单纯舞蹈症的患者,在 2 年后出现风湿性心瓣膜病,因此,对单纯舞蹈症患者仍应进行严格的二级预防。

(7)其他表现:在某些情况下,风湿热可能没有明显的表现,仅以慢性疲劳、虚弱、轻度贫血、肌肉疼痛、夜间出汗等为特征。皮肤可能出现周期性的结节性红斑、多形性红斑和皮下出血点。有时,患者可能会经历强烈的腹痛,情况严重时,可能被误以为是急性阑尾炎或其他急性腹部疾病,有时甚至需要进行腹部手术,这可能是由于风湿性血管炎引起的。如果风湿热伴发肾炎,尿液检查可能会发现红细胞、白细胞甚至管型,尿液培养通常为阴性,抗生素治疗无效,但激素治疗可以有效。

3.临床分型

根据风湿热的疾病过程,可分为以下 5 个临床类型。

(1)暴发型:这种类型在儿童中较常见,以急性起病、病情严重为特征,可能由于严重的心肌炎和急性心力衰竭导致短期内死亡。在我国,这种情况已经较少见。

（2）一过性发作型：风湿热以急性发作为主，大部分患者都接受了至少 3～5 年的长效青霉素二阶段预防治疗。

（3）反复发作型：这是最常见的类型，据统计占 44%～70%。在首次风湿热后的 3～5 年内，再次发病的概率最高，有些患者在 5 年内可能发病 2～3 次。在复发时，其病情通常会重现以前的临床表现。

（4）慢性迁延发作型：这种类型的病程通常持续半年以上，有时长达 2 到 3 年。主要表现为心肌炎，疾病过程中症状会反复出现和消退。如果患者能坚持二级预防和充分的抗风湿治疗，预后通常较好。如果放弃预防和治疗，预后可能较差。

（5）亚临床型（隐性风湿热）：这种类型可能无明显临床表现，或仅表现为疲劳、虚弱、面色苍白、低热等一般症状。可能会有咽喉疼痛或不适的历史。实验室检查可能会发现红细胞沉降率加快，C-反应蛋白增高，抗链球菌溶血酶 O 或 DNA 酶 B 抗体增高，血清循环免疫复合物持续增高，抗心肌抗体阳性，抗链球菌多糖抗体（ASP），外周血淋巴细胞促凝血活性试验（PCA）阳性。心电图可能正常或 P-R 间期延长。疾病持续一段时间后，可能因为风湿热活动加剧而表现出典型的临床症状，或者病情自然缓解，有时心脏损害潜行发展，几年后可能出现慢性风湿性心脏瓣膜病。

（二）辅助检查

1.GAS 感染的检测方法

（1）咽拭子培养：此种方法简单实施，但对于晚期就诊及用过抗生素的患者，结果常呈阴性。近年来，阳性检出率只有 20%～25%。

（2）抗 ASO 试验：通常＞500 IU 被认为是异常的。如果持续在 800 IU 以上，可能预示着风湿热的可能性。这项试验的优势在于易于操作、重复性强、容易标准化、成本较低，但鉴于近年来轻型和非典型病例的增加，以及 ASO 水平受抗生素治疗的影响，ASO 阳性率仅为 40%，远低于过去的报告。

（3）抗 DNase－B 试验：通常认为儿童＞240 U 或成人＞120 U 为异常。此种测试的优势在于高峰期较长，发病 2～4 周后达到高峰，能维持数月，对于晚期就诊、风湿性活动迁延或舞蹈病患者更具意义，阳性率可达 80% 以上。如果同时测定 ASO 和抗 DNase－B，阳性率可高达 90% 以上。

2.急性期反应物的检测

（1）红细胞沉降率的敏感性：由于近年来轻型和非典型病例的增加，风湿热活动期红细胞沉降速率加快的比例从以往的 80% 左右下降至约 55%，但这项测试的优点在于简单、便宜、结果稳定。

（2）测定 C-反应蛋白最适合的时间：在风湿热过程中，C-反应蛋白通常会暂时升高，病发 1 周内阳性率最高，可达 81.2%，但随着时间的推移，4 周后阳性率下降至 10%～30%。最佳的检测时间应在发病 1 周内，越早越好。

（3）外周血白细胞数检查：近年的急性风湿热中，约有 44% 的患者可以检测到外周血白细胞数增加。但由于干扰因素过多，仅凭此项检查结果很难判断活动性。

（4）血清糖蛋白或黏蛋白的意义：急性风湿热疾病的表现为胶原纤维的变性和炎性细胞的

扩散以及增生。糖蛋白是构建结缔组织胶原基质的化学元素,也是细胞膜的主要组成部分,因此在急性风湿热期间,血清中的糖蛋白和黏蛋白水平会升高。糖蛋白水平的变化不受激素疗法和心脏功能不全的影响,其测量结果附带的信息比红细胞沉降率、C-反应蛋白和外周血白细胞数等 3 项指标更能准确反映炎症过程,阳性率约为 77%。

需要强调的是,以上的测试方法都是对急性期反应蛋白的测量,对风湿热的诊断并没有特异性。只有在没有并发疾病的情况下,这些方法才能有效判断风湿热的活动性。因为在其他多种情况,如感染、肿瘤、血液疾病、免疫性疾病等,也可能出现阳性结果。

3.免疫学检查

(1)非特异性免疫试验:在风湿热疾病期间,免疫球蛋白、补体 CM3 和循环免疫复合物(CIC)均可能升高。IgM、IgG 和 IgA 的阳性率分别为 53%、59% 和 46.3%,补体 CM3 升高的阳性率为 63.4%,CIC 的阳性率达到 66%,这些增高的程度与疾病的严重性成正比。通过使用单克隆抗体分析急性风湿热患者的外周血 T 细胞及其亚群,可以发现 CD_4^+ 细胞增多,CD_8^+ 细胞减少,CD_4^+/CD_8^+ 比例升高。

总的来说,这些非特异性免疫测试在反映风湿热的活动性、疾病严重性、指导治疗方法、评估疗效等方面都有一定的参考价值,但在临床使用时,需要排除其他可能的因素。

(2)特异性免疫试验

①抗心肌抗体(HRA)的测定:从 20 世纪 80 年代开始,血清 HRA 的检测已经在全球范围内作为一项临床检查项目进行(使用 ELISA 法)。在急性风湿性心肌炎中,阳性率为 70.8%。

经过一系列的研究表明:a.HRA 不仅可以反映风湿性心肌炎的活动性,还具有定位心肌受损的诊断价值。b.HRA 可以用来监测疾病的进展,评估治疗效果。c.在疾病的鉴别诊断中,HRA 具有一定的参考价值。但在与病毒性心肌炎、心肌病以及其他心脏受累疾病的鉴别中,需要进行排除性诊断。

②HRA 吸附试验:该试验基于 GAS 膜抗原与心肌组织的交叉抗原性原理,由 GAS 引发的 HRA 具有与心肌抗原、GAS 菌膜抗原结合的双重特性。因此,可以通过 HRA 阳性血清在经 GAS 菌膜抗原吸附前后的变化来判断 HRA 是否由 GAS 感染引起。吸附试验的结果显示,风湿性心肌炎阳性率为 73.9%,原发性心肌病为 18.2%,病毒性心肌炎为 11.1%,而冠心病、其他心脏病和结缔组织病的阳性率均为 0。这表明,除风湿性心肌炎外,其他疾病很少有链球菌菌膜抗原结合,因此,这个试验比单独的 HRA 检测更具有特异性。

③抗 GAS 胞壁多糖抗体(ASP)的测定:该试验基于链球菌胞壁多糖与人心脏瓣膜糖蛋白有共同抗原性的原理设计的。自 20 世纪 80 年代起,在早期研究的基础上,使用 GAS 最具生物活性的部分多糖作为抗原,用 ELISA 法测定风湿性心肌炎患者血清中的多糖抗体(ASP—IgG 和 IgM)。因为抗原是经过多种方法纯化的,所以提高了试验的精度和准确性。经过近十年在超过 1 000 例患者的临床应用,证明了这个试验对于诊断风湿热有较好的敏感性和特异性,敏感性为 73.7%,特异性为 76.7%。

④抗 GAS 胞壁 M 蛋白抗体测定:近年来,有国外研究使用重组 M 蛋白 C 区作为包被抗原,用 ELISA 法测定患者血清中的抗 M 蛋白 C 区抗体。结果显示,风湿热患者的抗体高达 43 $\mu g/mL$,而健康对照组仅 1.5 $\mu g/mL$,这说明风湿热患者体内存在较高的抗 M 蛋白 C 区抗

体。但由于抗原制备复杂,国外很少有单位用于临床研究。

⑤外周血淋巴细胞促凝血活性试验(PCA):PCA试验的设计基于淋巴细胞在再次暴露于同样抗原时,其表面会出现促进凝血的酶样物质。研究者采用GAS细胞膜作为抗原,激发患者的外周血淋巴细胞,发现其凝血活性显著提高。这种增强的程度超过其他疾病,临床研究发现,PCA在诊断风湿性心肌炎时,具有82.98%的灵敏度和88.3%的特异度。PCA在反映风湿病活动性上超过了红细胞沉降率和C-反应蛋白,而在反映免疫状态上超过了CIC和HRA阳性率,同时在反映链球菌感染和链球菌免疫反应上优于ASO。但需要注意的是,因为此试验使用的刺激物是链球菌抗原,这个抗原只和人类心肌有抗原共享性,所以对于急性风湿性关节炎,其PCA值与健康人和其他疾病组无明显差别。此外,连续链球菌感染可能会导致PCA临时性升高。为区分这种情况,可以在1～2周后重新检查PCA,若PCA转为阴性,则可能是假阳性。

以上5种特异性测试虽然都具有较高的敏感度和特异性,但各有优点和缺陷。随着现代免疫学、细胞生物学和分子生物学的快速发展,我们完全有可能突破100多年的传统思维,破解长期以来认为风湿热缺乏特异性诊断测试的难题。

4.其他辅助检查

(1)心电图检查:约一半的风湿热并发心肌炎的患者会出现心电图异常,常见的改变包括房室传导延迟(P-R间期增长)、房性和室性早搏,也可能出现ST-T改变,偶尔会出现心房颤动。心包炎的患者亦可能表现出相应的心电图改变。虽然过去人们认为P-R间期延长较为常见,可能高达70%～80%,但近年的发生率只在大约1/3的病例中出现。

(2)超声心动图检查:自20世纪90年代起,通过使用二维超声心动图和多普勒超声心动图对风湿热和风湿性心肌炎的研究取得了显著进展。目前,最有诊断价值的超声改变包括:①瓣膜增厚:可能表现为弥漫性瓣叶增厚或局部结节增厚。据报道,前者的发生率可能高达40%,后者的发生率可能在22%～27%,两者均以二尖瓣最为常见。②二尖瓣脱垂:主要发生在二尖瓣前叶(51%～82%)。③瓣膜反流:这是最常见的瓣膜改变,二尖瓣反流比主动脉瓣、三尖瓣反流更常见。④心包积液:通常为少量积液,初次发生风湿热的比例为7%,复发性风湿热的比例为29%。

(3)胸部X射线检查:大多数风湿性心肌炎患者的心脏增大程度较轻,如果不进行胸部X射线检查可能难以察觉,有时还需要通过治疗后心影缩小来证实原来存在的心肌炎。

(三)病理改变

风湿热主要攻击心脏和关节,但在少数情况下,也可能影响皮肤、大脑及其他器官。其病理变化可分为三个阶段。

1.变性渗出期

此阶段的病理变化从结缔组织基质的改变开始。由于酸性黏多糖的增加,胶原纤维首先表现为黏液样变性,然后出现胶原纤维肿胀、断裂和纤维素样变性。病变区域内可能有浆液渗出,周边可能有淋巴细胞和单核细胞浸润。这个阶段持续1到2个月,然后恢复或进入第二和第三阶段。

2.增殖期

此阶段的特征是 Aschoff 小体的形成。这些小体多位于心肌间质的血管周围,它们是在第一阶段病变的基础上发展的。病变区中央有纤维素样坏死,边缘有淋巴细胞、浆细胞和风湿细胞浸润。风湿细胞体积大,可能呈圆形或椭圆形,含有丰富的嗜碱性胞质。胞核有明显的核仁,可能出现双核或多核。Aschoff 小体是风湿热的病理特征变化和风湿活动的指标。这个阶段持续 3 到 4 个月。

3.硬化期

Aschoff 小体中心的变性和坏死物质被吸收,炎症细胞减少,风湿细胞转化为成纤维细胞,纤维组织增生,局部形成瘢痕。这个阶段持续 2 到 3 个月。

风湿热常常会反复发作,每次发作持续 4 到 6 个月。上述各阶段的病理变化常常交织在一起,这些病理变化对临床症状起决定性作用。如关节和心包的病理变化主要是渗出性的,因此在临床上不会出现关节畸形和缩窄性心包炎;而心肌、心内膜(瓣膜)的病理变化通常要经历上述三个阶段,因此常常会形成瘢痕,导致永久性损害。

(四)诊断

过去的十几年里,风湿热的诊断主要参照 Jones(1992 年修订)的标准,而在 2003 年,世界卫生组织对此进行了一次修订。

1.Jones 标准(1992 年修订)

主要症状包括:①心肌炎。②多关节炎。③舞蹈症。④环状红斑。⑤皮下硬结。次要症状包括:①关节疼痛。②发烧。③急性期反应物(红细胞沉降率、C-反应蛋白)增加。④心电图 P-R 间期延长。链球菌感染的前驱证据:①喉拭子培养或快速链球菌抗原测试阳性。②链球菌抗体浓度上升。

如果存在链球菌感染的前驱证据,并且有两个主要症状或一个主要症状加两个次要症状,那么强烈建议可能是急性风湿热。

这个修订的标准主要针对急性风湿热,因此对以下情况做了特殊说明:①患有舞蹈症的患者。②隐性起病或慢性心肌炎。③有风湿病病史或现患风湿性心脏病,再次感染 GAS 时,风湿热复发的风险非常高,无须严格按照该修订的标准。

过去十年的临床实践表明,使用上述修订标准对于诊断典型的初次急性风湿热具有较高的敏感性和特异性,诊断一致率在 74.1%～77.3% 之间;但对于非典型病例,特别是非典型的复发性风湿热,一致率只有 25.8%～47.8%。这说明,超过一半的病例被漏诊,表明该标准有一定的限制性。

2.2003 年 WHO 修订标准

这个标准的最大特点是提出了风湿热分类的诊断规定,主要和次要的临床表现继续采用过去的标准,但对链球菌感染的前驱期进行了 4～5 d 的明确规定,并将猩红热增加为链球菌感染证据之一(表 5-1)。

相对于 1992 年的 Jones 标准,2003 年的 WHO 标准将风湿热进行了分类诊断,产生了以下变化:①对伴随 RHD 的复发风湿热的诊断要求降低,只须满足两个次要表现以及链球菌感染的前驱证据即可确认诊断。②对潜在的风湿性心肌炎和舞蹈症的诊断也降低要求,无需其他主要表现,即使缺乏链球菌感染的前驱证据也可以确定诊断。③强调了多关节炎、多关节痛或单关节炎可能进一步发展为风湿热,以减少误诊和漏诊的可能性。

表 5-1 WHO 诊断标准

诊断分类	标准
初发风湿热 *	2 项主要表现或 1 项主要表现和 2 项次要表现加上前驱的 A 组链球菌感染证据
复发性风湿热不患有 RHD * *	2 项主要表现或 1 项主要表现和 2 项次要表现加上前驱的 A 组链球菌感染证据
复发性风湿热患有 RHD	2 项次要表现加上前驱的 A 组链球菌感染证据
风湿性舞蹈症、隐匿发病的风湿性心肌炎 * * *	其他主要表现或 A 组链球菌感染证据,可不需要
慢性风湿性心瓣膜病[患者第一时间表现为单纯二尖瓣狭窄或复合性二尖瓣病和(或)主动脉瓣病] * * * *	不需要其他任何标准即可诊断 RHD

注:*:患者可能有多关节炎(或仅有多关节痛或单关节炎)以及有数项(3 个或 3 个以上)次要表现,联合有近期 A 组链球菌感染证据。其中有些病例后来发展为风湿热,一旦其他诊断被排除,应慎重地把这些病例视作"可能风湿热",建议进行继发预防。这些患者需予以密切追踪和定期检查其心脏情况。这尤其适用于高发地区和易患年龄患者。* *:感染性心内膜炎必须被排除;* * *:有些复发性病例可能不满足这些标准;* * * *:先天性心脏病应予以排除。

3.对不典型风湿热诊断的建议

近年来风湿热的临床表现趋向轻微和非典型,漏诊率可以达到 41.7%～76.9%。以下步骤有助于作出准确的诊断。

(1)最少有一个主要表现或两个次要表现作为初步筛选依据。

(2)积极寻找最近的链球菌感染证据,联合测定 ASO 和抗 DNase-B,阳性率可以超过 90%。

(3)检测特异性和非特异性炎症指标。可以测定促凝活性、抗多糖抗体、抗心肌抗体等特异性指标,确定是否存在风湿热免疫性炎症;如果条件不允许,也可以测定红细胞沉降率、C-反应蛋白、血清糖蛋白等。

(4)寻找影像学证据。利用心电图、X 射线、心脏超声及心肌核素灌注显像,确定是否有新出现的心肌炎。

(5)排除其他可能的疾病,特别是其他的结缔组织病、结核病、感染性心内膜炎、其他心肌炎、心肌病、其他关节炎和关节病。

(五)鉴别诊断

1.系统性红斑狼疮(SLE)

判断依据:①是否存在 SLE 的典型症状,如蝶状红斑、盘状红斑、口腔溃疡、光敏感等。②是否有其他脏器损害的迹象,包括蛋白尿、管型尿、红细胞尿;全血细胞减少、白细胞或血小板减少、溶血性贫血;神经、精神系统症状或外周神经炎表现等。③实验室测试是否显示出抗核抗体(ANA)、抗 Sm 抗体、抗 dsDNA 抗体阳性以及补体 C_3 或 C_4 降低。

2.类风湿关节炎(RA)

该疾病的特征是早晨僵硬,腕关节、掌指或近端指间关节炎通常呈对称性,类风湿因子浓度增高,抗 RA33、角蛋白抗体、抗核周因子、抗 Sa、抗环瓜氨酸肽(CCP)抗体等检测阳性,疾病发展到一定程度时,X 射线也会显示出变化。

3.成人斯蒂尔病

主要的临床表现是发热、关节炎或关节痛和皮疹。皮疹常伴随高热出现,并随着体温下降而消失;高热通常持续一周以上。白细胞明显增多,$>10\times10^9/L$,中性粒细胞>0.8,常伴有淋巴结和(或)肝脾肿大。

4.结核感染变态反应性关节炎(Poncet 病)

本病是结核感染后引发的一种变态反应。其主要症状包括发热,伴有多关节炎或关节痛,一般先从小关节开始,逐渐蔓延至大关节。体内可能存在活动性结核病灶,胸片可能显示出肺结核,结核菌素试验结果为阳性,非甾体抗炎药治疗无效,但抗结核治疗有效。

5.链球菌感染后状态

此疾病是否为一个独立病症仍有争议。其临床表现为在上呼吸道感染或扁桃体炎后出现红细胞沉降率增快、低热、关节疼痛,有时还可能出现心悸,心电图显示出 ST-T 改变。但经过青霉素和小剂量激素治疗后,症状迅速消失,也不再复发。

6.感染性心内膜炎

表现为逐渐发展的贫血,皮肤或黏膜出现瘀点,脾脏肿大,皮肤或内脏发生栓塞;血液培养对细菌的阳性反应是诊断的关键,白细胞数量明显增加,中性粒细胞比例也上升;通过心脏多普勒超声检查可以在心瓣膜上发现赘生物。

7.病毒性心肌炎

此病通常先出现鼻塞、喷嚏、流涕、眼结膜充血和流泪等炎症反应,实验室检查显示病毒血清学发生变化,如在 3～4 周内中和试验的抗体效价增加 4 倍以上。病毒性心肌炎常伴有显著的胸部疼痛、心悸和难以控制的心律失常。其心律失常表现为多源性、多发性的期前收缩,且持续存在,通常需要使用抗心律失常药物进行控制。

8.血液病

急性淋巴细胞白血病在儿童和青少年期的早期阶段易被误诊为风湿热。此病的特点包括显著的出血症状,除皮肤、黏膜外,其他器官如肾脏(血尿)、消化道和中枢神经系统也可能出血;全身淋巴结、肝、脾肿大;骨髓检查可能会发现异常幼稚细胞数量增加,这是该病的关键诊断依据。

三、治疗、预防及预后

(一)治疗原则

治疗原则包括:①消除病因,清除链球菌并清理感染病灶。②积极进行抗风湿治疗,尽快控制临床症状。③处理并发症,以改善疾病预后。④根据具体情况,采取个体化治疗策略。

（二）基本治疗措施

1.一般治疗

需要注意保持体温、防止寒冷和潮湿。风湿热发作时，若心脏受累，应卧床休息，等到体温、红细胞沉降率恢复正常，心率过快得到控制或心电图变化明显改善后，继续卧床 2～3 周（总卧床时间≥4 周），然后逐渐恢复活动。急性关节炎患者在早期亦应卧床休息。舞蹈症患者应在较安静的环境中，避免神经系统受到刺激。

2.抗生素的应用

目标是清除咽喉链球菌感染，防止风湿热的反复发作。至今，青霉素依然被公认为最有效的消灭链球菌的药物。如果对青霉素过敏，可以选择红霉素类的药物，罗红霉素是最常用的，有的主张使用阿奇霉素和头孢呋辛。在使用上述药物治疗的同时，还应坚持进行继发预防。

3.抗风湿治疗

目标是控制发热、关节炎/关节痛、心肌炎的症状，是否能减少后续心脏瓣膜病变的发生，目前尚无明确结论。关于选择水杨酸制剂或激素作为首选药物，近年来的观点是：风湿性关节炎首选药物为阿司匹林（乙酰水杨酸），初始剂量成人为 3～4 g/d，儿童为 80～100 mg/(kg·d)，分 3～4 次口服。近年来，有学者报道使用萘普生 10～20 mg/(kg·d)治疗，疗效也较好。在使用阿司匹林和非甾体消炎药时，需要注意其不良反应，最常见的为恶心、呕吐、食欲减退、上腹部不适或疼痛，严重的可以有胃肠道溃疡、出血和肝肾损害，少数可能出现耳鸣等神经系统症状，有特异质的人可能出现皮疹、哮喘等。加服胃黏膜保护剂如质子泵抑制剂可以减轻或缓解上述消化道不良反应。对于原本就有较明显胃炎或溃疡病的患者，可以选择中药治疗，如正清风痛宁或帕夫林，对关节炎的治疗效果较好。

对于风湿热并发严重的心肌炎，首要的治疗方案通常是糖皮质激素，如泼尼松。针对成人的初始剂量通常在每日 30～40 mg，而儿童则为每日每公斤体重 1.0～1.5 mg，分 3～4 次口服。在病情得到控制后，剂量需要逐步减少至每日 10～15 mg 以维持疗效。为了防止激素突然停用导致的反弹效应，可以在停用激素前两周或更长时间开始加用阿司匹林，等到激素停用 2～3 周后再停止阿司匹林的使用。

对于严重的病例，如出现心包炎、心肌炎伴发急性心力衰竭，可以使用静脉滴注甲泼尼龙 1.5～2 mg/(kg·d)或氢化可的松 200 mg/d，或是地塞米松 5～10 mg/d 的静脉注射，待病情稳定后，再改用口服泼尼松。

对于不能立即确定是否存在心肌炎的病例，可以根据心音、心率和心律状况进行判断。一般来说，如果在心尖区或主动脉瓣区出现Ⅱ级以上的收缩期杂音，或者出现新的舒张期杂音，或者有持续的窦性心动过速或心律失常且无其他原因解释，应该视为心肌炎并进行激素治疗。

由于部分患者对药物耐受性较差，为了减少激素和阿司匹林的不良反应，可以考虑采用联合治疗，把每种药物的剂量减至单独治疗的 1/3～1/2，以降低其不良反应。激素最常见的不良反应包括水肿、高血压、消化道出血和感染等。

在抗风湿治疗周期方面，单纯的关节炎通常需要 6～8 周，而心肌炎的治疗周期至少不应短于 1～2 周。如果病情持续，应根据临床表现和实验室检查结果，适当延长治疗时间，可以达到半年到一年或者更长。

以上是传统的抗风湿治疗方式。然而,近年来国外有用甲泼尼龙冲击治疗风湿性心肌炎的尝试,但关于这种治疗方法的疗效,学术界的观点并不一致。

4.丙种球蛋白的应用

目前,使用丙种球蛋白作为治疗风湿热的方法已被广泛报道,特别是在处理严重的急性风湿性心肌炎,尤其是那些伴有心力衰竭的病例上。大部分的研究报告认为,在病情的急性阶段使用丙种球蛋白效果显著,但在长期的治疗效果上,与使用安慰剂的差异并不显著。

5.舞蹈症的治疗

大多数舞蹈症的病情较轻,且病程良性,可自行消退而无需特别治疗,病程持续 2~3 年的病例较为罕见。然而,在病情较重的情况下,可能需要使用特定药物进行治疗,如丙戊酸、卡马西平或氟哌啶醇等,但这些药物不能同时使用。是否需要使用激素治疗取决于是否存在风湿热的活动状况。过去,舞蹈症被认为通常在风湿热的恢复阶段或静止阶段发生,不需要抗风湿治疗,但近年的研究报告提出,舞蹈症也可能在风湿热的急性阶段出现。曾有文献报道,一例舞蹈症患者在一年后因心肌炎死亡。因此,对于舞蹈症患者的二级预防问题,应给予高度关注。

(三)并发症的治疗

最常发生的并发症包括在治疗过程中出现的消化道反应、电解质失衡和代谢紊乱、呼吸道感染,其次是在心肌炎期间发生的心律失常、心功能不全、感染性心内膜炎等。针对这些问题进行有针对性的处理,可以改善疾病的预后。

1.心功能不全或充血性心力衰竭

这是严重心肌炎最常见的并发症,也是急性风湿热最主要的致死原因。针对心功能不全,应采用利尿和强心策略,可以加用小剂量的洋地黄制剂,如静脉注射毛花苷 C 或口服地高辛。在出现肺水肿的情况下,应同时使用吸氧、氨茶碱、吗啡等药物。地塞米松静脉注射也是重要的应急措施。

2.心律失常

最常见的心律失常包括窦性心动过速、室性或室上性期前收缩、传导阻滞等。大多数患者在进行抗风湿治疗后,心律失常能得到改善,甚至进一步恢复正常。但是,对于部分心动过速的患者,可能需要加用如美托洛尔(倍他乐克)或胺碘酮等抗心律失常药物进行治疗。

3.呼吸道感染

根据患者具体情况进行痰液检验,必要时用足量的抗生素治疗呼吸道感染。

4.亚急性感染性心内膜炎

风湿性心脏病常并发此病,但在临床中往往会因为关注风湿热的发作而忽视了心内膜炎的可能性。对于风湿活动的风湿性心脏病患者,如果在抗风湿治疗及有效的二级预防之后,心脏状况并未明显改善,应考虑是否存在亚急性感染性心内膜炎的可能,做血液培养并且密切观察病情,尽快诊断并使用有效的、足量的、足疗程的抗生素进行治疗。

5.消化道并发症

患者由于使用激素和阿司匹林,可能会出现胃疼、胃胀、溃疡、胃肠道出血等消化道反应。对于已有慢性消化道疾病的患者,在进行抗风湿治疗的同时,应加用胃黏膜保护药,如复方氢氧化铝、雷尼替丁、法莫替丁、美索前列醇或质子泵抑制剂等。

6.电解质失衡及代谢紊乱

应定期进行电解质、血糖、血脂、血尿酸和血压检查,以便及时诊断和处理。

(四)其他疗法

如果经过上述治疗,风湿热仍然反复发作,链球菌感染无法控制,应详细分析患者的具体情况,是否存在特殊的环境因素或个体免疫力的差异,可尝试以下方法。

1.易地治疗

目的是去除可能导致链球菌反复感染和风湿热发作的各种外部因素。对于那些长期处于潮湿、寒冷、空气污染严重、通风不良的环境的患者,这是一种有效的治疗方法。

2.提高机体免疫力

患者可以进行一些有效的健身运动,进行适量的有氧运动,如太极拳、气功、户外步行等。同时,也可以食用一些提高免疫力的药物和食物,如灵芝、冬虫夏草、蜂王浆等,这些对提高机体的抵抗力、防止链球菌感染都有一定的效果。

(五)预防

关键在于防止和控制链球菌引起的上呼吸道感染,并增强患者的身体免疫力。

1.一般性预防

应注意保持环境清洁,保证室内通风良好,防止潮湿,保持温暖,避免冷颤和雨淋。加强体育活动,以增强身体对疾病的抵抗力。对于那些未曾患过风湿热或曾患过风湿热但没有心脏病损害的人,运动量可以不做太大限制。然而,对于已经患过风湿热,且有心脏瓣膜损害的人,其运动强度和运动量应当适当控制。对于流行期间的咽部感染,应当积极控制。

2.风湿热的预防

(1)初次发生的防护(一级防护):初次发生的防护主要是指儿童、青年人、成年人有发热、喉咙痛等症状,可能为上呼吸道链球菌感染的情况,为避免诱发风湿热,应当给予青霉素或其他有效抗生素治疗。目前公认的首选药物为肌内注射一次性剂量的苄星青霉素,应用剂量:体重<27 kg,可用60万 IU;体重≥27 kg,可用120万 IU。其次,可以选择口服青霉素 V 或阿莫西林。青霉素 V 的剂量为,儿童 2～50 mg,每日 2～3 次;青年及成年人 2～50 mg,每日 3～4 次或 500 mg,每日 2 次口服,疗程为 10 d。阿莫西林,儿童剂量为 25～50 mg/(kg·d),分 3 次口服;成人为 750～1 500 mg/d,分 3 次口服。近年来美国推荐使用高剂量(成人 2 g/d)阿莫西林一次性疗法,认为其效果优于青霉素 V;对青霉素过敏的人,可以选择使用第一代头孢菌素(如头孢氨苄)或者罗红霉素。然而,需要注意的是,近年来有报告显示链球菌对红霉素族药物有耐药性。另外,还可以选择使用阿奇霉素 5 d 疗程,儿童 10 mg/(kg·d),每日 1 次;成人第 1 日 250 mg/次,用 2 次,第 2～第 5 日 250 mg/d。也可以使用头孢呋辛酯(头孢呋辛或西力欣),儿童 20～30 mg/(kg·d),分 2～3 次口服;成人 250 mg,每日 2 次,疗程也为 5 d。

(2)再发(继发)的预防(二级预防):对于曾经患过风湿热或已诊断为风湿性心脏病的患者,需要继续使用有效的抗生素以预防乙型溶血性链球菌感染导致的上呼吸道感染,并防止风湿热的复发和心脏损伤的进一步加重。

一般认为,青霉素仍是复发预防的首选药物。许多研究都证明,每 3 周肌内注射一次苄星青霉素可以最有效地保持足够的血浆浓度,以防风湿热的再次发作。每次使用的剂量通常为成人 120 万 IU,儿童(<27 kg)60 万 IU。对于在高风险地区生活的人或者高风险患者,建议每 3 周注射一次,对于在非流行区或低风险患者(包括一段时间内,每 3 周定期注射后,乙型溶血性链球菌感染发生率较低的患者),可以考虑每 4 周注射一次。对于对青霉素过敏的患者,可以考虑使用磺胺类药物,如磺胺嘧啶或磺胺二甲基异噁啶,成人或儿童体重≥30 kg 的剂量为 1 g/d,体重<30 kg 的儿童为 500 mg/d。需要注意的是,孕妇可以继续使用青霉素进行预防注射,但不能使用磺胺药。如果对青霉素和磺胺药都过敏,可以选择使用红霉素,剂量为每日 2 次,每次口服 250 mg;如果没有对青霉素过敏,也可以选择青霉素 V,每日 2 次,每次口服 250 mg。

关于复发预防的持续时间,应考虑以下因素:①患者的年龄:年龄越小,预防时间越长。②是否患有风湿性心脏病。③病发的次数。④居住环境和工作环境的拥挤程度。⑤是否有风湿热或风湿性心脏病的家族史。根据这些因素,建议按照以下分类进行处理(表 5-2)。

表 5-2 复发预防的持续时间

患者分类	预防时限
没有心肌炎	最后一次发作后 5 年或至 18 岁(选择时间长者为止)
患有心肌炎(只有轻微的二尖瓣关闭不全或已痊愈的心肌炎)	最后一次发作后 10 年或至 25 岁(选择时间长者为止)
较严重的心瓣膜病	终身
瓣膜手术后	终身

在参照上述建议时应根据患者的具体情况,适当进行个体化的处理。

(六)预后

1.早期诊断和早期预防,预后良好

一项研究追踪了 20 例初始风湿热患者,他们在确诊后立即进行了苄星青霉素预防治疗。经过 10~40 年的观察,没有一例发展为 RHD。所有这些患者的心脏功能均保持良好,一直能够正常工作。

2.二级预防的实施可大大降低病死率

近年来,初次发作风湿热的死亡情况已经大幅减少,只在诊断延误的情况下偶尔发生。关于累计死亡率,不同研究有不同的报告。有研究者报告 10 年死亡率为 6.3%;有的报告 15 年死亡率为 12%~20%;还有的在 15 年内的死亡率为 8%。死亡率的显著下降归功于有效的二级预防措施。

3.并发症是影响预后的重要因素之一

一项涵盖 74 例死亡病例的分析发现,所有死亡患者均患有风湿性心脏病并伴有心力衰竭,这证明风湿性心脏病并心力衰竭是主要的死因。此外,还包括血栓栓塞、感染性心内膜炎、冠状动脉心脏病、糖尿病、高血压、青霉素过敏休克等。因此,预防并发症和及时的干预处理可能进一步改善疾病预后。

第二节　类风湿关节炎

类风湿关节炎(RA)是一种系统性疾病,主要特征为持久性、对称性的多关节炎。该疾病主要攻击关节滑膜,而且可能影响浆膜、肺、心脏、血管、神经和眼等身体部位。RA 是最常见的自身免疫性疾病之一,也是导致关节残疾的主要因素。在患者中,女性的发病率更高,男性与女性的比例约为 1∶3。大部分病例在中年以后发病,特别是在 40～60 岁的年龄段。虽然 RA 的具体病因尚未确定,但多数理论认为,此病是遗传敏感性、环境影响,以及骨骼肌肉系统和免疫系统状态等各种因素相互作用的结果。

一、病因与发病机制

(一)病因

通常,人们认为类风湿关节炎的发病是由具有遗传倾向的人暴露于特定环境危险因素后引发的。这些遗传因素与环境危险因素的相互作用导致免疫系统内部混乱,从而在大多数病例中产生自身抗体,如类风湿因子和抗瓜氨酸抗体,进一步产生前炎症因子,最终引发一系列炎性关节病变。

在过去几十年的时间里,流行病学研究识别出许多可能的类风湿关节炎环境危险因素,如EB 病毒、微小病毒 B19、结核分枝杆菌和人乳头瘤病毒等。近年来,欧洲白人后代的遗传研究取得了突破,使我们对该疾病的遗传构造有了更深的理解。

这些对类风湿关节炎的持续认识使我们认识到,该疾病并不是一种单一疾病,而是一种包含多种表型的综合征。对于不同的亚型,最好的分类方式是根据对瓜氨酸肽的反应把它们分为抗体阳性和抗体阴性两组。这两组疾病在临床表现、治疗反应以及易患危险因素和遗传背景上都有所不同。

(二)发病机制

类风湿关节炎的病因和发病机制尚未完全明了,众多研究者认为它可能由多种不同的亚型疾病组成。这些亚型疾病可能因激发不同的炎症因子反应而产生,这种炎症反应会引发持久的滑膜炎和关节软骨及其附近骨骼的损害。

1.炎症

炎症反应主要表现为肿瘤坏死因子的过度表达,这种细胞因子参与的炎症反应通道可能导致滑膜炎症和关节破坏。肿瘤坏死因子的过度表达通常由 T 淋巴细胞、B 淋巴细胞、滑膜成纤维样细胞和巨噬细胞的共同作用引发。这种炎症过程会引发过多的相关细胞因子(如白介素 6 等)过度表达,从而导致持续的炎症和关节损害。

2.滑膜细胞和软骨细胞

在类风湿关节炎涉及的关节中,滑膜和软骨细胞是主要受损的细胞类型。滑膜细胞可以进一步分为成纤维样滑膜细胞和巨噬细胞样滑膜细胞。过度表达的前炎症性细胞因子被认为是巨噬细胞样滑膜细胞作用的结果。在类风湿关节炎中,这种成纤维样滑膜细胞的表现与健康人的有所不同。研究发现,如果将成纤维样滑膜细胞与软骨共同培养,可以导致该细胞侵蚀软骨,这被认为与关节破坏有关。大量关于关节破坏的研究表明,破骨细胞的激活是骨质侵蚀的重要原因。这也是后来的研究发现的证据,即通过特异性阻止破骨细胞活动可以减轻关节损伤,但不能影响炎症状况。关于关节炎症的起因,到底是首先影响骨骼然后影响关节,还是相反,尚不明确。有一种观点认为,类风湿关节炎是在关节中开始的,原因是成纤维样滑膜细胞在病理条件下表现异常,并且可以扩散到整个关节,这可能是多关节炎的原因。免疫炎症反应的调节依赖于不同类型细胞的数量和活动。研究者对特定抗原诱发的小鼠关节炎模型进行了一些研究,发现在这些模型中,通过注射特定低剂量的 T 细胞可以缓解关节炎症,证明 T 细胞可以发挥保护作用。这些发现的后续研究将继续在临床研究中进行应用。

3. 自身抗体

类风湿因子被认为是一种典型的自身抗体。其 IgM 和 IgA 型均为病理学上的关键指标,它们能直接作用于 IgG 的 Fc 段。另一种具有重要性的自身抗体是针对瓜氨酸肽(ACPA)的抗体。对于大多数患者来说,呈抗瓜氨酸肽抗体阳性的人往往也会在类风湿因子测试中呈阳性。抗瓜氨酸抗体在诊断上看起来更具特异性和敏感性,而且在预测一些难以判断的特征,如进展性关节破坏等方面,也更有作用。深入的研究发现,这些抗体与疾病不同阶段和不同的患者亚群有关。在类风湿关节炎患者中,50%~80%的人呈类风湿因子或者抗瓜氨酸肽阳性,或者两者都呈阳性。抗体反应的构成会随着时间的推移而变化,在早期类风湿关节炎中,抗体反应缺乏特异性,但随着疾病的进展,更全面的抗体反应会逐渐建立,会出现更多的抗原表位和异构体。动物模型和体外研究的数据表明,抗瓜氨酸特异性抗体是引发动物模型关节炎的关键因素。临床研究也显示,呈类风湿因子和抗瓜氨酸抗体阳性的患者与所谓的自身抗体阴性患者存在显著差异。例如,从组织结构上看,抗瓜氨酸阳性的患者在滑膜组织的淋巴细胞数量上更多,而抗瓜氨酸抗体阴性的类风湿关节炎患者则有更多的纤维化组织和更厚的关节内膜。抗瓜氨酸抗体阳性的患者的关节损伤通常更严重,而且治疗的效果也较差。

4. 遗传学

遗传因素占类风湿关节炎风险的 50%。最新的研究成果集中在鉴别与此疾病相关的基因结构变化(单核苷酸多态性),已经发现超过 30 个与此疾病有关的遗传区域。然而,除了 PTPN22 和 HLA 区域,新发现的易患基因在总体人口中都是相当常见的,因此,它们对个人引发疾病的风险实际上是很低的。同时,大量的易患位点也与其他自身免疫性疾病有着密切的关联,并且这些基因分别参与了不同的炎症反应生物学通路。抗瓜氨酸肽抗体阳性患者的遗传易患基因在遗传研究中显示出特定的特性,并具有特殊的 HLA-DRB1 等位基因。这些 HLA 等位基因有一个共有的序列,被称为"共享表位"。一般认为,某些抗原经过一种瓜氨酸化的过程进行修饰,在此过程中,蛋白质经过翻译后进一步修饰,精氨酸转化为瓜氨酸。据信,这种变化后的抗原可以被具有共享表位序列的 HLA 复合体捕获。同时,一系列结构类似的 RA 抗原也可以与特定的 HLA 分子结合,通过"分子模拟"机制在免疫反应的早期阶段引发免疫反应。这一过程导致自身免疫耐受性被打破,从而形成针对这些抗原的自身抗体。总的来说,类风湿关节炎的遗传风险因素可能与抗瓜氨酸抗体阳性疾病或抗瓜氨酸抗体阴性疾病有关。对于类风湿关节炎的环境风险因素,最为详尽的研究是吸烟,这一风险因素与抗瓜氨酸抗体阳性疾病有关,特别是与 HLA-DRB1 共享表位阳性的疾病。遗传研究认为,类风湿关节炎是由多种病因相互作用形成的复合症。

二、病理

类风湿关节病的组织变化虽然可能因位置的不同而有所差异,但其基本表现是一致的。这些特征包括:①淋巴细胞或浆细胞在组织中的弥漫或局部浸润,有时甚至形成淋巴滤泡。②存在血管炎,伴随着内膜增生、管腔变窄、阻塞或管壁纤维蛋白样坏死。③形成类风湿肉芽肿。

(一)关节腔早期变化

滑膜发炎,表现为滑膜充血、水肿和大量单核细胞、浆细胞、淋巴细胞的浸润,有时会形成淋巴滤泡,常见的现象是小区域的浅表滑膜细胞坏死,形成溃疡,表面覆盖有纤维素样的沉积物。这些沉积物由含有少量球蛋白的补体复合物构成,关节窝内会积累含有中性粒细胞的渗出物。滑膜炎的后续变化是血管翳的形成,包括滑膜绒毛因增生的成纤维细胞和毛细血管而变粗,淋巴滤泡的形成,浆细胞和粒细胞的浸润,以及各种程度的血管炎,同时滑膜细胞也会增生。在这种增生的滑膜细胞或淋巴细胞、浆细胞中可以检测到类风湿因子、γ球蛋白或抗原抗体复合物,这是通过荧光素结合的抗原来完成的。

血管翳可以从关节软骨边缘的滑膜逐步向软骨面扩展,覆盖在关节软骨上,一方面阻碍了软骨和滑液的接触,影响其营养供应。另一方面,血管翳中释放的一些水解酶会对关节软骨、软骨下骨、韧带和肌腱中的胶原基质产生侵蚀作用,导致关节窝破坏,上下融合,形成纤维化的硬度、错位,甚至骨化,功能彻底丧失,附近的骨组织也会出现因失用而引起的稀疏。

(二)关节外病变

类风湿小结在 10%～20% 的患者中可见。这些小结位于皮肤下或骨膜上,易于受到压力或摩擦的地方,由类风湿肉芽肿结节组成。结节的中心是一团无结构物质,由坏死组织、纤维素以及含有 IgG 的免疫复合物沉积形成,周围是排成栅状的成纤维细胞,再外围则是被单核细胞浸润的纤维肉芽组织。少数患者的肉芽肿结节可能出现在内脏器官中。

(三)动脉病变

在类风湿关节炎中,血管常常受到损伤,动脉的各层有广泛的炎性细胞浸润。在急性期,免疫荧光法可以看到免疫球蛋白和补体沉积在受损的血管壁上。其表现有三种形式。

(1)严重而广泛的大血管坏死性动脉炎,类似于结节性多动脉炎。

(2)亚急性小动脉炎,常见于心肌、骨骼肌和神经鞘内小动脉,并可能引发相应的症状。

(3)末端动脉内膜增生和纤维化,常导致指(趾)动脉血流不足,可能引发缺血性和血栓性病变;前者表现为雷诺现象、肺动脉高压和内脏缺血,后者可能导致指(趾)坏疽,如果发生在内脏器官则可能致命。

(四)肺部损害

可能出现的病变包括:①慢性胸膜炎,胸腔积液中可见含有 IgG 和 IgM 免疫复合物的"RA"细胞。②Caplan 综合征,是一种与类风湿关节炎共存的肺尘病,肺内肉芽肿中已发现有免疫球蛋白和补体沉积,并在其附近的浆细胞中可以检测到 RF。③间质性肺纤维化,其周围可见淋巴样细胞的聚集,有时会形成抗体。

淋巴结肿大在 30％的病例中可见,表现为淋巴滤泡的增生,同时在 Felty 综合征中,常见脾大。

三、临床表现与诊断

(一)临床表现

RA 的主要症状是关节损伤,但也可能出现血管炎,并影响全身各种器官,形成全身性疾病。

RA 的发病方式有多种,可以按照起病的速度分为隐匿型(大约占 50％)、亚急性型(占35％～40％)、和突发型(占 10％～25％)。根据发病部位,可以分为多关节型、少关节型、单关节型和关节外型。大部分 RA 的发病过程是慢慢并隐匿的,在显著的关节症状出现前,可能会有几周的低热、乏力、全身不适、体重减轻等症状,然后慢慢出现典型的关节症状。少数人可能会有急剧的发病,在几天内就会出现多个关节的症状。

RA 的病程通常可以分为以下三种类型:①逐步进展型。这种类型占患者总数的 65％～70％,可以是急性或慢性的发病,没有明显的自然缓解阶段,合适的治疗可以暂时改善病情,但是停止治疗后或者遇到外部诱发因素可能会导致病情复发。②间断型病程。这种类型占患者总数的 15％～20％。通常起病较缓和,通常只有少数关节受累,可能会自然缓解,整个病程中病情缓解阶段通常比活动期更长。③长期临床缓解。这种类型占患者总数的 10％左右,较少见,通常是急性发病,并伴有显著的关节疼痛和炎症。

1.关节表现

(1)疼痛与压痛:关节疼痛和压痛通常是最早出现的关节症状。最常见的部位是双手的近端指间关节(PIP)、掌指关节(ICP)、腕关节,其次是足趾、膝、距小腿、肘、肩等关节,胸锁关节、颈椎关节、颞颌关节等也可能会受累。关节损伤通常是对称的、持续的。

(2)关节肿胀:通常是由于关节腔积液、滑膜增生和关节周围组织水肿引起的。双手的近端指间关节、掌指关节、腕关节最容易受累,特别是手指的近端指间关节通常会出现梭形肿胀。膝关节肿胀时,会有浮髌的现象。其他关节也可能会出现这样的症状。

(3)晨僵:在休息后,受影响的关节会出现僵硬、紧绷,活动受限,尤其是在清晨起床时最为严重。晨僵的持续时间是衡量疾病活动状态的重要指标之一。超过 95％的 RA 患者有晨僵的症状。虽然其他类型的关节炎也可能出现晨僵,但在 RA 中更为突出。

(4)关节畸形:通常出现在 RA 较晚阶段。滑膜炎破坏了软骨和软骨下的骨质,导致关节出现纤维性或骨性强直。关节周围的肌腱和韧带受损,使得关节无法保持正常位置,从而出现关节半脱位,如手指的尺侧偏斜,天鹅颈样变形等。关节周围肌肉的萎缩和痉挛会使变形状况更为严重。

(5)关节功能障碍:由于关节疼痛和变形,关节的活动受到限制。美国风湿病学会将 RA对生活能力的影响分为 4 个等级,这就是关节功能分级。

Ⅰ级：可以正常进行日常生活和工作。

Ⅱ级：可以进行常规的日常生活和部分工作，但在其他方面的活动有限。

Ⅲ级：可以进行常规的日常生活，但参与某些工作或其他活动受限。

Ⅳ级：日常生活自理和工作能力都受到限制。

2.关节外表现

关节外的症状是 RA 临床表现的重要部分，这反映了 RA 是一种系统性疾病，不仅仅局限于关节。

(1)类风湿结节：这是 RA 的特异性皮肤症状。大约15％～25％的确诊 RA 患者有类风湿结节，他们的 RF 常为阳性。结节多出现在关节的伸面、隆起部位和经常受压的皮下部位，如前臂的伸面、肘部、枕骨、足跟等地方，可能是单一或多发，质地硬且通常无压痛。类风湿性皮下结节的出现通常在 RA 活动期且常常提示存在全身症状。

(2)类风湿血管炎：约 1/4 的患者会发生这种情况，它可以影响大、中、小型血管，导致多种病症。皮肤是最常被小血管炎影响的区域，通过体检可以观察到指甲下或指尖的小血管炎，少数情况下会引发部分组织的缺血性坏死，极端情况下可能出现单发或多发的指尖坏疽。在眼部，它可能引发巩膜炎，严重的情况下，由于巩膜软化，可能会影响视力。

(3)胸膜和肺损害：约 10％～30％的类风湿关节炎患者可能会出现这些损伤，常见的包括胸膜炎、间质性肺炎、肺间质纤维化、肺类风湿结节、肺血管炎和肺动脉高压。其中，肺间质纤维化和胸膜炎最为常见。

(4)心脏损害：心包炎是最常见的心脏疾病。通过超声心动图检查，大约 30％的人会出现轻微的心包积液，这种情况多见于关节炎活动和 RF 阳性的患者，一般不会引起临床症状。其他可能的疾病包括心瓣膜病变、心肌损伤等。大约 20％的患者会有不同程度的冠状动脉疾病。

(5)胃肠道损害：患者可能会出现上腹部不适、胃痛、恶心、食欲减退甚至黑便，但这些大多是因为服用抗风湿药物，特别是非甾体抗炎药引起的。很少有人是因为 RA 本身引起的症状。

(6)肾损害：本病的血管炎很少影响肾脏。如果出现尿液异常，那么可能是由抗风湿药物引起的肾损伤。长期的类风湿关节炎也可能并发淀粉样变。

(7)神经系统病变：患者可能同时出现感觉型周围神经病、混合型周围神经病、多发性单神经炎、颈脊髓神经病、嵌压性周围神经病以及硬膜外结节引起的脊髓压迫等症状。脊髓压迫主要是由于 RA 影响颈椎引起的，其症状包括双手感觉异常和力量降低，腱反射多亢进，病理反射阳性。周围神经主要是因为滑膜炎压迫引起的，如，正中神经在腕关节处受压，可能会出现腕管综合征。多发性单神经炎则是由小血管炎的缺血性病变造成的。

(8)血液系统病变：疾病可能引发微小的低色素性贫血，这种贫血可能是由于疾病本身或长期服用非甾体抗炎药引起的胃肠道微量出血。血小板增加是常见的，与关节炎和关节外症状的严重性有关。活跃的 RA 患者常常会出现淋巴结肿大，在腋窝和滑车处都可能触及到肿大的淋巴结。Felty 综合征是类风湿关节炎伴随脾肿大和中性粒细胞减少的情况，有些患者甚至可能出现贫血和血小板减少。

(9)干燥综合征：30％～40％的患者可能会出现这种症状。口干和眼干的症状通常并不显著,必须通过各种检查以确认存在干燥性结膜炎和口干症状。

（二）辅助检查

1.血常规

出现轻度到中度的贫血。活动期患者的血小板数量增加。白细胞及其分类大都正常。

2.红细胞沉降率

这是最常用于监测 RA 炎症或病情活动的指标,但无特异性,且受许多因素影响,在临床上应进行综合分析。

3.C-反应蛋白

这是在细胞因子刺激下由肝产生的急性期蛋白,其水平升高说明疾病活跃,目前是评估 RA 活动性最有效的实验室指标之一。

4.自身抗体

（1）类风湿因子（RF）:这是一种特异性抗体,针对人或动物 IgG Fc 片段上的抗原决定簇,可分为 IgM、IgG、IgA 等类型。常规临床工作中检测的是 IgM 型 RF,约 70％的患者血清中可见。通常,RF 阳性的患者病情较重,高滴度 RF 是预后不良的指标之一。然而,RF 也可出现在系统性红斑狼疮、原发性干燥综合征、系统性硬化、亚急性细菌性心内膜炎、慢性肺结核、高球蛋白血症等其他疾病中,甚至在 5％的正常人中也可能出现低滴度 RF。因此,RF 阳性者必须结合临床表现,才能确诊本病。

（2）抗环瓜氨酸多肽（CCP）抗体:瓜氨酸是 RA 血清抗聚角蛋白微丝蛋白相关抗体所识别的关键抗原决定簇元素,抗 CCP 抗体是人工合成的抗体。早期研究得出,RA 中 CCP 抗体的特异性达 90％以上,大约 60％～70％的 RA 患者体内存在该抗体。与 RF 同时检测可以提升 RA 的诊断特异性。抗 CCP 抗体阳性的患者放射学破坏更严重,是预后不良的一个标志。其他 ACPA 抗体包括:抗角蛋白抗体（AKA）、抗核周因子（APF）,近年来发现,抗突变型瓜氨酸波形蛋白（MCV）、PAD4 抗体也与 RA 有关。

5.免疫复合物和补体

约 70％的患者血清中存在各种类型的免疫复合物,特别是在活动期以及 RF 阳性的患者中。在急性期和活动期,患者血清补体会升高,但只有在极少数有血管炎的患者中会出现低补体血症。

6.关节滑液

正常情况下关节腔内滑液不超过 3.5 mL。当关节发炎时滑液会增多,滑液中的白细胞计数明显增加,达 2 000～75 000 个/L,以中性粒细胞为主。黏度较差,含糖量低于血糖。

7.影像学检查

目前常用的方法有 X 射线平片、CT、MRI、B 型超声和核素扫描。

X 射线平片是最常用的方法,对 RA 的诊断、关节病变的分期、监测病变的进展都很重要,尤其是手指和腕关节的 X 线片最有价值,但对早期病变不能明确显示。X 线片中可以看到关节周围软组织的肿胀阴影,关节端的骨质疏松（Ⅰ期）;关节间隙因软骨破坏而变窄（Ⅱ期）;关节面出现虫凿样破坏性改变（Ⅲ期）;晚期则出现关节半脱位和关节破坏后的纤维性和骨性强直（Ⅳ期）。

CT 检查也较为常见,优点是成本较低、图像清晰,主要用于发现骨质病变,但对软组织及滑膜的显示效果较差。MRI 是目前最有效的影像学方法,对早期病变高度敏感,尤其是观察关节腔内的变化非常有效,但由于费用高、耗时长、扫描关节数目有限等原因,限制了其广泛应用。B 超检查则相对便宜,经过适当的培训,风湿病医师可以直接操作,可用于常规临床工作,并能有效确定和量化滑膜炎,但其对未来骨破坏预测的准确性尚需进一步研究。

(三)诊断

1.诊断标准

RA 的诊断主要依靠病史及临床表现,结合实验室检查及影像学检查。

典型病例按 1987 年美国风湿病学会(ACR)的分类标准(表 5-3)诊断并不困难,但对于不典型及早期 RA 易出现误诊或漏诊。对这些患者,除 RF 和抗 CCP 抗体等检查外,还可考虑 MRI 及超声检查,以利于早期诊断。对可疑 RA 的患者要定期复查和随访。

表 5-3 1987 年美国风湿病学会类风湿关节炎分类标准

定义	注释
晨僵	关节及其周围僵硬感至少持续 1 h(病程>6 周)
3 个或 3 个区域以上关节部位的关节炎	医生观察到下列 14 个区域(左侧或右侧的近端指间关节、掌指关节、腕关节、肘关节、膝关节、距小腿关节及跖趾关节)中累及 3 个,同时软组织肿胀或积液(不是单纯骨隆起)(病程≥6 周)
手关节炎	腕关节、掌指关节或近端指间关节炎中,至少有 1 个关节肿胀(病程≥6 周)
对称性关节炎	两侧关节同时受累(双侧近端指间关节、掌指关节及跖趾关节受累时,不一定绝对对称)(病程≥6 周)
类风湿结节	医生观察到在骨突部位,伸肌表面或关节周围有皮下结节类
风湿因子阳性	任何检测方法证明血清类风湿因子含量异常,而该方法在正常人群中的阳性率<5%
放射学改变	在手和腕的后前位片上有典型的类风湿关节炎放射学改变:必须包括骨质侵蚀或受累关节及其邻近部位有明确的骨质脱钙

注:以上 7 条满足 4 条或 4 条以上并排除其他关节炎即可诊断类风湿关节炎。

2009 年,ACR 和欧洲抗风湿病联盟(EULAR)提出了新的 RA 分类标准和评分系统,即:至少 1 个关节肿痛,并有滑膜炎的证据(临床或超声或 MRI);同时排除了其他疾病引起的关节炎,并有典型的常规放射学 RA 骨破坏的改变,可诊断为 RA。另外,该标准对关节受累情况、血清学指标、滑膜炎持续时间和急性时相反应物 4 个部分进行评分,总得分 6 分以上也可诊断 RA(表 5-4)。

表 5-4 ACR/EULAR 2009 年 RA 分类标准和评分系统

受累关节情况	受累关节数	得分(0~5 分)
中大关节	1	0
	2~10	1
小关节	1~3	2

受累关节情况	受累关节数	得分(0～5分)
	4～10	3
至少1个为小关节	＞10	5
血清学		得分(0～3分)
RF或抗CCP抗体均阴性		0
RF或抗CCP抗体至少1项低滴度阳性		2
RF或抗CCP抗体至少1项高滴度(＞正常上限3倍)阳性		3
滑膜炎持续时间		得分(0～1分)
＜6周		0
＞6周		1
急性时相反应物		得分(0～1分)
CRP或ESR均正常		0
CRP或ESR增高		1

2.病情的判断

RA的活动性可以通过多种指标来评估,包括疲乏程度、早晨僵硬的持续时间、关节痛和肿胀的频率和严重程度,以及炎症指标(如ESR和CRP)。在临床实践中,可以使用DAS28等评估标准来确定疾病的活动程度。此外,对RA患者进行评估时,应考虑影响预后的各种因素,如疾病持续时间、身体功能损伤(如通过HAQ评分),存在的非关节症状、血清中的自身抗体以及HLA-DR1/DR4阳性,以及早期X射线检查发现的骨质破坏等。

3.缓解标准

RA的临床缓解可以通过以下标准来判断:①早晨僵硬时间小于15 min;②没有疲劳感;③没有关节疼痛;④活动时关节不痛,没有压痛;⑤关节或腱鞘没有肿胀;⑥红细胞沉降率(Westergren法):女性＜30 mm/h,男性＜20 mm/h。如果满足以上5项或更多标准且至少持续两个月,可以考虑为临床缓解。如果存在活动性血管炎、心包炎、胸膜炎、肌炎或近期无明显原因的体重下降或发热,则不能被认为是缓解。

(四)鉴别诊断

在对RA进行诊断时,需要注意与骨关节炎、痛风性关节炎、血清阴性脊柱关节病、系统性红斑狼疮(SLE)、干燥综合征(SS)和硬皮病等其他结缔组织疾病引起的关节炎进行鉴别。

1.骨关节炎

骨关节炎多见于中老年人,主要影响膝关节、髋关节等承重关节。关节在活动时疼痛加重,可能会出现关节肿胀和积液。部分患者在远端指间关节可能出现赫伯登结节,而在近端指关节可能出现布夏尔结节。骨关节炎患者很少出现对称性近端指间关节和腕关节受累,没有类风湿结节,早晨僵硬时间短或没有。此外,骨关节炎患者的ESR通常只是轻微增高,RF阴性。X射线可以显示关节边缘的增生或形成骨赘,晚期可能会因为软骨破坏导致关节间隙变窄。

2.痛风性关节炎

该条件主要发生在成年男性中,特征是反复发作的急性关节炎。最常见的发病部位是第一跖趾关节或跗关节,但也可能影响到膝盖、足踝、肘部、腕部和手指关节。此病患者的血清自身抗体通常为阴性,但血尿酸水平往往升高。患者在慢性严重病情下可能在关节周围和耳郭等处形成痛风石。

3.银屑病关节炎

这种疾病常见于手指或脚趾的远端关节,病程中或发病前可能出现鳞癣病的皮肤或指甲改变,可能出现关节变形,但对称性的指间关节炎较少,且 RF 为阴性。

4.强直性脊柱炎

这种病症主要影响年轻男性,主要侵犯骶髂关节和脊柱,部分患者可能出现以膝、足踝、髋关节为主的非对称性下肢大关节疼痛和肿胀。此病常伴随肌腱炎,HLA－B27 阳性而 RF 阴性。骶髂关节炎和脊柱的 X 线改变对诊断有重要意义。

5.其他疾病所致的关节炎

SS 和 SLE 等其他风湿性疾病也可能影响关节。但这些疾病通常有相应的临床表现和特征性的自身抗体,骨质侵蚀较少见。不典型的 RA 可能需要与感染性关节炎、反应性关节炎和风湿热等进行鉴别。

四、治疗

(一)治疗原则

RA 的治疗目标包括:①减轻疼痛。②缓解炎症。③保护关节结构。④维持关节功能。⑤控制系统性疾病的影响。

(二)一般治疗

强调对患者的教育以及整体和规范的治疗理念。适当的休息、物理治疗、理疗、外用药物、正确的关节活动和肌肉锻炼等对于缓解症状、改善关节功能具有重要的作用。

(三)药物治疗

治疗 RA 的常用药物包括非甾体消炎药(NSAIDs)、改善病情的抗风湿药(DMARDs)、生物制剂、糖皮质激素和植物药。

1.非甾体消炎药

非类固醇性抗炎药(NSAIDs)在类风湿关节炎治疗中广泛应用,具有显著的止痛和抗炎效果。这类药物的主要作用机制是通过抑制环氧化酶(COX),降低前列腺素、前列环素、血栓素的生成,进而具有抗炎、止痛、降温和缓解关节肿胀的效果,是治疗 RA 的常见药物。近期研究发现,环氧化酶存在两种异构体,即环氧化酶－1(COX－1)和环氧化酶－2(COX－2)。选择性 COX－2 抑制剂(如昔布类药物)相比于非选择性的传统 NSAIDs,能有效降低严重的胃肠道不良反应。

目前市面上的非类固醇性抗炎药种类繁多,主要分为以下几类:

（1）水杨酸类：阿司匹林是最常用的一种，其效果显著，但不良反应也较为明显。目前阿司匹林多为肠溶片制剂，在使用过程中需要密切监测其潜在不良反应。

（2）芳基烷酸类：这是一大类药物，通常分为芳基乙酸和芳基丙酸两种，常见的有布洛芬、芬必得、萘普生等。芬必得是布洛芬的缓释剂，该类药物不良反应较少，患者容易接受。

（3）吲哚乙酸类：包括吲哚美辛、舒林酸等。这些药物的抗炎效果显著，解热镇痛作用与阿司匹林相似。在这类药物中，吲哚美辛的抗炎作用最强，而舒林酸的肾毒性最小，因此对于老年人及肾功能不良的患者，舒林酸是首选。

（4）灭酸类：包括甲芬那酸、氯芬那酸、双氯芬那酸和氟芬那酸等。在临床中，氟芬那酸使用较多。

（5）双氯芬酸钠属于苯乙酸类药物，其抗炎、镇痛和降温效果显著。除了口服药物外，还有局部使用的乳胶剂和缓释剂，可以减少胃肠道的不良反应。

（6）昔康类药物，如吡罗昔康等，由于其不良反应较大，现在已经很少被应用。

（7）吡唑酮类药物，包括保泰松、羟布宗等，由于其毒性较大，现在已不再使用。

（8）昔布类药物，如塞来昔布、帕瑞昔布等，这些药物是选择性 COX－2 抑制剂，可以明显减轻胃肠道的不良反应。

NSAIDs 在缓解关节肿痛和改善全身症状上起着重要作用。2008 年，ACR 发布了关于 NSAIDs 使用的白皮书，强调选择性和非选择性 NSAIDs 在风湿病治疗中的重要地位，但也提醒临床医生注意其可能引发的胃肠道、心血管、肾等不良反应。实际上，英国国立临床规范研究所（NICE）、欧盟药品评审委员会（EMEA）以及《中国骨关节炎诊治指南》都强调了 NSAIDs 用药的风险评估的重要性。其主要不良反应包括胃肠道症状、肝肾功能损伤以及可能增加的心血管不良事件。

第一，药物选择个体化。如果患者没有胃肠道和心血管风险，那么医生可以开具任何种类的 NSAIDs。研究表明，NSAIDs 的镇痛效果相同。对于有消化性溃疡病史的患者，应使用选择性 COX－2 抑制剂或其他 NSAIDs 加质子泵抑制剂；对于老年人，可以选择半衰期短或剂量较小的 NSAIDs；对于心血管高危人群，应谨慎使用 NSAIDs，如需要使用，建议选择对乙酰氨基酚或萘普生；对于肾功能不全的患者，应谨慎使用 NSAIDs；在用药期间，应定期监测血常规和肝肾功能。

第二，剂量应用个体化。如果患者在小剂量 NSAIDs 治疗下已经有了显著的改善，那么我们应尽可能维持最低的有效剂量和短的疗程；如果治疗效果不好，那么治疗策略是增加剂量，而不是更换药物。比如，如果布洛芬（每次 300 mg，每天 2 次）在第一周效果不好，那么第二周应该增加剂量（如 800 mg/d），如果剂量增大到 1 200～2 400 mg/d，疗效仍然没有改善，那么可以考虑使用其他药物。

第三，避免联合用药。如果患者使用布洛芬效果不好，那么临床医生再添加 NSAIDs 药物不仅不能增强治疗效果，反而可能增加肾脏和胃肠道反应的风险。

第四，强调 NSAIDs 风险评估。2004 年在亚太抗风湿病联盟（APLAR）会议上公布的一项关于疼痛及其治疗对亚洲人生活影响的调研报告提醒了临床医生，虽然疼痛治疗对于提高患者生活质量非常重要，但是患者对止痛药物的不良反应知之甚少，而且不愿意主动与医生沟通。

NSAIDs 的外用制剂（如双氯酚酸二乙胺乳胶剂、辣椒碱膏、酮洛芬凝胶、吡罗昔康贴剂等）和植物药膏等对缓解关节肿痛有一定的效果，不良反应较小，应在临床上推广使用。

2.改善病情的抗风湿药物

这种药物被称为疾病状态改善的抗风湿药（DMARDs），其作用速度较 NSAIDs 慢，需要 16 个月才能明显改善临床症状，因此也被称为慢效抗风湿药（SAARDs）。这些药物没有显著的止痛和抗炎作用，但可以延缓或控制疾病的发展。对于 RA 患者，我们应强调早期使用 DMARDs。对于病情严重、多关节受累、有关节外表现或早期出现关节破坏等不良预后因素的患者，我们应考虑联合使用 DMARDs。

尽管有关 RA 的最优治疗策略仍在讨论和争议中，但已经有很多经典的治疗 RA 的方法，如下台阶治疗和上台阶治疗。对于初期 RA 患者，临床医生通常更倾向于采用上台阶治疗，因为下台阶治疗可能会导致过度治疗。然而，有研究表明，对于早期 RA 患者，下台阶治疗可以更快、更有效地控制疾病。因此，在临床实践中，必须在细致评估患者病情活跃度和坚持个体化药物治疗原则的基础上选择最合适的治疗策略。

常用的 DMARDs 药物有以下几种。

（1）氨甲蝶呤（MTX）：氨甲蝶呤是当前最常用的 DMARDs，大多数风湿科医生建议将其作为初期 DMARD 治疗，特别是对于有侵蚀性病变的 RA 患者。口服、肌内注射、关节内注射或静脉注射都是有效的，每周给药一次。必要时可以和其他 DMARDs 联合应用。常用剂量为每周 7.5～20 mg。常见不良反应包括恶心、口腔炎、腹泻、脱发、皮疹和肝损伤，少数人会出现骨髓抑制，偶尔会出现肺间质病变。对于是否会引起流产、畸形和影响生育能力尚无明确结论。服药期间应适当补充叶酸，并定期检查血常规和肝功能。

（2）柳氮磺吡啶（SSZ）：可单独用于疾病进程较短和轻度 RA，或与其他 DMARDs 联合用于治疗疾病进程较长和中重度患者。通常需要服用 4～8 周才能起效。从小剂量逐步增加可以帮助减少不良反应。开始时，每次口服 250～500 mg，每天 2 次，然后逐渐增加至每次 750 mg，每天 2 次，以及每次 1 g，每天 2 次。如果疗效不明显，可以增加到每天 3 g。主要不良反应包括恶心、呕吐、腹痛、腹泻、皮疹、转氨酶增高和精子减少，偶尔会出现白细胞、血小板减少，对磺胺过敏者应慎用。服药期间应定期检查血常规和肝肾功能。

（3）来氟米特（LEF）：它在治疗 RA 的过程中逐渐显现出重要性。LEF 不仅可以单独治疗 RA，也可作为 MTX 的备选治疗方案，或与 MTX 联合使用，均显示出良好的效果和安全性。LEF 的工作机制是通过抑制二氢乳清酸脱氢酶，阻止嘧啶核苷酸的合成。T 细胞和 B 细胞只有极少量的二氢乳清酸脱氢酶，没有嘧啶核苷酸的合成途径，所以 LEF 对淋巴细胞的影响具有相对特异性。通常剂量为每天 10～20 mg，口服。主要用于疾病历程长、病情严重或有不良预后因素的患者。主要的不良反应包括腹泻、瘙痒、高血压、肝酶升高、皮疹、脱发和白细胞减少等。由于其可能产生致畸效应，因此孕妇禁用。在服用药物期间，应定期检查血常规和肝功能。

（4）抗疟药：主要有羟氯喹和氯喹两种。对于疾病进程较短、病情较轻的患者，可以单独使用。对于病情严重或有不良预后的患者，应和其他 DMARDs 一起使用。这类药物的效果出现较慢,通常需要服用 2～3 个月才能见效。羟氯喹的使用剂量是每次 200 mg,每天 2 次;氯喹是每次 250 mg,每天一次。羟氯喹的不良反应相对较少,但在使用前和治疗期间应每年进行一次眼底检查,以监测可能出现的视网膜损伤。氯喹价格较低,但眼损害和心脏相关不良反应(如传导阻滞)较常见,需要注意。

(5)青霉胺(D-pen):青霉胺的使用剂量为每天 250～500 mg,治疗效果出现后可以逐渐减少到每天 250 mg 的维持剂量。通常用于病情较轻的患者,或与其他 DMARDs 一起用于重症 RA 的治疗。不良反应包括恶心、食欲不振、皮疹、口腔溃疡、嗅觉减退和肝肾损害等。在治疗期间,应定期检查血、尿常规和肝肾功能。但是,由于长期使用可能出现的一些不良反应,目前在临床上使用较少。

(6)金制剂:这类药物的种类包括注射型和口服型。其中,肌肉注射型的有硫代苹果酸金钠和硫代葡萄糖金钠,它们的应用并不广泛,主因在于其严重的毒性反应(如血细胞数量减少、蛋白尿),并且需要对患者进行严格的监控,导致治疗和监控的费用相对较高。口服金类药物是金诺芬,这是一种三乙膦金化合物,自 20 世纪 80 年代中期开始使用。金诺芬的毒性与注射型不同,相对较轻,但在许多情况下,可能引起轻度的小肠和结肠炎,从而导致腹泻以及治疗失败。其疗效相较 MTX、肌肉注射型金类药物以及 SSZ 较弱。初始剂量为每天 3 mg,2 周后增至每天 6 mg 以维持治疗。适用于 RA 的不同严重程度,对于重度患者,应与其他 DMARDs 一起使用。常见的不良反应包括腹泻、瘙痒、口炎、肝肾损伤、白细胞减少,偶尔会出现外周神经炎和脑病。治疗期间应定期进行血液、尿液常规以及肝肾功能的检查。

(7)硫唑嘌呤(AZA):AZA 既可以单独使用,也可以与其他药物联合治疗 RA,常用剂量为每天 1～2 mg/kg,通常为每天 100～150 mg。主要用于疾病严重的 RA 患者。因骨髓抑制导致的中性粒细胞减少是其最常见的不良反应,其他还包括恶心、呕吐、脱发、皮疹、肝损伤,并可能对生殖系统产生一定的损害,偶尔会导致畸形。服药期间应定期进行血液常规和肝功能的检查。

(8)环孢素(CysA):与其他免疫抑制药相比,CysA 的主要优势在于骨髓抑制的情况较少,适用于疾病严重、病程长或有不良预后因素的 RA 患者。常用剂量为每天 1～3 mg/kg。主要不良反应包括高血压、肝肾毒性、胃肠道反应、齿龈增生以及多毛等。不良反应的严重程度和持续时间都与药物剂量和血药浓度有关。服药期间应进行血液常规、血肌酐和血压的检查。

(9)环磷酰胺(CYC):这种药物在治疗 RA 中的使用并不常见,只在多种药物都无法有效缓解 RA 症状的重症患者中尝试使用。其主要不良反应包括消化系统不适、脱发、骨髓抑制、肝脏损伤、出血性膀胱炎以及性腺抑制等。

(10)雷公藤:它可以有效地缓解关节的肿痛,但其是否能够延缓关节的破坏还没有明确的研究结果。通常的剂量是每天 30～60 mg 雷公藤总苷,分三次饭后服用。主要的不良反应是性腺抑制,可能导致男性不育和女性停经。其他可能的不良反应包括皮疹、色素沉着、指甲软化、脱发、头痛、食欲减退、恶心、呕吐、腹痛、腹泻、骨髓抑制、肝酶升高以及血肌酐增高等。

(11)白芍总苷(TGP):通常的剂量是每次 600 mg,一天服用 2～3 次。它可以有效地减轻关节的肿痛。其不良反应相对较少,主要可能出现腹痛、腹泻、食欲减退等。

(12)青藤碱:每次 20～60 mg,饭前口服,一天服用 3 次,可以有效地减轻关节肿痛。主要的不良反应有皮肤瘙痒、皮疹和白细胞减少等。

3.糖皮质激素

使用全身糖皮质激素（简称激素）可以有效地控制 RA 患者的症状，推荐使用小剂量（<7.5 mg/d）的泼尼松作为辅助治疗方法来控制症状。此外，最近的证据表明，小剂量激素治疗可以延缓骨质侵蚀的进程。一些患者可能需要每月接受大剂量激素冲击治疗，当与一种 DMARDs 联合使用时，可以增加疗效。

激素主要用于以下几种情况：有血管炎等关节外表现的重症 RA；不能耐受 NSAIDs 的 RA 患者作为"过渡"治疗；其他治疗方法效果不佳的 RA 患者；需要局部激素治疗（如关节腔内注射）的患者。

激素治疗 RA 的原则是使用尽可能小的剂量和尽可能短的疗程。在激素治疗过程中，必须同时应用 DMARDs，并且应补充钙和维生素 D 以防止骨质疏松。关节腔内注射激素可以帮助减轻关节炎症症状，但过于频繁的关节腔穿刺可能增加感染风险，并可能发生类固醇晶体性关节炎。

4.生物制剂

肿瘤坏死因子（TNF－α）阻断剂、白介素 1（IL－1）和白介素 6（IL－6）阻断剂、抗 CD_{20} 单克隆抗体以及 T 细胞共刺激信号抑制剂等生物治疗药物在 RA 治疗中发挥着关键作用。

（1）TNF－α 拮抗药：这些药物可以绑定并中和 TNF，已经成为 RA 治疗的基础。例如，依那西普是一种融合了 IgG1 的 TNFⅡ型受体，英夫利昔单抗是一种对 TNF 的人/鼠嵌合的单克隆抗体，阿达木单抗是一种全人源化的 TNF 抗体。国内也有一些药物如益赛普和强克，属于可溶性的 TNF 受体融合蛋白。与传统的 DIARDs 相比，TNF－α 阻断剂的主要优点是其快速起效、明显抑制骨破坏，并且患者的总体耐受性良好。研究显示，对于无法通过 DMARDs 治疗的 RA 患者，使用任何一种 TNF 阻断剂都能有效地控制症状和体征，对没有接受过 DMARDs 治疗的患者也同样有效。无论是否联合使用氨甲蝶呤，重复使用这些药物都有效。依那西普的推荐剂量和用法是：每次 25 mg，皮下注射，每周 2 次或每次 50 mg，每周 1 次。英夫利昔单抗的推荐剂量为每次 3 mg/kg，第 0、2、6 周各 1 次，之后每 4～8 周 1 次。阿达木单抗的推荐剂量是每次 40 mg，皮下注射，每 2 周 1 次。这类药物可能出现注射部位反应或输液反应，可能增加感染和肿瘤的风险，偶有药物诱导的狼疮样病变以及脱髓鞘病变等。在使用这类药物前应进行结核筛查，并排除活动性感染和肿瘤。

（2）IL－1 拮抗药：阿那白滞素是一种重组的 IL－1 受体阻断剂，是目前唯一被批准用于治疗 RA 的 IL－1 阻断剂。阿那白滞素可以改善 RA 的症状和体征，减少残疾，减缓影像学显示的关节破坏，可以单独使用或与氨甲蝶呤联用。推荐剂量为 100 mg/d，皮下注射。其主要不良反应包括与剂量相关的注射部位反应和可能的感染风险增加等。

（3）IL－6 拮抗药：此类药物主要适用于中度至重度 RA 患者，特别是对 TNF－α 阻断剂反应不佳者。建议的使用方法是静脉注射 4～10 mg/kg，每 4 周 1 次。常见不良反应包括感染、消化道问题、皮疹和头痛等。

（4）抗 CD_{20} 单抗：利妥昔单抗是一种能与正常和恶性 B 淋巴细胞表面的 CD_{20} 抗原结合的单克隆抗体。推荐剂量和用法是静脉注射 500～1 000 mg，两周后再次注射，根据病情，6～12

个月后可以进行第二轮治疗。在每次注射利妥昔单抗之前的 30 min，都需要先静脉注射适量的甲泼尼龙。利妥昔单抗主要用于 TNF－α 阻断剂疗效不佳的活动性 RA 患者。最常见的不良反应是输液反应，静脉注射糖皮质激素可以降低输液反应的发生率和严重程度。其他不良反应包括高血压、皮疹、瘙痒、发热、恶心和关节痛等，可能导致感染风险增加。

（5）CTLA4－Ig：阿巴西普通过与抗原递呈细胞上的 CD_{80} 和 CD_{86} 结合，阻止了 T 细胞 CD_{28} 与抗原递呈细胞的连接，从而抑制了 T 细胞的活动。阿巴西普主要用于治疗病情较重或对 TNF－α 阻断剂反应不佳的 RA 患者。推荐的剂量根据体重不同，分别是：500 mg（＜60 kg），750 mg（60～100 kg），1 000 mg（＞100 kg），在第 0、第 2、第 4 周进行静脉注射，之后每 4 周注射一次。主要不良反应包括头痛和恶心，可能会增加感染和肿瘤的风险。

（四）血浆置换或免疫吸附及其他治疗

对于那些服用标准药物疗效不佳，血清中自身抗体滴度高、免疫球蛋白显著增高的患者，可以考虑进行血浆置换或免疫吸附治疗。然而，在临床实践中，应严格遵守适应证并配合 DMARDs 等治疗原则。当 RA 患者病情严重，而传统 DMARDs 和新型抗细胞因子药物治疗无效时，可以采用这种方法。

此外，自体干细胞移植、T 细胞疫苗和间充质干细胞治疗可能对 RA 的缓解有所帮助，但只适用于少数难以治疗的患者，必须严格遵守适应证，仍需进行更多的临床研究。

（五）外科治疗

对于积极内科治疗无法控制病情的 RA 患者，可以考虑采取手术治疗，以减轻疼痛、矫正畸形和提高生活质量。手术可在严重关节破坏的患者中发挥重要作用。尽管许多关节可接受关节成形术和全关节置换术，但是在髋、膝和肩关节的手术效果是最好的。手术的目标是缓解痛苦和降低残疾程度，但不能彻底治愈 RA，因此手术后还需要继续药物治疗。常见的手术方法主要包括滑膜切除术、人工关节置换术、关节融合术以及软组织修复术等。

（六）预后

RA 患者的预后与疾病的持续时间、病情活动性和治疗方法有密切关系。对于关节受累多、关节外表现严重、血清中存在高水平自身抗体和 HLA-DR1/DR4 阳性，以及早期就出现关节侵蚀的患者，应采取积极的治疗手段。大部分 RA 患者在规范的内科治疗后可以达到临床缓解的状态。

第三节 系统性红斑狼疮

系统性红斑狼疮（SLE）是一种以多系统受累和血清中存在多种自身抗体为特征的常见自身免疫疾病。这种疾病在育龄女性中较常见，但儿童和老年人也可能患病。其基本病理变化是由免疫复合物引发的血管炎。遗传、感染、环境因素、性激素、药物等多种因素引起的免疫系统混乱是导致该病发生的主要原因。

一、诊断标准

（一）临床表现

（1）多数 SLE 患者的病程起源悄无声息，临床症状各异，病情反复，无法完全治愈。

（2）可能出现全身性的症状，如发热和乏力。

（3）蝶形红斑和盘状红斑是 SLE 的典型皮疹，其他皮肤病变还包括手掌和脚底以及指甲周围的红斑、冻疮样皮疹、脂膜炎、网状青斑、光敏感、脱发和雷诺现象等。

（4）关节肌肉：常见的表现是对称性的多关节炎，一般来说，骨质破坏较少。可能会有肌肉疼痛和无力，少数情况下可能出现肌酶升高。

（5）肾脏是 SLE 最常受损的器官，称为狼疮性肾炎（LN），可以表现为蛋白尿、血尿、管型尿，严重时甚至出现肾功能衰竭。LN 的病理类型对于评估预后和制定治疗方案非常重要。

（6）神经精神狼疮（NP−SLE）：主要影响中枢神经系统，也可能影响周围神经系统。在确诊 NP−SLE 之前，应首先排除感染、药物不良反应、代谢性疾病等引起的症状。

（7）血液系统：红细胞、白细胞和血小板都可能受损，表现为贫血、白细胞减少、血小板减少。贫血可能由慢性疾病贫血、自身免疫性溶血或肾性贫血引起。

（8）SLE 可以影响胸膜、肺实质、肺间质和肺血管，导致胸腔积液、肺炎、肺间质病变、肺高压等表现，还可能出现肺萎缩综合征，表现为肺量减小、膈肌升高、盘状肺不张和呼吸肌功能障碍。

（9）心脏的心包、心肌、传导系统、瓣膜和冠状动脉等都可能受损。SLE 引起的疣状心内膜炎也叫 Libman−Sack 心内膜炎，常见于二尖瓣后叶的心室侧，一般不会引起心脏杂音。

（10）胃肠道受损可能表现为恶心、呕吐、腹痛、腹泻、便秘等；也可能出现肠系膜血管炎，症状类似急性腹症；SLE 还可能影响肝脏和胰腺。

（11）眼部表现包括结膜炎、葡萄膜炎、眼底改变和视神经病变等。SLE 还可能引发干燥综合征，导致口干、眼干症状。

（二）临床分型

1.轻度 SLE

确诊或高度疑似 SLE，病情稳定，受损的目标器官功能正常或稳定。

2.重度 SLE

重要器官受损并影响其功能。

3.狼疮危象

威胁生命的急性重症 SLE。

此外，可以使用 SLEDAI 评分来评估患者的疾病活动程度。

（三）实验室检查

1.常规检查

血常规中可能出现一系或多系的减少，SLE 引发的白细胞下降主要以淋巴细胞为主；尿中的蛋白、红细胞、白细胞和管型都是肾脏受损的指标；炎症指标中的红细胞沉降率在活动期可能会增高，但 C-反应蛋白通常不会增高，如果合并感染则可能上升；NP−SLE 的脑脊液没有特征性表现，可能会出现脑脊液压力升高、白细胞增多和蛋白增多等情况。

2.免疫学检查

SLE 可能会出现高 γ 球蛋白血症；血清补体 C_3、C_4 水平降低，与疾病活动有关；自身抗体的检测在 SLE 诊断中非常关键，抗核抗体（ANA）阳性率达 99%，其效价与疾病活动度关系不大;抗双链 DNA(dsDNA)抗体具有诊断特异性,其效价随病情改善而降低;抗 Sm 抗体是 SLE 的标志性抗体,阳性率为 20%~30%,与疾病活动性无关。其他抗体包括抗 RNP 抗体、抗 SSA 抗体、抗 SSB 抗体和类风湿因子在 SLE 患者中常见,但特异性较低,也可能出现在其他自身免疫性疾病中;此外,抗磷脂抗体、抗红细胞抗体、抗血小板抗体、抗神经元抗体与相应的症状有关。

(四)病理学检查

根据国际肾脏病学会、肾脏病理学会(ISN/RPS)的分类,LN 可以分为以下病理类型:Ⅰ 型轻微系膜性 LN、Ⅱ 型系膜增殖性 LN、Ⅲ 型局部增殖性 LN、Ⅳ 型广泛增殖性 LN、Ⅴ 型膜性 LN、Ⅵ 型硬化性 LN。

(五)诊断标准

目前普遍采用美国风湿病学会 1997 年修订的 SLE 分类标准,其中的 11 项中符合 4 项或 4 项以上者可以诊断 SLE(表 5-5)。

表 5-5　SLE 分类标准(美国风湿病学会 1997 年修订)

标准	定义
1.颊部红斑	固定红斑,扁平或隆起,在两颧突出部位
2.盘状红斑	片状隆起于皮肤的红斑,黏附有角质脱屑和毛囊栓;陈旧病变可发生萎缩性瘢痕
3.光过敏	对日光有明显反应,引起皮疹,从病史中得知或医生观察到
4.口腔溃疡	经医生观察到的口腔或鼻咽部溃疡
5.关节炎	非侵蚀性关节炎,累及 2 个或更多的外周关节,有压痛、肿胀或积液
6.浆膜炎	胸膜炎或心包炎
7.肾脏病变	尿蛋白>0.5 g/24h 或+++或管型(红细胞、血红蛋白、颗粒或混合管型)
8.神经病变	癫痫发作或精神病,除外药物或已知的代谢紊乱
9.血液学疾病	溶血性贫血或白细胞减少或淋巴细胞减少或血小板减少
10.免疫学异常	抗 dsDNA 抗体阳性或抗 Sm 抗体阳性或抗磷脂抗体阳性(包括抗心磷脂抗体或狼疮抗凝物阳性或至少持续 6 个月的梅毒血清试验假阳性的三者中具备一项阳性)
11.抗核抗体	在任何时候和未用药物诱发"药物性狼疮"的情况下,ANA 滴度异常

二、治疗

(一)治疗原则

虽然 SLE 无法根治,但通过适当的治疗,大部分患者能获得完全缓解。治疗的关键在于早期诊断与治疗,以避免或延迟不可逆的器官损伤,改善患者的预后。对于确诊的 SLE 患者,应进行疾病活动度的评估,以准确判断疾病的严重程度。对于中度和重度 SLE 的治疗,通常分为诱导缓解和维持治疗两个阶段。诱导缓解阶段的目标是通过加强免疫治疗以控制急性发作,使疾病缓解;维持治疗阶段的目标是将症状控制在可接受的水平,防止复发,同时避免进一步的器官损伤和药物相关的并发症。患者需要接受教育,对疾病有正确的理解,消除恐惧,理解规律用药的重要性,知道长期随访的必要性。避免过度的紫外线暴露。

(二)轻型 SLE 的药物治疗

一些 SLE 患者的主要内脏器官(如肾脏、血液、心脏、肺、消化系统、神经系统等)功能正常或稳定,只表现为光敏感、皮疹、关节炎等症状。这些患者的病情通常稳定,或只有轻微的疾病活动,且不会危及生命。通常这些患者的治疗药物选择包括非甾体抗炎药、抗疟药和小剂量的糖皮质激素[<0.2 mg/(kg·d)]。非甾体抗炎药用于控制关节炎症状,要注意其可能引起的消化道溃疡、出血、肾、心、肝功能等方面的不良反应,通常适用于胃肠道、肾和心血管系统风险低的患者。抗疟药包括氯喹和羟氯喹,对皮疹和光敏感有很好的效果,也能控制 SLE 病情活动。主要不良反应为眼底病变,其中羟氯喹对眼部的影响较小。对于使用抗疟药超过 6 个月的患者,应定期进行眼底检查。一般使用小剂量的糖皮质激素就可以缓解症状。对于病情控制不佳的患者,在评估风险后,可以联合使用硫唑嘌呤和甲氨蝶呤等免疫抑制药。需要注意的是,一些轻度 SLE 如果治疗不规范,随着时间的推移,可能会发展为中到重度 SLE,因此还需要定期随访并调整治疗方案。

(三)中重型 SLE 的治疗

中重度 SLE 通常指那些涉及关键器官并影响其功能,或者广泛非关键器官(如皮肤)受损且一般疗法无效的病例。这些病例中使用糖皮质激素疗法的效果较差,或者无法降低到适合长期使用的剂量。对于这些患者,通常需要更加激进的治疗方式,包括联合使用糖皮质激素和免疫抑制药物以控制病况。治疗的主要阶段分为诱导缓解和维持治疗。诱导缓解阶段的目标是快速控制病情,防止或逆转内脏损伤,尽量实现疾病的完全缓解(包括恢复血清学指标、症状和受损器官的功能),但也要防止过度免疫抑制带来的并发症,特别是感染。由于病情的不同及患者对激素的敏感性差异,糖皮质激素的剂量通常为 1 mg/(kg·d),有时需要增加到 2~3 mg/(kg·d)。部分 SLE 患者出现可能在短期内威胁生命的严重狼疮表现,如急性肾炎、严重的自身免疫性溶血贫血、大量血小板减少、神经精神狼疮、合并肺泡出血的狼疮、严重的狼疮心肌病、重度狼疮肺炎、重度狼疮肝炎、严重的血管炎等,这被称为狼疮危象,需要大剂量激素冲击疗法。在维持治疗阶段,目标是使用最少的药物预防疾病复发,尽量减少药物治疗相关并发症,基于维持患者的完全缓解。大部分患者需要终身用药,因此,长期随访是实现治疗成功的关键。

(四)狼疮性肾炎的标准化治疗

肾脏是最常见的受 SLE 影响的器官之一,肾脏损伤在 SLE 的预后中起着极其关键的作用,也是 SLE 患者死亡的主要因素之一。尽管近年来 SLE 的治疗已有显著进步,患者的预后情况已有所提高,但 SLE 相关的终末期肾病的发病率并未明显减少。根据多项临床试验(含回顾性和前瞻性,部分为随机)的结果,结合文献和专家的观点,2012 年,ACR 提出了新的狼疮性肾炎治疗建议。主要的治疗原则如下:首先,除非存在明确的禁止证据,所有显示活动性狼疮性肾炎临床症状的患者在治疗前应进行肾活检,以便进行肾病理类型划分并指导治疗。肾活检不仅能评估肾小球的损伤情况,还能评估肾的活动性和慢性损伤程度,以及肾间质和血管的损伤程度。此外,肾活检还有助于识别其他疾病导致的肾损伤。

对于狼疮性肾炎的标准治疗,ACR 推荐联合使用羟氯喹。在一项前瞻性研究中,羟氯喹被证实能降低 SLE 的复发率,减少包括肾损害在内的器官损伤。对于所有蛋白尿超过 0.5 g/d 的患者,应使用拮抗肾素－血管紧张素系统的药物,如血管紧张素转化酶抑制剂和血管紧张素 Ⅱ 受体阻断剂等。对于狼疮性肾炎患者,血压控制也至关重要,推荐控制目标为 130/80 mmHg,严格控制血压可以帮助延缓肾损伤的进程。

针对 Ⅰ 型和 Ⅱ 型狼疮性肾炎的患者,一般情况下不需要采用免疫抑制药物进行治疗。然而,Ⅲ 型和 Ⅳ 型狼疮性肾炎的患者有更高的终末期肾病风险,因此,积极的治疗措施是必要的。在诱导缓解阶段,推荐的疗法是使用激素和免疫抑制药,其中,首推的免疫抑制药物是霉酚酸酯(MMF)或静脉应用的环磷酰胺(CTX)。对于有生育计划的患者,MMF 是更好的选项。对于 Ⅴ 型狼疮性肾炎的患者,推荐使用激素和 MMF 进行治疗。对于 Ⅴ 型和 Ⅲ 型或 Ⅳ 型混合型的患者,治疗策略参考 Ⅲ 型和 Ⅳ 型狼疮性肾炎的治疗方案。诱导期的治疗周期通常为 6 个月,除非在 3 个月内出现临床状况明显恶化的证据,如蛋白尿显著增加和(或)肌酐显著升高。如果 6 个月的治疗效果不佳,可以考虑更换治疗方案。

虽然 ACR 提供了治疗指南,但根据我国实际治疗经验,对于活动性明显的 Ⅳ 型狼疮性肾炎以及大量蛋白尿的 Ⅴ 型狼疮性肾炎,学者们仍然首选 CTX 治疗。此外,尽管 ACR 建议在治疗初始阶段给予 500～1 000 mg/d 的激素冲击治疗,然后降低到 0.5～1 mg/(kg·d),但在我国,除非出现急进性肾炎表现,否则考虑到激素冲击的风险,一般不推荐使用,而是建议给予 1 mg/(kg·d) 的激素剂量治疗。

(五)治疗药物

1.糖皮质激素

糖皮质激素具有调节固有免疫和获得性免疫反应的功能,能抑制细胞因子的产生,阻止细胞增殖,并促进 T 细胞和 B 细胞的凋亡。这种药物在多个免疫反应环节中对免疫细胞的功能具有抑制效果,能降低抗体生成,大剂量使用时还能直接溶解淋巴细胞。其强力的抗炎和免疫抑制作用使其成为 SLE 短期治疗的关键和高效药物,也是基础治疗药物。

对于严重内脏功能损害的患者,常规剂量通常为 0.5～1 mg/(kg·d)。然而,由于不同病情和个体对激素的敏感性存在差异,因此,临床上的用药剂量应针对个体,根据治疗效果调整激素剂量,有时可以达到 2～3 mg/(kg·d)。在疾病稳定后,应逐步降低激素剂量,如果病情允许,维持剂量应尽可能低于 10 mg/d,以减少激素相关的不良反应。在激素减量过程中,应注意监测病情活动,确保疾病得到稳定控制,防止由于激素减少过快导致的病情反复。同时,根据病情,应及时添加免疫抑制药物,以更快速地引导疾病缓解并巩固疗效,避免长期使用较大剂量激素导致的不良反应。对于重要器官受损,病情迅速发展,甚至出现狼疮危象的患者,可以进行大剂量冲击治疗,如使用甲泼尼龙 500～1 000 mg/d,连续 3 d 为一个疗程。激素冲击治疗可以缓解急性症状,但在后续治疗中应配合一定剂量的激素和免疫抑制药物,否则病情可能反复。

SLE 患者由于需要接受激素和免疫抑制药的治疗,因此对感染的抵抗力较低。实际上,严重的感染已经成为了 SLE 患者死亡的主要原因之一,因此在治疗过程中,医生需密切监测患者有无感染的迹象,并在感染发生时及时进行抗感染治疗。由于大部分 SLE 患者需要长期使用激素,因此医生需关注保护下丘脑－垂体－肾上腺轴,尽量避免使用对该轴影响较大的长效激素,如地塞米松,同时,长期使用激素的患者不应突然停药。对于长期使用激素的 SLE 患者,他们的肾上腺皮质功能可能不足,对应激反应差,在面对各种应激情况,如手术时,应适当增加激素剂量。

长期使用激素会引发骨质疏松等并发症,因此在开始使用激素时就应该采取防御措施。其他可能出现的不良反应包括高血糖、中心性肥胖、肾上腺功能不足、乏力、肌无力、满月脸、皮肤毛细血管扩张、月经失调、生长障碍、性腺发育延迟、蛋白质分解加速、负氮平衡、中枢神经系统兴奋(激素相关性精神病)、青光眼、白内障、水钠潴留、低钾血症、高血压等。

2.抗疟药

在 SLE 的治疗中,羟氯喹和氯喹作为抗疟药被广泛应用,虽然它们并非免疫抑制药,但可能通过影响粒细胞的吞噬功能和迁移,以及稳定溶酶体发挥作用。由于羟氯喹的不良反应相对较小,因此更常使用。羟氯喹可以帮助稳定 SLE 的病情,减少激素的不良反应,现在,大家普遍认为,羟氯喹可以降低 SLE 的病情复发率,并减少器官损伤,除非有明确的禁忌证,羟氯喹应被视为 SLE 治疗的常规药物。氯喹和羟氯喹的剂量分别是 0.25 g/d 和 0.2~0.4 g/d。可能的不良反应包括头晕、皮疹、皮肤瘙痒、恶心、呕吐、腹泻和腹痛等。值得注意的一点是,抗疟药可能会对视网膜造成损伤,表现为视力降低、视野缺损,需要定期眼科检查,一旦发现这些症状,应及时停药,多数情况下能恢复正常。

3.免疫抑制药物

(1)环磷酰胺(CTX):环磷酰胺是一种细胞周期非特异性烷化剂,主要在细胞的 S 期发挥其作用。这种药物通过影响 DNA 的合成,展现强大的细胞毒性和免疫抑制效果。其对 B 细胞的增长和抗体生成有显著的抑制作用,因此环磷酰胺联合激素疗法能有效地引导疾病进入缓解状态,阻止并逆转病变的发展,优化远期预后。环磷酰胺常被选用于 SLE 的诱导缓解治疗,也是治疗狼疮性肾炎的标准药物之一,对于血管炎、神经系统病变、急性出血性肺泡炎等多种严重的狼疮表现也有显著的疗效。然而,由于环磷酰胺的不良反应较多,因此在 SLE 的维持治疗阶段使用较少。

目前广泛接受的环磷酰胺治疗方案通常为 0.5~1.0 g/m²(体表面积),每个月静脉滴注一次。欧洲推荐的方案是每两周给予 0.5 g 一次。我国的研究表明,每两周给予 0.4 g 一次,具有良好的效果和安全性。由于个体对环磷酰胺的敏感性有所不同,因此在治疗过程中,应根据患者的具体情况,控制好剂量、冲击间隔和疗程,以实现治疗效果并避免不良反应。

环磷酰胺的药理作用可能导致白细胞下降和谷丙转氨酶升高,不过这些情况通常是可逆的。环磷酰胺降低了机体的免疫能力,使患者更容易发生感染,包括机会性感染。在用药期间,应密切监测白细胞和肝功能。如果白细胞下降或并发感染,应暂时停止使用,待白细胞恢复正常并控制好感染后再进行用药。

环磷酰胺的另一个重要不良反应是对性腺的抑制(尤其是女性的卵巢衰竭),这与环磷酰胺的累积剂量和患者年龄有关,因此对于有生育需求的女性,使用环磷酰胺需要谨慎考虑。其他常见的不良反应包括胃肠道症状(如恶心、呕吐、胃痛、腹泻),骨髓抑制,皮肤颜色变深,脱发等。出血性膀胱炎也是常见的不良反应,少数人可能出现远期致癌。出血性膀胱炎、膀胱纤维化和膀胱癌在长期口服环磷酰胺治疗中较常见,而在间歇性环磷酰胺冲击治疗中则较为少见。

(2)霉酚酸酯(MMF):霉酚酸酯是一种抑制淋巴细胞活性和增殖的药物,它通过抑制嘌呤的合成过程而发挥作用。多个大型的随机临床对照研究表明,MMF 在诱导治疗阶段与 CTX(环磷酰胺)效果相似,但其对肝、骨髓及性腺的不良影响较少。因此,MMF 已被推荐为狼疮性肾炎治疗的主流药物之一,对亚洲人群常见的剂量为 1.5～2 g/d。MMF 既可以在诱导缓解期使用,也可以在维持期治疗中使用。虽然 MMF 的耐受性较好,但主要的不良反应是胃肠道病状,如恶心、腹泻、呕吐等。由于 MMF 具有免疫抑制作用,因此使用 MMF 的患者容易发生感染,特别需要注意 MMF 相关的机会性感染,如巨细胞病毒(CMV)感染。

(3)硫唑嘌呤:硫唑嘌呤是一种嘌呤类药物,通过抑制 DNA 合成而产生对淋巴细胞的毒性作用。通常剂量为每日 2～3 mg/kg,主要用于 SLE 在经历诱导缓解治疗后的维持期治疗。目前的研究显示,硫唑嘌呤在妊娠期间是安全的,因此可以使用于育龄女性。硫唑嘌呤的主要不良反应在于血液系统和胃肠道,偶尔也会引发胰腺炎和胆汁淤积性肝炎,同时也需要注意由其引起的感染和肿瘤的风险。对硫唑嘌呤过敏的患者在使用后可能会迅速出现严重的脱发和血液系统疾病,造成严重的白细胞和血小板减少。因此,对首次使用硫唑嘌呤的 SLE 患者,应密切监测白细胞计数,通常每周进行一次,连续监测 4～5 次,如果白细胞计数下降,则应立即停止使用该药物。

(4)他克莫司:他克莫司是一种 T 淋巴细胞专一性的钙调神经磷酸酶抑制剂,其免疫抑制能力比环孢素强 10 到 100 倍。该药通过压制钙调神经磷酸酶的活性,下调 IL－2、IL－3、IL－4、IFN－γ 等细胞因子的转录水平,抑制活化 T 淋巴细胞核因子的活性,从而阻止 T 淋巴细胞的激活。原先是为抑制器官移植后的移植物排斥反应而使用,后来其用途扩大到肾小球疾病。大量研究表明,他克莫司在引发 SLE 缓解和维持阶段都有优良效果,但其可能的肾毒性限制了其使用。现在,它常作为 SLE 治疗的第二选择药物,常规起始剂量是 0.05 mg/(kg·d),血药浓度应控制在 5～10 ng/mL。在使用过程中应严密监测肾功能和血压。

(5)甲氨蝶呤(MTX):甲氨蝶呤是一种二氢叶酸还原酶阻断剂,通过阻断核酸的合成来实现细胞毒效果。MTX 的疗效不如环磷酰胺冲击疗法,通常不会考虑用于有主要器官损伤的患者。MTX 的长期使用耐受性较好,主要适用于关节炎、肌炎、浆膜炎和皮肤损害为主的 SLE 患者,常用剂量为每周一次的 10～15 mg。MTX 的不良反应包括胃肠道反应、口腔黏膜糜烂、肝功能损害、骨髓抑制,偶尔会出现甲氨蝶呤引发的肺炎和肺纤维化。MTX 相关的口腔黏膜糜烂有时可能与 SLE 病情活动时的口腔黏膜病变混淆。

(6)环孢素(CsA):环孢素是一种特异性抑制 T 淋巴细胞白细胞介素 IL－2 生成的药物,具有选择性的细胞免疫抑制功能,是一种非细胞毒性的免疫抑制剂。对某些狼疮性肾炎和血液系统损伤的治疗有效,常用剂量为每日 3～5 mg/kg。环孢素的主要不良反应包括肾损伤、高血压、头痛、胃肠道反应、牙龈肥大和过度毛发。服用期间应定期检查肝肾功能和血压、尿酸和血钾,如果条件允许,还应监测血药浓度。

4.生物制剂

近期,选择性地针对发病过程中的某一步骤或影响疾病发展的关键分子的治疗方法已经成为新的治疗趋势。以生物技术为基础,开发出来的各种生物疗法已经成为自身免疫疾病治疗研究的焦点。生物疗法为风湿疾病的治疗提供了一个新的路径,为患者提供了更多的选择,特别是对那些对传统的免疫抑制疗法效果不好的患者,带来了新的希望。然而,生物疗法作为一种新的治疗方法,其确切的疗效和长期的不良反应仍需要通过大规模的临床试验和长期跟踪研究得到进一步的证实。

随着对 SLE 发病机制的深入研究,已经研发出了多种针对不同作用位点的药物。由于 SLE 是由 B 细胞高度活化并产生大量疾病性自身抗体的疾病,B 细胞异常在 SLE 发病机制中起着非常重要的作用。因此,针对 B 细胞的选择性靶向治疗成为了最近风湿病新型治疗药物研究的关键。尽管正在开发的生物疗法种类众多,但目前只有贝利尤单抗(belimumab)在美国被批准用于治疗 SLE。

我们可以根据药物开发的作用策略将其分类为以下几种:针对 B 细胞的策略,这包括清除 B 细胞,干扰 B 细胞的增殖和分化的信号,抑制疾病性自身抗体的产生,以及诱导 B 细胞的耐受;调节细胞因子的策略;针对共刺激信号的策略以阻断 T 细胞和 B 细胞之间的相互作用;针对 T 细胞以及细胞信号传导的策略等。以下简述几种当前研究较多的药物。

(1)抗 CD_{20} 单抗:这种药物是针对 CD_{20} 的单克隆抗体,CD_{20} 是存在于前体 B 细胞和成熟 B 细胞表面的标记物,可以通过调控 B 细胞内 Ca^{2+} 的跨膜传输来调节 B 细胞的增长和分化。这种单克隆抗体可以选择性地绑定到 B 细胞表面的 CD_{20} 抗原,触发 B 细胞的溶解并诱导外周循环 B 细胞的清除。需要注意的是,浆细胞并未表达 CD_{20},因此,这种抗 CD_{20} 单克隆抗体无法直接清除浆细胞。这种抗体最初是为治疗非霍奇金淋巴瘤而研发的,在 2006 年在美国被批准用于治疗类风湿关节炎,并在 2011 年被批准用于治疗 ANCA 相关血管炎。一些研究提示,CD_{20} 靶向单克隆抗体可以使部分难以治疗的严重 SLE 患者症状得到缓解,临床症状显著改善,同时,这种抗体与环磷酰胺和激素联合应用可以改善严重膜性狼疮肾炎的组织学状况。然而,最近的一项关于使用抗 CD_{20} 单克隆抗体治疗 SLE 的随机双盲对照临床试验的结果并不太乐观,这种抗体并没有显示出在传统治疗中的优势,也没有达到预期的治疗效果。尽管如此,对于某些严重且难以治疗的 SLE 患者,抗 CD_{20} 单克隆抗体和环磷酰胺的联合使用仍可能是有益的。这种抗体的耐受性总体上是良好的,不良反应包括可能引发感染、严重的黏膜皮肤反应、严重的输注反应以及进行性多灶性白质脑病等。其他针对 B 细胞的清除策略包括抗 CD_{22} 单克隆抗体、抗 CD_{19} 单克隆抗体以及浆细胞清除治疗。CD_{22} 在成熟的 B 细胞中表达,而 CD_{19} 在从前体 B 细胞到成熟 B 细胞的整个过程中都有表达。epratuzumab 是一种人源化的抗 CD_{22} 单克隆抗体,初步研究结果显示,这种抗体可以降低 SLE 的病情活动度,并且耐受性好,目前正在进行针对 SLE 治疗的 III 期研究。

(2)belimumab:BLyS 是 TNF 细胞因子家族的成员,它通过与细胞表面受体结合来诱导 B 细胞的增殖和活化。Belimumab 是一种针对 BLyS 的人源化单克隆抗体,能够抑制 BLyS 的活性。在两个大型随机对照试验中,belimumab 治疗组的临床反应优于安慰剂组,疾病复发率更低,且耐受性良好。然而,试验中并未对重度活动性狼疮性肾炎或中枢神经狼疮进行研究,且所有参试者都接受了积极的免疫抑制治疗。目前 belimumab 已在美国获得了 SLE 治疗的批准。

(3)其他药物:abetimus 和 abatacept 曾被视为具有潜力的生物制剂。然而,最近的临床试验显示,这两种药物都未能达到预期的治疗效果。ataclcept 是另一种正在测试中的药物,它是一种可溶性全人重组融合蛋白,可以阻断 BLyS 和 APRIL 对 B 细胞的刺激。目前的研究显示,ataclcept 能降低 SLE 患者的 B 细胞和免疫球蛋白水平,正在进行 Ⅱ/Ⅲ 期临床实验。其他正在研发中的药物包括抗 IL-6 单克隆抗体、抗干扰素抗体以及 TLR7 和 TLR9 抑制剂,这些药物的临床效果还有待进一步确认。

5.静脉用丙种球蛋白

静脉注射丙种球蛋白的工作原理包括阻断 Fcγ 受体,促进抗独特型抗体降低免疫反应,减少抑制性 T 细胞的数量,推动免疫球蛋白的分解以及中和 C_{3a} 和 C_{5a} 等。这种治疗方法常被用于处理 SLE 并发的严重血小板减少症。常见的剂量为每天每公斤体重 400 mg。

(六)干细胞移植

对于一些患有严重 SLE 或其他自身免疫性疾病的患者,干细胞移植被认为是有效的治疗方法。其理论基础是可以通过此方法重建免疫系统。研究已经报告,干细胞移植能够使 T 细胞恢复正常,B 细胞亚群从记忆细胞转变为初始 B 细胞,但是移植相关的死亡率仍是一个需要重视的问题。

(七)T 细胞疫苗

已有研究表明,自体 T 细胞疫苗对于治疗 SLE 是安全并且有效的,因此可能在未来的 SLE 治疗中有着良好的临床前景。

三、SLE 与感染

尽管近些年 SLE 的预后已有显著的提升,但是 SLE 的死亡率仍然居高不下。各种并发症导致的死亡已经超过了 SLE 直接导致的死亡,其中感染是最主要的原因。一方面,SLE 患者可能存在多种免疫功能异常,包括免疫球蛋白缺陷、趋化功能障碍、吞噬功能缺陷、补体消耗过多以及细胞免疫功能异常等,这些都使得 SLE 患者对感染的抵抗力下降,更容易遭受各种感染。另一方面,糖皮质激素和其他免疫抑制药物增加了 SLE 患者的感染风险,并使得感染更加严重。

SLE 患者常见的感染部位包括泌尿系统、呼吸系统以及皮肤。尽管一些特殊部位的感染不常见,但是其临床危害极大,诊断也相对困难,因此应引起足够的重视,如心包感染、感染性心内膜炎、中枢神经系统感染等。病毒感染也是常见的,通常为带状疱疹和巨细胞病毒感染。

SLE 患者对结核感染的易感性以及致死率都显著高于一般人群。多个器官受损和使用甲泼尼龙冲击疗法的患者更容易感染结核杆菌。考虑到 SLE 患者的免疫功能不足和药物治疗的影响,除了肺部结核感染外,其他部位的结核感染也常见,如肠道结核、结核性脑膜炎、皮肤和骨结核等。由于 SLE 患者的结核感染症状可能不典型,这给诊断造成了困难。

近年来,真菌感染的发病率逐年升高,对 SLE 患者的危害也日益突出。常见的有念珠菌感染,如口腔鹅口疮和食管念珠菌感染。SLE 患者并发隐球菌性脑膜炎往往起病隐蔽,表现为逐渐加重的持续性头痛,多数患者会伴有发热,如果不能及时进行特殊的抗真菌治疗,死亡率将非常高。SLE 患者并发毛霉菌感染时,通常会涉及中枢神经系统,预后不佳。SLE 患者并发曲霉病时可能会出现发热和咳嗽,痰液中可见菌丝,应通过组织学检查寻找菌丝以确诊。

肺孢子虫病感染在 SLE 患者中并不罕见,严重感染者甚至可能危及生命。

由于感染的主要症状是发热,而 SLE 本身也以发热为基本特征,因此感染的相关症状和 SLE 活动的临床表现常常难以区别。冒然增加激素剂量和使用免疫抑制治疗可能会加重感染,甚至危及生命。临床医生经常在是否加强免疫治疗以考虑 SLE 疾病活动,还是给予抗感染治疗以考虑并发感染之间感到困惑。对于反复发热,常规激素剂量疗效不佳的患者,应警惕感染的可能,不应轻易增加激素剂量。

确定 SLE 患者并发感染的关键是寻找病原体。应尽早进行微生物相关检测,如细菌涂片和培养以及其他如结核菌相关的 T-SPOT 检测、隐球菌相关的乳胶凝集试验等。有时,微生物检测需要反复进行,必要时应结合 X 线、CT 等影像学检查结果。

四、预后

一位 SLE 患者的预后受多种因素影响,这些因素包括关键器官的损伤程度、药物治疗的类型和时机,以及患者对治疗的遵从性等。值得注意的是,轻度 SLE 可能因为过敏反应、感染、生育、环境改变等导致病情加重,甚至可能导致狼疮危象。要想改善预后,关键在于早期诊断和规范治疗。肾活检的病理结果对于预后的判断尤为重要。

SLE 的治疗需要终身进行,不定期的随访、不遵从医嘱、不规范的治疗都可能成为致死的重要因素。然而,近些年来,随着对患者教育的加强以及诊疗水平的提高,SLE 的预后已经相较于过去有了显著的提升。经过标准的治疗,10 年存活率已经超过了 75%。根据文献资料,亚太地区的 SLE 患者,主要的死亡原因是感染和由疾病活动引起的严重器官损害。肾脏损伤和严重的神经精神狼疮是 SLE 死亡的主要原因。心血管系统疾病的死亡率占总死亡率的 6%～40%,已成为 SLE 长期死亡的主要原因,这应引起临床医生的高度重视。

第四节 幼年特发性关节炎

JIA 是儿童期间的常见结缔组织疾病,其主要特征是慢性关节炎,伴有全身多系统的损害,这也是导致儿童残疾和失明的主要原因。JIA 的定义是:16 岁以前发病,一个或多个关节的炎症持续 6 周或 6 周以上,并排除其他已知原因。每种类型的 JIA 都需要排除其他可能的疾病。这种疾病的临床表现各异,可以被分为不同的类别。病因可能与遗传敏感性和外部环境因素的触发有关。

一、病因与发病机制

儿童特发性关节炎(JIA)是一种由于未知原因导致的持续性关节炎病症,主要发生在儿童阶段,持续时间长达 6 周或以上。这个定义由国际风湿病学会联盟(ILAR)提出,该联盟也明确了各种亚型的临床特征。值得注意的是,即便是同一亚型,其严重程度和持续时间也有所不同。部分亚型可以通过遗传标记或易感基因进行区分。

(一)少关节型幼年特发性关节炎(oJIA)

oJIA 的特点是患者的关节受累数量不超过 4 个。根据临床表现,oJIA 可以进一步分为两个亚型:持续性寡关节炎(PO)和扩展性寡关节炎(EO)。虽然寡关节型病患者的病情相对较轻,有些甚至可自然消退,但可能会伴随虹膜睫状体炎的发生。

1.滑膜和滑膜液

从滑膜组织学的角度看,OJIA 与成人的关节炎在淋巴细胞、单核细胞以及大量中性粒细胞浸润方面并无差别。然而,在不同 OJIA 亚型中,T 细胞和细胞因子的表现各不相同。

滑膜的免疫组织化学分析显示,T 细胞产生的细胞因子可以触发Ⅰ型免疫反应。进一步研究滑膜液中促 T 细胞生成因子的过程中发现,临床表现轻微的 PO 型患者的滑膜液中存在一种可以调节 T 细胞的物质。这与现有关于较轻的临床表现通常与更平衡的免疫系统相联系的观点相符合。

2.化验结果

对于仅有单关节炎或病情较轻的 PO 患者,实验室检查不会显示明显的急性血清学反应,如 ESR 或者 CRP 增高。然而,在更严重的病例或 EO 患者中,ESR 和 C-反应蛋白的水平明显提高。尽管没有发现类风湿因子,但抗核抗体低滴度阳性的情况经常会出现,其他自身抗体则没有发现。

3.虹膜炎

OJIA 患儿的虹膜炎大多数是无痛性的,主要影响前色素层。通过裂隙灯检查可以在前房发现细胞。尽管其发病机制尚不清楚,但这种炎症的临床表现与其他葡萄膜炎,如结节病、白塞病或其他与感染有关的葡萄膜炎存在差异。研究表明,ANA 阳性可能是一个风险因素或相关原因。但如果使用更敏感的 ANA 测试方法(如 Hep2 细胞测试),这种相关性可能会降低。

4.炎性细胞因子和关节损伤

目前,许多研究都在试图测量少关节型患者的血清和关节液中炎症性细胞因子及抗炎性细胞因子的浓度。然而,这些研究经常受到采样提取和检测技术的限制:例如,白细胞介素 1(IL-1)和肿瘤坏死因子(TNF)在体外容易降解,而在血液凝固过程中 IL-6 和 TNF 的浓度会显著升高。尽管如此,一些一致的发现还是被确定,如,在关节液中发现有 TNF 及其自然抑制剂可溶性 TNF 受体(TNFR)、IL-6、IL-18 以及其他诸如巨噬细胞抑制蛋白-1α 等趋化因子。这些发现都会导致淋巴细胞、单核细胞、中性粒细胞在滑膜中聚集。PO 型患者相对于多关节型患者的关节损害通常较轻,这可能是因为对炎症性细胞因子的不足抑制导致疾病持续时间延长,从而造成更大的伤害。与此假设一致的是,Rooney 等人的研究发现,PO 型患者的血清中的 sTNFR/TNF 比率(sTNFR 是 TNF 的一种自然抑制剂)高于多关节型患者。JIA 患者常常会出现软骨和骨质破坏,导致骨骺生长速度不一致,最终导致发育畸形。但在影像学上观察,PO 型患者这种破坏的发生率和程度都较轻。

5.遗传倾向

足够的证据表明少关节型 JIA 具有明显的遗传倾向。在对 OJIA 患者的同胞(ASP)进行的最大规模调查中,发现 53% 的少关节型 ASP 的发病症状相似。此外,ASP 通常还有明确的家庭病史。这些发现都表明基因因素在这种疾病中起着重要的作用。大约 17% 的 JIA 发病被认为与 HLA 位于第 6 号染色体的影响有关。在具有相同的 HLA-DR 等位基因的少关节型 ASP 中,其发病过程、类型表现出一致性。HLA 基因通常与自身免疫性疾病有较强的关联,疾病在不同的人群中的发生表明上述基因可能通过影响自身免疫反应来影响病理过程。这主要通过 HLA 分子产生的免疫系统(B 淋巴细胞和 T 淋巴细胞)的效应臂相关的蛋白序列来激活,分化和复制淋巴细胞。除此之外,对 ASP 的其他研究也表明,除了该区域的基因外,其他区域的基因也对 JIA 有影响。

与少关节型 JIA 相关的非 HLA 抗原包括蛋白酪氨酸磷酸酶 N22(PTPN22),单体 TNF,SLC11A1 和决定巨噬细胞抑制因子(MIF)产生的 MIF 的某种遗传变异体。IL-10 是一种能够抑制细胞因子表达,从而遏制炎症的细胞因子,其生成受特定的 IL-10 基因变异所驱动。Crawley 的研究发现,此类遗传变异与 EO 亚型有关,并且 EO 患者体内的 IL-10 含量较低,这种情况是从他们的父母那里遗传过来的。由此可知,不同的遗传背景会对儿童患病的风险,以及疾病的严重程度和类型产生影响。

现行的假设认为,在特定的自身免疫基因背景下,多种外部刺激可能诱发疾病的发生。许多 JIA 患者在得病前有过上呼吸道感染或接种疫苗的经历。复杂的遗传背景会影响患者关节炎的严重程度。尽管各个基因组的具体影响还有待研究,但目前没有发现任何单一因素会引发少关节型 JIA。

(二)全身型幼年特发性关节炎(sJIA)

在高加索人群中,大约 10% 的 JIA 为全身型。但在其他族群,如日本人和我国人中,这一比例会更高。这种疾病的严重程度之间存在很大差异。

虽然普遍认为感染可能触发这种病,但从生物学和病毒学的角度看,目前并未确定任何特定病原体可以单独导致疾病。实际上,由于诊断 sJIA 需要排除败血症,sJIA 并未被定义为一种传染性疾病。该病的一种常见并发症是巨噬细胞活化综合征(MAS),这在疾病中是相当罕见的。迄今为止的研究发现,sJIA 患者的 NK 细胞活性和穿孔基因表达存在可逆的缺陷。这些缺陷可能是感染引发 sJIA 的部分原因,包括 NK 细胞功能异常等免疫功能降低的情况,使机体无法有效地清除传染性病原体。

有限的证据表明遗传因素也是导致 sJIA 的原因之一。来自北美的一份大的 JIA 同胞样本中只有极少的同胞是 sJIA。尽管在某些小样本的研究中,sJIA 与 HLA 的等位基因有一定的相关性,但是这种相关性在其他的病例对照研究中并没有被报道。在英国的大样本研究中,和其他类型的 JIA 往往有多个报道表明与 HLA 有所联系形成鲜明反差的是,sJIA 与 HLA 没有任何关联。

相应地,一些非 HLA 基因,如控制巨噬细胞迁移抑制因子(MIF)的基因,已被发现与各种类型的 JIA 有关。特别地,一种能导致 MIF 在血清和关节液中含量升高的 MIF 单核苷酸被推定与 sJIA 有直接关联。另一种非 HLA 基因,能够导致血清中 IL-6 含量过高的 IL-6 的 174G 等位基因,也被视为可能诱发 sJIA 的一种遗传元素。这些基因都与促炎蛋白相关,因此有许多猜想认为这些基因可能导致患者对病原体等刺激产生更强的免疫反应。sJIA 患者的血液中另一个炎症因子 IL-1β 的分泌量也过高。针对 IL-1 和 IL-6 表达的小型临床试验显示,阻断它们的表达能取得积极的结果。这些基因失衡与最近在自身炎症性综合征中发现的先天免疫系统和抗炎途径的基因缺陷一致。这些自身炎症性综合征包括家庭性地中海热(FMF),高 IgD 和家庭性荷兰热,Muckle-Wells 综合征(MWS),慢性婴儿神经皮肤关节综合征(CINCA),家庭性爱尔兰热。从普通炎症的临床角度或与致炎和抗炎变异基因的关联来看,sJIA 都可以被认为是一种自身炎症性综合征。

在 sJIA 的诊断方面,尽管没有特定的实验室检测,但仍有一些典型的异常指标,包括CRP、ESR、中性粒细胞、血小板显著升高和低色素小细胞性贫血。严重的患者可能还会出现肝酶和凝血功能异常,以及各种并发症,如 MAS。MAS 最具特异性的诊断标准包括血小板和纤维蛋白原降低,血清铁蛋白增高,肝酶升高和血白细胞减少。MAS 可以通过骨髓穿刺和活组织检查来确诊。sJIA 患者的血清中不含自身抗体或类风湿因子,血清补体的含量通常正常或偏高。免疫学异常包括血清和血浆中的多克隆高丙种球蛋白血症,炎症细胞因子如 IL-1、IL-6、IL-18 和 TNF 升高,以及趋化因子如 IL-8(CXCL8)升高。少数急性 sJIA 可能表现为 MAS,多关节炎和中型动脉的动脉瘤,这些可以通过血管造影检查发现。

除了严重的关节损害,其他重大的临床症状还包括 MAS 的并发症,全身骨质疏松,生长延迟/停滞,以及淀粉样变性。这些症状都显示,sJIA 对整体身体健康的影响远超过对关节的损害。

(三)多关节型幼年特发性关节炎(poJIA)

广泛型 JIA 的病程通常发展较缓慢,且病况较严重,因此需要更加个性化的治疗方法。这种 JIA 类型按照 ILAR 的分类可以细分为 RF 阴性和 RF 阳性两种亚型。

RF 阳性的广泛型 JIA 与成人类风湿关节炎(RA)有很多共同之处,包括严重的广泛关节骨质损害。幼年和成年 RA 的相似性表现在类风湿因子、抗环瓜氨酸肽(anti-CCP)、anti-Bip 抗体以及与某些 HLA 基因的关联上。在诊断这种疾病时需要小心,因为感染也可能导致类风湿因子升高,在 ILAR 的规定中,只有在至少间隔 3 个月的两次诊断结果都为阳性的情况下才能确认诊断。

RF 阴性的广泛型 JIA 是当前最常见的 JIA 类型,发病年龄分布广泛,临床表现也多种多样。它与少关节型 JIA 类似,患者通常会有虹膜睫状体炎和 ANA 阳性的情况。滑膜组织的组成与少关节型 JIA 相似,但 T 细胞亚型和细胞因子产物的含量有些许差异。

虽然感染可能诱发疾病,但在大多数情况下并无显著的外部诱因。因此,遗传因素被认为是可能的病因。在对北美 ASP 的研究中,发现 HLA-DRB1*0801 基因与广泛型和少关节型JIA 都有关联,还发现了一些其他可能影响的基因。这些数据还在初步阶段,需要全球的 JIA研究者共同努力解决这些问题。

(四)附着点炎相关的关节炎和银屑病性关节炎

这两种使用临床标准分类的关节炎的发病机制尚不清楚。在附着点炎性关节炎(ERA)亚型中,一部分患者在青春期末或成年期会转变为骶髂关节炎和脊柱炎。这些患者通常HLA-B27 阳性,与成人强直性脊柱炎有强烈的关联。目前关于 ERA 的发病机制的假设是,HLA-B27 可能导致肠道微生物的异常,进而影响免疫系统。其他非 HLA 基因,如 IL-1 基因簇,也可能导致相关的临床表现。

目前,银屑病性关节炎的发病机制尚不明确。遗传因素主要在银屑病本身上表现出来,即HLA-Cw6。只有少部分银屑病患者同时患有关节炎,导致这种情况的原因以及决定发病年龄的因素仍在研究中。

(五)总结

除了系统性 JIA,其他所有类型的 JIA 都与第 6 号染色体的 HLA 区域的基因突变有所关联。这些基因的突变在不同的 JIA 亚型中表现不一,因此导致了临床表现的差异。同时,非 HLA 基因的变异也可能影响临床表现。目前的病理学和基因学研究都倾向于将系统性 JIA 归类为自身炎性综合征,这是因为在这种疾病中,炎症系统内的基因突变使得患者处于一种促炎性的状态。

二、临床表现与诊断

炎症,并且要排除其他原因造成的关节炎。以下 4 个要素如果缺失一项或多项,往往会导致误诊:①必须有客观的关节炎存在,包括关节肿胀、关节液渗出或者以下两项或更多的症状:关节活动受限、压痛、活动疼痛或关节表面皮肤温度升高(仅有关节痛并不足以诊断)。②关节炎必须持续至少 6 周。③需要排除其他 100 多种可能引起儿童慢性关节炎的疾病。④没有特定的实验室检查或其他检查可以确诊 JIA,也就是说,这是一种排除性诊断。

幼年特发性关节炎被分为 7 个亚类:系统性、类风湿因子阳性多关节型、类风湿因子阴性多关节型、少关节型(包括持续型和扩展型)、银屑病关节炎、附着点炎关节炎和未分类关节炎。这些亚类各有特征性的临床表现、免疫遗传关联性和临床进程。JIA 的分类标准是相互排斥的,因此,用于诊断某一类型的标准也可以用作排除其他类型的标准。对于那些不完全符合某一种标准或者不符合任何标准的病例,可以用未分类关节炎的标准来进行诊断。无论是旧的 JRA 诊断标准,还是现在的 JIA 诊断标准,都是为了将这类疾病与其他类型的慢性关节炎区分开。JIA 的标准是通过临床和免疫遗传学的研究来进行验证,以评估诊断标准的一致性和稳定性。如果需要,可以对已经公布的诊断标准进行修改。

除了诊断要素,下列条款可作为每一种类型的 JIA 的排除依据:

(1)患者或其直系亲属有银屑病。

(2)6 岁以上的男性关节炎患者,人类白细胞抗原(HLA)-B27 呈阳性。

(3)直系亲属有强直性脊柱炎、附着点炎相关的关节炎、炎性肠病性骶髂关节炎、反应性关节炎或急性前葡萄膜炎。

(4)IgM 型类风湿因子阳性两次以上,且间隔三个月或更久。

(5)全身型的 JIA。

(一)全身型幼年特发性关节炎

占 JIA 患者 2% 至 17% 的是 sJIA。sJIA 的诊断需要满足患者至少有两周的持续发热,其中至少有三天为日间发热(即一日内体温最高达到 39℃,两次峰值之间可降至 37℃ 或更低),并满足以下诸点中的至少一点:①易消失、不定位的红色皮疹;②全身性淋巴结肿大;③肝脾肿大;④浆膜炎(心包炎、胸膜炎或腹膜炎)。如果排除标准列表中的(1)、(2)、(3)或(4)存在,则可以排除 sJIA。

大约 95% 的病例会出现特有的淡粉色、发白的、短暂的(几分钟到几小时),无瘙痒的小斑疹或斑丘疹。sJIA 的患者常见症状有生长迟缓、骨量减少、全身淋巴结病、肝脾肿大、心包炎、胸膜炎、贫血、白细胞增多、血小板增多和急性期炎性反应物升高。类风湿因子阳性和葡萄膜炎较少见。关节外的症状从轻到中度严重，大部分会自然消退。出现发热时，大多数全身症状也会随之出现；然而，sJIA 患者也可能发展出心包压塞、次生消耗性凝血障碍引起的严重血管炎以及 MAS，这些都需要大剂量的激素治疗。

sJIA 的长期预后往往取决于关节炎的严重程度，该病症常常伴随着发热和全身反应而出现，但部分患者在发热几周到几个月后仍无关节炎症状。sJIA 可在 16 岁以下的任何年龄段发生，但是 1 至 6 岁是发病的高峰期。男孩女孩都有可能患病。

(二)多关节型幼年特发性关节炎

poJIA 的标志是在病程最初 6 个月内，患者存在 5 个或以上的关节炎。要被归为 poJIA，必须排除(1)、(2)、(3)和(5)。在病程的最初 6 个月内，如果间隔超过 3 个月的时间做 RF 检查，至少两次阳性，就可以认为是 RF 阳性型。2％至 10％的 JIA 患者是类风湿因子阳性的多关节型(poJIA RF＋)，10％至 28％的是类风湿因子阴性的多关节炎型(poJIA RF)。RF 阳性的 poJIA 患者往往是女孩，病发年龄较晚(至少 8 岁)，HLA－DR4 常常阳性，出现对称性的小关节炎，比 RF 阴性的患者更容易发生骨质破坏、结节和功能障碍。RF 阳性的 poJIA 比其他类型的 JIA 更接近成人的 RA。这两类 poJIA 的临床表现和结果，如疲劳、食欲下降、蛋白质－热量营养不良、贫血、生长延迟、性成熟迟缓和骨质减少等，差异显著。poJIA 可以在 16 岁以下的任何年龄发病，而女孩与男孩的发病比例为3∶1。

(三)少关节型幼年特发性关节炎

oJIA 的标志是在疾病初始的 6 个月内，患者有至少 4 个或更多的关节发生炎症。其排除准则是(1)、(2)、(3)、(4)和(5)。根据病程的不同，oJIA 分为两种：持续型和扩展型。持续型 oJIA 的疾病进程中总共受影响的关节数不会超过 4 个，而扩展型 oJIA 在疾病初始的 6 个月之后，总共受影响的关节数会达到 5 个或更多。oJIA 是 JIA 分类中最常见的一种(占所有 JIA 患者的 24％到 58％)。持续型 oJIA 的关节结局在所有 JIA 分类中是最佳的。半数的 JIA 患者显示出单个膝关节的受累。这些病例的关节症状通常较轻，身体功能正常或接近正常，但膝关节肿胀和活动受限的情况较多。有 50％的 oJIA 患者会转变为扩展型，其中 30％会在疾病发生后的两年内转变为扩展型。在疾病初期的前 6 个月内转变为扩展型(即关节受累更广、更严重)的危险因素包括手腕、手和脚踝关节的炎症；多关节对称炎症；红细胞沉降率(ESR)增高和抗核抗体(ANA)阳性。oJIA 患者通常年龄较小(从 1 岁到 5 岁发病)，女孩的发病率更高(女∶男比例为 4∶1)，通常是 ANA 阳性，发展为慢性眼炎的风险最高。30％到 50％的 oJIA 患者会有眼部受累。炎症主要影响眼的前部，如果算上所有的轻微症状，超过 80％的患者会有眼部受累。由于可能发生严重的、不可逆的眼部病变，包括角膜混浊、白内障、青光眼和部分或全面的视力丧失，因此患者应定期复查，并由有经验的眼科医生治疗(如表 5-6 所示)。

对于 oJIA 的亚类，持续关节炎的风险各不相同。在一项研究中，75％的持续型 oJIA 患者在成年时病情缓解，只有 12％的患者转变为扩展型 oJIA。

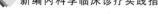

表 5-6　美国儿科学会制订的用于幼年特发性关节炎眼睛随诊的指南

疾病	分类
随访频率除了 sJIA 以外的,任一分类的≤6 岁起病的,ANA+的 JIA 患儿	病初的前 4 年每 3~4 个月随访 1 次,其后的 3 年每 6 个月 1 次,之后 1 年 1 次
除了 sJIA 以外的,任一分类的≤6 岁起病的,ANA-的 JIA 患儿	病初的前 4 年每 6 个月随访 1 次,之后 1 年 1 次
除了 sIIA 以外的,任一分类的≥7 岁起病的,ANA+/-的 JIA 患儿	病初的前 4 年每 6 个月随访 1 次,之后 1 年 1 次
sJIA	每年 1 次

(四)与附着点炎症相关的幼年特发性关节炎

脊柱关节病中轴型在儿童中的表现可能多年不明显。若儿童同时存在关节炎和附着点炎,或仅有其中之一,并符合以下 5 条指标中的任何两条:①存在骶髂关节压痛或炎性腰骶痛;②HLA-B27 阳性;③≥6 岁的男孩出现关节炎;④急性(有症状的)前葡萄膜炎;⑤一级亲属有强直性脊柱炎、附着点炎相关的关节炎、炎症性肠病相关骶髂关节炎、反应性关节炎或急性前葡萄膜炎的历史,那么就可以被诊断为附着点相关的幼年特发性关节炎(eJIA)。需要排除的情况是(1)、(4)和(5)。大约 10%的 JIA 患者可以被诊断为 eJIA。

附着点炎症是指肌腱、韧带、关节囊或筋膜在骨头插入处的炎症。最常见的症状是在附着点有疼痛、压痛和肿胀。附着点炎症并不仅限于 eJIA,其他类型的 JIA、SLE 以及健康儿童也可能出现附着点炎症。这些炎症最常出现在髌骨上方、髌骨下方的胫骨粗隆、跟骨附着点、足背(跖腱膜在跟骨的附着点)以及足底跖骨头。

与 JRA 的标准不同,有炎症性肠病的患儿,如果满足入选标准和除外标准,则可以被诊断为 eJIA。在炎症性肠病的患儿中,关节炎可能比胃肠道炎症提前数月或数年出现。胃肠道炎症的可能信号包括疲劳、体重下降、生长障碍、夜间肠蠕动增强、口腔溃疡、结节性红斑、脓疡和贫血(这些症状通常比常见的关节炎症状更严重)。

eJIA 的患者也可能会有其他部位的病变。约 25%的患者可能会发生急性葡萄膜炎,这种病变的特征是眼睛发红、畏光和疼痛等症状的间歇性发作(通常为单眼)。大动脉病变和动脉瓣功能不全在 eJIA 患者中较少见。

在初次发病时,大概 80%的 eJIA 患者的外周关节会受到影响,而只有大约 25%的人会出现骶髂关节或腰椎的症状或体征。在 85%的病例中,至少有 4 个或更多的关节受累。由于 eJIA 的诊断标准相对较新,且脊柱中轴的症状进展较慢,因此,我们并没有专门针对 eJIA 进行的纵向研究数据。旧的诊断标准的研究数据可以用于观察随着时间的推移,中轴受累的风险如何变化。在被诊断为血清反应阴性的附着点炎和关节炎综合征的患者中,经过 11 年的追踪,其中 65%的人在临床上出现了中轴严重受累。在被诊断为幼年强直性脊柱炎的患者中,超过 90%的人最终出现临床上严重的腰椎和(或)骶髂关节受累。

在 eJIA 患者中,ANA 和 RF 通常为阴性,常规 X 射线片在很长一段时间内都无法显示出骶髂关节和腰椎的特征性改变。骨扫描的帮助有限,因为随着骨骼的生长,所有儿童的骶髂关节和腰椎的放射性同位素吸收都会显著增加。CT 和 MRI 是有帮助的，但需要由熟悉儿童脊柱影像学的放射科医生来解读影像结果。并没有特异性的实验室检查方法。

（五）未分化型幼年特发性关节炎

如果患者的症状不符合任何类别的诊断标准，或者符合多种类别的诊断标准，那么他们将被归类为未分化的幼年特发性关节炎（uJIA）。根据已发布的数据，2% 至 23% 的 JIA 患者被归类为 uJIA。在这些 uJIA 患者中，60% 的人的症状不符合任何一种 JIA 的分类，而 40% 的人的症状符合多种 JIA 的分类。在这些符合多种分类的患者中，最常见的是同时满足 poJIARF 类别和 eJIA 或 pJIA 的标准。有些患者同时满足 oJIA 和 eJIA 或 pJIA 的分类标准。需要进行纵向研究以确定 uJIA 患者的最终诊断，以观察有多少患者仍然是 uJIA，有多少人已经转化为 JIA 的其他类别，或者是其他疾病，而非 JIA。

（六）幼年特发性关节炎的眼睛受累

JIA 的一种典型表现是慢性葡萄膜炎。对 21 个涵盖 4598 名患者的 JIA 眼葡萄膜炎研究进行的元分析揭示，JIA 眼葡萄膜炎的发病率受地理位置的影响，分布情况不一。在斯堪的纳维亚人群的研究中，18.5% 的患者发生了眼葡萄膜炎，美国则为 14.5%，而东亚仅为 4.5%。发生慢性葡萄膜炎的可能性也因 JIA 的亚型而异——在 oJIA 中为 12%，在 poJIA 中为 4.3%，而在 sJIA 中仅为 1.8%。进一步的研究证实，20% 的 pJIA 和 oJIA 患者的眼葡萄膜炎在临床表现、疾病的慢性化程度和视力影响方面是相似的。

对于 JIA 患者，已经制定了统一的早期定期随访指南，美国儿科学会的眼科和风湿科分会最近对其进行了更新。这些更新基于已知的 JIA 患者发展为葡萄膜炎的风险因素，包括关节症状、关节炎的发病年龄、疾病的持续时间和 ANA 阳性。即使进行了广泛的定期葡萄膜炎筛查和及时治疗，JIA 患者因慢性葡萄膜炎而发生严重并发症的风险仍然较高。在这项元分析中，20% 的 JIA 眼葡萄膜炎患者发展为白内障，19% 发展为青光眼，16% 发展为带状角膜病。目前，寻找有效的 JIA 相关葡萄膜炎治疗方案，以避免或尽可能减轻由于长期使用激素和眼部慢性炎症所引发的视力损害，是一个重要且尚未解决的问题。

三、治疗及预后

（一）目前药物治疗的原理

幼年特发性关节炎的药物疗法在过去 15 年间经历了显著的转变。这些改变源于研究发现绝大部分幼年特发性关节炎患者的病情并未得到长期的控制，并为患者、其家庭甚至社会带来了巨大的压力。1990 年，基于对幼年特发性关节炎步骤式治疗的理解，医界开始尝试应用各种非甾体抗炎药和皮质类固醇，并逐步引入其他药物。20 世纪 80 年代末的研究揭示，过去对幼年特发性关节炎病程和预后的理解存在误区。先前的理解是，幼年特发性关节炎的关节破坏在病程后期才能在影像学上呈现，并且多数表现关节破坏的是病程两年内的全身型和多关节型，以及病程 5 年内的少关节型患儿。然而，MRI 检查发现早期的软骨破坏，常常在疾病的第一年就已经出现。

另一个错误的假设是，幼年特发性关节炎的患者在成年后，疾病有可能自行消退。然而研究表明,50%~70%的全身型或多关节型关节炎患儿,以及40%~50%的少关节型患儿在成年时期,疾病依然活跃。只有少部分患者在长期药物治疗后,能够达到病情缓解。30%~40%的患者会发展为严重的长期关节功能损失,25%~50%的患者需要进行外科手术,如关节置换。

幼年特发性关节炎的患者的死亡率为0.4%~2%,平均死亡率大约是美国总人口死亡率的3倍。全身型、淀粉样变性型(除欧洲外)和巨噬细胞活化综合征是导致幼年特发性关节炎患者死亡的主要原因,而大多数死亡患者的死因都与这些因素有关。

虽然葡萄膜炎的预后在近些年已经有了很大的改善,但眼部并发症和失明的概率仍然较高。5%~16%的患儿会出现严重的视力下降,甚至失明,16%~26%的患儿会患有白内障,14%~24%的患儿会患有青光眼,11%~22%的患儿会患有带状角膜病变。

指标预测如多关节型、类风湿因子(RF)阳性、抗环瓜氨酸酶抗体(anti-CCP)阳性、人类白细胞抗原-DR4阳性、皮下小结,以及早期以对称性小关节受累起病的幼年特发性关节炎等都预示着病情预后不佳。同样,糖皮质激素依赖型(即需要糖皮质激素控制全身症状)和疾病治疗后6个月血小板计数仍大于600 000的全身型幼年特发性关节炎的预后也较差。

(二)药物治疗方法

1.非甾体消炎药

至于药物治疗,非甾体消炎药(NSAIDs)在少关节型的幼年特发性关节炎患儿中表现良好,但只有25%~33%的病例能够达到理想效果。使用NSAIDs的疗效需在4~6周后才能评估。虽然NSAIDs不能改变疾病的病程或阻止关节破坏,但它们主要用于缓解疼痛、僵硬和全身型的发热。目前没有证据显示哪种NSAIDs对关节炎的治疗有明显优势,不同的患者对不同的NSAIDs可能有不同的反应。

美国食品与药品管理局已批准NSAIDs用于治疗幼年特发性关节炎,包括萘普生、布洛芬、美洛昔康和托美丁钠等药物。这些药物每日服用1次或2次,患儿的依从性较好。然而,阿司匹林每日需给药3次,并需监测血药浓度和阿司匹林相关的雷耶氏综合征,因此已被其他NSAIDs取代。

尽管NSAIDs可能导致胃肠道不良反应,但严重情况较少见。为降低这些反应,建议在用餐时服用NSAIDs,并可通过更换NSAIDs或使用H_2阻滞药或质子泵抑制药来治疗胃肠道症状。NSAIDs可能导致轻度的转氨酶升高。其他不良反应包括假卟啉症、中枢神经系统影响如头痛和定向力障碍,特别是在使用吲哚美辛时。在儿童中,肾脏不良反应不常见,但在同时服用2种或以上NSAIDs时较常见。心血管不良反应尚未进行正式研究,但目前尚未有幼年特发性关节炎患者在服用NSAIDs后出现心血管问题的报告。

2.糖皮质激素

全身性糖皮质激素治疗在JIA的应用已经减少,主要原因是多种不良反应,特别是对骨骼和生长的影响。并且,没有证据表明全身应用糖皮质激素能改善JIA的病情。全身性糖皮质激素的主要使用场景是对抗难以控制的发热、浆膜炎和全身型JIA的巨噬细胞活化综合征。另一种应用是作为过渡疗法,等待其他药物发挥效用。在一些情况下,选择周期性静脉糖皮质激素冲击治疗(每剂量30 mg/kg,最大量1 g/kg)代替高剂量口服糖皮质激素治疗。然而,目前还没有比较研究显示哪种疗法的不良反应更少。

研究表明,关节腔内注射糖皮质激素对于少关节型 JIA 的治疗效果显著。但也有研究指出,70% 的少关节型 JIA 患者在接受一年以上关节腔内注射治疗后无效,而 40% 的患者在两年以上治疗后仍无效。MRI 研究发现,关节腔内注射疗法能显著降低关节液积聚,但对关节软骨没有影响。少数人在早期使用关节腔内注射治疗时,出现两腿长度不等的情况。对于其他类型的 JIA,尤其是全身型 JIA,关节腔内注射疗法的效果并不明显。

关节腔内注射的不良反应相对较小,其中一个可能的不良反应是周围皮肤萎缩。预防措施是在注射糖皮质激素后,注入少量生理盐水并对注射区位施加压力。至今未发现对同一关节进行多次关节腔内注射会导致关节或软骨的破坏。

一些对照研究发现,长效醋酸曲安奈德在双侧受累关节的注射中更有效,其作用时间也比其他类型的关节腔内糖皮质激素注射更长。小患儿和需要在多个部位进行腔内注射的患儿在接受关节腔内注射治疗时,通常需要进行镇静处理。

3.氨甲蝶呤

在大多数幼年特发性关节炎和众多关节炎的患者中,氨甲蝶呤(MTX)治疗是核心的一部分。MTX 的起始剂量建议为每周 $10\ mg/m^2$,可通过口服或非口服途径给药。如果初步剂量无效,可以提高至每周 $15\ mg/m^2$,并选择非口服途径给药。然而,更高的剂量并没有显示出更多的益处。

MTX 在治疗各种类型的幼年特发性关节炎中的效果各不相同,对扩展型少关节型最为有效,而对全身型则效果最为有限。比较研究已证实,MTX 可以减缓放射图像显示的关节损伤进程。

由于食物会影响 MTX 的生物可用性,因此建议在空腹时服用 MTX。当 MTX 剂量 $\geqslant$ $12\ mg/m^2$ 时,应选择非口服途径,因为口服不能有效吸收这么大剂量的 MTX。

为了降低 MTX 引起的恶心、口腔溃疡和转氨酶活性异常,可以在服用 MTX 的 24 h 后服用叶酸(每日 1 mg)或亚叶酸,剂量为 MTX 的 25%～50%。

常见的不良反应包括恶心和其他胃肠道症状。为了减轻这些不良反应,可以在睡前服用 MTX,交替口服和非口服方式,以及使用止吐药。有些患儿在服用 MTX 后的恶心和胃肠不舒适可能是心理反应,通过教导患儿进行放松或自我调整,可以减轻心理反应的影响。

长期使用 MTX 在幼年特发性关节炎患者中的经验显示其相对安全。为了监测 MTX 可能的毒性,建议至少每 3 个月进行一次全血细胞、转氨酶和肾功能的检查。在使用 MTX 治疗过程中,转氨酶轻度升高是常见现象,但未发现严重病例,也没有报道 MTX 导致的不可逆性肝纤维化。因此,不建议常规进行肝活检。肺毒性和严重感染在儿童中极少见。在接受 MTX 治疗的患儿应避免接种活疫苗,但推荐接种其他可接受的疫苗和季节性流感疫苗。如果可能的话,儿童在开始使用 MTX 之前应接种水痘疫苗。在急性感染期,应暂停使用 MTX,特别是在 EB 病毒(EBV)感染时。尚未有报道称 MTX 引起淋巴瘤,目前的数据并不支持服用 MTX 的患儿比普通儿童更容易患上恶性肿瘤。一些淋巴瘤的形成与 EB 病毒感染有关。

4.其他改变病情的抗风湿药和免疫抑制剂

替代甲氨蝶呤的药物可能包括硫唑嘌呤和氟他胺。硫唑嘌呤在一项研究中被证明对少关节型和多关节型 JIA 有持久效果,且能延缓关节损伤的影像学进程。有趣的是,硫唑嘌呤对老年男性的少关节型 JIA 效果最好,这可能意味着它对儿童肌腱炎相关性关节炎也有效。硫唑嘌呤常见的不良反应包括皮疹、消化道反应和白细胞减少,这些通常是停药的原因。全身型 JIA 患者可能会遭受更严重的不良反应。另一个研究发现,虽然更多的儿童对甲氨蝶呤有反应,但氟他胺对多关节型 JIA 的治疗也有效。

环孢素 A 可能在控制发热、降低皮质激素剂量方面更有用,尤其在全身型 JIA 的治疗以及对抗巨噬细胞激活综合征时。而沙利度胺可能有效治疗抵抗性全身型 JIA,无论是控制全身症状还是关节炎。沙利度胺的不良反应包括出生缺陷,临床使用时还需观察是否有周围神经病变的发生。

大多数关于儿童的对照试验并没有证明羟氯喹、口服大麻浓缩物、青霉胺或硫唑嘌呤对 JIA 的治疗有效。米诺环素的对照研究尚未进行,同时,也没有对照研究证实使用或不使用甲氨蝶呤的联合疗法对 JIA 的治疗有效。

5.生物制剂

抗肿瘤坏死因子(TNF)抑制剂:最新的研究表明,这类药物对于多关节型患者,包括那些对 MTX 治疗无效的患者,具有显著效果。目前,临床上有 3 种抗 TNF 制剂,包括 3 种可溶性 TNF 受体(如依那西普)和 2 种抗 TNF 抗体(鼠源性蛋白英夫利昔和人源化蛋白阿达木单抗)。这 3 种药物的临床试验结果显示,其效果相似,然而,目前只有依那西普得到了美国食品药品监督管理局的批准。超过半数的患者在使用这 3 种药物后,病情改善达到了美国风湿病协会制定的儿科 70 缓解标准。这些抗 TNF 制剂对于治疗肌腱附着点炎相关的关节炎(如幼年脊柱关节病)也非常有效,但对全身型患者的效果尚不明确。在治疗幼年特发性关节炎相关的葡萄膜炎方面,英夫利昔比依那西普更有效。目前尚不明确的是,抗 TNF 制剂与 MTX 的联合应用是否比单独使用更有效,但过去的数据支持两种药物的联合应用。抗 TNF 制剂可能会减缓关节的影像学破坏进程,并可能增加骨密度。

在依那西普的不良反应中,大多数相对较轻,而依那西普和阿达木单抗主要的不良反应是注射部位发炎,英夫利昔的主要不良反应是与输液相关的过敏反应。为了预防或减轻英夫利昔的过敏反应,可以在使用英夫利昔之前应用对乙酰氨基酚、苯海拉明,有时也可以应用氢化可的松。生物药物的其他轻微不良反应包括上呼吸道感染和头痛。然而,有些患者可能会出现严重的不良反应,如神经系统病变(脱髓鞘疾病)、精神症状、严重感染(特别是水痘相关的)、皮肤脉管炎、全血细胞减少症和形成其他自身免疫性疾病。已有报道指出,在使用抗 TNF 治疗幼年特发性关节炎的过程中,可能会并发肺结核和组织胞质菌病。尚未有儿童在应用生物药物时并发恶性肿瘤的报道。在应用抗 TNF 治疗前,儿科通常会根据成人结核筛查指南进行筛查,也就是进行 PPD 检查。

6.其他生物制剂

(1)IL-1 受体抗拮剂:阿纳金拉,一种 IL-1 受体拮抗剂,最初是用于治疗全身型症状和关节病变,尤其是对抗肿瘤坏死因子治疗无效的患者。IL-1 似乎是全身性炎症反应的主要介质。阿纳金拉对多关节型疾病的治疗效果不如抗肿瘤坏死因子。

(2)IL-6 受体抗拮剂:IL-6 是全身型疾病发病过程中的一个重要细胞因子。一项公开研究将 29 名全身型患者分为两组,静脉应用抗 IL－6 受体抗体后,两个疗程后大多数患者的病情都有显著改善。这仍然处于研究阶段。

(3)静脉注射免疫球蛋白:两项对照研究并未发现静脉注射免疫球蛋白能有效治疗全身型和多关节型的幼年特发性关节炎。但是,使用静脉注射免疫球蛋白可以较有效地缓解全身型症状。

7.自体干细胞移植

对于长期治疗无效的全身型和多关节型幼年特发性关节炎患者,自体干细胞移植(ASCT)可能是一种选择。然而,ASCT 的死亡率较高(15%),因此它仍然只能作为幼年特发性关节炎的实验性治疗方法。

(三)其他治疗方法

重要的是,治疗 JIA 的药物治疗只是多种治疗手段中的一种。儿科风湿病专家、眼科医生、整形外科医生、牙科医生、康复医生、营养师、社会工作者、心理医生和教育顾问等都应参与到 JIA 的综合治疗中。

尽管许多患儿在接受药物治疗后疾病得到了一定程度的控制,但他们仍然可能会持续遭受疼痛,而这种疼痛并未被有效地缓解。因此,孩子们应该得到充分的疼痛管理治疗,必要时,可以采用包括麻醉剂在内的止痛措施。同时,我们也应该考虑其他的疼痛缓解方法,如物理治疗(比如冷热敷),使用夹板,配戴矫形器,进行针灸和按摩以及采取各种减轻压力和运动的方式等。

物理治疗是治疗方案中的另一个关键部分。物理治疗的主要目标是维持受影响关节的活动能力,增强肌肉的力量,预防畸形,以及尽可能地修复或减少关节的破坏和功能损失。治疗手段包括指导活动范围、肌肉力量训练、使用夹板、矫形器和各种缓解疼痛的方法,以及制定家庭锻炼计划。水上运动对患儿更易接受,特别是对于下肢关节炎的患儿。夹板固定可以用于治疗膝关节屈曲挛缩的患儿。持续的关节挛缩的患儿可能会从连续的锻炼中受益。矫形器,尤其是对于有踝关节和距骨关节炎或足畸形的患儿,可以帮助减轻走路时的疼痛,改善步态,比如用于平足的拱形支撑,可以减轻距骨压力,防止假骨形成或足趾半脱位,如果两只腿长度不一,可以在短的腿上使用增高鞋。

职业治疗的目标是保持和提升日常生活功能,方法包括:手部训练,使用手腕、手及手指夹板,教导关节保护方法,学习使用日常生活活动中的辅助工具。具体的方法取决于疾病的状况,包括提供写字、穿衣(穿鞋)、饮食工具的辅助,提供辅助洗浴工具,以及为患儿配备其他家庭辅助设备(如手杖,学步车,轮椅等)。使用暖水袋或暖水瓶和热水洗澡都有助于减轻晨僵的症状。

治疗过程中,营养咨询是非常必要的。因为一些具有明显关节炎症状的患儿可能会出现食欲下降和生长发育不足的问题,这可能是由于疾病活动、颞颌关节炎,以及药物(如 NSAIDs 和 MTX)的不良反应等因素引起的。对于那些正在接受糖皮质激素治疗的患儿,营养指导也十分重要,建议他们摄入足够的钙和维生素 D,以帮助防止体重过度增加、高血压和骨质疏松等问题。

鼓励患儿进行适当的活动,但应根据关节炎的严重程度和受影响关节的状况来为每个患儿制定活动计划。患儿应在不引发关节疼痛的前提下设定活动极限。一般来说,选择低负荷的活动比较好,如游泳和骑自行车。大多数无身体接触的运动(不包括足球、曲棍球、摔跤、拳击等)都是可以接受的。对于颈部关节炎的患儿,需要限制跳水或跳跃等可能导致颈椎受损的活动。

必要时,应与患儿、其家长以及学校方面讨论学习问题。通常,JIA 患儿的学习成绩可以与健康学生相媲美。然而,他们可能会因疾病复发、感染、就医或其他治疗而经常缺课。有时,患儿可能因早晨关节僵硬而迟到。体育课、在教室之间走动、写作等活动可能会受到影响。对于视力受损的葡萄膜炎患儿,学校可能需要做出一些调整,包括允许使用电梯,为他们在课堂和写作方面提供额外的时间,提供电脑和两套教材,以及调整体育课程等。在美国,残疾人法(504 计划)规定每个孩子都有在最小限度的环境限制下接受教育的权利。对于一些病情严重的患儿,可以采用个性化教育计划(IEP)。

对于所有患有慢性疾病的儿童,特别是那些需要长期药物治疗的儿童,都需要心理援助。建议患儿及其家庭在问题出现前就寻求早期的心理支持。这种支持应包括处理可能的药物不良反应,如服用糖皮质激素后的体型变化和使用 MTX 可能导致的恶心等,以增加服药的依从性。社会工作者也可以提供帮助,以解决由于疾病和药物费用给家庭带来的经济压力。

一个重要的挑战是如何帮助这些孩子顺利过渡到成年生活,包括将他们的医疗护理转移到成人风湿病科医生那里,以及他们的教育和职业规划。这些问题应在孩子 18 岁前开始讨论和策划。有研究显示,如果提前做好计划,在患儿转移到成人保健体系后,他们的病情可以得到很好的控制。一种过渡策略已经被一些主要的医疗保健组织接受,如美国儿科学会、美国家庭医生协会、儿科医师学会和美国医师协会,为患有 JIA 的青少年提供专门的医疗支持。

还有一些患者保护组织,如由关节炎基金会赞助的幼年关节炎联盟,也可以为 JIA 患者提供支持。

(四)预后评估

已经有一些评估工具可以用来评估 JIA 患儿的疾病状况,包括一些用于临床试验和预后评估的方法(参见表 5-7)。虽然这些工具可以评估 JIA 的各个方面,但仍缺少能够全面评估疾病活动性的有效工具。疾病活动性的评估通常包括关节活动的数量(肿胀或压痛的关节数/由于疼痛导致活动受限的关节数)、活动受限的关节数和急性期反应物,如红细胞沉降率和 C-反应蛋白。然而,需要注意的是,很多有活动性关节炎的患儿的急性期反应物是正常的。对疾病整体活动性的主观但有效的评估包括医生和家长对疾病活动性的视觉模拟尺度评分。

已经研发的功能评估工具有儿童健康评估问卷(CHAQ)、幼年关节炎功能评估报告(JA-FAR)以及幼年关节炎功能状态指数(JASI)。这些工具经过验证,被证实是可靠且敏感的。这些评估方法适用于所有年龄段的患儿,使用也非常方便(除了 JASI,适用于年龄大于 8 岁的患儿,但内容稍显繁琐)。大部分评估方式可以由家长和(或)患儿自行完成。这些工具都通过打分来提供一个综合的评价,并能识别出特殊的功能障碍。CHAQ 已经被翻译成超过 30 种语言,是最常见的功能评估工具。许多研究表明,这些评估工具之间没有明显的差异,无论在临床实践或临床研究中都是有效的。但值得注意的是,一些功能评估工具存在一定的局限性,特别是在轻度少关节炎和轻微功能障碍的患儿中,可能会出现所谓的"天花板效应"。

表 5-7　JIA 治疗和预后的评估工具

评估内容	评估工具
疾病活动度	关节活动的个数,急性期反应物
总体评估	医生和患儿的视觉模拟尺度评分
功能评估	儿童健康评估问卷(CHAQ),幼年关节炎功能评估报告(JAFAR),幼年关节炎功能状态指数(JASI)
生活质量评估	儿童健康问卷(CHQ),儿童生活质量(QOL)—风湿病范畴,疼痛视觉模拟尺度评分
放射学损伤	Poznanski 和 Dijkstra 评分
疾病相关的不可逆损伤指数	如儿童关节炎损伤指数(JADI)
	都是常用的临床试验预后评估工具

然而,大部分这样的工具并不能全面反映患者的生活质量(QOL),特别是在与 JIA 相关的总体健康和心理社会因素方面。在 JIA 评估中,常用的工具包括 JAQQ 和 CHQ,其中,CHQ 已被翻译成超过 30 种语言,成为最广泛使用的评估工具,也常用于各种疾病的比较研究。在美国,儿科通用的生活质量问卷和风湿病模块(PedsQL—RM)也得到了广泛的应用。

在放射学评估中,唯一的工具是 Poznanski 评分,主要通过比较腕骨与第二掌骨的长度比例来评估腕关节的损伤。目前,荷兰专家组正在开发和验证更多的评估工具。Dijkstra 综合评分是评估炎症(肿胀,骨质疏松),损伤(关节间隙变窄,囊肿,骨侵蚀)和 19 个关节或关节组的生长异常的有效工具。

近年的临床试验中,儿科 ACR 30 评分被广泛用作 JIA 治疗效果的主要研究终点。这种方法创立于 1997 年,主要用于区分治疗有效和无效的情况。该工具已被用于一些快速起效的生物制剂的撤药临床试验中,有效地定义了疾病的复发,即在进入开放试验阶段,原先治疗有效的患者被随机分配到持续用药组或安慰剂组。由于生物制剂的使用,风湿科医生不仅关心疾病的改善,更希望能达到诱导疾病缓解的目标。在大样本研究中,已经定义和验证了所有 JIA 亚型的临床缓解和撤药的初始标准。

近期,幼年关节炎损伤指数(JADI)作为一个经过验证和发展的疾病评估工具,得到了广泛的应用。JADI 分为两部分,JADI—A 主要用于评价过去半年内 36 个关节或关节组的非活动性病变,如关节挛缩、畸形和需要手术修复的持久性损伤。JADI—E 则是评估关节外损伤,包含眼睛、皮肤、骨骼肌肉系统外的损伤,以及内分泌系统和淀粉样变的影响。

(五)总结

目前的治疗策略已显著提升了 JIA 的治疗效果。有证据表明,与后期治疗比较,对 JIA 患儿早期使用 MTX 和(或)生物药物可以显著改善病情。然而,最新的研究表明,大多数患者无法长期停止用药。同时,针对某些 JIA 的亚型,循证医学的证据还不够充分。需要进行新的研究,包括全身性关节炎的新药物如抗 IL—6 受体单克隆抗体、抗 IL—1、沙利度胺或其他联合治疗的研究。阿巴西普和利妥昔单抗等新型治疗类风湿关节炎的药物在 JIA 多关节亚型中的效果也需要进一步研究。

最重要的研究应该是研究早期治疗对 JIA 病程的影响,包括缓解病情的治疗方法,联合用药的方案,比如多关节型或全身型 JIA 的糖皮质激素与 MTX 和生物药物的联合应用,以及后期减量长期维持治疗的用药方案。短期治疗的效果需要长期随访验证,并需要评估药物的不良反应。这些研究结果应基于循证医学的证据,并确保关节炎患者得到最佳的治疗。新的预后评估工具可以帮助我们观察长期使用改善病情的风湿药 MTX 和生物药物对病情的缓解率,放射学改善,功能改善和预防不可逆的关节和关节外损伤的影响。

第五节　强直性脊柱炎

强直性脊柱炎(AS)是一种历史悠久的疾病,其存在的迹象可以追溯到古埃及时期。1691年,这种疾病被正式记载,但长期以来,它被视为类风湿关节炎的一种变体,被称为"类风湿关节炎的中枢型"或"类风湿脊柱炎"。然而,直到 1973 年人们发现 AS 与 HLA－B27 的相关性,并随着对 AS 理解的深入,AS 逐渐从 RA 中区分出来,成为一种独立的疾病,并成为脊柱关节炎(SpA)的代表性疾病。

一、病因与发病机制

(一)遗传因素

1.HLA—B27 与强直性脊柱炎

自 1973 年首次发现 HLA－B27 与 AS 的关联以来,流行病学研究发现,各种人群中 AS 的发病率与 HLA－B27 阳性率基本一致,流行病学数据的间接证据以及来自 HLA－B2705 转基因小鼠的直接证据都暗示,HLA－B27 在 AS 的发病中起着关键作用。

(1)HLA－B27 分子结构与功能:HLA 复合体位于人类第 6 号染色体的短臂 6p,其 DNA 片段长度约为 4 分摩或 3600kb。HLA－B27 分子结构与其他 MHC－I 类分子相似,由一个 44kDa 的跨膜重链 α 链和一个 12kDa 的 β_2－微球蛋白的轻链组成的二聚体。

(2)HLA－B27 亚型与 AS 的关系:HLA－B27 亚型是由 HLA－B27 等位基因多态性产生的,它们之间只有一个或几个氨基酸的差异,这些亚型可能是从同一亚型演变而来的。B2702,B2703,B2704,B2705,B2706,B2707,B2708,B2710,B2714,B2715,B2719 被认为与 AS 的关联较为紧密。HLA－B27 亚型在不同种族和人群中的分布情况各异,而 B2705 和 B＊2704 是我国居民中最常见的两种基因型。

2.其他遗传因素

(1)主要组织兼容性复合体(MHC)基因:有研究显示,HLA－B27 只占据 AS 遗传风险的 16％～50％,可能还涉及其他 HLA 基因等因素。与 AS 有关的其他基因包括 HLA－B60 和仅在 HLA－B27 阳性个体中出现的 HLA－B39 等,HLA－B60 可能将 AS 的风险提高 3 倍,并且这种影响与 HLA－B27 无关。此外,HLA－A＊0201 也呈现与 AS 显著的相关性。

(2)非 MHC 基因:非 MHC 基因可能也对 AS 的发病率有重要影响。研究揭示,一些非 MHC 基因可能与 AS 有关,尤其是近期国内外的研究均证实了 IL－23R 和 ERAP1 基因与

AS 发病有密切关联。IL－23R 是炎症途径中的一个关键调控因子,它能引导未成熟的 CD_4^+ T 细胞转化为 Th_17 细胞,IL－23/IL－23R 的靶点治疗可能防止 AS 的发生,而抑制 Th_17 活性或许是治疗自身免疫性疾病的一种策略。ERAP1 基因则在氨肽酶途径中,能将肽处理至适宜长度,形成新的 HLA－Ⅰ类分子,如 HLA－B27。

(二)环境因素

在 HLA－B27 阳性的单体双胞胎中,病发情况不一致,以及 10% 的 AS 患者并未携带 HLA－B27,这些都表明环境因素的影响也非常关键。在非遗传病因中,感染是重要的一环。一些研究者认为,AS 患者肠道中肺炎克雷伯菌检测率升高且与病情活动有关,推测持续或复发的肠道感染、肠道细菌过度生长和黏膜透性变化可能促使细菌抗原或代谢物进入循环,触发免疫性或非免疫性炎症反应,导致关节炎症变化。有研究者通过检索发现,HLA－B27 抗原的第 7277 位氨基酸序列与 Kp 固氮酶还原酶的第 $188\sim193$ 位氨基酸序列完全一致,由此推断,当肠道克雷伯菌入侵并经由抗原呈现细胞后,通过分子模拟使 HLA－B27 抗原被视为自身抗原或目标细胞,引发强烈且持久的免疫反应。

AS 的病变主要从骶髂关节开始,然后扩展至腰椎或更高的脊柱部位。骶髂关节位于下消化道系膜淋巴结的引流区,这些淋巴结产生的抗体首先抵达附近的骶髂关节和腰椎部位,与 HLA－B27 相关结构发生反应,启动补体级联,引发关节炎。当抗体数量增多时,它们会进入周围循环,导致周围关节炎症。在 HLA－B27 转基因小鼠的研究中,发现小鼠在无菌环境中并不会出现 AS,这表明感染是 HLA－B27 相关疾病发生的必要条件。尽管许多研究都指出 AS 与感染有关,但到目前为止,没有确切的证据表明 AS 的发生与特定的病原微生物有关,微生物在 AS 中的作用仍然不明确。

(三)细胞因子

肿瘤坏死因子－α(TNF－α)是一种通过两种肿瘤坏死因子受体(TNFR1 和 TNFR2)发挥作用的细胞因子,它可能与 AS 的发病有关。研究发现,TNFR2 676T 等位基因在 AS 患者和对照组之间的分布存在差异。AS 患者的 TNFR2 676T 等位基因的野生型频率更高,这说明 TNFR2 可能增强 TNF－α 介导的免疫反应。免疫组化分析显示 TNF－α 是 AS 患者骶髂关节中的一种主要炎症介质,这也推动了 TNF 抑制剂在治疗 AS 的临床试验中的应用。

二、病理

(一)附着点炎

附着点是肌腱、韧带、关节囊和筋膜连接骨骼的位置,包括插入位置和附着的骨部位。这些区域发生的炎症称为附着点炎,它是 AS 和相关 SpA 的典型病变。

(二)外周关节滑膜炎

AS 影响周边关节,患者的关节肿大、疼痛和活动受限,这些症状与 RA 非常相似,但两者关节损伤的进程和结果却大不相同,AS 的周边关节损伤的预后远优于 RA。在常规病理学检查中,两者都有滑膜组织增生、血管翳形成以及炎症细胞和纤维样渗出物的特征。AS 的周边关节滑膜病理学特征是滑膜组织的显著增生,细胞层的数量显著增加,滑膜细胞增生、淋巴细胞渗出和血管翳形成,与 RA 最主要的区别是滑膜的乳头样增生少见,纤维样渗出物也相对少。

(三)骶髂关节炎

大多数人认为,AS 引起的骶髂关节炎的病理变化是由于血管翳或滑膜增生导致的肉芽组织形成,即 AS 的骶髂关节炎是由非特异性滑膜炎、软骨下骨板炎和非正常的软骨组织退化引发的。最初是滑膜的炎症反应,滑膜内淋巴细胞和浆细胞渗透严重,常见高量的 TNF－α mRNA 表达,形成含有大量血管的肉芽组织,滑膜出现绒毛样增生并形成血管翳,通常开始于关节外围的韧带,然后沿关节间隙向关节内扩散,侵蚀并破坏软骨,甚至能侵入骨内,破坏关节软骨、骨关节面和附近的骨骼;晚期,血管翳或滑膜增生纤维化,导致关节发生纤维性强直,纤维组织也可能因钙化、骨化而导致骨性强直。

三、临床表现

(一)主要临床表现

1.中轴受累

相较于类风湿关节炎,强直性脊柱炎主要表现为中轴关节的损伤,虽然也会影响到外周关节和肌腱的末端,但由于早期的症状多变且不典型,常常在临床中易被忽视或误诊。因此,对于强直性脊柱炎早期的中轴部位病变的识别和治疗十分重要,以期早期控制病情并改善患者的预后。

(1)炎性腰背痛:强直性脊柱炎患者经常表现为慢慢开始的炎症性腰背痛,最初在腰臀部开始,通常伴有晨僵,轻度活动后症状可缓解,多数在 40 岁前发生,持续时间一般超过 3 个月。这种炎症性腰背痛是强直性脊柱炎的标志性特征之一,几乎所有的诊断标准都要求此条件。目前,炎症性腰背痛已被用于筛查和鉴别那些可能是强直性脊柱炎的慢性腰背痛患者,尤其有效于诊断中轴受损的脊柱关节炎。2009 年,脊柱关节炎国际评价协会(AIAS)提出了新的炎症性腰背痛的定义。

(2)脊柱强直:强直性脊柱炎的脊柱僵化主要由椎体韧带、椎骨肋骨和胸肋关节的骨化引起,这经常导致脊柱的活动受限并增加骨折的风险。脊柱僵化是疾病进展的典型特性之一,某些地方的脊柱僵化如腰椎活动度降低已经被作为诊断标准之一。

(3)骶髂关节炎:炎性骶髂关节炎是强直性脊柱炎的显著特征,常常作为诊断标准。骶髂关节炎的放射性表现是强直性脊柱炎分类诊断中最关键的条件,并且具有很高的特异性。但是,放射线显示骶髂关节炎通常需要 2～5 年的时间,这对早期诊断不利。初期骶髂关节的病变在常规骨盆 X 线上很难查出。因此,对于疑似早期脊柱关节炎的患者,应该选择更敏感的磁共振成像(MRI),这将有利于发现骶髂关节早期的骨髓水肿。在新的强直性脊柱炎中轴脊柱关节炎的诊断分类标准中,已经将 MRI 显示的活动性(急性)炎症作为提示脊柱关节炎相关的骶髂关节炎的重要诊断依据之一。

(4)前胸壁炎症:胸前部位的痛感主要源于胸骨柄关节、胸锁关节以及肋胸关节的炎症反应,这常引致 AS 患者胸部扩张能力降低。因此,胸部扩张受限被广泛应用于 AS 的疾病分类和诊断中。

(5)晨僵:许多患者甚至医疗专业人员对强直性脊柱炎的晨僵理解不足,主要是由于腰背部的僵硬症状容易被忽视,相比之下,风湿性关节炎手部的晨僵更容易被人们关注。AS的晨僵常常是一些中轴受累的脊柱炎患者或者早期患者的主要症状,特点是早上醒来时腰背部感到僵硬和不适,轻度活动能缓解,持续时间取决于病情轻重,轻的可能几分钟就能缓解,重的可能持续数小时甚至一整天,严重到需要他人协助才能从床上起来。药物控制是缓解晨僵的最有效方法,另外,轻度活动、按摩、理疗和热水浴也能帮助缓解部分晨僵。需要特别指出的是,一些早期和病程轻的患者,特别是女性患者,很容易忽视晨僵,可能误以为是睡姿不当或者腰背部软组织劳损引起的。

(6)交替性臀部疼痛:强直性脊柱炎患者和机械性腰痛患者都可能出现臀部疼痛,但AS患者的疼痛特征更为特异,通常表现为一侧臀部疼痛起始,随后转变为交替性臀部疼痛,这也是很多AS患者的早期症状。

2.外周关节受累

AS除了影响中心轴(脊椎)关节外,也常见于对外围关节的侵袭,这是AS除脊椎外的一种典型表现。在AS病程中,有25%~45%的患者首先出现外围关节的症状,然后在几年后才出现脊椎症状(如腰背疼痛)。这种情况很容易被误诊为其他类型的关节炎,导致不能得到及时和正确的治疗,可能延误疾病的治疗,甚至导致患者残疾。外围关节的发病率与患者年龄有关,越年轻的患者,外围关节受累越严重,致残率也越高。AS的外围关节病变主要表现为下肢关节比上肢关节更常见,单关节或少数关节受累比多关节受累更常见,不对称性病变也比对称性病变更常见。不同于RA,除了髋关节外,膝关节和其他关节的关节炎或关节疼痛症状通常是断断续续的,临床症状相对较轻,X射线检查主要显示关节周围软组织肿胀,骨质破坏的影像学证据很少,关节镜检查通常可以看到不同程度的滑膜增生和炎症渗出,但很少或者极少见到受累关节的骨质侵蚀、破坏和关节残疾的严重后果。

3.附着点炎

附着点炎是AS和相关SpA的标志性病变。附着点炎和滑膜炎组成了AS患者的中心轴和外围关节炎。在脊椎部位,附着点炎可以出现在滑囊和韧带的连接处,也可以出现在椎间盘、肋椎关节和肋横突关节。椎旁韧带和椎间盘韧带的骨连接处也可能被侵犯。脊椎关节的疼痛、僵硬和活动限制往往源于附着点炎。附着点炎也可以影响许多中心轴以外的部位。其中,最常见的是足底筋膜和跟腱在跟骨处的连接点,可能导致跟骨疼痛明显,活动范围减少。通常在几个月后,X射线检查就可以看到跟骨的骨刺。中心轴以外的其他附着点包括胫骨结节、坐骨结节、骨盆内收肌在股骨的插入处以及肋骨和软骨的交界处。

(二)系统与器官受累

1.眼部受累

AS是一种慢性、全身性的疾病,它不仅可以影响脊柱和关节,也可能波及到内脏器官,其中眼睛是最容易受到影响的器官之一。

AS最普遍的眼部并发症是葡萄膜炎,据研究,大约25%的患者可能会出现眼色素膜炎等症状。这些症状通常在AS的其他症状出现之后才会出现,但也有病例表明,葡萄膜炎可能在脊柱关节症状出现多年后才出现。葡萄膜炎通常表现为急性发作,临床表现包括剧烈疼痛、红肿、光敏感、流泪和视物模糊等症状。一般来说,经过几个月的适当治疗,眼炎症状可以得到缓解,但复发情况较常见。然而,很少有患者因为葡萄膜炎而导致双眼同时出现问题,或者关节病症状加重时同时伴有眼炎的发作。

2.心血管受累

AS 对心脏的影响主要表现为心脏瓣膜功能障碍(尤其是主动脉瓣反流和二尖瓣反流)、心脏传导系统功能异常以及左心室功能不全等。随着年龄和病程的增长,AS 患者心脏瓣膜功能损害的概率也会增加。根据研究,病程 10 年的患者发病率为 2%,而病程 30 年的患者发病率可达 12%。主动脉瓣反流的出现与以下三个因素有关:主动脉根部增厚和扩张,主动脉瓣膜叶增厚和收缩,以及主动脉瓣膜叶向内翻卷。AS 患者的心脏病变通常在发病多年后才会出现,且与骨骼病变的活动情况关系不大,很少有患者的心脏病变早于中轴骨骼症状出现。

另外,AS 患者可能出现多种类型的房室传导阻滞。190 位 AS 患者的心电图检查结果显示,29 位(15%)存在一度房室传导阻滞,3 位(1.6%)存在完全性房室传导阻滞。这些患者的纵向随访研究发现,大约 1/3 的患者出现了心脏传导系统异常,包括房室传导阻滞和室内传导阻滞。这些传导阻滞是间歇性的,这暗示其病理过程可能源于可逆的炎症反应,而非纤维化。

3.肺部受累

胸椎的强直、肋椎以及胸肋关节的炎症导致胸部扩张受到限制。研究指出,有一半的患者存在柄胸联合和胸锁关节附着点的病变。胸部扩张能力的降低可能引发限制性呼吸障碍和呼吸功能减弱。

4.神经系统病变

强直性脊柱炎患者可能出现寰枢关节、寰枕关节的自发性半脱位以及枢椎上移的半脱位,这与风湿性关节炎相似。如果无法固定,可能导致脊髓受压。对于病程较长的患者,由蛛网膜炎引发的马尾神经逐渐受损是一种罕见但严重的并发症。这种症状来自于蛛网膜炎导致的腰骶部神经根损伤。患者可能会出现感觉丧失和运动功能减弱。少数患者可能会发生下肢无力和疼痛,踝反射消失,阳痿以及大小便失禁。如果出现运动神经症状,通常较为轻微。MRI 和 CT 是诊断这类并发症的主要手段。

5.肾和泌尿生殖系统表现

强直性脊柱炎中 IgA 肾病并不常见,其他常见的肾损害包括系膜增殖性肾小球肾炎,而膜性肾病(1%)、局限节段性肾小球肾炎(1%)和局限性增殖性肾小球肾炎出现的情况较少。AS 患者的肾损害也可能是因为滥用止痛药物如非甾体类抗炎药或传统药物如柳氮磺吡啶等。

四、实验室与辅助检查

(一)血清学检查

至今没有发现对强直性脊柱炎有特异性诊断价值的血清学检查,即使是 HLA－B27 检测也只是对临床诊断有帮助,但不能作为确诊或排除诊断的依据。因此,目前广泛应用的以下几种检查,主要用于判断强直性脊柱炎的病情活动程度和治疗效果评估。

1.HLA-B27 检测

HLA-B27 是一种人类白细胞抗原。在 AS 患者中,约有 90% 至 95% 的人检测出 HLA-B27 阳性,但在普通人群中,只有大约 10% 的 HLA-B27 阳性者会患上 AS。因此,尽管 HLA-B27 检测对 AS 具有高度的特异性和敏感性,但它不能作为确诊的标准或预测患者的病程,只能作为诊断的参考。在某些情况下,HLA-B27 检测有助于 AS 的诊断,如:患者的症状和体征暗示可能患有 SpA,HLA-B27 阳性将大大提高准确诊断的可能性;儿童患有炎性关节病变,HLA-B27 阳性表明他们有更高的患 AS 的风险;预测 AS 患者的家庭成员是否可能患 AS;AS 患者的子女如果 HLA-B27 阳性,患 AS 的风险会增加。

2.血细胞沉降率(ESR)

ESR 是一个历史悠久且实用的急性相应指标,正常值应小于 20 mm/小时。在强直性脊柱炎患者中,50% 到 80% 的人 ESR 会加快,但在病情稳定或晚期可能恢复正常。少数患者可能会出现轻度贫血,此时 ESR 可能会加快,但与疾病活动性的相关性并不明显。因此,ESR 的检测可作为判断 AS 活动状态和评估治疗效果的参考。

3.C-反应蛋白(CRP)

CRP 是一种急性相应蛋白,在 AS 急性活动期,CRP 水平可以显著提高。然而,其上升的程度通常低于活动期的类风湿关节炎,当 AS 的临床症状得到控制,CRP 水平也会相应下降。在反应炎性的过程中,CRP 比血沉更敏感,其结果不会受到贫血或高球蛋白血症的影响。因此,检测 CRP 有助于监测 AS 的活动状态和临床治疗效果。

4.血小板

现在,许多医院使用血细胞分析仪来测定血小板数量,正常值在 $100\sim300\times10^9/L$ 之间。AS 患者可能会有轻度的血小板增多,但发生率并不高,通常不超过 20%。在 AS 活动期,血小板数量明显高于正常人。因此,血小板数量的变化可以作为评估疾病活动程度和治疗效果的实验室检查指标。

5.免疫球蛋白

AS 患者的血清免疫球蛋白 A(IgA)可能会轻度至中度升高,其升高水平与 AS 病情活动程度有关。如果患者的外周关节受累,则免疫球蛋白 G(IgG)和免疫球蛋白 M(IgM)也可能会升高。

(二)影像学检查

X 线、CT 及 MRI。

1.影像学检查方法的选择

由于 AS 多会引发各种程度的骶髂关节炎,并可能涉及脊柱骨突关节、肋椎关节、坐骨结节、椎旁韧带,以及椎体终板和椎间盘纤维环连接处,因此,骶髂关节炎的检测在 AS 的影像学诊断中具有关键作用。在临床实践中,我们通常会首选 X 线骶髂关节正位片以及腰椎正侧位片的拍摄,然后根据患者的具体临床表现,选择胸部正位片或其他相关部位的 X 射线检查。然而,骶髂关节炎的 X 线阳性标志通常要在 AS 发病后的数月甚至数年才能被发现,最早的韧带骨化现象也需要至少 3 年才能观察到。因此,对于疑似 AS 的病例,在 X 射线检查之后,应选择进行骶髂关节高分辨率 CT 扫描或 MRI 检查,同时也可进行腰椎 MRI 检查。目前,在检测早期骶髂关节病变时,通常会选用高分辨率 CT 或 MRI 扫描。

2.X 线分级及表现

对于 AS 的诊断,关键性的证据是 X 线片证实的骶髂关节炎。少数患者的 X 线异常表现可与临床症状同时出现,但更多情况下,这些表现要在发病后的数月甚至数年才能被观察到,且韧带骨化最早也需要至少 3 年后才会出现。随着病程的推进,病变可能从下至上涉及从腰椎到颈椎的各部分。根据骶髂关节的 X 线表现,修订后的纽约标准将其分为 5 个等级。0 级:正常;Ⅰ级:可能存在异常;Ⅱ级:存在轻度异常,包括局部侵蚀、硬化,但关节间隙保持正常;Ⅲ级:存在明显异常,呈中度或进展性骶髂关节炎,伴有以下一个或多个改变:侵蚀、硬化、关节间隙宽度增大或缩小或部分骨化;Ⅳ级:严重异常,即完全性关节骨化。

(1)骶髂关节:通常,AS 的发展始于骶髂关节的下 2/3 部分,表现为两侧对称性变化。在 AS 的早期,关节面边缘可能出现模糊,关节面下的骨质可能出现斑片状疏松,软骨下可能会有局部粗糙或小囊状改变,这些改变主要在髂骨侧的关节处发生,而关节间隙大部分保持正常。关节面边缘模糊是骶髂关节炎早期的重要 X 线表现。中期的 AS,关节软骨已经破坏,关节间隙的宽窄不均,关节面出现不规则,如毛刷状或锯齿状及囊变,软骨下骨性关节面的全体或大部分硬化,尤以髂骨侧为显著,可能会有部分骨化。在 AS 的晚期阶段,关节间隙变窄或消失,粗糙的条状骨小梁穿过关节间隙,形成骨性骨化,软骨下的硬化带消失,伴随着显著的骨质疏松。

(2)髋关节:髋关节是 AS 最常影响的周围关节,尤其在儿童中更为常见。AS 对髋关节的影响常常成为导致患者残疾的主要原因之一,其累及率可高达 28%。髋关节受到 AS 影响的表现包括髋臼和股骨头关节面下骨出现多个囊状改变,关节面呈虫蚀状破坏,关节间隙均匀而一致地变窄或消失,关节边缘常可见明显的骨赘增生,尤以股骨头外侧为显著,此后可能会出现股骨颈环形骨赘,关节面硬化,关节周围骨质疏松,晚期可能发展为骨性骨化。关节间隙均匀一致性狭窄与骨赘的并存是 AS 的特征。一些研究还认为,髋臼的囊变应视为 AS 髋关节病变早期的影像标志,且是所有标志中最具有特征性的,这些特征对于确定 AS 髋关节病变的早期诊断具有重要价值。

(3)脊柱改变:脊柱的损害通常从骶髂关节开始,自下而上逐步发展,影响全脊柱,跳跃性发病的情况较少。在 X 线初期检查中,可以观察到椎体终板和椎间盘纤维环附着点的局部骨质侵蚀和相邻的骨硬化,这种情况被称为椎体炎或 Romanus 病灶。当 Romanus 病灶愈合后,椎体终板和椎间盘纤维环附着点的椎体前角或后角出现反应性骨硬化,呈扇形或三角形的象牙质样亮白区,即"亮角征"。Romanus 病灶或"亮角征"是 AS 早期的重要 X 线表现。随着椎体上下边缘的局部或广泛骨质侵蚀和破坏的发展,椎体前缘正常的凹面逐渐消失变直,形成"方形椎"。在 AS 中期,关节突关节炎的 X 线表现包括椎小关节表面的模糊、粗糙、小囊性变、软骨下骨硬化及关节间隙变窄,关节强直后,椎小关节间隙消失。AS 晚期,可见椎旁软组织广泛钙化,韧带条状或带状骨化,在椎间隙一侧形成骨桥。椎间盘纤维环的外层可见钙化,部分患者可出现椎间盘钙化,椎体骨侵蚀常导致跨越椎间盘边缘的骨质增生,这种现象被称为韧带骨赘,是椎间盘纤维环本身骨化的体现。广泛的韧带骨赘形成后,会呈现出典型的"竹节状脊柱"。

（4）骨炎：AS可能在坐骨结节、耻骨与坐骨、股骨大粗隆、股骨内外上髁嵴、跟骨结节等肌腱附着部位引发骨膜增生，呈"羽毛"状或"胡须"样变化，常伴随局部骨质增生、硬化和囊状侵蚀破坏。这种情况通常从肌腱或韧带附着的骨块开始，然后密度逐渐增高，最后扩展到韧带和肌腱。

3.强直性脊柱炎的CT表现

CT扫描是诊断AS特别是骶髂关节疾病的重要工具，它的优势在于：

（1）具有很高的空间和密度分辨能力，有助于检测骶髂关节软骨下骨板的微妙变化。

（2）能清楚地显示关节间隙，便于测量。

（3）对于在X-ray影像中疑似的病变，CT扫描可以确认或排除诊断，对于早期的骨病变、椎小关节、椎体骨折以及椎管狭窄程度，CT扫描可能是最佳的检查方式。

（4）CT扫描有利于对比病情的进展和观察治疗效果。然而，CT无法显示软骨的病变，因此在疾病的早期阶段（当骶髂关节还未发生形态学改变时），CT存在一定的局限性。

4.强直性脊柱炎的MRI扫描序列简要对比及表现

（1）骶髂关节：在骶髂关节炎的早期，软骨异常是最可靠的指标。研究表明，骨髓水肿与骨破坏有显著的关联。MRI检查可以显示，骶髂关节炎最初的受影响部位通常是髂骨侧背尾侧端，骨侵蚀和软骨下脂肪积聚是骶髂关节炎的特征之一。MRI扫描可以显示软骨异常，如T_1WI和T_2WI的正常中等信号消失，软骨不规则增粗和扭曲，以及软骨表面的不规则和破裂。通过静脉注射顺磁性造影剂Gd-DTPA增强扫描后，可以看到增厚的滑膜和软骨下骨侵蚀区的强化，以及关节积液在T_2WI的高信号和T_1WI的低信号。只有MRI扫描能够显示AS骶髂关节炎0级病变，其优势在于可以通过观察AS骶髂关节滑膜、软骨和关节面下骨的形态和信号改变，以实现早期发现和诊断AS的目标。

（2）脊柱：在AS的活动阶段，Romanus病变以一个或多个椎体终板、椎间盘纤维环附着处为中心呈现扇形或三角形的清晰边界，且无终板骨侵蚀、骨赘或许莫结节，T_1WI像显示为低信号，而STIR和T_2WI像显示为高信号，这被称为"MR角征"，表示存在骨髓水肿或骨炎。在AS的进展阶段，Romanus病变在T_1WI和T_2WI像上于椎间盘纤维环附着处的椎体终板边缘呈高信号，这代表炎症后局限性脂肪骨髓退变。此时，X线片上可见亮角征，但Romanus病变常见于AS的早期。

MRI不仅能检测AS早期的Romanus病变，而且可以很好地观察和发现接受非类固醇类药物、物理治疗或TNF-α抑制药等治疗后临床症状改善相关的脊柱急性期异常改变的恢复过程。因此，MRI已被广泛用于AS的早期诊断和药物疗效评价。

5.肌肉骨骼超声

在过去的二十多年中，超声影像学取得了重大进展，肌肉骨骼超声已逐渐成为炎性关节病变评估的重要影像学工具。在AS肌腱端炎、滑膜炎、滑囊炎及囊肿、骨与软骨病变的诊断，以及对AS疾病活动性、预后及治疗效果的评估上，肌肉骨骼超声都展现出了独特的优势。

肌肉骨骼超声在检测SpA患者肌腱损害和肌腱炎的表现上比临床检查更敏感，能检测到亚临床病变。一项研究显示，当使用超声作为肌腱炎的金标准时，局部疼痛对肌腱炎诊断的特异性和敏感性分别为72%和63%。超声可以检测出包括滑膜增生、积液和血管生成在内的滑膜炎。一项对早期寡关节炎的超声研究显示,超声在33%只有关节疼痛及13%无症状的患者中检测到滑膜炎。有研究者应用能量多普勒评估阻力指数进行半定量检测某个特定区域的血管数来评估滑膜炎,超声造影剂可以增加多普勒超声评估滑膜炎的敏感性,这在欧洲已经得到广泛的应用。超声诊断滑囊炎和腱鞘囊肿的准确率可达97%～100%,国外研究还显示,超声可以发现比临床多5倍的贝克囊肿和比临床多2倍以上的髌上滑囊炎,甚至有学者将超声影像学作为检测囊肿的金标准。超声还能发现不同程度的关节面软骨和软骨下骨的糜烂、侵蚀等病变。

五、诊断

(一)纽约标准(1966年)

1.临床标准

(1)腰椎在前屈、侧弯和后伸的三个方向的活动能力受到限制。

(2)存在腰背痛的病史或当前症状。

(3)胸廓扩张的范围<2.5 cm(在第四肋间隙水平进行测量)。

2.放射学标准

X射线证明的双边或单边骶髂关节炎(0级:正常;1级:可能;2级:轻度;3级:中度;4级:强直)。

确诊的AS:

(1)双侧3～4级骶髂关节炎伴随至少一项临床准则。

(2)单侧3～4级或双侧2级骶髂关节炎伴随临床准则(1)或临床准则(2)和(3)。

可能的AS:双侧3～4级骶髂关节炎,但没有以上的临床表现。

(二)修订的纽约标准(1984年)

1.临床标准

(1)下腰痛持续至少3个月,活动可缓解痛感,休息无法减轻痛感。

(2)腰椎在前后和侧弯方向的活动受限。

(3)胸壁扩张度小于相同年龄和性别的正常范围。

2.放射学标准

单侧骶髂关节炎3～4级或双侧骶髂关节炎2～4级。

确诊的AS:满足X射线检查准则并且满足临床准则(1)(3)中的任一项。

(三)ASAS中轴脊柱关节炎分类标准(2009年)

X射线显示的骶髂关节炎作为AS诊断的必要条件已经不适合AS的早期检测和治疗。早期患者无X线骶髂关节炎与确诊AS患者在疾病活动度、疼痛评价、治疗需求、生活质量影响等方面无显著差异。这表明,对于主要表现为中轴症状的SpA患者,无论是否存在放射学上的骶髂关节改变,都是同一种疾病的不同阶段表现。放射学骶髂关节的改变只是反映疾病的慢性化和严重性,不是诊断的必需条件。因此,主要表现为中轴症状的SpA与AS被认为是同一种疾病。由此引出了轴向脊柱关节炎的概念,它包括AS和以往的SpA中主要影响中轴的患者。由于这个原因,需要制定新的轴向脊柱关节炎的诊断分类准则。2004年,ASAS启动了一项合作来制定中轴和外周脊柱关节炎的分类准则,并于2009年完成了轴向脊柱关节炎的标准。在这个标准中,修订的纽约准则所要求的X线骶髂关节炎只是作为影像学骶髂关节炎的一部分而非必须条件,对于那些没有放射学骶髂关节炎的患者,MRI所显示的骶髂关节炎也是一个重要的参考指数。同时,它还考虑了各种临床表现(如炎性腰背痛、关节炎、跟腱炎等)和实验室检查结果(HLA-B27和CRP)。这使得早期疾病的诊断更为便利。

1.ASAS对于中轴脊柱关节炎的分类标准(适用于45岁以下、病程超过3个月的慢性腰背疼痛患者)

(1)存在影像学上的骶髂关节炎,并伴有至少一个SpA的特性。

(2)HLA-B27检测阳性并有至少两个SpA的特性。

SpA的特性包括:炎性腰背疼痛、关节炎、跟腱炎、葡萄膜炎、指(趾)炎、银屑病、克罗恩病或溃疡性结肠炎、NSAIDS反应良好、SpA家族史、HLA-B27阳性、CRP升高。

影像学骶髂关节炎的定义:①MRI显示的活动性(急性)炎症,强烈提示SpA相关的骶髂关节炎;②X线显示出修订的纽约标准的明确的骶髂关节炎影像学改变。

2.ASAS对于外周脊柱关节炎的分类标准(适用于45岁以下的慢性腰背疼痛患者)

存在关节炎、肌腱炎或指(趾)炎,并满足以下条件之一:

(1)至少有一个SpA的临床特性(葡萄膜炎、银屑病、克罗恩病/结肠炎、既往感染史、HLA-B27和影像学显示的骶髂关节炎)。

(2)至少有两个其他SpA的临床特性[关节炎、肌腱端炎、指(趾)炎、炎性腰背疼痛(病史)、SpA家族史]。

六、鉴别诊断

(一)非特异性腰背痛

这类疼痛在临床上最常见,涵盖的病症包括:腰肌劳损、腰肌痉挛、脊柱骨关节炎、寒冷刺激性腰疼等。这些疼痛类疾病并未表现出AS的炎性腰背疼痛特性,通过骶髂关节X线或CT检查以及进行红细胞沉降率、C-反应蛋白等相关化验可以轻易鉴别。

(二)臀肌筋膜炎

这种病症常表现为单侧臀部上方疼痛,需要与AS进行鉴别。但该病疼痛程度较轻,通常不会导致行动障碍,无卧久加重的特性,炎症指标正常,骶髂关节无炎性病变。

(三)腰椎间盘突出

间盘突出是引发炎性腰背疼痛的常见原因之一。此病症仅限于脊柱,没有疲劳、消瘦、发热等全身症状,所有实验室检查,包括血沉都正常。它与AS的主要区别可以通过CT、MRI或椎管造影检查进行确认。

(四)髂骨致密性骨炎

这种疾病以青年女性为主,慢性腰骶部的疼痛和僵硬是其主要表现。除了腰部肌肉紧张,临床检查并无其他异常。通过X线或CT检查可以发现骶髂关节的骨质增生,其特征是中下部 2/3 区域的髂骨有明显硬化区,形状为三角形,尖端向上,密度均匀,不侵犯骶髂关节面,无痕迹狭窄或糜烂,因此与 AS 不同。该病没有明显的久坐、久卧疼痛特征,接受 NSAIDs 治疗效果也不如 AS 明显。对于一些早期 AS 患者和本病的区别较难确定,骶髂关节 MRI 检查可能有一定的帮助,但还需要结合临床状况判断,对于难以鉴别的患者,建议定期回访观察。

(五)类风湿关节炎

当 AS 早期主要表现为外周关节炎时,特别需要和 RA 进行区别诊断。

(1)AS 多发于男性,而 RA 多在女性身上出现。

(2)AS 主要表现为骶髂关节受累,然而 RA 很少影响骶髂关节。

(3)AS 全脊柱由下至上受累,RA 只影响颈椎。

(4)AS 的外周关节炎多为少数关节、非对称,以下肢关节为主,常伴有肌腱端炎;而 RA 多为多关节、对称性,且四肢大小关节都可能发病。

(5)AS 没有 RA 可见的风湿结节。

(6)AS 的风湿因子阴性,而 RA 的阳性率高达 60%～95%。

(7)AS 患者中 HLA－B27 阳性多见,而 RA 与 HLA-DR4 有关。

(六)痛风性关节炎

部分痛风患者下肢关节炎发作持久,且有时在发病期间血尿酸并未升高,此时需要与 AS 引发的外周关节炎进行鉴别。此时应结合两种疾病的临床特性进行详细鉴别。

(七)弥散性特发性骨肥厚(DISH)

也叫强直性骨肥厚或 Forestier 疾病。多发生在 50 岁以上的男性,为非炎症性疾病,常有脊椎疼痛、僵硬感以及逐步加重的脊柱活动受限。其临床表现和 X 线表现常与 AS 相似。但是,该病 X 射线可以看到韧带钙化,常累及颈椎和低位胸椎,经常可见连接至少 4 节椎体前外侧的流注形钙化与骨化,而骶髂关节和脊椎骨突关节无侵蚀,晨起僵硬感不加重,血沉正常及 HLA－B27 阴性。根据以上特点可以将该病和 AS 进行区别。

(八)代谢性骨病

因甲状旁腺功能过度活跃或钙磷代谢异常引发的代谈病,患者常表现为脊柱疼痛、身高减少、髋关节疼痛等症状。影像学可见骨质明显疏松或硬化,但骶髂关节面没有模糊、破坏。通过血尿钙、磷离子、血清碱性磷酸酶、甲状旁腺素等特征性的化验检查,可以与 AS 进行区别。

七、治疗及预后

(一)非药物治疗

(1)向患者及其家属传授疾病知识是整个治疗计划的关键部分,能助于患者积极参与治疗并与医生协作。长期计划应包含患者的社会、心理和康复需求。

(2)建议患者持续并稳定地进行体育锻炼,以达到并维持脊柱关节的最佳状态,强化椎旁肌肉和增加肺活量,这与药物疗法同等重要。

(3)站立和坐位时要保持胸部直立,双眼平视前方。睡眠时应选择较硬的床垫,多采取仰卧位,避免促使弯曲畸形的体位,枕头高度不宜过高。

（4）应减少或避免引发持续性疼痛的体力活动。定期测量身高并记录,以防止不易察觉的早期脊柱弯曲。

（5）如果炎性关节或其他软组织有疼痛,选择必要的物理疗法。

（二）一般药物治疗

1.非甾体消炎药（NSAIDs）

NSAIDs 是早期或晚期 AS 患者症状治疗的首选药物,能迅速缓解患者腰髋背部疼痛和发僵,减轻关节肿胀和疼痛并增加活动范围。NSAIDs 的最大疗效在用药 2 周后出现,所以,只有在足量使用某种 NSAIDs 2～4 周后效果不明显时,才考虑换用其他 NSAIDs,至少需要试用 2～3 种 NSAIDs,效果依然不佳的 AS 患者才被认为对 NSAIDs 无反应。NSAIDs 不仅止痛,而且具有抗炎作用,甚至有证据表明,NSAIDs 能减缓 AS 结构破坏的发生,这进一步证明了此类药物治疗 AS 的重要性。因此,只要 AS 患者出现腰髋背部疼痛,就应无疑问地足量、足疗程使用此类药物,不能因为担心出现不良反应而忍受疼痛,否则长期的疼痛和僵硬容易逐渐导致脊柱僵直、驼背等畸形。对 NSAIDs 的快速起效和症状缓解也是诊断 AS 的一个有用工具,2009 年 ASAS 关于中轴型脊柱关节炎的诊断标准也将对 NSAIDs 反应良好列为脊柱关节炎的特征之一用于诊断。

由于 AS 的疼痛症状在夜间更突出,因此,睡前服用抗炎药物能够发挥最佳疗效。这类药物最常见的不良反应是胃肠道不适,极少数情况下可能导致溃疡。选择性 COX－2 抑制药对胃肠道的不良反应较为轻微。其他较少见的不良反应包括头痛、眩晕,肝脏、肾脏损害,血细胞减少,水肿,高血压以及过敏反应等。医生应根据每个患者的具体情况选择一种抗炎药物,同时使用两种或以上的抗炎药并不会提高疗效,反而可能增加药物不良反应,甚至引发严重问题。

2.糖皮质激素

长期口服皮质类固醇治疗不能阻止疾病的进展,反而可能产生较多的不良反应。对于其他治疗手段无法控制的下背痛,可以在 CT 引导下进行皮质类固醇骶髂关节注射,部分患者的症状可能会得到改善。如果患者伴有长期的单关节积液,可以进行长效皮质类固醇关节腔注射。重复注射应间隔 3 至 4 周,通常不超过 2 至 3 次。

3.柳氮磺吡啶（SSZ）

在 AS 的二线治疗药物中,硫唑嘌呤应该是目前使用最广泛的一种。这种药物可以缓解 AS 的关节疼痛、肿胀和僵硬,降低血清 IgA 水平和其他实验室活动性指标,特别适合改善 AS 患者的外周关节炎,并对疾病并发的前葡萄膜炎有预防复发和减轻病变的效果。但至今,还缺乏证据支持该药对 AS 的中轴关节病变的治疗效果及改善疾病预后的作用。通常推荐的剂量是每日 2 至 3 g,分 2 至 3 次口服。该药物起效较慢,通常在用药后 4 至 6 周。为了提高患者的耐受性,一般以每天三次 0.25 g 开始,随后每周增加 0.25 g 或根据病情或患者对治疗的反应调整剂量和疗程,维持 1 年以上。为了补偿 SSZ 起效较慢及抗炎作用不够强的缺点,通常会选择一种起效快的非甾体抗炎药并用。该药的不良反应包括消化系统症状、皮疹、血细胞减少、头痛、眩晕以及男性精子减少及形态异常(停药后多数可以恢复)。对磺胺过敏的患者,该药物禁用。

4.氨甲蝶呤(MTX)

甲氨蝶呤是一种抗叶酸药,现已被普遍应用于治疗类风湿关节炎(RA)。此外,它也已获得批准用于治疗克罗恩病、恶性肿瘤和银屑病。尽管它在治疗 AS 方面还缺乏充分的循证医学证据,但在临床上仍被广泛使用。SSZ 治疗无效或禁用的活动性 AS 患者可以考虑使用MTX。然而,对比研究发现,MTX 只对外周关节炎、腰背痛、僵硬和虹膜炎等症状,以及 ESR和 CRP 水平有改善作用,对于放射性中轴关节病变则无显著效果。通常的剂量是每周一次,口服或注射 7.5~15 mg,重症患者可适当增加剂量。同时,可以合并使用一种非甾体消炎药物。虽然小剂量 MTX 的不良反应较少,但在治疗过程中仍需要关注其可能的不良反应,包括胃肠不适、肝损伤、肺间质炎症和纤维化、血细胞减少、脱发、头痛及头晕等。因此,在使用药物前后应定期检查血常规、肝功能和其他相关指标。

5.沙利度胺

研究发现,沙利度胺具有特异性的免疫调节作用,能够抑制单核细胞产生 TNF-α,同时降低患者外周血单个核细胞中 TNF-α 的转录水平。然而,这种药物的不良反应较多,常见的包括嗜睡、头晕、口渴、便秘和头皮屑增多,少见的不良反应包括白细胞下降、肝酶升高、镜下血尿和指尖麻刺感等。因此,对于选择使用此种治疗的患者应严密观察,在用药初期应每 2~4 周进行血和尿常规、肝肾功能检查。对于长期服用此药的患者,应定期进行神经系统检查,以便及时发现可能出现的外周神经炎。妊娠期女性和计划近期生育的患者(包括男性)使用该药可能导致胎儿发肢短小(海豹胎)的畸形,因此应禁用。初始剂量为每晚 50 mg,每 2 周增加50 mg,维持在 150~200 mg。由于该药可能引起困倦,因此建议在晚上服用。

6.来氟米特

来氟米特是一种合成的小分子免疫抑制药物,通过口服方式服用。它可以特异性地抑制嘧啶的从头合成,因此它在治疗 AS 的外周关节炎上效果显著。此外,对于 AS 的其他症状如虹膜炎、发热等,来氟米特也有较好的效果。因此,它主要用于治疗 AS 的非脊柱症状。一般来说,患者需要每天服用 10 mg 的剂量,如果病情严重,可以增加至每天 20 mg。最常见的不良反应是肝功能损害,因此在服用期间,建议同时使用护肝药物,并在初始阶段每 2~4 周检查一次肝功能,以后每 3~6 个月复查一次。其他可能出现的不良反应包括食欲减退、瘙痒性皮疹(通常在长时间用药后出现)、体重下降等。

7.中医中药

传统中医药和针灸在治疗 AS 上有一定的效果。中医认为,AS 的主要病因是肾虚寒证和风寒湿邪瘀阻,属于本虚标实的证。因此,治疗主要是滋补肝肾、补肾强督、扶正祛邪。在临床上,常见的证候有寒湿痹阻、湿热痹阻、肾气亏虚、瘀血阻络等。在治疗上,根据不同的邪,可以采用祛风、散寒、祛湿、清热化痰、祛瘀通络等方法。

(三)生物制剂治疗

近几十年来,细胞学和分子作用途径的新发现和进步推动了生物制剂在治疗 RA 等自身免疫性疾病的开发和应用。生物制剂是一种选择性地针对参与免疫反应或炎症过程的分子或受体的单克隆抗体或天然抑制分子的重组产物。相比传统的免疫抑制治疗,生物制剂针对风湿病的发病机制更具特异性,并且理论上可能从根本上控制疾病的进展,而对正常的抗感染免

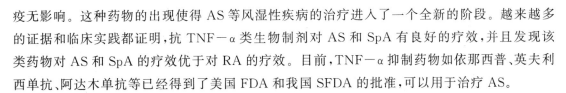

疫无影响。这种药物的出现使得 AS 等风湿性疾病的治疗进入了一个全新的阶段。越来越多的证据和临床实践都证明,抗 TNF－α 类生物制剂对 AS 和 SpA 有良好的疗效,并且发现该类药物对 AS 和 SpA 的疗效优于对 RA 的疗效。目前,TNF－α 抑制药物如依那西普、英夫利西单抗、阿达木单抗等已经得到了美国 FDA 和我国 SFDA 的批准,可以用于治疗 AS。

1.依那西普

依那西普是一种融合蛋白,它由编码人 TNF p75 受体可溶性部分的 DNA 和编码人 IgG1 Fc 段分子的 DNA 在哺乳动物细胞系中表达而成。其主要作用是与 TNF－α 形成可逆性结合,阻止 TNF－α 与其受体位点的相互作用。推荐的服用方式是皮下注射 50 mg,每周一次,或者 25 mg,每周两次,这两种方法在治疗 AS 的效果上没有太大差异。目前在国内市场,依那西普有恩利、益赛普和强克三种品牌。

2.英夫利西单抗(类克)

英夫利西单抗是一种由人和鼠嵌合的抗 TNF－α 特异性 IgG1 单克隆抗体。在治疗 AS 的过程中,推荐用法是静脉滴注 5 mg/kg,首次注射后于第 2 周和第 6 周再次注射相同剂量,然后每隔 6 周注射一次。

3.阿达木单抗(修美乐)

阿达木单抗是一种全人源化的抗 TNF－α 特异性 IgG1 单克隆抗体。它能与可溶性的 TNF 结合,防止 TNF 与细胞表面的 TNF 受体的结合,从而发挥抗 TNF 作用。推荐的用法是皮下注射 40 mg,每 2 周一次。

这三种 TNF－α 抑制药物都具有快速起效(几小时到 24 h)、疗效好的特性,大部分患者的病情可以迅速得到显著改善,如晨僵、腰背痛、外周关节炎、肌腱末端炎、扩胸度、ESR 和 CRP 等。用药一段时间后,患者的身体功能和健康相关的生活质量都会明显提高,特别是一些新近出现的脊柱活动障得到恢复。然而,这些药物的长期疗效和对中轴关节 X 线改变的影响尚未明确。

这些药物的推荐用法都是在 AS 病情活动期的足量用法。在使用这类药物 2～3 个月后,病情控制良好的患者可以逐渐增长用药间隔,同时并用 NSAIDs 和其他 DMARDs 类药物,很多患者的病情并不会明显复发。然而,由于这些药物的价格较高,且在大部分地区并未纳入医疗保险报销范围,因此限制了这些药物在国内的使用。

TNF－α 抑制药的不良反应:这类药物可能会降低人体对结核菌感染的抵抗力,因此,在使用前必须对患者进行有关结核感染的筛查,包括询问结核病史、做肺部影像学检查和结核菌素纯蛋白衍化物试验(PPD 试验),有条件的话还可以进行干扰素释放试验。在使用这类药物的过程中,应避免与活动性结核病患者有密切接触。如果患者出现可能提示结核感染的症状,如持续性咳嗽、体重下降和发热,应密切关注是否存在结核感染的可能性。

该类型药物可能会引发其他种类的不良反应,包含注射区域的皮肤反应、增高感染危险、激发潜在感染者的病症活跃、使得慢性活动性乙肝病情加重、加剧已有的充血性心衰,以及有个别患者出现神经脱髓鞘病变等。另外,个别患者可能对英夫利西单抗产生输液反应,因此推荐首次使用这种药物时应严密监控。

（四）关节镜治疗

关节镜技术的进步和应用已经极度改变了处理关节病变的方式。关节镜诊断不仅能实现精确的诊断，确认 MRI 和超声所看到的情况，更能同时进行治疗。由于关节镜手术的微创性，它极大减少了传统开放手术对关节及其周围组织的损害，患者术后恢复期也被大幅度缩短。可以利用关节镜手术检查关节软骨，获取滑膜组织。通过关节镜进入病变关节，利用旋转刨削刀剔除滑膜组织并将其吸出，这样能有效缓解难以治疗的关节滑膜炎。

（五）外科治疗

髋关节的损伤会导致关节间隙变窄、僵化及畸形，这些是本病引发残疾的主要因素。对于那些髋关节间隙出现明显变窄或者股骨头坏死变形的患者，为了改善患者的关节功能和生活质量，可以考虑进行人工全髋关节置换手术。术后的大多数患者关节疼痛得到了控制，部分患者的功能恢复到正常或者近乎正常，人工关节的寿命 90% 可以达到 10 年以上。对于脊柱前倾或侧弯畸形严重造成生活明显困扰的患者，如，行走时看不到前方几米的路，这类患者可以考虑进行脊柱椎体截骨手术纠正畸形，但这种手术风险较高，可能会导致脊髓受损从而引发下肢截瘫。所以，对于脊柱畸形并不十分严重的患者，不建议进行手术矫正，应该在内科积极治疗的同时进行理疗康复锻炼，也能一定程度上减缓或者抑制畸形的发展。

（六）心理治疗

一旦 AS 的诊断被确认，患者往往会出现各种心理反应，产生消极情绪是对这种持续痛苦体验的常见反应。随着病情的发展，持久的严重疼痛和身体伤害会对患者的身体、精神和社会功能产生重大负面影响，甚至可能严重干扰患者的日常生活。当这些负性情绪累积到一定程度，符合诊断标准时，就需要进行评估和干预。AS 患者的情绪反应多表现为焦虑、抑郁、恐惧，甚至出现疲劳、述情障碍。最有效的治疗方式是结合身体治疗和心理治疗的综合治疗方案，心理治疗方法主要包括支持性心理治疗、认知行为疗法、患者教育、家庭支持及教育等。有必要时，可以使用抗抑郁药物进行治疗。

（七）预后

本病的临床症状和病程差异较大，部分患者病情反复，病情持续进展，有的则长期保持相对稳定，可以正常工作和生活。然而，早年发病，髋关节早期受累，反复发作虹膜睫状体炎，诊断延迟，治疗不及时或不合适以及未能坚持长期功能锻炼者的预后通常较差。虽然生物制剂的出现改善了本病的治疗效果，但本病仍然是一种慢性进展性疾病，需要在专科医师的指导下进行长期随访。

第六节　银屑病关节炎

银屑病性关节炎（PsA）是一种与银屑病皮肤病变相关的炎性关节炎，主要影响四肢的小关节呈现非对称性分布，部分患者的骶髂关节和（或）脊柱也可能受影响，并且血清类风湿因子多为阴性，少数患者的 HLA－B27 呈阳性。尽管大部分 PsA 患者的皮肤病变在关节炎之前出现，但仍有约 15% 的患者的关节炎在银屑病之前发生，这给诊断带来了一定的难度。银屑病和 PsA 具有家族聚集性，与多种基因有关。

一、病因及发病机制

（一）病因

PsA的病因是不清楚的。遗传、免疫和环境因素在炎症过程的发展中起着重要作用。

1.遗传因子

银屑病及其相关的关节炎表现出明显的家族性倾向。特定家族的研究发现，与普通群体或配偶相比，受疾病影响的个体的一级亲属更容易患上这种病。研究同卵双胞胎也证实了疾病的遗传敏感性，其中同卵双胞胎的一致性率相当高。人口学研究表明，银屑病与HLA抗原B13、B16、B17、B27、B37、B38、Cw6、DR4和DR7有关。同时携带HLA－B7和HLA－B27的银屑病患者更容易发展为关节炎。此外，HLA-DR7α在银屑病和银屑病关节炎患者中的频率较高。全基因组筛查证实，银屑病与17q、4q和6p染色体位置有关，其中与6p位置的关联性最强。然而，至今尚未揭示出与银屑病关节炎相关的易感基因。

对银屑病和银屑病关节炎的研究还发现，疾病的不同表现方式依赖于其遗传来源的性别，这两种疾病呈现出显著的父源性遗传特征。

2.免疫因素

银屑病关节炎的皮肤和关节损伤的病理过程主要是炎症反应，其中也有自身免疫的证据，可能还涉及到补体激活的介导。银屑病关节炎的炎症特性主要表现为滑膜衬里细胞的增生和单核细胞的浸润。银屑病关节炎的细胞因子谱显示T细胞和单核巨噬细胞之间的复杂互动。相比类风湿关节炎，银屑病关节炎中Th_1细胞因子（TNF－α、IL－1β、IL－10）的表达更加明显，这暗示了两种疾病可能存在不同的发病机制。

银屑病关节炎患者的血液中存在抗核抗体，这种抗体可以与皮肤角质层抗原产生反应。在这些患者的血清中，还可以检测到抗上皮角蛋白和抗细胞角蛋白18的抗体。研究揭示，外周血液中的CD_4^+T细胞数量比例显著减少，但在皮肤损伤和滑膜中，有库普弗细胞存在，并能在混合淋巴细胞反应中发挥作用。推测库普弗细胞在银屑病关节炎患者的皮肤和关节中，向CD_4^+细胞展示未知的抗原，从而激活T细胞。皮肤和滑膜的纤维母细胞的增殖反应和分泌功能增强，分泌出更多的IL－1、IL－6和血小板来源的生长因子。有研究显示，由激活的T细胞和其他单核细胞分泌的炎症因子可以诱导皮肤和滑膜的纤维母细胞增殖。同时，皮肤内的银屑斑白三烯B4含量增加，注射白三烯B4可导致上皮内的微脓肿，表明这种混合物在银屑病的发展中起着重要的作用。

3.环境因素

（1）感染：病毒或细菌感染可能与银屑病或银屑病关节炎的发生或恶化有关。有研究显示，银屑病和银屑病关节炎与人类免疫缺陷病毒感染有一定的关联。虽然感染HIV的患者患银屑病的比例与一般人群相当，但HIV感染者更可能发展出严重的红皮病型银屑病，且银屑病患者在感染HIV后，皮肤病的病情会加重。

（2）创伤：有研究报道，在身体受到创伤后，银屑病患者可能会发生关节炎的骨质溶解。一项对医学记录的回顾性研究发现，138例银屑病关节炎患者中有12例（9%）在关节炎发作前有过急性疾病或创伤的经历,而138例类风湿关节炎患者中仅有2例有过类似经历。25例创伤后的银屑病关节炎患者的临床和实验室指标与275例无创伤史的银屑病关节炎患者相似,除了早期(前6个月)的血沉和C-反应蛋白水平。这些急性相应反应的差异在随访后消失,这表明创伤可能诱发了一个强烈的Koebner反应,可能与周围神经释放P物质有关。

(二)发病机制

1.免疫病理学

银屑病关节炎的关键病理变化主要出现在皮肤、滑膜、附着点、软骨和骨骼上。皮肤和滑膜的病理生理学特性已被详细研究,但对附着点炎的关注较少。关于软骨与骨,一些近期研究发现,软骨血管翳连接处存在破骨细胞,且银屑病关节炎患者的血液循环中有大量破骨细胞前体。

(1)银屑病皮肤病变:银屑病皮肤的典型变化包括表皮的过度生长、真皮乳头层的单核白血细胞浸润、角质层中性粒细胞浸润以及各种类型的树突状细胞增加。表皮内的T细胞主要为CD_8^+T细胞,而真皮层内有CD_4^+T细胞和CD_8^+T细胞。皮肤病变区的大部分T细胞表达地址素和表皮淋巴细胞抗原,这与循环T细胞和银屑病关节炎滑膜内的T细胞不同。最后,血管变化也是银屑病的显著特点,表现为浅层血管的过度增生和扩张。

(2)银屑病滑膜病变:许多早期关于银屑病关节炎滑膜病理学的研究揭示了显著的血管改变。在第一个比较银屑病关节炎与类风湿关节炎滑膜组织的研究中,定量免疫病理学分析证实了这种突出的血管改变,并且发现银屑病关节炎滑膜内的血管数量显著增加。银屑病关节炎中滑膜衬里层的增加较少见,而且巨噬细胞很少从滑膜组织迁移至衬里层。T淋巴细胞的数量和亚群,以及B细胞的数量与类风湿关节炎相似。

关节镜检查显示银屑病关节中有许多扭曲、扩张的血管,这更直观地说明了血管系统在银屑病关节炎发病机制中的重要性。关键的生长因子相互作用可以精确调控新生血管的形成或血管新生过程。在皮肤和滑膜组织中,已经发现了TNF-α、转化生长因子、血小板衍生生长因子、血管生成素和血管内皮生长因子等生长因子的存在。

(3)附着点:银屑病关节炎患者的黏附点CD_8^+T细胞的表现一致性显著增高,与类风湿关节炎有所不同。超声引导的早期脊柱关节病的5个急性黏附点炎症部位活检也显示,黏附点部位的血管数量增加,巨噬细胞主导的细胞浸润明显增多。这些发现与已知的银屑病关节炎与HLA-Ⅰ类抗原的关联性一致。

2.细胞因子

在银屑病关节炎关节的滑膜外植体组织中,T辅助Ⅰ型细胞因子的水平明显高于骨关节炎和类风湿关节炎,包括白介素-2和干扰素γ蛋白。银屑病滑膜外植体也释放出高浓度的IL-1β和TNF-α细胞因子。相比之下,银屑病关节炎的滑膜并未表现出IL-4和IL-5的产生,IL-10在皮肤上的表达量较低,而在滑膜上的表达量较高。

银屑病关节炎患者的病变皮肤、滑膜和关节液中TNF-α的水平都有所提高。大量证据表明TNF-α在银屑病关节炎关节中扮演着重要的角色。

3.基质金属蛋白酶和软骨破坏

银屑病关节炎关节的X线片常可以观察到软骨的丧失,表现为关节间隙变窄。与类风湿关节炎类似,银屑病关节炎的滑膜衬里细胞和衬里下层细胞也表现出基质金属蛋白酶和基质金属蛋白酶组织抑制因子。尤其是免疫组化研究显示,MMP-9主要分布在血管壁上,而MMP-1、MMP-2、MMP-3、TIMP-1和TIMP-2在滑膜衬里呈现细胞和间质染色的类型。

4.骨重构

银屑病关节炎关节的X射线片也能揭示明显的骨重塑变化,表现为骨吸收和新骨生成。其中,骨吸收显著,银屑病关节炎关节活检样本显示,在骨-血管翳连接处的深吸收凹陷存在大量的多核破骨细胞,这在骨吸收中起着重要的作用。破骨细胞的生成是一个接触依赖的过程,受骨髓中的成骨细胞和间质细胞的制约。银屑病关节炎新骨形成的机制尚不明确,但在此过程中TGF-β和VEGF可能至关重要。

二、临床表现

本病多隐匿起病,但也可急性发作,发作前无明显诱因。

(一)关节表现

1.外周关节炎

所有的外围关节都可能被影响,主要症状包括疼痛、肿胀、压痛、晨僵和功能障碍。PsA的关节压痛相较于类风湿关节炎较轻,因此,常被误认为是一种病情较轻的疾病。虽然PsA的关节累及非对称性分布相比类风湿关节炎更常见,但也有53%的多关节型PsA是对称性受累。远端指(趾)间关节受累较常见,这也是与类风湿关节炎的一个鉴别点。

2.中轴病变

中轴病变:有25%～70%的PsA患者有中轴关节受累,包含脊柱炎和骶髂关节炎。大多数中轴病变会并发外周关节炎。脊柱炎引发的颈、胸、腰椎的疼痛和僵硬,与强直性脊柱炎类似,但骶髂关节炎常常只有单侧受累。仅有脊柱炎而无外周关节炎的情况多见于男性,活动受限较明显,甲质营养不良较少见,虹膜炎较常见,HLA-B27常为阳性。而有脊柱炎并伴有远端指间关节炎的患者,女性稍多,颈部韧带骨赘较常见,40%有附着点炎,骶髂关节炎较少见,HLA-B27常为阴性。

3.腱鞘炎和附着点炎

指(趾)腱鞘炎会伴随远端和近端指(趾)间关节炎,表现为全指(趾)弥漫性肿胀,如腊肠状,常伴有指(趾)甲病变。肌腱附着点尤其是跟腱和跖筋膜附着部位常有炎症,表现为足跟痛和足掌痛。临床上只有22%的患者表现为附着点炎,但使用超声检查可以发现56%的患者肌腱端存在异常。

(二)皮肤表现

PsA多数表现为寻常型银屑病的皮肤损伤,也有与脓疱型和红皮病型银屑病相关的报道。皮肤损伤和关节损伤的发生不一定同步,据统计,约75%在关节炎之前出现,15%在关节炎之后出现,10%同时出现。皮肤损伤常见于头皮、四肢伸侧和躯干,呈散发或泛发分布,需要特别注意耳内、发际、肛周、脐周、肘、膝的检查。一般来说,关节的炎症程度与银屑病的病程及皮损的严重程度之间没有直接的关系。

(三)指甲表现

指甲的改变包括顶针状凹陷、甲质营养不良,这可能表现为甲板厚度增加、颜色浑浊、表面出现纵纹,常伴有甲床角质过度生成,严重时可能导致甲板剥离。在 PsA 患者中,大约 80% 的人会出现指甲(或脚趾甲)的损害,而在无关节炎的银屑病患者中,这一比例约为 20%。

(四)其他表现

PsA 患者中,有 7%~33% 的人会出现眼部损害,如结膜炎或葡萄膜炎。而那些有骶髂关节炎或 HLA-B27 阳性的患者,其发生虹膜炎的风险会显著增加。少于 4% 的患者在疾病晚期可能出现主动脉瓣闭合不全;上肺纤维化和淀粉样变这些情况则较为罕见。

(五)银屑病关节炎分型

银屑病关节炎的分类方式有很多,其中,1973 年由 Wright 提出的 5 型分类方法影响力较大,也被广泛使用(参见表 5-8)。

表 5-8　银屑病关节炎的临床分型及特点

	Roberts 1976 年	Gladman 1987 年	Torre-Alonso 1991 年	Helliwell 1991 年	Veale 1994 年	Kane 2003 年	Madland 2005 年
患者数	168	220	180	50	100	129	634
男/女	67/101	104/116	99/81	32/18	59/41	53/47	336/280
发病年龄	40	37	39	39	34	41	—
少关节炎(%)	53	14	37	14	43	40	22.9
多关节炎(%)	54	40	35	78	33	60	68.6
远端指间关节炎(%)	17	12	0	0	16	—	0
脊柱型(%)	5	2	7	6	4		
残毁型(%)	5	16	4	2	2		0.6
骶髂关节炎(%)	—	27	20	36	15	—	
皮损发生在关节炎之后(%)	16	17	15	—	—		

1.远端指(趾)间关节炎型

占银屑病关节炎(PsA)总数的 5%~10%,通常这种类型的病变主要侵害远端指间关节,并常常伴随银屑病的指甲改变。

2.残毁性关节炎型

这是 PsA 的最严重的一种类型。病变的指(趾)末端的骨头会发生溶解,形成所谓的笔帽征,或者指(趾)骨会发生缩短畸形,形成望远镜征。病变的关节也可能出现僵直。这种类型的 PsA 不常见,大约占 5%。

3.对称性多关节炎型

主要侵害近端指间关节,也可能影响到远端指间关节以及腕、肘、膝、距小腿等大关节。其临床症状与类风湿关节炎较易混淆,尤其是部分患者可能血清中出现低滴度的类风湿因子,与类风湿关节炎的鉴别更为困难。

4.非对称性寡关节炎型

受影响的关节主要为膝、距小腿、髋等大关节,也可能影响到远端或近端指(趾)间关节。常见的症状还有指(趾)腱鞘炎症,受影响的指或趾可能会出现典型的腊肠指(趾)现象。

5.脊柱关节炎型

这种类型的 PsA 主要影响脊柱和骶髂关节。虽然这种类型本身并不常见,但其他类型的 PsA 也可能同时有脊柱被侵扰的情况。

以上 5 个类型可能相互交叉,也可能相互转化。大部分 PsA 呈现为多关节炎,单纯的脊柱关节炎型、破坏性关节炎型通常占比不超过 5%。有 20%~60% 的患者的病变类型与初次发病时的类型不同。多数病例从少关节炎型发展为多关节炎型,也可能从多关节炎型发展至破损型,或者从少关节型转变为中轴型。PsA 的亚型与银屑病的种类和严重程度无直接关联。近年来,一些学者把 PsA 分为 3 种类型:类似反应性关节炎伴附着点炎的非对称性少关节炎型;类似类风湿关节炎的对称性多关节炎型;类似强直性脊柱炎的以中轴关节病变为主,伴或不伴周围关节病变的脊柱关节炎型。有些学者则更简便地将 PsA 分为外周型和中轴型。

为了更好地指导临床研究和规范临床治疗,2009 年,银屑病与银屑病关节炎研究评估协作组(GRAPPA)在原有分型的基础上建议将银屑病关节炎分为 5 个主要临床表现类型,同时根据疾病严重程度将各型又分为轻、中、重三级(表 5-9)。以利于临床根据不同的病情采取不同的治疗策略。

表 5-9 银屑病关节炎临床分型和疾病严重程度的分级

分类	轻度 受累关节<5 个	中度 受累关节≥5 个(肿胀触痛)	重度 受累关节≥5 个(肿胀触痛)
周围关节型	X 射线未见破坏 无躯体功能受损 生活质量轻度下降 患者自我评估轻度	X 射线可见破坏 躯体功能轻度受损 轻度治疗反应不足 生活质量中度下降 患者自我评估中度	X 射线可见严重破坏 躯体功能严重受损 中重度治疗反应不足 生活质量重度下降 患者自我评估重度
皮肤损害型	BSA < 5,PASI < 5,无症状	局部用药无效,DLQI,PASI<10	BSA>,DLQI>10,PASI>10
脊柱炎型	轻度疼痛无功能受损	功能受损或 BASDAI>4	既往治疗无效
附着点炎型	1~2 个受损部位无功能受损	>2 个受损部位或功能受损	>2 个受损部位或功能受损,既往治疗无效
指(趾)类型	无疼痛或功能轻度受损	侵蚀性损害或功能受损	既往治疗无效

注:BSA.体表面积;DLQI.皮肤病生活质量指数;PsAI.银屑病面积与严重程度指数;BASDAI.Bath 强直性脊柱炎病情活动指数。

三、实验室检查

特定的实验室测试对于 PsA 的诊断尚无决定性帮助。然而,一些病例在病情活跃期可能会表现出血细胞沉降率加快,C-反应蛋白升高。罕见的情况下,患者在病情活跃时可能出现高尿酸血症。类风湿因子的阳性率通常不会超过正常人群或稍微高于正常人群,且滴度较低。9％到12％的 PsA 患者可能在低滴度下对抗环瓜氨酸抗体阳性,这种情况主要与对称性多关节炎有关。大约50％的病例在 HLA－B27 上阳性,这与中轴病变有显著关系。在 PsA 活动期,由于代谢失调,可能会出现血尿酸水平上升。

四、辅助检查

PsA 的典型放射学特征包括肌腱附着点的新骨形成伴随骨质吸收或溶解,骨性强直,非对称的骶髂关节炎和脊柱炎,以及标志性的笔帽征,表现为指(趾)末节远端骨质溶解变细,伴有近端骨质增生,膨大,呈帽檐样。PsA 的肌腱病变通常表现为椎旁韧带骨赘或非边缘性韧带骨赘以及绒毛样骨膜炎。MRI 检查能够发现病变早期的骨髓水肿。

近年来,骨骼肌肉超声检查也被用于诊断银屑病关节炎,表现为病变附着点增厚及低回声变化,腱鞘炎症,骨侵蚀或骨赘形成。多普勒超声可以显示病变关节部位血流增多。

五、诊断

PsA 的诊断通常参考 Moll 和 Wright 提出的 PsA 分类诊断标准,即有银屑病或银屑病甲病以及血清阴性的外周关节炎,无论脊柱是否受累。

Moll 和 Wright 的 PsA 分类标准如下:①至少一个部位关节炎并持续3个月以上;②至少有银屑病皮损和(或)一个指甲上有20个以上顶针样凹陷或甲剥离;③血清 IgMRF 阴性。

2006年,PsA 的分类诊断研究组在进行大规模多中心研究的基础上提出关于 PsA 的分类诊断标准:炎性关节病并在以下5项中至少得3分,其中银屑病现病史2分,其余各1分。经过临床验证,该标准的敏感性为91.4％,特异性为98.7％。一项研究表明,该标准同样适合我国人群。

CASPAR 的具体准则包括:

(1)患者现在或过去曾患有银屑病,或存在家族患病史。

(2)出现银屑病典型的指甲变化,如甲板剥脱、顶针状凹陷,以及角质过度等。

(3)类风湿因子检测结果为阴性。

(4)现在或者过去曾有过指炎(或趾炎)的病史。

(5)手(或足)的 X 射线检查显示,关节旁出现新骨形成。

国内专家还提出了一些支持 PsA 诊断的特征:①没有原发性骨关节炎的远端指间关节损害;②关节病变呈非对称分布;③没有类风湿因子和皮下结节;④存在屈肌腱鞘炎和"腊肠"状的指(或趾);⑤有银屑病的家族史;⑥出现明显的指甲顶针状小坑;⑦中轴关节的 X 射线片显示骶髂关节炎、韧带骨赘、椎旁骨赘等一种或多种表现;⑧外周关节的 X 射线片显示没有明显

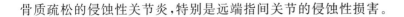

骨质疏松的侵蚀性关节炎,特别是远端指间关节的侵蚀性损害。

六、鉴别诊断

如果 PsA 患者有典型的银屑病皮损,诊断就相对简单。但如果忽视了皮疹的存在,或者皮疹被隐藏或尚未出现,诊断就会变得困难,容易出现误诊。而且,确有少数类风湿关节炎或骨关节炎患者同时患有银屑病,因此,需要通过关节的炎症特性和影像学特征进行区分。

(一)类风湿关节炎

这种疾病通常发生在中年女性,主要影响对称的小关节,如腕关节、近端指间关节、掌指关节,通常伴有明显的晨僵,可能出现皮下结节,70%的患者类风湿因子阳性,X 射线早期可以看到骨质疏松,关节损害主要表现为侵蚀性。PsA 的对称性多关节炎型和类风湿关节炎的表现相似,但 PsA 患者有银屑病或银屑病家族史、指(趾)甲病变、指炎和附着点炎,常侵犯远端指间关节,类风湿因子阴性,X 射线显示除骨侵蚀外还有新骨形成的表现。

(二)强直性脊柱炎

此种病症主要发生在青年男性身上,常表现为炎性下背疼痛,而无银屑病的皮肤和指甲改变。脊柱和骶髂关节的病变一般呈对称性分布。有时候,它和银屑病关节炎的少关节炎型和脊柱炎型难以区分,但银屑病关节炎通常发生在年纪较大的男性,伴有银屑病或家族有银屑病史,X 射线通常显示单侧骶髂关节炎和跃迁性椎体骨赘。

(三)骨关节炎

此病多在老年人中发现,常见的受影响部位是远端指间关节、近端指间关节和膝关节,主要症状是疼痛,活动时加剧,休息时可以缓解。关节会有骨性突起,可看到 Heberden 结节和 Bouchard 结节,膝关节有骨性摩擦感,无银屑病皮肤和指(趾)甲损害。X 射线主要显示骨质增生,无骨糜烂。如果银屑病关节炎只有远端指间关节受累,则需要通过关节的炎症特点和放射学特征进行鉴别。

(四)赖特综合征

这种病症主要发生在年轻男性身上,病症通常急性发作,典型的病例表现为尿道炎、结膜炎和关节炎(尤其是下肢承重关节)的三联症。患者在发病前通常有腹泻或尿道炎的病史,病症本身可有肌腱端病变、眼色素膜炎或伴有银屑病样皮疹或脓疱性皮肤角化病,关节症状也和银屑病关节炎非常相似,对于这些非典型病例,需要经过一段时间的观察才能确诊。

七、病程和预后评估

作为一种慢性进展性疾病,银屑病关节炎的病程表现与其他类似的风湿关节炎一样,活动和缓解交替进行。对于大多数患者来说,此病症还是相对较为温和的。一项长期追踪的研究表明,大部分(67%)的患者至少有一个关节侵蚀,只有 17%的患者有 5 个或更多关节侵蚀。脊柱受累的患者占所有患者的 20%到 40%,出现残疾的患者只占 11%到 19%。然而,死亡率比正常人群要高。

在评估银屑病关节炎的治疗反应方面,现行的指标和方法主要参考了类风湿关节炎和脊柱关节病的疗效评价体系。虽然这些方法仍有待进一步的优化和临床验证,但多数专家均认同一些关键指标的重要性,如关节活动度,皮肤病变程度,患者自感疼痛强度,生理功能和生活质量等。此外,一些放射学指标,实验室检测数据以及临床检查结果也被视为评估银屑病关节炎治疗效果的关键因素。PsA 的评估系统(PsARC)在临床研究中也得以应用,而最近,GRAPPA 协作组为评价疾病活动度和治疗效果推出了最小疾病活动度(MDV)评估标准,但这些指标和方法都需要更多的临床研究结果来支持其有效性和完整性。

八、治疗

对于 PsA 的治疗,当前的主要参考是 2009 年由 GRAPPA 提出的建议,其核心是根据疾病的临床类型采取分型分级治疗的原则,以制订个性化的治疗方案。这样的目标是为了有效控制炎症,减轻疼痛,防止关节骨质的破坏,同时也希望能够减少或消除皮肤的损伤(表 5-10)。

表 5-10　GRAPPA 关于银屑病关节炎分型治疗指南

分类	周围关节型	皮肤指甲病变	中轴关节病变	附着点炎型	指(趾)炎型
非甾体类抗炎药	是		是	是?	是?
糖皮质激素关节腔注射	是				
局部治疗		是			
物理治疗			是		
光治疗		是			
改善病情抗风湿药物	是	是			
TNF—α 制剂	是	是	是	是	是

常见治疗药物种类如下。

(一)非甾体类抗炎药(NSAIDs)

这类药物具有消炎、止痛和消肿的效果,能有效缓解四肢关节和中轴关节的痛楚。然而,它们不能防止关节破坏的进展,且部分药物可能偶尔会加重银屑病的皮肤损害。常见的不良反应包括对胃肠道和肾脏的损害,极少数可能会引起血液系统损害和过敏反应。如果选择具有选择性的环氧化酶 2 抑制剂,可能会减少胃肠道损害的不良反应。

(二)改善病情的抗风湿药物(DMARDs)

这类药物能够延缓关节的侵袭性进展,尤其对周围关节和附着点炎症有一定的治疗效果,同时也对皮肤损害有一定的疗效。常用的药物包括甲氨蝶呤、来氟米特、柳氮磺吡啶和环孢素等,其用法与治疗类风湿关节病相同。在临床随机对照试验中,来氟米特可能是最有效的治疗银屑病关节炎的药物,但甲氨蝶呤仍然是医生的首选。使用任何一种药物治疗时,都需要注意监测血压、血常规和肝肾功能。

(三)生物制剂

证据显示,抗肿瘤坏死因子的治疗可以有效地控制银屑病关节炎的周围关节炎症,改善症状和体征,阻止放射学上的关节破坏进展,提高患者的生活质量。目前市面上有 3 种已经上市的肿瘤坏死因子拮抗药,包括依那西普、英夫利西单体和阿达木单抗,它们都对皮肤和关节病变显示出了很好的疗效并且起效迅速。在治疗过程中,严重病例需要与 DMARDs,如甲氨蝶呤、来氟米特或环磷酰胺等合用。这些肿瘤坏死因子拮抗药的常见不良反应是继发感染,所以在使用之前需要排除感染,特别是结核杆菌和肝炎病毒感染。近年来,一种非肿瘤坏死因子拮抗药 alefacept 在国外被批准用于治疗中度和重度银屑病,这是一种可溶性淋巴细胞功能抗原 3 和 IgG1 Fc 段的融合蛋白。另外一种淋巴细胞功能抗原 1 CD11a 的人源单克隆抗体 Efalizumab 也被批准用于治疗银屑病,更好的疗效评价指标正在不断的完善中。

(四)糖皮质激素

尽管皮质类固醇可能引发严重的银屑病反弹,以及其他不良反应,因此通常不推荐使用。但也有观点认为,使用小剂量的皮质类固醇可以有效缓解患者症状,尤其是那些影响到小关节或肌腱末端炎症的症状,关节腔内注射皮质类固醇是有效的。在 DMARDs 起效之前,皮质类固醇可以作为"桥梁"药物使用。

(五)维 A 酸

对于严重的皮肤病变,可以使用维生素 A 衍生物和补骨脂素,结合紫外线照射,并与甲氨蝶呤联合治疗,对皮肤和关节病变均有显著效果。然而,长期使用维生素 A 衍生物可能导致脊柱韧带钙化,因此,对于中轴病变的患者需要谨慎使用。

(六)外科治疗

对于已经出现关节畸形并伴有功能障碍的患者,可以进行关节成形术或关节置换等手术治疗。

第七节　未分化脊柱关节炎

未明确的脊柱关节炎(uSpA)是一种具有脊柱关节炎(SpA)的部分临床和(或)放射学特征,但还未满足任何确定的脊柱关节炎诊断标准的疾病。uSpA 可能是一种确定的脊柱关节炎的早期表征,并有可能转化为其一种。uSpA 是脊柱关节炎最常见的类型之一,而且其可能的发病机制与 HLA-B27 有关。

一、临床表现

uSpA 的起病往往隐匿,临床症状广泛,既包括关节症状也包括非关节症状。

(一)关节表现

关节症状包括炎性腰背痛、外周关节炎、肌腱端炎、指(趾)炎、胸壁疼痛、骶髂关节炎等。

1.炎性腰背痛

炎性腰背痛的发生率在 52%～80%之间。国际脊柱关节病评价工作组(ASAS)对炎性背痛(IBP)的判定标准为:①病发年龄小于 40 岁;②病症起始隐匿;③运动后症状改善;④休息不能缓解症状;⑤夜间疼痛(可通过起床活动改善)。如果患者符合上述四项或更多条件,则可以判断其存在 IBP。

2.周围关节炎(60%~100%)

主要影响下肢,尤其是膝关、踝关和足部关节。可以有一个或多个关节受累,通常表现为非对称的多关节炎。在临床表现上,关节疼痛和僵硬往往是早期的主要症状。典型的病例仅有少数关节受累,偶尔以腕关节为首次发病的关节。四肢关节炎通常较为轻微,主要症状为关节痛、僵硬和活动受限。然而,有时候膝关节可能会出现严重的肿胀,伴有大量的关节积液;在病程的早期,就可能出现膝关节后部的腘窝囊肿,甚至可能破裂。

3.肌腱端病

如附着点炎(56%),足跟痛(20%~28%)。像其他脊柱关节炎一样,uSpA 的最显著特征是肌腱炎症。炎症主要影响肌腱附着到骨头的部位,而非关节滑膜。当炎症侵犯到手指(或足趾)指时,受影响的手指(或足趾)指可能会出现扩散性的肿胀,看起来就像是"腊肠"一样,这就是腊肠手指(或腊肠足趾)。这是与类风湿关节炎明显不同的特征性表现。慢性距小腿关节的肌腱炎可能会导致足跟肿胀和疼痛。炎症侵犯到跟腱和底足筋膜附着到跟骨的部位,可能会慢慢形成能在影像学上确认的跟骨骨刺和骨赘。还可以影响到其他部位,比如耻骨联合、胸骨柄和肩、肘、髋关节,也可能会出现胸肋关节的无痛性软组织和骨质增生。

4.骶髂关节炎(16%~30%)、脊柱炎(29%)

在临床实践中,下背痛可能是 uSpA 的最早的症状,痛感可能会向臀部和大腿放射。其特征性的症状是由卧床休息和不活动引起的加重,活动后症状可以得到缓解。在 uSpA 的早期阶段,一些患者可能出现类似胸膜炎的胸痛,这可能是由于肋间肌、胸肋关节、肋椎关节间的肌腱炎引起的;而在 uSpA 的晚期(部分发展为强直性脊柱炎的患者),可能会出现背部、颈部的僵硬和活动范围的减小。

(二)关节外表现

(1)特征性临床表现,如结膜炎或虹膜炎(占 33%)、皮肤黏膜改变(占 16%)。常见的皮肤黏膜改变包含溢脓性皮肤角化病、龟头炎、口腔溃疡,少数情况下会出现坏疽性脓皮病。

(2)其他临床症状:包括泌尿生殖系统病变(26%)、炎症性肠病(4%)、心脏问题(8%)等。

可能的其他症状包括发热、上肺纤维化、房室传导阻滞、主动脉关闭不全伴有传导紊乱等。50 岁以上起病的 HLA-B27 阳性患者有时会出现下肢可凹性水肿。也可能出现口干、眼干的症状,可能是因为非特异性炎症影响到唾液腺导致的继发性干燥综合征。上述非关节表现也可能在 uSpA 病程中作为独立的临床症状出现。这些非关节症状是临床诊断 uSpA 的重要线索。

二、辅助检查

(一)实验室检查

虽然实验室检测对于 uSpA 无特异性,但其对疾病的诊断、病情评估、预后判断以及用药指导等具有一定的临床价值。

1.血液学检查

在疾病活动期间,血细胞沉降率(ESR)、C-反应蛋白(CRP)以及血小板计数等炎症指标通常会升高。部分患者在急性外周关节炎期间可出现外周血白细胞计数及中性粒细胞比例的升高,慢性期可能会有轻度至中度的正色素性贫血。

2.HLA—B27测定

uSpA与HLA—B27有密切的关系,HLA—B27阳性率为80%~84%。HLA—B27对中轴疾病的发生、虹膜炎等非关节病变的预测具有一定的参考价值;同时,也有助于评估uSpA的预后,HLA—B27阳性患者更容易发展成严重疾病。在Amor标准中,HLA—B27阳性被列为诊断的一个要点,虽然HLA—B27阳性可以支持诊断,但并非必要条件。

3.免疫球蛋白和自身抗体检测

这些指标对uSpA的诊断和鉴别诊断有一定帮助。部分uSpA患者的血清IgG、IgA、IgM可能会升高,特别是在疾病活动期。uSpA患者的ANA谱及RF均为阴性;个别患者的RF可能会呈低滴度阳性,与同龄正常人群一样,不应作为排除诊断的依据。

4.纤维结肠镜检查

部分uSpA患者可能存在无症状炎性肠病,病理表现为慢性非特异性炎症,直接免疫荧光能显示IgG、IgA、IgM、补体C_3、补体C_4以及纤维蛋白原的沉积。

5.关节液检测

关节液检查对于uSpA的诊断和鉴别诊断具有相当重要的价值。uSpA的关节滑液通常为炎性,白细胞计数在(2 100)$\times 10^9$/L。滑膜病理改变表现为非特异性炎症。

(二)影像学检查

X射线、CT和MRI检查在uSpA的辨识上具有关键性的作用,能够揭示骶髂关节炎(16%~30%)以及脊柱炎(大约20%)。这些影像学方法不仅可以为uSpA的诊断提供证据,也可以排除结核性关节炎和骨关节炎等主要表现为骨破坏或增生的关节病变。

传统的关节X射线平片是最常见的影像学工具,uSpA的早期关节影像可能只能显示出软组织肿胀、关节周围的肿胀,以及手指(或脚趾)的脂肠样变形。跟腱滑囊炎可能会导致跟骨上透光的脂肪垫消失,晚期可能出现跟骨和肌腱附着部位的粗糙或骨刺,但一般不会出现关节骨质的侵蚀破坏。椎体骨赘和竹节样改变是强直性脊柱炎晚期的X射线特征。从后向前的骶髂关节平片可以揭示骶髂关节炎。骨盆平片可以显示骨盆关节的病变、关节间隙变窄、股骨头或髋臼边缘粗糙和周围骨质稀疏。

对于骶髂关节和髋关节的变化,CT检查比X射线平片更敏感和特异,可以更早地发现关节骨质的侵蚀、囊性改变和硬化等。

MRI在没有骨质改变的早期阶段,比CT更能敏感地显示骶髂关节、脊柱和外周关节骨髓的水肿,并且可以揭示滑膜、肌腱的炎性水肿和浸润,最重要的是可以显示软骨的病变,这是其他检查手段不具备的。有四种MRI序列用于SpA的影像,即T_1、T_2、T_2压脂序列(如STIR)和药物注射后的T1序列。其中,T_1序列用于评估结构的破坏,STIR和药物注射后的T_1序列用于查找急性炎症。

核素扫描的敏感度高于X射线平片和CT,对于肌腱端炎和早期骶髂关节炎的诊断具有一定的价值。

近些年,超声技术被应用于SpA的诊断和治疗评估。这种技术是无创的,对于肌腱端炎、跖底筋膜炎、滑膜炎乃至骶髂关节炎的诊断非常有助益,并且可以在超声的指引下进行局部穿刺,以进行皮质激素等药物的局部注射。

三、诊断与鉴别诊断

(一)uSpA 的诊断

uSpA 是脊柱关节炎类别的一部分,因此,确诊过程的首步是确认是否为脊柱关节炎,现在通常使用欧洲脊柱关节病研究组(ESSG)的分类依据或 Amor 诊断标准进行诊断;接下来,在可能的情况下,再进一步将其类别化为不同的脊柱关节炎类型,其中无法满足强直性脊柱炎、反应性关节炎(包括赖特综合征)、银屑病关节炎、炎性肠病性关节炎以及中轴型/外周型脊柱关节炎等任何一种特定 SpA 诊断标准的,可以诊断为 uSpA。

(二)uSpA 的鉴别诊断

SpA 的经典症状是炎性腰背痛。但在临床上,SpA 只占慢性腰背痛原因的 5%。因此,uSpA 首先需要与常见慢性腰背痛相关疾病进行区分,其次需与其他 SpA 以及其他导致类似临床表现的疾病进行区分。

1.与常见慢性腰背痛疾病的区分

(1)腰椎间盘突出症:这种病通常发生在体力劳动者中,约 70% 的患者有受伤史。主要的临床表现是腰痛与腿痛并存,而腿痛通常沿着坐骨神经传播;直腿抬高试验和加强试验阳性,跟臀试验阳性;腱反射、感觉异常;血细胞沉降率、CRP 等炎性标志物正常;X 射线片可能显示脊柱侧向弯曲、腰椎生理前弯消失、椎间隙变窄;CT 扫描对腰椎间盘突出症的诊断具有重要意义,CT 图像可以显示椎间盘突出的位置、大小和神经根、硬脊膜囊受压移位等;MRI 对椎间盘病变诊断的准确性更高。

(2)腰肌劳损:这种病多为慢性起病,部分患者有急性扭伤史。其临床特征为反复发作的腰痛,腰肌部位轻度压痛或无压痛,但腰部活动受限;无外周关节受累;炎症指标血细胞沉降率、CRP 正常;X 射线、CT 等检查骶髂关节、腰椎无异常,有时会发现腰椎轻微的骨质增生或先天性异常。

(3)腰背纤维织炎:患者有长期的腰部、臀部疼痛并反复发作,与过度劳累、感冒、潮湿等有关;压痛触发点多在骶棘肌外缘、髂骨与第 12 肋间或第 12 肋下缘、骶髂关节,压痛处可触及皮下结节;但血细胞沉降率、CRP 正常,X 射线及 CT 影像学检查骨组织无异常。

(4)腰椎管狭窄症:患者的年龄多在 40 岁以上。临床表现为长期腰痛,间歇性跛行,前屈姿势可以缓解疼痛;下肢外侧、小腿部的浅感觉减退;炎性指标血细胞沉降率、CRP 正常;X 射线平片可能显示椎间隙变窄,椎间孔缩小,小关节硬化;CT 和 MRI 检查有助于明确狭窄的原因。

2.与其他 SpA 鉴别

(1)强直性脊柱炎:主要的诊断依据如下:出现炎症性腰背痛,腰椎在额面和矢面的活动受到限制,胸廓活动度低于同龄同性别的正常值,X 射线显示双侧 2~4 级或单侧 3~4 级的骶髂关节炎。

（2）反应性关节炎：诊断的关键是感染后1～4周关节炎的发作，衣原体、耶尔森菌属或沙门菌属血清学检测阳性或在泌尿生殖道检测到衣原体，溢脓性皮肤角化症，漩涡状龟头炎，以及附着点炎症。

（3）银屑病关节炎：诊断的重要因素包括现在有银屑病，个人或家族有银屑病的病史，以及指（趾）甲剥离、点状凹陷和过度角化等银屑病性甲病变。

（4）肠病性关节炎：依据病史和临床检查，特别是影像学证实溃疡性结肠炎或克罗恩病的存在，是诊断肠病性关节炎的必要条件。

3.与其他风湿病鉴别

（1）类风湿关节炎：RA以手足小关节的对称性炎性关节炎，晨僵，类风湿因子或抗CCP抗体阳性，女性患病率高，骨质疏松、软骨破坏和骨质侵蚀的影像学表现为特点。而uSpA的表现为以下肢为主的不对称性关节炎、肌腱端病、炎性腰背痛、骶髂关节炎、HLA－B27阳性、RF阴性。

（2）化脓性关节炎：该病以大关节（如膝、踝、腕、肩、髋、肘等）的急性单关节炎为主，也可影响多个关节，常伴有发热。有时与uSpA的急性发作难以区别。但关节滑液分析显示白细胞计数＞100×10^9/L，嗜中性粒细胞＞0.009 5，细菌培养阳性，抗生素治疗有效是重要的鉴别依据，此外，无肌腱端病及SpA的关节外表现，HLA－B27阴性等有助于排除uSpA。

（3）痛风性关节炎：痛风关节炎的发病常见于男性，且其起病通常突然且经常与饮酒、食用海鲜或过度劳累有关。它主要影响下肢关节，通常只影响一个关节（初次发作常见于第1跖趾关节）。受影响的关节会出现红肿、热感和剧烈疼痛，血尿酸水平升高，一周左右可自然缓解，对秋水仙碱治疗反应良好。该疾病不存在附着点炎、眼炎、炎症性腰背痛和骶髂关节炎，HLA－B27呈阴性，这些特点可以用来与uSpA进行区别。

（4）结核风湿症：结核病是该病的病因。它可能影响全身所有关节，包括膝关节、踝关节、肩关节、肘关节和手脚关节，常伴有结节性红斑，并可能出现午后低热、盗汗、乏力等全身症状；结核菌素试验和结核抗体检测可能为阳性，血细胞沉降率和C-反应蛋白等炎症标志物可能升高；抗结核治疗有效。

（5）弥散性特发性骨肥厚（DISH）：DISH主要发生在老年男性中，其特征性病变是前纵韧带的钙化和骨化，这在胸椎中最为常见，但也可能出现在颈椎和腰椎中，其X射线片有类似于AS的竹节样改变；患者可能无症状，或者可能出现腰背痛和僵硬；可能会误诊为非典型AS或uSpA。然而，DISH患者没有炎症性腰背痛和肌腱病，没有骶髂关节炎，HLA－B27为阴性，这些都有助于鉴别诊断。

（6）代谢性骨病：代谢性骨病是一类与钙和磷代谢紧密相关的疾病，主要包括骨质疏松、骨软化症和骨质纤维化。其主要的临床表现是骨折，也可能出现肌肉骨骼疼痛等症状。但是，根据代谢性骨病各自的临床和实验室检查特点，通常不难与uSpA区别。例如，甲状腺功能亢进等引起的骨质疏松，可能会引起腰背痛和足跟痛，X射线表现为弥漫性的骨脱钙；但是，没有外周关节炎和骶髂关节炎，实验室检查的炎症指标正常，而血清钙、磷异常，甲状旁腺激素升高。

四、治疗

uSpA 的治疗目标是缓解症状如疼痛,并预防身体残疾的发生。主要针对的是炎性腰背痛、外周关节炎、肌腱炎和其他非关节症状。目前,uSpA 的主要治疗方法是药物疗法。由于专门针对 uSpA 疗法的研究不多,所以,uSpA 的治疗药物主要借鉴了对 AS 有效的药物,包括非甾体抗炎药(NSAIDs)、传统疾病修复抗风湿药(DMARDs)和肿瘤坏死因子-α 阻断剂等。

SpA 患者的症状较轻,无需特殊治疗或者通过物理治疗即可改善。对于炎性腰背痛、外周关节炎、肌腱炎症状严重的 uSpA 患者,可选择使用 NSAID 进行治疗。对于长期存在关节炎和附着点疾病的慢性患者,如果单独使用 NSAID 无法完全控制症状,可以加用 DMARD。

对于虹膜炎等非关节症状,应积极治疗,并及时寻求专科医生的帮助。

患者教育是 uSpA 有效治疗的基础。首先,需要获得患者的积极参与。由于大多数 uSpA 呈慢性病程,需要长期服药,因此,教育患者和其家属配合治疗至关重要。随着用药时间的延长,药物的安全性问题需要注意,定期的随诊和化验检查非常必要。其次,应实施心理干预。uSpA 的慢性痛苦不仅影响患者的身体健康,也常引发心理问题,如焦虑、抑郁和恐惧等。对此,需要在心理评估的基础上,采用教育、支持或药物等干预措施。最后,鼓励进行适当的体能锻炼。虽然 NSAID 治疗可以很好地控制疼痛和僵硬等症状,但定期进行治疗性体育锻炼对于减少或防止畸形和残疾是非常重要的。对于炎性腰背痛的患者,游泳是最好的运动方式,应鼓励其保持直立行走,每日做背部的伸展运动,睡硬板床并去枕平卧(仰卧或伸背俯卧),避免跳跃等剧烈运动,定期做深呼吸运动以保持正常的胸腔扩张。在病程的任何阶段,患者都应该坚持适度并能力所及的体能锻炼,并长期坚持。

(一)非甾体抗炎药物(NSAIDs)

uSpA 的主流治疗方法是使用 NSAIDs。由于 NSAIDs 对 AS 或 SpA 的治疗效果显著,因此在 SpA 的 Amor 分类标准中,将 NSAIDs 的治疗效果(即使用 NSAID 后 48 h 内症状明显改善或停用后症状迅速恶化)视为评估指标之一。现有临床研究指出,各类 NSAIDs 对于 SPA 的治疗效果都较好,但并未证明哪一种 NSAID 明显优于其他类似药物。NSAID 的使用原则包括:①个体化剂量,尽可能提高疗效并降低不良反应;②避免同时使用两种或以上的 NSAIDs;③关注可能产生的胃肠道、肝肾和心血管损伤等不良反应,依据患者的过往用药经验和当前健康状况(包括并发疾病),选择最容易被患者接受的 NSAIDs,并定期复诊,以便监测和防治可能出现的不良反应;④根据病情的变化,调整剂量或剂型,如症状持续缓解,可以适当降低剂量或停药,如果症状控制不理想,可以更换药效时间较长的缓释剂型。

(二)糖皮质激素

皮质类固醇是最强效、最快起效的抗炎药物。然而,对于 uSpA 患者,通常不建议全身应用(口服或静脉注射)皮质类固醇。只有在 uSpA 合并难治性虹膜炎的情况下,才可能需要全身使用激素或免疫抑制药物进行治疗。前部葡萄膜炎可以通过扩瞳和使用激素眼药水进行有效控制。

局部使用皮质类固醇是 uSpA 的常见治疗方式。例如,对于顽固性肌腱炎和持续性滑膜炎,可以进行局部注射皮质类固醇,部分患者的治疗反应良好,能够快速缓解症状;对于难治性外周关节炎,可以采取关节腔内注射皮质类固醇的治疗方法,但应注意注射间隔不少于 3 个月;对于顽固性骶髂关节痛的患者,可以在 CT 引导下进行骶髂关节内注射皮质类固醇,以缓解症状,并减少或停止 NSAIDs 的使用。

(三)传统改善病情的抗风湿药(DMARD)

1.柳氮磺吡啶(SSZ)

SSZ 是对 uSpA 进行疗效评估的唯一 DMARD,其在安慰剂对照研究中已经进行过测试。如果 NSAIDs 和(或)局部注射皮质激素的使用无法有效控制症状,那么应考虑使用 DMARD,其中 SSZ 是首选。SSZ 对强直性脊柱炎以及肠病性关节炎有良好疗效,主要作用在外周关节炎上,而其他药物(如青霉胺、抗疟药和金制剂)在强直性脊柱炎的治疗上并未显示出明显疗效。uSpA 患者如果还有炎性肠病,使用 SSZ 通常会获得较好的治疗结果,这可能是因为 SSZ 能够修复肠壁的通透性并阻止抗原侵入受损肠壁。另外,早期使用 SSZ 是否能改变病程和预后仍需要进一步研究。SSZ 的常用剂量是每次 500 mg,口服,每天 2 次,每周递增剂量到每次 1.0 g,口服,每天 2 次。SSZ 的常见不良反应包括恶心、腹胀、头痛、皮疹、溶血性贫血、白细胞减少和血小板减少、过敏反应、肝功能异常、男性精子减少或不育症等。

2.甲氨蝶呤(MTX)

MTX 是一种叶酸拮抗药,目前是治疗类风湿关节炎的首选 DMARD,对 SPA 外周关节炎具有明确的治疗效果。MTX 对 AS 的治疗研究显示,患者的外周关节炎明显改善,炎症指标也有明显下降。该药已被用于治疗有顽固性外周关节炎的 uSpA 患者,并常与 SSZ 联合使用。但目前还没有随机双盲、安慰剂对照的临床试验来证实 MTX 对 uSpA 的治疗效果。MTX 的常用剂量是每次 5~15 mg,口服,每周一次;病情控制后,可以每周 7.5 mg 进行维持治疗。MTX 的主要不良反应包括黏膜溃疡、厌食、腹部不适、腹泻、皮疹、白细胞计数减少和肝毒性等。肝功能异常者、孕妇和哺乳期妇女、急性感染和免疫缺陷者禁用 MTX。

3.来氟米特(LEF)

LEF 是一系列合成的小分子免疫抑制剂中的一种,具有特异性抑制嘧啶合成途径的能力。目前,LEF 被广泛用作对抗类风湿关节炎的一线药物。在一项针对 AS 的双盲安慰剂对照临床试验中,LEF 显示出对 AS 外周关节炎的有力抑制作用,因此,猜测其对 uSpA 的治疗可能也有相似的效用。然而,LEF 在 uSpA 治疗中的具体作用尚待通过临床试验进行验证。

(四)肿瘤坏死因子-α 拮抗药

肿瘤坏死因子-α 在调节免疫反应和介导炎症反应中有重要作用。现在,若干种肿瘤坏死因子-α 阻断剂已经成功应用于风湿病的临床治疗。由于肿瘤坏死因子-α 阻断剂对 AS 和银屑病性关节炎具有显著疗效,因此,这类药物被视为对其他 SpA 治疗的有效策略。已有病例报告和小型开放研究提示肿瘤坏死因子-α 阻断剂在治疗 uSpA 中的有效性。例如,使用 TNF-α 单克隆抗体(以 0 周、2 周、6 周为周期,剂量为 3 mg/kg 或 5 mg/kg)治疗 6 例重症 uSpA,结果表明,能有效缓解外周关节炎、肌腱炎、脊椎症状,提高生活质量,降低 CRP,并且没有发现严重的不良反应和感染。另一项研究对 10 例 uSpA 患者进行了依那西普治疗(每周给药 2 次,每次剂量为 25 mg)12 周,结果 60% 的患者疾病活动度下降了近一半或更多。尽管这些研究的样本量较小,且没有安慰剂对照,但肿瘤坏死因子-α阻断剂无疑为 uSpA 的治疗提供了新的有效选择,有很大的应用潜力,值得进一步的研究。

(五)抗生素

感染因素在 uSpA 的发病中起到了一定作用。一项多中心的随机双盲对照研究发现,环丙沙星对衣原体引起的反应性关节炎(ReA)有良好的治疗效果,而对溶血性链球菌感染引起的 ReA 应选用青霉素或红霉素进行治疗。然而,是否应该对 ReA 患者进行长期抗生素治疗尚无明确结论。有 3 项研究探讨了抗生素对 uSpA 的疗效,其中 2 项研究在 3 个月的试验后发现,环丙沙星和多西环素的疗效都不优于安慰剂。另一项 9 个月的研究发现,多西环素联合利福平治疗 uSpA 在缓解疼痛、晨僵、减少肿胀和压痛关节数等方面明显优于单独使用多西环素,但该试验并未进行安慰剂对照。因此,抗生素对于 uSpA 的治疗效果还需要通过更多的临床研究去进一步确认。

(六)外科治疗

在保守疗法无效,髋、膝等大关节持续疼痛、僵硬或活动受限的情况下,可以考虑采用手术治疗。手术的目标是改正畸形、减轻疼痛、增强功能。若髋或膝关节肿胀疼痛,活动受限,经药物治疗未见明显改善,超声或 MRI 证明关节间隙正常或轻度狭窄、滑膜增生明显的情况下,可以考虑进行关节镜手术及滑膜切除手术。对于髋/膝关节间隙显著狭窄、疼痛、活动受限或关节僵硬、融合、功能丧失的患者,应考虑进行人工髋/膝关节置换手术。

五、预后

uSpA 的预后因人而异。据研究,大约 30% 的 uSpA 患者在几年后可能会最终转化为强直性脊柱炎,其中 HLA-B27 阳性者比例更高;5%～10% 可能发展为其他脊柱关节病;约 26% 会出现复发性小关节炎,剩余的患者病情不再进展。另一项随访研究发现,uSpA 在随访 2 年后,75% 仍为 uSpA,13% 病情缓解,10% 转化为强直性脊柱炎,2% 转化为银屑病关节炎;在随访 10 年后,有 59% 的患者发展为明确的强直性脊柱炎;极少数在随访过程中被确诊为系统性红斑狼疮、干燥综合征等。

第八节 痛 风

痛风是由嘌呤代谢异常和(或)尿酸排泄减少引发的一种代谢疾病,其临床特征包括高尿酸血症、尿酸盐结晶引发的急性关节炎、痛风石形成、痛风性慢性关节炎,还可能出现尿酸盐肾病、尿酸性尿路结石等,严重者可能导致关节残疾、肾功能衰竭。痛风可分为原发性和继发性,原发性痛风具有一定的遗传性,约 20% 的患者有家族史,其中约 1% 由先天性酶缺陷引起,大多数病因不明。继发性痛风由其他疾病引起,如肾病、血液疾病或服用某些药物、肿瘤放化疗等。痛风在全球各地、各民族中都有发病,常与中心性肥胖、高脂血症、糖尿病、高血压及心脑血管疾病并发。目前我国痛风的患病率为 1%～3%,近年来由于我国经济的提升、生活方式的变化和饮食结构的调整等因素,高尿酸血症及痛风的患病率呈直线上升趋势。

一、临床表现

痛风的发病率在男性中更高,男女比例大致是 15∶1。男性痛风患者在 30 岁以上开始显著增多,尤其在 45 岁以上的人群中更为常见。近年来,痛风的发病年龄呈现年轻化趋势。女性痛风患者大部分在绝经后开始出现。痛风的自然病程通常包括无症状高尿酸血症阶段、急性发作阶段、发作间歇阶段和慢性痛风石变阶段。根据痛风的自然病程,痛风患者可以分为急性阶段、间歇阶段和慢性阶段。

(一)急性发作期

通常是在夜间发作的,急性单关节炎常常是原发性痛风的首个症状,表现为在深夜或凌晨由关节疼痛惊醒,疼痛持续加剧,并呈现撕裂感、刀割感或咬噬感,痛苦难以承受。症状在 12 h 左右达到最严重。痛风发作的常见诱因包括高蛋白高嘌呤的饮食、过度喝酒、过度疲劳、情绪紧张、关节损伤、手术、感染、寒冷湿润等。关节部位发热、红肿与触痛明显,类似急性感染。首次发作的关节炎通常在几天或几周内自行缓解,且通常只有单个关节受累,超过一半的情况首次发作在第 1 跖趾关节,随着病程的推进,90% 的患者有这个部位受累。足弓、踝、膝、腕和肘关节也是常见的发病部位。急性痛风性关节炎在四季中都可能发病,但在春秋两季中更常见。部分患者在发病前会感到疲乏、全身不适,严重时会有全身症状,如发热、寒战、头疼、恶心、心悸等,并伴有白细胞计数增加,血沉加快。

(二)间歇期

在急性阶段的关节炎缓解后,通常没有明显的后遗症状,有时只有发病部位的色素沉着,呈暗红色或紫红色、脱屑、发痒,这就是无症状间歇阶段。大多数患者在初次发作后会有 1~2 年的间歇期,但间歇期的长短差异很大,随着病程的推进,间歇期逐渐缩短。如果不进行治疗,发作的次数每年会逐渐增加,症状持续的时间也会延长,甚至不能完全缓解,受累的关节也会增加。少数患者可能会有骶髂、胸锁或颈椎等部位受累,甚至影响到关节周围的滑囊、肌腱、腱鞘等,症状逐渐变得不典型。

(三)慢性期

随着尿酸盐的反复沉积,局部组织逐渐产生慢性异物反应,沉积物被单核细胞、上皮细胞和巨噬细胞包围,纤维组织增生形成痛风石。痛风石主要在病程超过 10 年的痛风患者中出现,标志着病情已进入慢性阶段。痛风石可以发生在关节内、关节周围、皮下组织和内脏器官。最常见的痛风石部位是 ,其他常见部位包括足趾、手指、腕、踝和肘的关节周围。痛风石从黄豆大小到鸡蛋大小不等,外形为黄白色赘生物,表面菲薄,破溃后可以排出白色的粉末或糊状物质,但很少发生感染。如果痛风石发生在关节内,可能会破坏关节软骨和骨质,导致关节肿痛、僵硬、畸形,甚至可能导致骨折,这种情况称为慢性痛风石性关节炎。

(四)肾病变

较长病程的痛风患者中,约有 1/3 的人会出现肾损害。这种损害在早期通常无症状,只有在形成结石和肾功能严重损害时,才会出现相关临床表现,主要有以下三种类型:

1.慢性尿酸盐肾病

这也被称为痛风性肾病,在持续的高尿酸血症状态下,尿酸盐结晶会沉积在远端集合管和肾间质,特别是肾髓质乳头部位,导致慢性间质性肾炎,使肾小管变形、萎缩、纤维化、硬化,甚至影响肾小球血管床。这种情况可能会表现为肾小管浓缩功能下降、夜尿增多、低比重尿、血尿、蛋白尿、腰痛、水肿、高血压,晚期可能出现肾功能不全等症状。

2.尿酸性尿路结石

由于尿液中尿酸浓度增加,尿酸可能沉积形成尿路结石。在痛风患者中,总发生率超过20%,且可能在痛风关节炎发病前就已经出现。小的结石可能会无症状地随尿排出。较大的结石可能导致尿路梗阻,引发肾绞痛、血尿和排尿困难,严重者可能会出现泌尿系感染、肾盂扩张积水等症状。

3.急性尿酸性肾病

这种情况多见于继发性高尿酸血症,尤其是在肿瘤放疗化疗(肿瘤溶解综合征)后出现。此时,血液和尿液中的尿酸水平会急剧升高,大量的尿酸结晶可能会沉积在肾小管、集合管、肾盂、输尿管等处,造成广泛严重的尿路阻塞。这可能会表现为少尿、无尿、急性肾衰竭,尿液中可能会出现大量的尿酸结晶和红细胞。

二、诊断与鉴别诊断

(一)诊断

痛风的诊断主要依靠临床表现、血尿酸水平、查找尿酸盐结晶和影像学检查。

1.症状

(1)单个关节,尤其是第1跖趾关节,突然发生红肿、剧痛,通常在24 h内达到最严重,持续数天至数周后自然缓解。

(2)在病情早期,服用秋水仙碱能有效减轻症状。

(3)过度饮食、饮酒、过度劳累、局部伤害等常常会触发病情。

(4)上述症状可能会反复出现,病情间歇期无明显症状。

(5)皮肤下可能出现硬结,也就是痛风石。

(6)随着病情的发展,受影响的关节可能会持续疼痛,活动受限。

(7)可能会出现肾绞痛、血尿、尿路排石史或腰痛、夜尿增多等症状。

2.体征

(1)急性的单关节炎症,受影响的关节皮肤紧绷、发红、热度增高,触摸时疼痛明显。

(2)部分患者可能会出现体温上升。

(3)在病情间歇期,可能无明显体征,或仅有局部皮肤色素沉着、脱屑等。

(4)在耳轮、关节周围可能出现偏心的硬结,如果破裂,可能会有白色粉末状或糊状物排出,长期不愈合。

(5)在病情慢性期,受影响的关节可能会持续肿胀、压痛,甚至出现畸形或骨折。

(6)可能伴随水肿、高血压、肾区叩痛等症状。

3.实验室检查

(1)血尿酸水平测定:广泛应用的方法是尿酸氧化酶法。男性正常范围为$210\sim416~\mu mol/L$

（3.5～7.0 mg/dL）；女性为 150～357 μmol/L（2.5～6.0 mg/dL），女性绝经后的水平接近于男性。血液中大部分尿酸以钠盐形式存在，它在 37℃、pH 7.4 的生理条件下的溶解度约为 6.4 mg/dL，结合血浆蛋白的尿酸约为 0.4 mg/dL，因此血液中尿酸的饱和度大约是 7.0 mg/dL，血尿酸≥416 μmol/L（7.0 mg/dL）被认为是高尿酸血症。由于血尿酸受多种因素影响，存在波动性，应多次测定。当血尿酸持续在高水平或急剧波动时，超饱和的血尿酸可能会结晶并在组织中沉积，引发痛风的症状和体征。此外，影响尿酸溶解度的因素，如雌激素水平降低、尿酸与血浆蛋白结合减少、局部温度和 pH 下降等，也可能引发尿酸盐析出。因此，高尿酸血症是痛风发病的主要生化基础。然而，持续高尿酸血症的患者中，只有大约 10% 会患上痛风，大部分人为无症状高尿酸血症；而少数痛风患者在急性关节炎发作期血尿酸可能在正常范围内，这些表明痛风的发病原因相当复杂，也说明高尿酸血症和痛风是需要区分的两个概念。

（2）尿尿酸水平测定：在低嘌呤饮食 5 d 后，收集 24 h 尿液，使用尿酸氧化酶法进行检测，正常水平为 1.2～2.4 mmol（200～400 mg）。超过 3.6 mmol（600 mg）为尿酸生成过多型，少数见；大部分低于 3.6 mmol（600 mg），为尿酸排泄减少型；实际上，大部分患者同时存在生成增多和排泄减少两种缺陷。通过尿尿酸测定，可以初步判断高尿酸血症的类型，有助于选择降尿酸药物及鉴别尿路结石的性质。

（3）滑液及痛风石检查：在急性关节炎期，进行关节穿刺取得滑液，通过偏振光显微镜观察，滑液中或白细胞内存在负性双折光针状尿酸盐结晶，阳性率大约为 90%。穿刺或活检痛风石内容物，也可以发现同样形态的尿酸盐结晶。这项检查对痛风确诊具有决定性含义，被视为痛风诊断的"金标准"。

4.其他辅助检查

（1）X 射线检查：在急性关节炎阶段，关节周围的软组织肿胀可以被观察到；慢性关节炎阶段可能会发现关节间隙缩小、关节面不均匀，以及痛风石的沉积。特征性的是，骨质可能显示出类似圆形的侵蚀或虫蚀样缺失，边缘可能出现尖锐的增生硬化。在严重的情况下，可能会出现脱位或骨折。

（2）超声检查：由于大部分的尿酸性尿路结石在 X 射线检查中不会显影，因此可以进行肾脏超声检查。肾脏超声波检查也可以用来了解肾脏受损的程度。最主要的四种超声标志是痛风石、软骨表面的双轨征（double contour，DC）、聚集体（也就是关节积液中的高回声粟粒体，严重时的典型表现被称为暴风雪征）以及骨质侵蚀。其中双轨征是尿酸在关节内沉积的高特异性表现，其诊断痛风性关节炎的灵敏度为 78%，特异度为 97%。

（3）双能 CT：双能 CT（DECT）可以特别识别尿酸盐结晶，其诊断痛风的敏感度为 84%（81%～87%），特异度为 93%（93%～96%）。对于早期或无痛风石的患者，双能 CT 的敏感度稍微降低，同时也存在假阳性的可能。

5.诊断方法

（1）急性痛风性关节炎：急性痛风性关节炎是痛风的主要临床表现，通常是首次出现的症状。目前，多使用 1977 年 ACR 的分类标准（表 5-11）或 1985 年 Holmes 标准（表 5-12）来进行诊断。

表 5-11　1977 年 ACR 急性痛风性关节炎分类标准

1.关节液中有特异性尿酸盐结晶

2.用化学方法或偏振光显微镜证实痛风石中含尿酸盐结晶

3.具备以下 12 项(临床、实验室、X 射线表现)中 6 项

　(1)急性关节炎发作＞1 次

　(2)炎症反应在 1 d 内达高峰

　(3)单关节炎发作

　(4)可见关节发红

　(5)第 1 跖趾关节疼痛或肿胀

　(6)单侧第 1 跖趾关节受累

　(7)单侧跗骨关节受累

　(8)可疑痛风石

　(9)高尿酸血症

　(10)不对称关节内肿胀(X 射线证实)

　(11)无骨侵蚀的骨皮质下囊肿(X 射线证实)

　(12)关节炎发作时关节液微生物培养阴性

　　注:满足以上 1、2 或 3 中任何一个条件,即可诊断为痛风。

表 5-12　1985 年 Holmes 标准

具备下列 1 条者

1.滑液中的白细胞有吞噬尿酸盐结晶的现象

2.关节腔积液穿刺或结节活检有大量尿酸盐结晶

3.有反复发作的急性单关节炎和无症状间歇期、高尿酸血症及对秋水仙碱治疗有特效者

(2)间歇期痛风:此期为反复急性发作之间的缓解状态,通常无任何不适或仅有轻微的关节症状,因此,此期诊断必须依赖过去的急性痛风性关节炎发作的病史及高尿酸血症。

(3)慢性期痛风:在这个阶段,痛风已经持续多年,血尿酸一直处于高浓度状态并未得到有效控制,常见症状包括痛风石的生成和关节痛不得缓解。通过 X 射线检查或者结节活检可以发现尿酸盐结晶,从而帮助确诊。

(4)肾病变:尿酸盐肾病病初期常表现为夜尿增多,后续症状包括尿比重下降、血尿、轻度至中度蛋白尿,甚至出现肾功能不全。需要注意的是,此时需要和由肾脏疾病引发的继发性痛风进行区别。尿酸性尿路结石主要表现为肾绞痛和血尿,X 射线平片可能未能显示出来,但 B 超检查可能有所发现。广泛转移肿瘤的患者或接受放疗或化疗的患者出现急性肾衰,应考虑急性尿酸性肾病,其特点是血尿酸剧烈升高。

(二)鉴别诊断

1.急性痛风性关节炎

应与丹毒、蜂窝织炎、化脓性关节炎、创伤性关节炎、假性痛风等相鉴别。

(1)蜂窝织炎及丹毒:两者血尿酸不会升高,感染症状如发热、寒战、局部淋巴结肿大、白细胞增多等较明显,局部皮下组织严重肿胀或沿淋巴管蔓延,但疼痛不太显著。

（2）化脓性关节炎及创伤性关节炎：前者全身中毒症状重、血尿酸水平正常，滑液中白细胞多但无尿酸盐结晶；后者应有明显的创伤史，X 射线检查有骨关节损伤，但血尿酸水平正常。

（3）假性痛风：常见于老年人的膝关节，可能有类似发作，X 线可见软骨钙化，偏振光显微镜可以查到滑液中的二水焦磷酸钙结晶，但没有高尿酸血症。

2.慢性期痛风性关节炎

应与类风湿关节炎、银屑病关节炎、骨肿瘤等相鉴别。

（1）类风湿关节炎：常见于中年女性，表现为慢性、对称的多关节炎，病情逐渐恶化。类风湿因子阳性率较高，但血尿酸不高；另外类风湿结节和痛风石不同，不会感到砂砾感和破溃。

（2）银屑病关节炎：在牛皮癣基础上发生，表现为腊肠指（趾）、牛皮癣指（趾）甲的异常改变，X 射线显示末节指（趾）关节呈笔帽状破坏；约 20% 患者可有轻度高尿酸血症，值得注意。

（3）骨肿瘤：除患部骨关节肿痛外，X 射线下骨关节破坏明显，但无急性关节炎及高尿酸血症病史，必要时行活组织检查可确诊。

三、治疗

尽管原发性痛风无法找到明确的病因，也就无法彻底治愈，但治疗痛风的目标清晰：①快速控制痛风性关节炎的急性病发。②预防急性关节炎的再次发作。③改善高尿酸血症，防止尿酸盐的沉积引发关节破坏和肾脏伤害。④进行手术移除痛风石，对受损关节进行矫正手术，提升生活质量。

（一）一般治疗

1.饮食控制

应遵循低热量饮食，避免食用高嘌呤食品，保持良好的体重管理。高嘌呤食物主要是动物内脏、沙丁鱼、蛤、蚝等海产以及浓肉汤，其次是鱼虾类、肉类、豌豆等，而粮食制品、水果、蔬菜、牛奶、奶制品、鸡蛋等嘌呤含量最低。同时，严禁饮酒，每日应保证饮水量在 2 000 mL 以上。

2.避免诱发因素

防止暴饮暴食、酗酒、寒冷潮湿、过度劳累、精神压力、穿鞋要舒适，防止关节损伤，谨慎使用影响尿酸排泄的药物，如部分噻嗪类利尿剂、小剂量阿司匹林等。

3.并发症防治

应同时管理伴发的高脂血症、糖尿病、高血压、冠心病、脑血管疾病等问题。

（二）非药物治疗

1.生活习惯调整

过度食用肉类、大量喝酒等行为可能导致尿酸在短时间内急速升高，引发痛风关节炎的急性发作。持续限制饮食中嘌呤的摄入，尤其在急性期要严格的低嘌呤饮食，减少外源性嘌呤来源，避免食用嘌呤含量高的食物如动物内脏、鱼虾类、蛤蟹等海鲜、肉类、豆制品等。多食用碱性食物如油菜、白菜、胡萝卜、瓜类等，可以通过提升尿液的 pH，帮助尿酸盐溶解，增加尿酸的排泄。

避免过度饮食、过劳、关节伤害，肥胖者应减轻体重，多喝水，严格禁酒等都是预防痛风关节炎急性发作的关键措施。

2.避免使用阻碍尿酸排泄的药物

比如噻嗪类利尿剂、吡嗪酰胺、乙胺丁醇、小剂量阿司匹林、烟酸、左旋多巴、环孢素、维生素 B_1、维生素 B_{12} 等。

(三)西药治疗

1.急性发作期的治疗

在急性痛风发作期间,患者应保持卧床休息,适当将受影响的肢体抬高,直至关节疼痛在72 h后得到缓解。在这个阶段,常用的治疗药物有:

(1)秋水仙碱:秋水仙碱在缓解急性痛风活动期的炎症上十分有效。如果在痛风发作的最初几小时内使用,效果明显,但如果超过 24 h,效果则难以预期。它的主要不良反应包括胃肠道反应、白细胞减少、造血功能障碍、肝细胞损害、脱发等。

①传统口服方案:首次用药 1 mg,之后每 2 h 用 0.5 mg,直到疼痛和炎症反应明显缓解或者出现恶心、呕吐、腹泻等胃肠道不适反应时停止。24 h 的总剂量不应超过 6 mg。

②微量口服方案:在最近的 EULAR(欧洲抗风湿病联盟)发布的痛风治疗推荐方案中,微量口服,即首次用药仍为 1 mg,之后改为 0.5 mg q8h,甚至可以不用负荷剂量,直接 0.5 mg q8h,对急性痛风性关节炎的治疗效果与传统方案相当,但不良反应显著减少,对于老年人和肝肾功能不全的人更为适宜。

③静脉用药方案:对于胃肠道反应强烈的患者,可以将秋水仙碱 1～2 mg 溶于 200 mL 生理盐水中,缓慢静脉注射 5～10 min,如果病情需要,可以在 6～8 h 后再使用一次,用药过程中要注意防止药物外溢,肾功能差的患者 24 h 总剂量不应超过 3 mg。虽然静脉注射几乎可以完全避免胃肠道不适,但因为剂量控制不当可能产生严重不良反应,甚至致命,所以这种用药方案并不被推荐。

(2)非甾体抗炎药:非甾体抗炎药通过抑制环氧化酶来降低前列腺素的生成,从而改善关节和滑膜的炎症,达到减轻和缓解局部症状的目的。这类药物种类繁多,根据不同的起效时间和半衰期,服药方法有所不同。常用的如吲哚美辛 25～50 mg/次,每日 3 次;双氯芬酸钠75 mg/次,每日 1～2 次;美洛昔康 7.5 mg/次,每日 1～2 次等。另外,还可以使用依托考昔片60～120 mg,每天 1 次,或者塞来昔布 0.2 g,每天 1 次,这两种 COX－2 抑制剂可以减少NSAIDs 引起的胃肠道不良反应,降低溃疡、出血的风险,但对于有心力衰竭或者心力衰竭风险的患者需要慎重使用。其他常用的非甾体抗炎药包括阿西美辛缓释胶囊、布洛芬、舒林酸、双氯芬酸钠缓释胶囊、美洛昔康片等。如果症状严重,可以通过肛塞吲哚美辛栓等方式控制疼痛。

(3)糖皮质激素:不推荐痛风性关节炎患者全身性地使用糖皮质激素治疗。但是,在面临严重的急性痛风性关节炎病情时,可以考虑选择中长效或长效的糖皮质激素进行局部关节腔内注射,这种方式对于急性炎症的控制效果显著。然而,鉴于糖皮质激素可能引发的不良反应,一年内的注射次数应当控制在 3 次以内。

2.间歇期和慢性关节炎期的治疗

间歇期和慢性关节炎期的治疗目标主要是血尿酸水平的控制,以防止和降低痛风急性发作的可能性,以及避免并发症的发生。当血尿酸水平保持在 356 μmol/L 以下时,能有效防止痛风的急性发作,并且持续的血尿酸水平在 356 μmol/L 以下时,有助于痛风石的吸收,吸收时间与痛风的病程正相关。

然而,值得注意的是,对于无症状的高尿酸血症和初次发作的痛风,我们主张优先考虑非药物疗法,如低嘌呤饮食、体重控制、纠正高脂血症等,无需进行降尿酸治疗;另外,在痛风急性关节炎发作期间,应避免使用降尿酸药物,因为这类药物可能因为降低血尿酸,导致关节或软组织内的痛风石或痛风结晶溶解,从而加剧关节炎症。

关于降尿酸的药物,主要包括促进尿酸排泄的药物和抑制尿酸合成的药物。最好的开始用药时间是在痛风急性发作缓解后的 2～3 周,用药方法要采用小剂量递增的方式,为的是避免大量尿酸盐从肾脏排出引发急性肾衰竭,同时避免因血尿酸水平急剧下降引发关节炎的急性发作。当血尿酸值达标后可以减量维持。降尿酸治疗过程中,配合使用碳酸氢钠等药物碱化尿液,有助于减少尿酸在肾脏的沉积。

(1)促进尿酸排泄的药物

①苯溴马隆(benzbromarone,立加利仙):这种药物能有效地增进尿酸的排泄,其主要作用机制是阻止近曲小管对尿酸的重吸收。起始剂量为每日 1 次,每次 50 mg,若在 1～3 周的治疗后,血尿酸水平未明显下降,可适当增加到每日 1 次,每次 100 mg。苯溴马隆的不良反应较小,对肝肾功能没有不良影响,主要的不良反应包括腹泻等胃肠道反应,偶尔可能出现皮疹、粒细胞减少等症状。

②羧苯磺胺(probenecid,丙磺舒):其作用与苯溴马隆类似,同样是通过抑制尿酸的重吸收来增强尿酸的排泄。初始剂量为每日 1～2 次,每次 0.25 g,根据血尿酸水平调整剂量,2 周后增加到每日 3 次,每次 0.5 g,每日最大剂量不超过 2 g。磺胺过敏者禁用,对于肾功能不佳或有反复出现肾结石的患者应谨慎使用。

(2)抑制尿酸合成的药物

①别嘌呤醇:该药主要通过抑制黄嘌呤氧化酶,阻止次黄嘌呤和黄嘌呤转化为尿酸,从而达到降低血尿酸的目的。适用于尿酸产生过多的高尿酸血症、中度及以上肾功能损害(肌酐清除率<35 mL/min)、存在痛风石或肾结石并且使用促尿酸排泄药品可能导致肾损害加重的患者,以及对促尿酸排泄药效果不理想的患者。初始剂量为每日 1 次,每次 100 mg,逐步增加至每日 3 次,每次 100～200 mg。主要不良反应包括过敏、皮疹、肝肾功能损害、骨髓抑制等,临床上有别嘌呤醇引发大疱性剥脱性皮炎和毒性表皮溶解坏死症的报道,这是一种严重的不良反应,一旦发生,死亡率较高。因此,在用药过程中应从小剂量开始,逐渐增加剂量,并定期检查肝肾功能及血尿常规等。

②非布司他:非布司他的主要成分非布佐司他,是一种新型的非嘌呤类、选择性黄嘌呤氧化酶抑制剂,其疗效和安全性优于别嘌呤醇,能迅速降低尿酸水平。对于对别嘌呤醇过敏或无效的患者,非布司他已经在临床试验中证明具有较好的安全性和有效性。由于非布司他是通过肝脏代谢,不需要通过肾排泄,因此,对肾功能不全的患者使用无需调整剂量。通常开始用药剂量为 20 mg,常规推荐剂量为 40 mg,每 4 周左右检查一次血尿酸,如若控制不良,可逐渐增加剂量,最大剂量不超过每日 80 mg。

（3）其他

①尿酸氧化酶：这种药物的作用机理是将尿酸氧化为尿囊素，后者在水中溶解性极好，可以通过尿液排出，从而降低血液中的尿酸浓度。该药属于促尿酸分解类药物，通过静脉注射可使血尿酸降至 0 μmol/L，有效降低痛风石生成的可能性或使已形成的痛风石变小或消解。主要不良反应是可能诱发痛风的急性发作，因此，使用时需要配合糖皮质激素。

②拉布立酶：这是一种由重组黄曲霉菌产生的尿酸氧化酶，已经获得美国 FDA 的批准，用于儿童肿瘤患者化疗期间的降尿酸治疗。

③聚乙二醇尿酸氧化酶：这是聚乙二醇（PEG）与重组尿酸氧化酶的复合物，用于对常规治疗方法禁忌或无效的严重痛风患者。

3.其他

痛风是尿酸代谢异常引发的疾病，常伴有高血压、糖尿病、高脂血症等并发症。氯沙坦和非诺贝特能够抑制肾脏近曲小管对尿酸的重吸收，促进尿酸的排泄，从而降低血尿酸，特别适用于有高血压、高脂血症的痛风患者。然而，噻嗪类利尿剂和胰岛素可能导致血尿酸升高，应避免使用。

（四）手术治疗

当痛风石过大，影响局部功能或关节活动，或对附近神经产生压迫症状，或关节破坏导致功能障碍，或痛风石破裂形成瘘管时，可以考虑手术治疗。

（五）中药治疗

中医理论认为，痛风的主要原因是体质不足，过度食用膏粱厚味食物，外感风、寒、湿邪毒，导致脾脏运化功能失常，湿热、瘀毒、痰阻经络，引起痛风。治疗原则是标本兼治，根据病情阶段进行治疗，结合辨病与辨证，内治与外治相结合的全面治疗方法。

四、预后

如果能及时诊断并接受规范治疗，预后通常较好，大多数痛风患者可以恢复正常的工作和生活。

第六章　感染性疾病

第一节　流行性感冒

流行性感冒,通常称为流感,是一种由流感病毒导致的急性呼吸道感染病症。流感病毒有三种类型:甲型、乙型和丙型,主要通过飞沫传播。其临床表现包括突然发热、乏力、全身肌肉疼痛以及轻微的呼吸道症状等。流感的病程通常较短,具有自我限制性,但如果患者有慢性呼吸道疾病或心脏病,很容易并发肺炎。流感病毒具有高度的传染性,尤其是甲型流感病毒,因其易变异,经常会引发疫情、流行病或大流行病。

一、病原学

流感病毒属于正黏病毒科,是一种具有包膜的单链负链 RNA 病毒,病毒颗粒呈球形或细长形,其直径在 80~120nm 之间。病毒的外包膜包含基质蛋白、双层脂质膜以及两种类型的表面糖蛋白,这两种蛋白分别为血凝素(HA)和神经氨酸酶(NA),它们都具有亚型和变种的特异性和免疫原性。HA 蛋白能使病毒附着到细胞上,因此其抗体能够中和病毒,这在免疫学上起着关键作用;NA 蛋白的作用是帮助细胞释放病毒,虽然其抗体不能中和病毒,但可以限制病毒的释放,从而缩短感染过程。

流感病毒可以根据其核蛋白抗原性被分为甲、乙、丙三种类型。并且,根据 H 和 N 抗原性的不同,同一类型的病毒可以进一步被分为多种亚型。流感病毒的一个重要特性是变异性强,尤其是甲型流感病毒。这种变异有两种主要形式,一种是相对较小的抗原漂移,另一种是较大的抗原转换,后者只在甲型流感病毒中出现,由于其变异程度较大,容易产生新的高毒株,从而引发大流行。

流感病毒不耐热,加热 56℃ 30 min、65℃ 5 min 或者 100℃ 1 分钟即可灭活;不耐酸和乙醚;对紫外线、甲醛、乙醇和常用消毒剂很敏感。在 4℃ 可存活 1 月余,在真空干燥中或 −20℃ 以下可以长期保存,在鸡胚及体外组织培养上生长良好,并可见明显细胞病变。

二、流行病学

(一)传染源

主要的感染源是流感患者,其次是无症状感染者。某些动物也可能作为中间宿主或储存宿主。患者在病发后的 5 d 内,都可以通过鼻涕、唾液、痰等体液排出病毒,传染性的期限大致是一周,其中病发初期的 2～3 d 内传染性最强。

(二)传播途径

流感主要通过空气飞沫传播,病毒存在于患者或无症状感染者的呼吸道分泌物中,通过谈话、咳嗽或打喷嚏等行为将病毒散布到空气中,然后被易感人群吸入,从而导致感染。此外,通过使用被病毒污染的茶杯、餐具、毛巾等物品也能够间接传播病毒。密切接触也是流感传播的一个途径。传播的快慢和范围与人口密度有关。

(三)易感人群

所有人群都对流感病毒具有高度敏感性,这与年龄、性别、职业等无关。得过流感的人会有一定的免疫力,但不同类型的流感病毒之间没有交叉免疫力,当病毒变异后,人们可能会再次得病。

(四)流行特征

流感病毒的传染性很强,以呼吸道飞沫传播为主的方式使得其能够迅速扩散,容易造成流行甚至大流行。流感通常在冬季暴发。流感的突发性、高发病率、快速扩散、短期的流行过程和反复的暴发特征,都与人群的密集程度有关,如在幼儿园、学校、工厂、养老院等人口密集的地方,流感的暴发和传播通常会沿着交通线路进行。流感的特点是经常性的局部流行和偶尔的全球大流行。在某些年份,局部流行的流感是由于抗原漂移导致不断有新的流感病毒株产生,同时部分人群缺少或完全没有防护措施而造成的。甲型流感病毒易于变异,从 1889 年以来已多次引发全球性的大流行。

三、发病机制和病理解剖

流感的主要发病机制是病毒在细胞内复制造成的细胞病变(CPE)。流感病毒入侵呼吸道后,利用其神经氨酸酶(NA)破坏神经氨酸,导致纤毛柱状上皮细胞表面的黏蛋白被水解,血凝素(HA)受体便会暴露出来。病毒通过 HA 与细胞黏附,在胞饮作用下进入细胞内并在胞核中复制。最后,病毒的各个成分在胞膜聚集,并通过出芽方式形成新的病毒颗粒。NA 酶的作用使得细胞表面糖蛋白末端的 N-乙酰神经氨酸被水解,进而促进病毒颗粒的释放。这些释放出的病毒颗粒会感染邻近的纤毛柱状上皮细胞,短时间内大量的呼吸道上皮细胞被感染、变性、坏死、脱落,引发炎症反应,临床上表现出发热、肌肉痛、白细胞计数下降等全身中毒症状。不过,一般不会发生病毒血症。

单纯型流感的病变主要在上、中呼吸道,其特点是纤毛柱状上皮细胞变性、坏死和脱落,黏膜充血、水肿和单核细胞浸润。流感性肺炎则以肺充血、水肿,支气管黏膜坏死,气道内有血性分泌物,黏膜下层局部出血,肺泡内渗出液累积,严重时会形成肺透明膜为特征。

四、临床表现

普通流感的潜伏期通常在几小时到 4 d 之间,大多数为 13 d。H1N1 甲型流感的潜伏期在 17 d,通常也是 13 d。

疾病的起病往往突然,主要表现为全身中毒症状,呼吸道症状轻或不明显。热病通常持续

34 d,疲劳和虚弱可能持续2～3周。2009年的H1N1甲型流感的临床症状类似季节性流感,死亡率并不高。流感可以根据临床表现分为单纯型、肺炎型、中毒型、胃肠型。

(一)单纯型

疾病的起病通常急剧,以畏寒、高热、头痛、乏力和全身肌肉酸痛等全身中毒症状为主,而呼吸道症状则相对较轻。高热一般在3 d左右逐渐退去,全身症状也随之改善,但上呼吸道症状则变得更为明显,持续几天后逐渐消退。

(二)肺炎型

此型在常规流感和甲型H1N1流感中比较少见,而且病死率高达50%,一般在流感大流行时是主要的致死原因。在人类禽流感(H5N1)中,通常呈现为剧烈的病毒性肺炎。此型更多地发生在2岁以下的儿童或者原有慢性疾病的患者中,主要症状是在病发后1 d内出现的持续高热、剧烈咳嗽、血痰或咯血、呼吸困难和发绀等。体检表现为哮鸣音遍布、呼吸音减弱,但无肺实变体征。如果有二次细菌感染,可出现湿啰音和实变体征。X射线检查显示双肺存在絮状阴影,若有二次细菌感染则会出现片状阴影。病程大约一周至一个多月,大部分患者可以逐步恢复,但也有可能在5～10 d内由于呼吸循环衰竭而死亡。

(三)胃肠型

一部分病例主要表现为消化系统症状,如食欲下降、腹痛、腹胀、呕吐和腹泻等。

(四)中毒型

此型较为罕见,常表现为持续高热、意识模糊,儿童患者可能出现痉挛,部分患者可能发生循环衰竭。

(五)并发症

(1)细菌性上呼吸道感染、支气管炎。

(2)细菌性肺炎。

(3)雷耶综合征:又名急性脑病-肝脂肪变性综合征,是甲、乙型流感的罕见并发症,也可能由带状疱疹病毒感染引发。多发生在2～16岁的儿童,病情严重,预后不佳,有30%～40%的患者因脑干功能障碍而死亡。这是一种异质性疾病,普遍认为是先天代谢紊乱(如中链酰基辅酶A脱氢酶缺乏)基础上,由外因(如服用阿司匹林等水杨酸制剂)诱发。临床表现为恶心、呕吐,后期出现昏睡、昏迷、抽搐等神经系统症状,肝脏肿大,肝功能轻度受损,但无黄疸。

(4)毒素性休克。

(5)急性呼吸窘迫综合征:人禽流感患者更易发生。

(6)横纹肌溶解症:即骨骼肌坏死,表现为肌肉疼痛和无力,血清肌酸磷酸激酶显著升高(在10 000 IU以上),电解质失调,严重时可引起急性肾功能衰竭。

五、实验室检查

(一)血液学检查

流感患者的白细胞总数常见正常或偏低,淋巴细胞相对增加。如有细菌感染并发,白细胞总数会增多,中性粒细胞也会相对增加。部分病例可能会出现低钾血症。肌酸激酶、天门冬氨酸氨基转移酶、丙氨酸氨基转移酶、乳酸脱氢酶等指标也可能在少数病例中呈现升高。

(二)血清学检查

血清学检查是判断病毒感染及病毒种类的重要方式,也是病毒研究的关键手段之一。现行应用广泛的方法包括红细胞凝集试验和红细胞凝集抑制试验等。通过对比患者发病 7 d 内(急性期)和恢复期(相隔 2～3 周)的双份血清,如果恢复期对流感病毒的抗体效价比急性期高 4 倍或以上则具有诊断价值。进行血清抗体测定时,所用抗原应尽量包括当地流行株和代表株。H5 亚型病毒株及高致病性禽流感病毒分离与传代需要在生物安全防护三级实验室(P3)进行。通过测定人群抗体水平,可以预测流感的流行情况。

(三)病毒蛋白和核酸检测

利用患者的呼吸道样本或肺组织样本,可以通过免疫荧光或酶联免疫法来检测甲、乙型流感病毒型特异的核蛋白(NP)或基质蛋白(M1)以及亚型特异的血凝素蛋白,利用单克隆抗体可以鉴定流感病毒的型别。使用反转录聚合酶链反应(RT-PCR)法能检测呼吸道分泌物中的病毒 RNA,这是一种直接、快速、灵敏的方法,几小时内即可得出结果,是甲型 H1N1 流感的主要诊断手段。

(四)病毒分离与鉴定

病毒分离与鉴定被视为诊断病毒感染的"金标准",也是发现新毒株的唯一手段。可以将急性期患者的呼吸道标本(如鼻咽分泌物、口腔含漱液、气管吸出物)或肺标本种植在鸡胚羊膜囊或尿囊液中,进行病毒分离研究。

六、影像学检查

单纯型流感患者的胸部 X 射线检查可能正常。但重症流感患者的 X 射线检查可能显示出单侧或双侧肺炎,有时可能伴有胸腔积液等现象。

人禽流感的 X 射线胸片或肺 CT 检查,会显示出肺炎的基本特征,初期的局限性片状影与普通肺炎类似。肺部一旦感染,X 射线胸片和肺 CT 检查可以看到肺部内有片状高密度影。严重病例的肺部片状影像分布广泛,病变进展速度快,临床上可能迅速发展为急性呼吸窘迫综合征。

七、诊断

流感的初步诊断依赖于流行病历史、患者症状和实验室测试。在流感季节中,如果一个团体或地区有许多人出现上呼吸道感染,或者医院门诊或急诊部门的上呼吸道感染病例明显增多,这可能是流感的迹象。但在流感暴发的早期,对于零星的或轻型病例,诊断可能比较困难,通常需要实验室检测来确认。病毒的分离和鉴定是确诊的主要依据。主要诊断标准如下。

(一)流行病学史

在流感高发期,如果一个单位或地区有大量的上呼吸道感染病例,或者医院的门诊和急诊部门的上呼吸道感染病例数量明显增加。

(二)临床症状

流感通常是急性发病,症状包括寒战、高热、头痛、眩晕、全身肌肉酸痛、疲劳,可能伴有咽喉疼痛、流鼻涕、流泪、咳嗽等呼吸道症状;部分患者可能会迅速出现持续的高热、剧烈咳嗽、咳出带血的痰或咯血、呼吸困难和发绀等严重的呼吸道症状;少数病例可能会有食欲下降、腹痛、腹胀、呕吐和腹泻等消化道症状。婴儿流感的临床症状往往不明显,可能会出现高热惊厥;部分儿童可能会表现出喉气管支气管炎,严重的情况下可能会出现气道阻塞。

(三)辅助检查

外周血液检查、胸部影像学检查等可以提供重要的线索。病毒特异性抗原和其基因检查,以及病毒的分离和鉴定,都是确诊的重要依据。

八、鉴别诊断

(一)普通感冒

普通感冒由多种呼吸道病毒引起。它的特点在于全身症状不如流感严重,而且呼吸道局部症状更为显著。唯一可靠的鉴别方法是病毒的分离鉴定。

(二)严重急性呼吸综合征(SARS)

SARS 是一种由 SARS 冠状病毒导致的高度传播性疾病,可能影响多个器官和系统,主要表现为发热、乏力、头痛、肌肉关节疼痛等全身症状,以及干咳、胸闷、呼吸困难等呼吸道症状。部分病例可能会出现消化道症状如腹泻。根据流行病学史、临床症状和体征、实验室检查和胸部 X 射线影像学变化,以及 SARS 病原学检测阳性,排除其他疾病,可以诊断为 SARS。

(三)流行性脑脊髓膜炎

流行性脑脊髓膜炎(流脑)是由脑膜炎双球菌引起的一种化脓性脑膜炎。早期流脑症状与流感相似,但季节性强烈,主要表现为发热、头痛、呕吐、皮肤黏膜瘀点、瘀斑和颈项强直等脑膜刺激征。血象白细胞总数明显增加,一般在$(10\sim30)\times10^9/L$,中性粒细胞在$80\%\sim90\%$。皮肤瘀点和脑脊液病原学检查可以明确诊断。

(四)肺炎支原体感染

可能出现发热、头痛、肌肉疼痛等全身症状,这些全身症状通常比流感轻,且呛咳症状较明显或伴有少量黏痰。胸部 X 射线检查可能显示两肺纹理增深,并在并发肺炎时可见肺部斑片状阴影等间质肺炎表现。血清学检查、核酸探针检测或 PCR 检测对早期快速诊断有帮助,痰和咽拭子样本分离肺炎支原体可以确诊。

(五)衣原体感染

可能出现发热、头痛、肌肉疼痛等全身症状,这些全身症状通常比流感轻,且可能引发鼻窦炎、咽喉炎、中耳炎、气管支气管炎和肺炎。实验室检查如病原体分离、血清学检查和 PCR 检测可以帮助鉴别诊断。

九、治疗

早发现、早诊断是防控与有效治疗的关键。

(一)隔离消毒

患者需要进行一周的呼吸道隔离,或者直到主要症状消失。在流行病暴发期间,公共场所应提高通风和空气消毒的频率。

（二）一般治疗

患者需要有充足的休息，多喝水，保持饮食清淡且营养丰富，同时保持鼻咽和口腔的清洁。

（三）合理应用对症治疗药物

根据病情，可适当使用解热药、缓解鼻黏膜充血药物、止咳祛痰药物等。儿童应避免使用阿司匹林或含有阿司匹林和其他水杨酸制剂，以防止 Reye 综合征的发生。

（四）及早应用抗流感病毒药物

目前的抗流感病毒药物主要分为两类：离子通道 M_2 阻滞药（如金刚烷胺和金刚乙胺）和神经氨酸酶抑制药（如奥司他韦和扎那米韦）。早期使用抗流感病毒药物能达到最好的治疗效果。对于病情严重、病情明显恶化、有高风险感染甲型 H1N1 流感的人群，应尽可能在发病 48 h（最佳是 36 h）内开始给药。对于易重症化的高危人群，一旦出现流感样症状，无需等待病毒核酸检测结果，即可开始抗病毒治疗。孕妇在出现流感样症状后，应尽早使用神经氨酸酶抑制药进行治疗。

1.离子通道 M_2 阻滞药

金刚烷胺和金刚乙胺这类离子通道 M_2 阻滞药通过阻断 M_2 蛋白，阻止病毒脱壳及其 RNA 的释放，干扰病毒进入细胞质，使病毒早期复制被中断，从而抑制流感病毒。早期应用可以减轻患者病情，缩短病程，减少病毒排出，防止病毒扩散，减少排毒量。金刚乙胺是金刚烷胺的 α 甲基衍生物，其抗病毒活性比金刚烷胺强 4～10 倍。但由于 M_2 蛋白只存在于甲型流感病毒，这类药物只对甲型流感病毒有效。不过，甲型流感病毒中已有部分毒株对这类药物产生耐药性，如甲型 H1N1 流感病毒。禽流感病毒对这两种药物的耐药性也较高。

（1）用法和剂量：治疗周期为 5～7 d。对于肌酐清除率≤50 mL/min 的患者，金刚烷胺的用量应适当降低，必要时应停用。若肌酐清除率＜10 mL/min，金刚乙胺的剂量应降至 100 mg/d。对于老年人和肾功能减退的患者，应密切监控可能出现的不良反应。

（2）不良反应：主要包括中枢神经系统和胃肠道的反应，如焦虑、注意力不集中和头痛等。一般来说，这些反应较轻，停药后大多数可以快速消失。由于金刚烷胺可以刺激多巴胺的释放，因此，不适用于精神疾病和癫痫患者，但对帕金森病有治疗效果。

2.神经氨酸酶抑制药

典型药物包括奥司他韦（商标名为达菲）和扎那米韦，二者均在 1999 年获得美国 FDA 的批准，用于治疗流感。目前，我国只批准了奥司他韦的临床应用。奥司他韦和扎那米韦很少产生耐药性，因为它们对神经氨酸酶的作用位点不同，也不易产生交叉耐药性。

（1）普通流感的防治：奥司他韦是一种口服的、具有高选择性的流感病毒神经氨酸酶阻断剂，其以及其活性代谢物可以分散到所有感染流感病毒的区域。它在临床上用于预防和治疗甲型和乙型流感，并对甲型 H1N1 流感病毒敏感。对于一般人群和有慢性心脏或肺疾病的高风险人群，如果在流感病发的前 48 h 内早期使用，可以显著缩短症状持续时间，减轻症状严重程度，降低并发症的发生率，并有效降低家庭内其他成员的流感发病率。

（2）禽流感的防治：目前发现，传播到人类的禽流感病毒，包括 H5N1、H7N7 和 H9N2，都是甲型流感病毒的变种，都具有神经氨酸酶，因此，神经氨酸酶阻断剂可以用于预防和治疗人类禽流感病毒感染。经过实践,过去用于预防和治疗人类禽流感病毒(特别是对甲型流感病毒)感染的手段,对禽流感病毒感染的防治也有一定效果。不过也发现有个别 H5N1 禽流感病毒感染人类的病例对奥司他韦产生了耐药性。扎那米韦对 H5N1 禽流感病毒也敏感,目前还没有发现耐药的报道。

(3)推荐使用对象:处在流感高发期的易感人群;重症流感患者,或希望缩短病程的患者;未接种流感疫苗的高危人群,免疫力低下者,家庭内暴露于患者的无防护人群。

(4)用法和剂量

①奥司他韦:对于流感的预防(仅适用于 13 岁及以上的青少年和成人),口服 75 mg,每日 1 次,连用 7 d 或更多。治疗用法中,13 岁以上的青少年和成人,口服 75 mg,每日 2 次,连续 5 d,应在症状出现后的 2 d 内开始服用;13 岁以下的儿童则按体重给药(体重≤15 kg 的服用 30 mg;16~23 kg 的服用 45 mg;24~40 kg 的服用 60 mg;>40 kg 的服用 75 mg);不建议 7 岁以下儿童使用。肾功能衰退的患者,若肌酐清除率<30 mL/min,应减少剂量至 75 mg,每日 1 次。

②扎那米韦:7 岁及以上的儿童和成人,每次吸入 10 mg,每日 2 次,连续 5 d,应在症状出现后的 2 d 内开始服用。不建议 7 岁以下的儿童使用。

(5)不良反应:奥司他韦的不良反应较少,主要为恶心、呕吐等消化系统反应,也有腹痛、头痛、头昏、失眠、咳嗽、乏力等情况。扎那米韦对肝肾的毒性较低,患者较能容忍,吸入后常见的不良反应有头痛、恶心、喉部不适、眩晕、鼻出血等。极少数的哮喘和慢性阻塞性肺疾病(COPD)患者使用后可能出现支气管痉挛和肺功能下降。

对于症状较轻且无并发症、病情有自限性的甲型 H1N1 流感病例,不必积极使用神经氨酸酶抑制剂。

(五)糖皮质激素

至今未有证据表明使用糖皮质激素能对人禽流感患者的预后产生有利效果,特别是大剂量的激素可能引发感染,所以通常不建议使用。

人禽流感患者如果出现以下情况之一,可以考虑短期内适量使用糖皮质激素:短时间内肺部病变迅速扩大,氧合指数(P_{O_2}/FiO_2)<300,并有快速下降的趋势;同时出现脓毒症和肾上腺皮质功能衰退。

(六)抗细菌治疗

当患者在病程后段出现细菌性感染,必须积极进行抗感染治疗。应对社区获得性肺炎的常见病原体进行经验性抗生素治疗,特别关注肺炎链球菌、金葡菌和其他化脓性葡萄球菌。若细菌感染缺乏临床和(或)微生物学证据,通常不需要进行抗菌治疗。

(七)血浆支持治疗

针对在发病两周内的重症人禽流感患者,及时输注人禽流感康复期患者的血浆,可能会提升治疗的成功率。

(八)氧疗和呼吸支持

严重患者一旦出现呼吸衰竭,应立即提供呼吸支持治疗,包含使用鼻管或面罩进行吸氧,以及无创和有创正压通气治疗。实际上,当发生呼吸衰竭时,保证适当和有效的氧合是治疗的最关键环节。

(九)中医中药

早期投药,根据病症进行辨证施治。可按照病症选择清热、解毒、化湿、扶正祛邪等不同的治疗原则和配方以及中成药。

第二节　流行性乙型脑炎

乙型脑炎,也被称作流行性乙型脑炎或日本脑炎,是一种由乙型脑炎病毒引发的急性传染病,该病毒通过蚊子叮咬传播,导致中枢神经系统的病变。这种疾病通常在夏秋季节暴发,主要在亚洲的热带、亚热带和温带地区流行。乙型脑炎的主要病理变化是脑实质发炎,其典型症状包括高热、意识障碍、抽搐、病理反射和脑膜刺激征。严重病例可能出现呼吸衰竭,死亡率高,有些病例可能会有严重的后遗症。目前还没有特效的抗病毒治疗药物。

一、病原学

乙型脑炎病毒属于黄病毒科,是一种直径为 40～50nm 的球形病毒,其核心含有核心蛋白和单链正向 RNA,脂质包膜上有膜蛋白(M)和外膜蛋白(E)。该病毒的抗原性很稳定,人或动物感染后可以产生补体结合抗体、中和抗体和血凝抑制抗体。乙型脑炎病毒可以在乳鼠脑组织、鸡胚、猴肾细胞、Hela 细胞等多种动物细胞中进行传代增殖,并引发细胞病变。这种病毒对热和化学消毒剂敏感,但是可以耐受低温和干燥。

二、流行病学

(一)传染源

乙型脑炎病毒可以感染多种家禽和家畜,如猪、牛、羊、马、鸭、鹅、鸡等,形成病毒血症并成为传染源。在我国,猪是最主要的传染源,因为它们饲养广泛,更新率快,易感性强,血中病毒含量高,通常在人群流行前的 1～2 个月就有猪乙脑病毒感染的高峰期。人类感染乙型脑炎后,病毒血症期短,血中病毒含量少,不是主要的传染源。

(二)传播途径

乙型脑炎主要通过蚊子叮咬传播,其中三带喙库蚊是主要的传播媒介。蚊子不仅可以在人类和动物之间传播病毒,而且还可以带病毒越冬或经过卵传代,成为乙型脑炎病毒的长期储存宿主。受感染的蠛蠓和蝙蝠也是长期储存宿主。

(三)人群易感性

乙脑病毒对人类具有广泛的易感性。显性感染和隐性感染的比例在 1∶2 000～1∶1 000 之间。感染后,患者可以获得持久的抵抗力,而从母亲那里获取的抗体也能为婴儿提供一定的保护。

(四)流行特征

乙脑主要在亚洲各地区流行,中国的东北北部、青海省、新疆维吾尔自治区、西藏自治区除外。在热带地区,乙脑全年都可能发生,而在温带和亚热带地区,乙脑的发病高峰期通常在 7、8、9 月。大多数患者是 10 岁以下的儿童,其中 26 岁的儿童发病率最高。近年来,由于乙脑疫苗的广泛接种,成人和老年人的发病率有所升高,但总体发病率有所下降。乙脑很少出现集中性暴发,主要是散发性病例,同一家庭中很少有多人同时发病。

三、发病机制与病理解剖

乙脑病毒通过蚊虫叮咬进入人体,在单核巨噬细胞内增殖,然后进入血流引发病毒血症。如果体内免疫功能正常、病毒数量少、毒性较弱,病毒可以被迅速清除,不会进入中枢神经系统,只会引发隐性感染或轻型病例,并通过特异性免疫形成终身抵抗力。如果机体免疫力较低、病毒数量多、毒性强,乙脑病毒可能穿破血脑屏障,侵入中枢神经系统并大量繁殖,引发脑炎。

乙脑可导致脑和脊髓的广泛病变,其中大脑皮质、间脑和中脑的病变最为严重。从肉眼看,脑实质和脑膜出现水肿、充血和出血,各部位可以形成大小不等的散在性坏死软化灶。在显微镜下,主要的病理变化包括神经细胞的变性、肿胀和坏死,核溶解;脑实质中血管周围有淋巴细胞和大单核细胞浸润,形成血管套;胶质细胞弥漫性增生,聚集在坏死的神经细胞周围形成胶质小结;脑实质和脑膜的血管充血扩张,血管内皮细胞肿胀、坏死、脱落,形成附壁血栓,局部有淤血和出血、渗出。

四、临床表现

潜伏期 4～21 d,一般为 10～14 d。

(一)典型临床经过可分为四期

1.初期(病程 1～3 d)

乙型脑炎的起病通常很突然,患者会在 1～2 d 内体温急剧上升至 39～40℃,伴随着头痛、恶心、呕吐和昏睡。颈部强直和抽搐可能出现,儿童患者可能会出现上呼吸道和胃肠道的症状。

2.极期(病程第 4～10 d)

初期症状逐渐加重,主要表现为脑实质损害症状。

初期的症状会逐渐加剧,主要表现为脑实质损伤的症状。

(1)高热:乙型脑炎必然伴随高热,体温可达到 40℃ 甚至更高,呈持续性,一般持续 7～10 d,严重的情况下可达到 3 周。体温的高低和热程的长短与病情的严重程度成正比。

(2)意识障碍:是乙型脑炎的主要表现之一,可能表现为嗜睡、精神混乱、昏睡甚至昏迷,定向力受到损害。昏迷最早在病程的第 1～2 d 出现,多数在第 3～8 d,通常持续约一周。昏迷的深度和持续时间与病情的严重程度成正比。

(3)抽搐或惊厥:这是病情严重的表现,由于高热、脑实质炎症和脑水肿所致。多发生在病程的第 2～5 天,可能表现为面部、眼肌、口唇等部位的局部小抽搐,全身抽搐,强直性痉挛,持续几分钟至几十分钟,伴有意识障碍。频繁的抽搐可能导致发绀、呼吸暂停,加重脑缺氧和脑水肿。

(4)呼吸衰竭:是乙型脑炎的主要死因,主要为中枢性呼吸衰竭,由于脑桥以上的病变抑制了延脑的呼吸中枢。表现为呼吸节奏不均匀、深浅不一,双吸气,叹息样呼吸,潮式呼吸,抽泣样呼吸等,最后导致呼吸停止,伴有瞳孔大小不等,对光反射迟钝。周围性呼吸衰竭是由于呼吸道痰阻、肺炎并发症所致,表现为发绀,呼吸先快后慢,胸式或腹式呼吸减弱,但呼吸节奏均匀。

(5)神经系统的症状和体征:乙型脑炎的神经系统症状多在病程 10 d 内出现,病程第二周后较少出现新的症状和体征。症状包括反射减弱或消失,深反射如膝反射、跟腱反射等先增强后消失,病理反射和脑膜刺激征出现,肌肉张力增大,四肢可能出现强直性瘫痪、偏瘫或全瘫,呈上神经元性瘫痪。由于脑神经受损或自主神经功能紊乱,可能出现咳嗽、吞咽困难、语言障碍、大小便失禁或尿滞留等症状。

(6)颅内压力升高:这可能导致剧烈的头痛、强烈的呕吐、血压上升、脉搏放慢等症状,婴儿可能出现前囟突出,可能发生脑疝。

乙脑患者在病情严重阶段常出现高热、抽搐和呼吸衰竭,这三者互相影响,可能使病情恶化。虽然循环衰竭并不常见,但患者容易并发支气管肺炎、尿路感染、压疮等病症。

3.恢复期

经过严重病期后,体温逐步下降,神智逐渐清晰,各项症状也逐渐缓解,通常在大约两周后恢复。重症患者可能出现反应迟钝、痴呆、失语、多汗、吞咽困难、面部麻痹、四肢僵硬性麻痹或扭转痉挛等症状,大多数患者在 6 个月的积极治疗后能够恢复。

4.后遗症期

疾病发作后 6 个月仍有神经精神症状,主要包括精神病、智力障碍、失语、肢体麻痹或僵直性痉挛等。

(二)乙脑的临床类型

1.轻型

体温 38～39℃,清醒,无抽搐,脑膜刺激症状不明显,病程 5～7 d。

2.普通型

体温 39～40℃,嗜睡或轻度昏迷,偶尔抽搐和病理反射阳性,明显的脑膜刺激症状,病程7～10 d,通常无恢复期症状和后遗症。

3.重型

体温超过 40℃,深度昏迷,反复或持续抽搐,浅反射消失,深反射先增强后消失,病理反射阳性,明显的脑膜刺激症状,有神经定位症状和体征,可能出现肢体麻痹和呼吸衰竭,病程通常超过 2 周,恢复期可能出现精神异常、麻痹、失语等症状,少数患者可能会有后遗症。

4.极重型(暴发型)

病情发展迅速,体温在 1～2 d 内升至 40℃以上,反复或持续性严重抽搐,深度昏迷,迅速出现中枢性呼吸衰竭和脑疝等,多数在严重病期中死亡,幸存者通常会有严重的后遗症。

五、并发症

乙型脑炎患者大约10%的概率会出现并发症,其中以支气管肺炎发生率最高,尤其是重症患者更容易受到影响。在咳嗽反射和吞咽反射减弱或者消失,以及昏迷的患者中,肺炎发生的概率更高,呼吸道分泌物未能有效咳出可导致肺不张。如果不注重口腔卫生和口腔护理,患者可能发生口腔溃疡。其他常见的并发症包括败血症、泌尿系统感染等。长期卧床不动的患者,如果不注意定时改变体位,易造成枕骨后部及腰骶部位的压疮。对于重型患者,要注意防止应激性溃疡引发的上消化道大出血。

六、实验室检查

(一)外周血象

患者的白细胞总数通常会轻微增加,范围在$(10\sim20)\times10^9/L$。中性粒细胞比例超过0.80,嗜酸性粒细胞数量减少。

(二)脑脊液检查

脑脊液的外观通常是无色透明或微混,压力增高,白细胞计数一般在$(50\sim500)\times10^6/L$,有时甚至可以高达$1\,000\times10^6/L$以上。白细胞的数量只反映炎症渗出的程度,与疾病的严重性和预后没有关联。细胞分类中,早期中性粒细胞较多,随后淋巴细胞数量增多。蛋白质略有增高,氯离子和糖的含量正常。少数病例初期脑脊液检查可能完全正常。

(三)病毒分离

乙型脑炎病毒主要存在于脑组织,血液和脑脊液中不容易隔离出病毒。在疾病初期,可以从死者的脑组织中分离出乙型脑炎病毒。免疫荧光技术可以在脑组织或脑脊液中检测到病毒抗原。

(四)特异性抗体检查

1.特异性IgM抗体

检测方法包括IgM抗体捕获酶联免疫法(ELISA)和间接免疫荧光法等。特异性IgM抗体一般在疾病发作后3~4 d内出现,脑脊液中最早在病程第2天可以检测到,2周后达到峰值,这对早期诊断很有帮助。轻型和中型乙型脑炎患者血清中的检出率高(95.4%),但对于重型或极重型患者,血清中的检出率较低,这可能与他们的免疫功能低下,产生抗体的时间较晚有关。

2.补体结合试验

补体结合抗体是特异性IgG抗体,通常在疾病的第3~4周出现,没有早期诊断的价值,主要用于回溯性诊断。由于抗体效价在5个月后显著降低,持续时间短,因此也可以用于当年潜在感染率的流行病学研究。单份血清的1:4为阳性,双份血清的抗体效价增高4倍以上为阳性。

3.血凝抑制试验

抗体出现较早,在疾病的第3~5 d出现阳性,第2周效价达到峰值,持续时间长,阳性率比补体结合实验高,操作简便,适用于诊断和流行病学研究。但可能出现假阳性,临床诊断需要抗体效价大于 1:80 或双份血清效价呈 4 倍增高。

4.反向血凝抑制试验

即使用乙脑抗原和乙脑单克隆抗体分别使羊血细胞敏感,与含有乙脑抗体的待检血清混合,可以产生血凝抑制作用。该实验的特异性和敏感性都较好,方法简单快捷。

5.中和试验

特异性高,抗体出现晚,在 2 个月时效价最高,可持续 5 至 15 年。方法复杂,只用于人群免疫水平的流行病学研究,不用于临床诊断。

(五)病毒核酸检测

使用反转录聚合酶链反应(RT—PCR)检测患者血液和脑脊液中的乙脑病毒核酸,方法敏感、特异,适合早期快速诊断。

七、诊断和鉴别诊断

(一)诊断依据

1.流行病学信息

明显的季节性(夏秋季),10 岁以下儿童更常见。

2.主要症状和体征

包括急性发病、高热、头痛、呕吐、意识障碍、抽搐、病理反射以及脑膜刺激征阳性等。

3.实验室检查

白细胞和中性粒细胞数量都增加,脑脊液检查符合无菌性脑膜炎的变化。血清学检查和病原学检查有助于确定诊断。

(二)鉴别诊断

1.中毒性菌痢

比乙脑发病更急,通常在发病 24 h 内出现高热、抽搐和昏迷,并有中毒性休克。通常没有脑膜刺激征,脑脊液多呈正常。肛拭子或生理盐水灌肠镜检查粪便,可以看到大量的脓细胞。

2.结核性脑膜炎

没有季节性,发病较慢,疾病过程较长。以脑膜刺激征为主,通常有结核病史。脑脊液中的氯化物和糖都降低,蛋白质明显增高,涂片染色或培养可以检出结核杆菌,X 射线胸片和眼底检查可能会发现结核病灶。

3.化脓性脑膜炎

化脓性脑膜炎主要由脑膜炎球菌引发,多在冬春期间出现,皮肤黏膜可能会出现出血点,昏迷常在 1~2 d 内出现。由其他化脓菌引起的脑膜炎通常可以找到原发病灶。脑脊液常表现为细菌性脑膜炎的变化,而涂片染色或细菌培养可寻找到病原菌。早期病例可能不典型,需要密切观察病情变化和脑脊液复查。

4.其他病毒性脑炎

除乙脑外,其他病毒性脑炎可能由单纯疱疹病毒(主要是 I 型)、柯萨奇病毒、埃可病毒、脊髓灰质炎病毒、腮腺炎病毒和其他疱疹病毒等引起。其临床表现可能与乙脑相似,确诊依赖于血清特异性抗体检测和病毒分离。

八、治疗

至今没有找到针对性的抗病毒药物,但可以试用利巴韦林、干扰素等药物。强调早发现早治疗,增强护理,对高热、抽搐和呼吸衰竭等严重症状的综合治疗是提高治愈率的关键,可以降低死亡率并预防后遗症的发生。

(一)一般治疗

患者应进行隔离治疗,病房需要设备防蚊和降温设施。必须做好护理和病情监测,特别需要保证呼吸道的通畅。对于昏迷的患者,应保持口腔的清洁。定期翻身、侧卧、拍背、吸痰能够防止继发肺部感染。保持皮肤清洁,预防压疮,注意保护角膜。对于昏迷和抽搐的患者,应设立床栏以防止坠床,并预防舌头被咬伤。注意水分和电解质的平衡。重症患者需要输液,成人每日 1 500～2 000 mL,儿童每天 50～80 mL/kg,并适当补充钾盐,纠正酸中毒,但输液量不宜过多,以防脑水肿。昏迷患者可以进行鼻饲,高热期以糖类为主,如果发热期长,消耗大,且患者消化功能良好时,可以改为鼻饲高热量流质。

(二)对症治疗

高热、抽搐和呼吸衰竭是危及患者生命的三种主要临床表现,它们之间可能互相影响,形成恶性循环。高热会增加氧耗,加重脑水肿和神经细胞损伤,从而导致抽搐加重,而抽搐又会加重缺氧,引发呼吸衰竭并加重脑部病变,导致体温升高。因此,必须及时进行处理。

1.高热

主要采取物理降温方法,辅以药物降温,目标是让体温控制在 38℃ 以下。①利用空调或在病房放置冰块来降低房间温度。②物理降温方法:使用冰帽、冰枕和冰袋放在头部、枕下和身体的大血管区域(如腋下、颈部和腹股沟等),用温水和酒精进行擦浴,用冷盐水进行肠灌等。③药物降温:可以适当使用安乃近等退热药,但要避免因服用过多退热药而导致大量出汗进而引起虚脱。若高温伴有抽搐,可以采用亚冬眠治疗方法,具体为使用氯丙嗪和异丙嗪每次各 0.5～1 mg/kg 肌肉注射,或者用乙酰丙嗪替代氯丙嗪,剂量为每次 0.3～0.5 mg/kg,每 4～6 h 一次,配合物理降温,疗程为 3～5 d,用药过程中要保持呼吸道畅通。

2.惊厥或抽搐

包括消除诱因和镇静止痉。①如由脑水肿引起,主要采用脱水治疗,可以使用 20% 甘露醇静脉滴注或注射(20～30 min),每次 12～g/kg,根据病情每 4～6 h 重复使用,同时可以合用肾上腺皮质激素、呋塞米、50% 高渗葡萄糖注射,以降低血管通透性,防止脑水肿和脱水药物使用后的反弹。②如因呼吸道分泌物阻塞导致脑细胞缺氧,应主要进行吸痰和给氧,保持呼吸道畅通,必要时进行气管切开和加压呼吸。③如由高热引起,主要采用降温治疗。④如因脑组织病变引起抽搐,可以使用镇静药物。

常用的镇静药包括:首选地西泮,成人每次 10～20 mg,小儿每次 0.1～0.3 mg/kg(每次不超过 10 mg),肌肉注射或慢速静脉注射或水合氯醛鼻饲或肠灌,成人每次 12 g,小儿每次

100 mg/岁（每次不超过 1 g）。若必要，可以使用阿米妥钠，成人每次 0.2～0.5 g，小儿每次 510 mg/kg，稀释后肌肉注射或慢速静脉注射，该药作用快而强，排泄也快，但有抑制呼吸中枢的不良反应，因此需谨慎使用。也可采用亚冬眠疗法（用法见前述）。肌肉注射巴比妥钠可以用来预防抽搐，成人每次 0.1～0.2 g，小儿每次 58 mg/kg，由于有积蓄作用，不应长期使用。

3.呼吸衰竭

针对引发呼吸衰竭的原因进行治疗，具体措施包括以下几点：①如果是呼吸道分泌物引发的阻塞，需要进行吸痰和加强翻身引流等。如果痰液过于黏稠，可以雾化吸入 α-糜蛋白酶 5 mg（儿童按 0.1 mg/kg 计算），如果伴有支气管痉挛，可以使用异丙嗪肾上腺素 0.25%～0.5%雾化吸入，并适当使用抗生素以防细菌感染。②如果是由于脑水肿引发的，需要使用脱水药物进行治疗。③如果出现突发呼吸衰竭或呼吸停止，需要进行气管插管，如果上呼吸道阻塞预计 2～3 d 内可以解除则无需立即进行气管切开。④气管切开的适应证包括：短期内无法解除的呼吸道阻塞或需要进行人工呼吸通气的情况，如脑干型呼吸衰竭或呼吸肌麻痹；深度昏迷患者经过一般的吸痰、雾化吸入等无法改善通气状态；假性球麻痹，吞咽功能不全、唾液不能排出；对于年老体弱的患者，有心血管功能不全，病情发展快或有肺不张和缺氧时，应适当放宽气管切开的适应证。⑤在中枢性呼吸衰竭出现呼吸浅、节律不规则或发绀时，可以使用呼吸兴奋剂，如首选洛贝林，成人每次 3～6 mg，儿童每次 0.15～0.2 mg/kg，静脉注射或静脉滴注。也可以使用尼可刹米、哌甲酯、二甲弗林等，可以交替使用。如果缺氧明显，可以通过鼻导管使用高频呼吸器（送氧压力 0.4～0.8 kg/cm²，频率 80～120 次/min），已有临床和动物实验证明这种方法能显著改善缺氧情况。⑥改善微循环，减轻脑水肿，可以使用血管扩张药如东莨菪碱，成人每次 0.3～0.5 mg，儿童每次 0.02～0.03 mg/kg，稀释于葡萄糖液静脉注射或静脉滴注，能改善微循环，并有兴奋呼吸中枢和解痉作用，15～30 min 重复使用，用药 15 d。此外，还可使用酚妥拉明、山莨菪碱等。

（三）中医中药治疗

乙脑在中医中主要与暑温、伏热等症状相关，通过辨证施治，如白虎汤加减、清瘟败毒饮等方法，可以清宫解毒、凉血息风。常用的成药包括安宫牛黄丸，具有清热解毒、开窍安神的功效，对抗昏迷和止痉有辅助作用。成人每次服用 1 丸，儿童则根据体重酌量减少，每日鼻饲两次，疗程通常为 7～10 d。

（四）并发症的防治

必须采取措施预防和治疗次发感染，根据感染源选择合适的抗生素。对于有消化道出血的患者，我们可以使用输血和止血药物，而奥美拉唑有助于防止和治疗应激性溃疡。

九、预后

轻型和一般型的患者大多能够顺利康复，但重型患者的死亡率还是超过 20%，大部分在疾病的极期发生。死亡原因主要是严重的脑水肿、中枢呼吸衰竭和脑疝等。重症患者中，幼儿和老年人的死亡率较高，而在幸存的重症患者中，有 5%～20%的人会出现后遗症。

第三节 狂犬病

狂犬病是一种由狂犬病毒感染所引发的急性传染病,人和动物都可能感染,主要攻击神经系统。通常,狂犬病毒通过患病动物的唾液通过咬伤人类将病毒传播。其临床症状包括对水、风、恐惧感的恐惧,唾液过多,喉肌痉挛,以及渐进性的瘫痪等。由于患者常常表现出对水的恐惧,因此该病也被称为水恐病。一旦发病,几乎必然死亡,病死率几乎达到100%。

一、病原学

狂犬病毒的形状类似子弹,属于弹状病毒科的狂犬病毒属,大约75nm×180nm大小,是一种封闭的单链RNA病毒,外部有蛋白质外壳,表面包裹着脂蛋白膜。狂犬病毒属分为7个型,其中第一型是典型的狂犬病毒株,其他6型是狂犬病相关病毒。从患者或动物体内分离出来的病毒有很强的致病力,潜伏期长,被称为野毒株或街毒株。通过实验室培养,病毒的毒性会减弱,被称为固定毒株,虽然固定毒株失去了致病力,但保留了抗原性,因此可以用来制作疫苗。

狂犬病毒的基因编码了糖蛋白、核蛋白、聚合酶大蛋白、磷蛋白和基质蛋白等5种蛋白。其中,核蛋白是狂犬病毒的重要抗原成分,具有种属特异性,能激活体内的B细胞产生相应的抗体,对病原学诊断具有重要的价值。而糖蛋白是狂犬病毒诱导产生中和抗体的唯一抗原,糖蛋白不仅能使病毒附着并进入宿主细胞,刺激T细胞产生免疫应答,还能与乙酰胆碱受体结合,这决定了狂犬病毒的神经亲和性,因此对神经组织有特殊的侵害能力。

狂犬病毒在pH 3.0~11.0的环境中稳定,−70℃或者冻干在0~4℃的环境中可以存活多年,但对物理化学因子的抵抗力较弱,强酸、强碱、甲醛、乙醚、乙醇、季胺类化合物、干燥、日光、紫外线、X线都能迅速杀死狂犬病毒,100℃的高温持续2分钟也能杀死病毒。

二、流行病学

根据世界卫生组织的数据,狂犬病的发病率主要集中在发展中国家,如东南亚、中非、北非、南美和欧洲等地,全球每年因狂犬病致死的人数约在30 000~70 000之间。在我国,狂犬病的流行趋势相当严重,全国发病率约在(0.4~1.58)/10万人,仅次于印度,排在世界第二。自20世纪50年代以来,我国已经经历了三次狂犬病的流行高峰,分别在20世纪50年代中期、20世纪80年代初期和21世纪初期。

(一)传染源

狂犬病的主要传播源是携带该病毒的动物,其中80%至90%的病例是由病犬传染的,其后依次是猫、狼和吸血蝙蝠等。其他动物如猪、牛、马、狐狸、浣熊等也可能是传播源。在我国,狂犬病主要通过病犬传播,一些看似健康的犬只是病毒携带者,其唾液中含有病毒,被这些无症状病毒携带犬咬伤后的发病致死比例逐年增长。

(二)传播途径

狂犬病的传播途径包括被带有病毒的动物咬伤、抓伤或者舔伤口,通过呼吸道吸入含病毒的气溶胶(如在实验室或者蝙蝠群居的洞穴中),处理或者剥皮携带病毒的动物时被感染,以及通过接受潜伏期患者器官移植而感染。

(三)易感人群

人群普遍对狂犬病具有易感性,其中兽医、动物实验员、动物饲养和屠宰员、洞穴勘探员等属于高风险群体。在一般人群中,15岁以下的儿童和农村人群的发病率较高。由病犬咬伤后的发病率为38%到57%,这与被咬伤部位(如头部、颈部、手部出血)、伤口深大、免疫功能弱或缺陷、伤口处理不得当以及未能及时接种完整疫苗等因素有关。然而,如果能及时、全程、足量接种狂犬疫苗,发病风险将显著下降,发病率低于1%。

三、发病机制与病理

严格说来,狂犬病病毒是一种对神经系统有极强吸引力的病毒。感染过程经历3个阶段:①病毒在感染处的组织中开始小规模繁殖。人体感染狂犬病病毒后,病毒不会在血液中形成病毒血症,而是在伤口周围的肌肉细胞内开始增殖。然后,病毒选择性地与神经肌肉接点的乙酰胆碱受体结合,接着侵入周围的末端神经。②病毒侵入末端神经后,通过神经轴突向心脏方向扩散,进入脊髓和大脑中枢,并在那里大量繁殖,主要侵害的是脑干和脑桥。③病毒随着传出神经离心式扩散到周围神经和其支配的组织器官,其中迷走神经、交感神经、舌咽神经、舌下神经和唾液腺受到严重影响,引发大量出汗、流涎、吞咽困难、心血管功能紊乱等症状。因为早期感染的时候,狂犬病病毒不会在血液中形成病毒血症,无法刺激机体产生抗体,所以早期血液中无法检测到狂犬病抗体,或者抗体水平非常低。疾病发作后,血脑屏障被破坏,病毒大量进入血液,刺激机体的免疫系统响应,抗体水平在晚期迅速提高。

狂犬病的病理变化主要表现为急性弥散性脑脊髓膜炎,主要影响的区域是大脑基底面的海马回,以及脑干(中脑、脑桥和延髓)和小脑。脑组织充血、水肿,脑组织和脑膜有点状出血,炎症细胞浸润,神经细胞质内可见嗜酸性包涵体,也称为内基小体,它是狂犬病的特征性病变,可以作为狂犬病的确诊依据。

四、临床表现

(一)潜伏期

潜伏期的长度因人而异,可能在5d到10年或更长时间,通常在1到3个月之间。潜伏期的长短与伤口的位置、深度、病毒侵入的数量和毒力等因素有关,比如被咬伤的部位靠近头部、伤口面积大、深度大或者被病狼咬伤的人,潜伏期较短。

(二)临床分期

1.前驱期(持续1～4 d)

症状表现多元化,大部分患者会感到低热、疲困、恶心、全身不适、头疼等类似于感冒的体征。接着,患者会出现焦虑、恐慌,对声音、光线和风的敏感度增加,喉咙感到压迫。最明显的是,已经愈合的伤口附近出现灼热、刺痛、瘙痒,甚至麻木和蚁行感等不寻常的感觉,这些对早期诊断极为关键。

2.兴奋期(持续 1～3 d)

体温常常升高至 38～40℃。患者会处于强烈的激动状态,极度恐惧,特征性的表现是对水和风的恐惧。受到风或水的刺激时,会出现全身肌肉阵挛和喉咙部位肌肉痉挛,甚至在看到水或听到水声时都会引发喉肌痉挛,导致患者极度口渴但又拒绝饮水。因为喉肌和呼吸肌的痉挛,患者会出现声音沙哑、呼吸困难、缺氧、发紫、语言含混和说话不清晰。光线刺激或触摸也能引发患者的痉挛。由于交感神经过度兴奋,患者会大量流涎、汗如雨下,心跳加快,血压升高。部分患者还可能伴有幻觉、听觉和视觉错觉等精神症状。

3.麻痹期(持续 6～18 h)

患者从狂躁状态逐渐转为平静,焦虑和恐惧的症状消失,出现全身瘫软,呼吸变弱并减慢,心律不整,神志模糊,逐步陷入昏迷,最后因呼吸和循环衰竭而死。通常来说,病程从发病到死亡不会超过 6 d。

有些病例只有前期的表现,没有激动期和对水、风的恐惧、痉挛抽搐等症状,前期后就出现肢体无力、协调失常、肌肉瘫痪等症状,大小便失禁,最后因瘫痪和呼吸麻痹而死亡,这被称为麻痹型狂犬病,但这种情况较为罕见。

五、辅助检查

(一)血常规

白细胞数量增加,可能达到(10～20)×10⁹/L,中性粒细胞通常超过 0.80,当伴随脱水导致血液浓缩时,白细胞可能达到 30×10⁹/L。

(二)脑脊液

脑脊液的变化并不明显,脑压可能在正常值或稍高,核细胞数量略有增加,主要是淋巴细胞,蛋白质可能正常或稍有增高,糖和氯化物都在正常范围内。

(三)病原学检查

在病发的第一周,可以通过取患者的唾液、角膜印片、脑组织,进行免疫荧光抗体染色以检测病毒抗原,阳性率在 50% 至 90% 之间,对于早期诊断具有重要意义。

(四)核酸测定

通过反转录聚合酶链反应(RT－PCR)检测唾液、脑脊液或脑组织混悬液的 RNA,阳性率可以达到 100%。这种方法快速而且阳性率高,可以作为早期快速诊断的重要依据。

(五)脑组织

通过对脑组织印压涂片进行病理染色或免疫荧光检测,可以发现内基小体,阳性率在 70% 至 80% 之间,这是狂犬病的特征性病变,可以作为狂犬病的确诊依据。

(六)病毒分离

小白鼠对狂犬病病毒非常敏感,通过将唾液、脑脊液、皮肤或脑组织接种到小白鼠上,可以分离出病毒并进行中和实验鉴定,但这种方法阳性率较低,且分离病毒需要较长时间,不适合用于早期诊断。

六、诊断

（1）对于被狂犬或其他疾病动物咬伤、抓伤或舔伤的流行病学资料。

（2）患者出现典型的狂犬病症状，如咬伤部位有麻、痒、刺痛和蚁走感等异常感觉，出现流涎、出汗过多，恐水、风、光，有抽搐和咽喉肌痉挛等，可以初步诊断。

（3）病毒抗原和（或）病毒 RNA 阳性有助于临床诊断，脑组织发现内基小体可以确认诊断。

七、鉴别诊断

（一）类狂犬癔症

被咬伤者可能会表现出恐水、风和高度兴奋，但当医生的检查方式隐蔽时，患者可能没有这些表现。临床观察不会出现发热、流涎、出汗过多等症状，没有麻痹期表现，通过暗示和对症治疗后可以恢复。

（二）病毒性脑炎

患者可能会有发热、头痛、呕吐等颅内压高的表现，没有恐水、风、流涎、出汗过多和咽肌痉挛，锥体束征阳性，通过脑脊液和血清学检查可以进行鉴别诊断。

（三）破伤风

破伤风是一种由新生儿传统接生方式或外伤引起的疾病，患者对外部刺激反应激烈，会出现痉挛性发作、角弓反张、苦笑面容、咽喉不适、腹部肌肉紧张等症状，但不会表现出高度兴奋、恐水、怕风、恐惧和抽搐等症状。

（四）狂犬疫苗接种后脑炎

接种狂犬疫苗后的脑炎常在首次疫苗注射后 2 周内发生，症状包括发热、关节疼痛、四肢麻木以及各种形式的瘫痪，但不会出现恐水或怕风等兴奋症状。一旦停止接种疫苗并接受糖皮质激素治疗，大多数患者能够完全恢复。不过，国内曾有报道称接种狂犬病疫苗后发生了致命的播散性脑炎。

八、治疗

至今为止，还没有有效的特定治疗方法，主要采用的是症状支持治疗，包括：①将患者单独隔离，减少或避免水、风、声音和光线对患者的刺激，严格消毒患者的分泌物、排泄物及其污染物品；②提供充足的营养，维持水、电解质和酸碱平衡；③对症处理，维持正常的心肺功能，保持其主要器官功能稳定。对于狂躁、频繁发生痉挛和抽搐的患者，可以使用镇静药，如地西泮、苯巴比妥，甚至可以使用冬眠药物。对于有脑水肿和颅内高压的患者，可以给予甘露醇脱水、利尿降颅压，对于有心律失常的患者，可以进行抗心律失常治疗。使用干扰素和大剂量狂犬病免疫球蛋白治疗并不能改变病死率，只能延长患者的病程。

据报道，盐酸氯胺酮是 N—甲基—天门冬氨酸受体的非竞争性阻断剂，能抑制狂犬病病毒 mRNA 的转录，在处理严重的犬咬伤抗狂犬病毒上有一定的效果，给予受狂犬病病毒感染的鼠大剂量的氯胺酮,可抑制不同脑组织中病毒的扩散,但目前还没有临床治疗经验。抗狂犬病单克隆抗体在实验室研究中发现有一定的潜力,但在人类的应用还需要进一步探索。

九、预后

狂犬病病死率极高,一旦发病即使使用大剂量狂犬病免疫球蛋白也不能改变预后,病死率几乎为100%。

第四节　艾滋病

艾滋病,全称为获得性免疫缺陷综合征(AIDS),是由人类免疫缺陷病毒(HIV)引发的长期传染病,属我国乙类传染病。HIV病毒主要攻击人体的CD_4^+ T淋巴细胞,导致免疫功能损害。患者可能出现各种机会性感染和肿瘤,临床症状多样。通过高效抗反转录病毒疗法可以有效控制病毒复制,延缓疾病进程,并显著降低艾滋病死亡率,使患者能够长期存活。

一、病因要点

人免疫缺陷病毒属于反转录病毒科,是人类慢病毒组的一部分。根据HIV基因的不同,HIV可以分为HIV-1型和HIV-2型。整个世界的主要流行毒株是HIV-1型,它可以进一步分为M、N、O、P 4个亚型组,而我国的主要流行毒株是M亚型组中的B亚型、B'亚型以及一些重组亚型。HIV感染者和艾滋病患者都是该病的传染源,包括那些处于窗口期的感染者。HIV主要存在于血液、精液和阴道分泌物中,唾液、尿液、母乳及其他体液中也有病毒存在。该病主要通过性传播、血液传播和母婴传播来传播,目前没有证据表明它可以通过食物、水和日常接触传播;所有人群都可能感染,而男同性恋者、静脉注射毒品依赖者、性行为混乱者是高危人群。

二、诊断要点

(一)流行病学史

主要涉及以下情况:①配偶或性伴侣是HIV感染者;②进行无保护的同性性行为或性行为混乱;③有静脉注射药物的历史;④母亲是HIV感染者;⑤反复多次输血或血制品等。

(二)临床特点

我国的HIV感染者以青壮年为主,其中50岁以下的占80%以上,男性占主导。该病的潜伏期通常很长,平均为9年,短的为2年,长的可以超过10年。从最初感染HIV到终末期的各个阶段,临床表现多样。我国的艾滋病诊疗指南将其分为急性期、无症状期及艾滋病期。

1.急性期

这个阶段通常在首次HIV感染后的2至4周内出现。有些受感染者会因为病毒的血液中毒和免疫系统的急性损伤出现症状,其中发热最为普遍,而皮疹、肌肉和关节疼痛以及全身性的淋巴结肿大相对具有辨识度,可能伴随咽喉疼痛、盗汗、恶心、呕吐、腹泻和神经系统症状等。大部分患者的症状较轻,也会在 1 至 3 周后逐渐缓解。在这个阶段,患者体内的病毒浓度较高,具有较强的传染性。

2.无症状期

受感染者可能在经历了初期感染阶段之后进入这一阶段,也可能在没有明显的初期感染症状的情况下直接进入这一阶段。非症状阶段的持续时间通常为 6 至 8 年,其长度与感染的病毒量、种类、感染路径、体质遗传因素、免疫状态以及生活习惯等因素有关。虽然感染者在这段时间内没有症状,但是 HIV 仍在其体内持续复制,CD_4^+ T 淋巴细胞的数目和功能逐步下降,免疫系统的功能持续被削弱。

3.艾滋病期

这是 HIV 感染的最后阶段。患者的 CD_4^+ T 淋巴细胞数目显著下降,通常低于 200 个/μL,HIV 的血浆病毒载量比非症状期更高。这一阶段的临床表现多样且复杂,患者可能依次或同时发生两种或两种以上的机会性感染症状或体征,但并非所有患者都会出现多种机会性感染。临床表现主要包括 HIV 相关症状、各种机会性感染和肿瘤。

(1)HIV 相关症状:主要包括持续一个月以上的发热、盗汗、腹泻、体重减轻超过 10% 甚至消瘦。可能出现持续性全身淋巴结肿大,尤以颈部、腋下和腹股沟最为明显,淋巴结硬且可活动,无压痛,可能持续 3 个月以上。部分患者可能伴有神经精神症状,如记忆力下降、冷漠、性格改变等。

(2)机会性感染及肿瘤

①呼吸系统:耶尔森肺孢子菌感染可能导致肺孢子菌肺炎,通常表现为慢性干咳、发热、胸闷、气促、发绀和广泛的湿啰音,可能最终发展为呼吸衰竭。影像学检查显示间质性肺炎改变。结核病也在 HIV 感染者中常见,症状包括咳嗽、咳痰、咯血,以及发热、体重下降、夜间盗汗等。巨细胞病毒(CMV)、非结核分枝杆菌、念珠菌、隐球菌等也可能引发肺部感染,而卡波西肉瘤常常侵犯肺部。

②消化系统:食管可能受到白色念珠菌和巨细胞病毒的感染,症状包括吞咽困难、胸部灼热感和体重减轻。沙门氏菌、空肠弯曲菌、隐孢子虫等可能引发肠炎、感染性肛周炎和直肠炎,症状包括腹泻、食欲减退、恶心、呕吐,严重时可能出现便血。

③神经系统:隐球菌可引发脑膜炎,症状包括头痛、头晕、发热、恶心、呕吐、视力下降、精神异常,严重者可能出现意识障碍,有的患者可能以癫痫发作为首发症状。弓形虫脑病多表现为颅内占位性病变,症状包括头痛、恶心、呕吐、视力下降、偏瘫、癫痫发作等。头颅 CT 和 MRI 检查有助于诊断。结核分枝杆菌和 CMV 病毒也可能侵犯神经系统。

④皮肤和黏膜损害:艾滋病早期的机会感染经常会出现带状疱疹和口腔鹅口疮,这些病症对于早期诊断艾滋病有着重要的意义。尖锐湿疣、皮肤霉菌感染等在 HIV 感染者中更容易持久不愈或者反复发作。

⑤其他:CMV 感染是最常见的艾滋病患者的疱疹病毒感染。CMV 能够影响患者的多个器官,其中视网膜脉络膜炎是最常见的 CMV 感染。弓形虫感染可以引发视网膜炎,表现为视物模糊、视野出现暗点或视力降低等,眼底镜检查可以发现眼底白斑。卡波西肉瘤通常会侵犯下肢皮肤或口腔黏膜,呈现红色或紫红色的斑点、丘疹和肿块的形式,这种病变也可能出现在

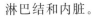

淋巴结和内脏。

（三）辅助检查

1.HIV 抗体检测

包括筛查试验(包括初筛和复检)和补充试验。HIV 抗体筛查的方法有酶联免疫吸附试验(ELISA)、化学发光或免疫荧光试验、快速测定(斑点 ELISA 和斑点免疫胶体金或胶体硒快速试验、明胶颗粒凝集试验、免疫层析试验)等。临床上常用第三代或第四代 ELISA 试剂盒进行检测。第四代 ELISA 试剂盒可以同时测定抗原抗体,将窗口期缩短至 2 周以内。补充试验常用的方法是免疫印迹法。如果出现 HIV－1/2 抗体特异带,但不足以判定为阳性,报告为 HIV－1/2 抗体不确定,可以在 4 周后复查。婴儿满 12 个月进行 HIV 抗体检测,如果为阴性则可以排除感染。如果检测结果显示阳性反应,应继续监测,等到婴儿满 18 个月(停止母乳喂养至少 6 个月)时应再次进行 HIV 抗体检测。如果结果显示阳性反应(一种为阴性反应、一种为阳性反应或两种均为阳性反应),需要进一步进行确证试验,根据补充试验的结果判断是否感染 HIV。

2.HIV－1 P24 抗原检测

使用抗体夹心 ELISA 方法检测血清、血浆中的 HIV－1 P24 抗原。这种方法可以用于HIV－1 感染窗口期、HIV 抗体不确定或 HIV－1 阳性母亲所生婴儿的鉴别诊断、监测病程进展或抗病毒治疗效果等。

3.HIV－RNA

HIV RNA 的检测通常通过实时荧光定量 PCR 来进行,这种方法对于早期诊断、复杂样本的辅助诊断、遗传变异和耐药性的监测、疾病进程的监控和预测,以及抗病毒治疗的指导和效果评估等都十分有用。如果 HIV 病毒载量检测结果高于检测下限,它可以作为辅助诊断HIV 感染的一个标准,但不能作为唯一的诊断依据。对于 18 个月以下的婴幼儿,HIV 感染的诊断可以使用核酸检测方法,并以两次核酸检测阳性结果作为诊断的参考。然而,由于可能存在母体血液污染的风险,不建议使用脐血进行 HIV 核酸检测。

4.HIV 基因型耐药检测

HIV 基因型耐药性通常可以通过反转录 PCR(RT－PCR)和测序方法进行检测。在开始抗病毒治疗前、治疗效果不佳或治疗失败并需要改变治疗方案时,都建议进行耐药性检测,以保障抗病毒治疗的有效性。这能帮助临床医生找出治疗失败的原因,并制定适当的补救方案。对于治疗失败的患者,应在停药前或停药 4 周内,当病毒载量大于 400 拷贝/mL 时进行耐药性检测。

5.CD_4^+ T 淋巴细胞检测

流式细胞仪用于测定 CD_4^+ T 细胞的绝对值。通过 CD_4^+ T 淋巴细胞的数量,我们可以了解身体的免疫状况和疾病的进度,确定疾病的阶段和治疗的时间,评估治疗效果和 HIV 感染者的临床并发症。对于无症状的 HIV 感染者,如果 CD_4^+ 细胞数量大于 350 个/μL,建议每 6 个月进行一次检测。对于已经开始 HAART 治疗的患者,建议在治疗的第一年内每三个月进行一次检测,如果病情稳定,可以改为每 6 个月进行一次检测。

6.其他检查

艾滋病患者的血常规、白细胞、血红蛋白、红细胞和血小板可能会出现不同程度的下降,尿蛋白常常呈阳性,部分患者可能会出现转氨酶升高和肾功能异常。胸部 CT 或 X 线检查可检测到肺孢子菌肺炎(PCP)等肺部机会感染。对于弓形虫脑病的诊断,头颅 MR 或 CT 检查具有重要的意义。

三、诊断标准

确诊 HIV/AIDS 主要依赖流行病学史、临床症状以及实验室检测的综合评估。HIV/AIDS 的确证诊断必须基于抗 HIV 阳性(经确认试验证实),而 HIV RNA 和 P24 抗原的测定可以辅助 HIV/AIDS 的诊断,特别是能够缩短抗体的"窗口期"并有助于新生儿 HIV 感染的早期诊断。

对于成年人和 18 个月以上的儿童,满足以下任一条件即可确诊:①HIV 抗体筛查试验阳性和 HIV 补充试验阳性(抗体补充试验阳性或核酸定性检测阳性或 HIV RNA>5 000 拷贝/mL);②成功分离 HIV。

对于 18 个月以下的儿童,满足以下任一条件即可确诊:①由 HIV 感染母亲生下,并 HIV 分离试验结果阳性;②由 HIV 感染母亲生下,并两次 HIV 核酸检测结果阳性(第二次检测需要在出生后的 4 周完成)。

(一)急性期诊断标准

根据患者最近的流行病学史和临床症状,结合实验室 HIV 抗体由阴性转为阳性即可作出诊断。大约 80% 的 HIV 感染者在感染后的 6 周内,初筛试验可以检出抗体,几乎所有感染者在 12 周后可以检出抗体,只有极少数患者在感染后的 3 个月内或 6 个月后才能检出。

(二)无症状期诊断标准

有流行病学史,结合 HIV 抗体阳性即可诊断或仅实验室检查 HIV 抗体阳性即可诊断。

(三)艾滋病期诊断标准

具有流行病学史、实验室检查 HIV 抗体阳性,加上以下任何一项,即可诊断为艾滋病,或者 HIV 抗体阳性,且 CD_4^+ T 淋巴细胞<200 个/μL,也可诊断为艾滋病。①未明原因的持续性高热,超过 38℃,持续超过 1 个月;②慢性腹泻,每日超过 3 次,持续超过 1 个月;③在 6 个月内体重下降超过 10%;④反复发生的口腔念珠菌感染;⑤反复发生的疱疹病毒感染或带状疱疹病毒感染;⑥肺孢子菌肺炎;⑦反复发生的细菌性肺炎;⑧活动性结核或非结核性分枝杆菌病;⑨深部真菌感染;⑩中枢神经系统的占位性病变;中青年人出现痴呆;活动性巨细胞病毒感染;弓形虫脑病;青霉菌感染;反复发生的败血症;皮肤黏膜或内脏的卡波西肉瘤、淋巴瘤。

四、鉴别诊断

(一)传染性单核细胞增多症

病状与 HIV 的急性感染阶段类似,如发烧、喉咙疼痛、淋巴结肿大,个别患者也可能出现皮疹、肝脾肿大等。通过外周血淋巴细胞的增多,出现异常淋巴细胞,以及嗜异性凝集试验和EB病毒抗体阳性等,可以进行鉴别。

(二)淋巴瘤

患者的全身淋巴结肿大,无压痛,可伴随肝脾肿大、发热、消瘦等,这与HIV感染的临床表现相似。可以通过HIV抗体检测排除HIV感染,必要时进行淋巴结活检以明确诊断。

(三)淋巴细胞减少症

由于遗传性淋巴细胞减少症或其他因素如放化疗、自身免疫性疾病等引起的继发性CD_4^+T淋巴细胞减少,患者可能出现与艾滋病类似的机会性感染,如肺孢子虫肺炎、隐球菌脑膜脑炎等。通过详细的病史询问,根据流行病学史和HIV抗体检测等病原学检查,可以进行鉴别。

五、治疗

(一)高效抗逆转录病毒治疗(HAART)的指征和时机(表6-1,表6-2)

在开始HAART前,如果患者存在严重的机会性感染,应控制感染后,再开始治疗。

(二)成人及青少年推荐用药方案

对于初次治疗的患者,推荐的方案为2种NRTIs+1种NNRTIs或2种NRTIs+1种加强型PIs(含利托那韦)。根据我国可获得的抗病毒药物,对于未曾接受过抗病毒治疗(服用单剂奈韦拉平预防母婴传播的妇女除外)的患者,推荐使用一线方案。

对于基线$CD_4 > 250/mm^3$的女性患者或基线$CD_4 > 400/mm^3$的男性患者,应避免使用含有NVP的治疗方案。

表6-1 成人及青少年开始抗反转录病毒治疗的标准

临床及实验室指标	推荐意见
急性期	建议治疗
有症状	建议治疗
无症状	
CD_4^+T淋巴细胞数$< 350/mm^3$	建议治疗
CD_4^+T淋巴细胞数$\geq 350/mm^3$	一般不推荐治疗;存在以下情况时可考虑治疗:高病毒载量($> 10\ 000$拷贝/mL)、CD_4^+T淋巴细胞数下降较快(每年降低$> 100/mm^3$)、心血管疾病高风险、合并HBV/HCV感染、HIV相关肾脏疾病

表6-2 婴幼儿和儿童开始抗反转录病毒治疗的标准

免疫学指标	根据婴幼儿/儿童的年龄制定HAART指征和时机			
	< 12个月	12至35个月	36至59个月	> 5岁
CD_4^+T淋巴细胞百分比(%)	任何水平	< 20	< 15	< 10
CD_4^+T淋巴细胞数(/mm^3)	任何水平	< 750	< 300	< 350

(三)抗病毒治疗监测

在进行抗病毒疗程时,需要定期完成临床评估和实验室检查,以了解治疗效果,及时发现抗病毒药物的不良反应以及是否出现病毒耐药问题,必要时调整药物,以确保抗病毒疗程的成功。

1.疗效评估

抗病毒治疗的效果主要通过以下三个方面进行判断:病毒学评估、免疫学评估及临床表现,其中病毒学的变化是最关键的评价标准。

(1)病毒学评价:在大部分患者中,抗病毒治疗后的 4 周内血浆病毒载量应下降 1 个 log 以上。在治疗后的 3~6 个月内,病毒载量应降至无法检测的程度。

(2)免疫学评价:在 HAART 后的 3 个月,患者的 CD_4^+ T 淋巴细胞数量应比治疗前增加 30%或在治疗后的 1 年内 CD_4^+ T 淋巴细胞数量应增加 $100/mm^3$,这样的变化表明治疗是有效的。

(3)临床表现:抗病毒治疗效果的一个敏感指标是体重的增加,对于儿童则可以通过观察其身高、营养状况及发育进程来评估。此外,机会性感染的发病率和艾滋病的死亡率可以显著降低。在开始抗病毒治疗后的最初 3 个月内出现的机会性感染需要与免疫重建综合征进行区分。

2.病毒耐药性检测

病毒对药物产生耐药性是导致抗病毒治疗无效的主要原因之一,对于抗病毒治疗效果不良或者失败的患者,需要进行耐药性检测。

3.药物不良反应观察

抗病毒药物的不良反应和耐受性能够影响患者的服药依从性,从而影响抗病毒治疗的成败,因此,及时监测并处理药物不良反应对治疗效果极为关键。轻微的药物不良反应可以通过对症处理缓解,对于较严重的不良反应则需要进行药物更换和治疗方案调整。

4.药物浓度检测

对于特殊群体的用药,如儿童、孕妇以及肾衰竭患者等,在条件允许的情况下,应进行治疗药物浓度的监测。

六、并发症

(一)肺孢子菌肺炎(PCP)

1.诊断

(1)此疾病可能悄然发生或呈亚急性形式,表现为干咳和呼吸困难,尤其在活动后更为明显。可能伴有发热和发绀,情况严重时可能出现呼吸急促。

(2)肺部实体症状少见,有时可能听到少量的干湿啰音。体征和疾病的严重程度通常不符。

(3)胸部 X 射线检查可能显示双肺从肺门开始的弥漫性网状结节样间质浸润,有时可能出现毛玻璃样阴影。

(4)血气分析可能显示低氧血症,严重的病例中动脉血氧分压(P_{O_2})可能显著降低,通常低于 60 mmHg。

（5）血液中的乳酸脱氢酶水平常常升高。

（6）确诊依靠病原体检查如痰液或支气管肺泡灌洗或肺组织活检等找到肺孢子菌的包囊或滋养体。

2.治疗

（1）症状控制：需要卧床休息，进行吸氧治疗，关注水和电解质平衡。

（2）针对病原体的治疗：首选药物为复方磺胺甲唑（SMZ－TMP），轻度和中度病例每日口服 912 片，分 34 次服用，疗程 2～3 周。严重病例则需静脉注射，剂量与口服相同。对 SMZ－TMP 过敏的患者可以尝试进行脱敏治疗。替代疗法包括：克林霉素联合伯氨喹，或氨苯砜联合甲氧苄啶，或喷他脒，疗程均为 21 d。

（3）激素疗法：对于中度和严重病例（P_{O_2}＜70 mmHg 或肺泡－动脉血氧分压差＞35 mmHg），可以早期使用激素治疗，使用泼尼松或甲泼尼龙（剂量为泼尼松的 75％）。

（4）人工辅助呼吸：如果患者的呼吸困难状况持续恶化，可以给予人工辅助呼吸。

3.预防

（1）预防对象：CD_4^+ T 淋巴细胞计数＜200/mm³ 的成人和青少年，包括孕妇及正在接受 HAART 治疗者。

（2）药物选择：首选 SMZ－TMP，体重≥60 kg 者，每日 2 片，体重＜60 kg 者，每日 1 片。如果患者不能忍受该药，可选择氨苯砜作为替代药物。如果患者通过 HAART 治疗使 CD_4^+ T 淋巴细胞增加到＞200/mm³ 并持续≥6 个月，可以停止预防用药。如果 CD_4^+ T 淋巴细胞计数又降低到＜200/mm³，应重新开始预防用药。

（二）结核病

1.诊断

结核病的诊断可通过患者的临床表现、辅助性检查以及影像学检查等来确定是否存在活跃的结核病。然而，由于细胞免疫功能不全对患者的症状以及诊断方法的敏感度和特异性有一定影响，因此不能简单地将常规结核病的诊断方法直接应用于艾滋病合并结核病的诊断。

2.治疗

对于艾滋病患者的结核病治疗，其基本原则与非艾滋病患者的治疗相同。在使用抗结核药物时，应注意其与抗病毒药物之间的交互作用以及配伍禁忌。

治疗药物包括：异烟肼（H）、丁胺卡那（A）、利福平（R）、利福喷汀（LP）、利福布汀（LB）、乙胺丁醇（E）、对氨基水杨酸钠（PAS）、吡嗪酰胺（Z）以及链霉素（S）。化疗方案（以下为两种初治常见化疗方案，更多治疗方案请参考国家结核病防治指南）：①2HRZE/4HR，强化期：2 个月，H、R、Z、E，每日 1 次；巩固期：4 个月，H、R，每日 1 次。②2H3 R3 Z3 E3/4H3 R3，强化期：2 个月，H、R、Z、E，隔日 1 次；巩固期：4 个月，H、R，隔日 1 次。

3.预防

对于艾滋病患者，一级预防结核病并不被推荐。若患者的结核病潜伏感染相关检测呈阳性，且未进行过活跃的或潜伏的结核感染治疗，或有未经治疗或未曾治愈的结核病病史（不论结核潜伏感染相关检测结果如何），可执行以下预防措施：异烟肼 300 mg，每日 1 次或900 mg，每周 2 次口服，为期 9 个月，不能耐受异烟肼的患者可以选择利福平 600 mg，每日 1 次或利福布汀每日 1 次,为期 4 个月。

(三)非结核分枝杆菌感染

艾滋病患者可并发非结核分枝杆菌感染,其中主要为鸟分枝杆菌(MAC)感染。

1.诊断

MAC 感染的临床表现与活动性结核病相似,但全身扩散性病变更为频繁。MAC 的确诊需要依赖于从血液、淋巴结、骨髓以及其他无菌组织或体液中进行培养。

2.治疗

初选 MAC 感染治疗方案为:克拉霉素 500 mg/次,每日 2 次或(阿奇毒素 600 mg/d)+乙胺丁醇 15 mg/(kg・d)(分次服),如为重症患者,可联合使用利福布汀(300~600 mg/d)或阿米卡星[10 mg/(kg・次)肌内注射,每日 1 次],疗程为 9~12 个月。备选治疗方案:利福布汀(300~600 mg/d)+阿米卡星[10 mg/(kg・次)肌内注射,每日 1 次]+环丙沙星(750 mg/次,每日 2 次),疗程为 9~12 个月。

其他分枝杆菌感染的治疗方法同结核病治疗。

3.预防

MAC 感染的一级预防并不推荐。已经发生 MAC 感染的患者在完成至少 12 个月的治疗后,需进行长期的维持治疗,直到患者的 CD_4^+ T 淋巴细胞数增加到>100 个/μL 并维持≥6 个月,方案是克拉霉素 500 mg/次,每日 2 次;或阿奇霉素,1 200 mg/周或利福布汀 300 mg(剂量根据合用的抗病毒药物不同需进行调整),每日 1 次。如果患者的 CD_4^+ T 淋巴细胞数<100 个/μL,应重新开始预防性治疗。

(四)巨细胞病毒视网膜脉络膜炎

艾滋病患者中,巨细胞病毒(CMV)感染是最常见的疱疹病毒感染。CMV 能够侵害艾滋病患者的多个器官系统,包括眼睛、肺、消化系统、中枢神经系统等部位,其中,巨细胞病毒引起的视网膜脉络膜炎在艾滋病患者中是最常见的 CMV 感染。

1.诊断

临床常见的表现为快速视力下降,确诊有赖于检眼镜检查。

2.治疗

使用更昔洛韦,初始剂量为 10~15 mg/(kg・d),分 2 次静脉滴注;经过 2~3 周,剂量调整为 5 mg/(kg・d),每日滴注一次,或口服 20 mg/(kg・d)(分 3 次)。或者选择使用膦甲酸钠,初始剂量为 180 mg/(kg・d),分 23 次用,且静脉应用需水化,2~3 周后改为 90 mg/(kg・d)静滴,每日 1 次。对于病情严重或单药物治疗效果不佳的情况,可以两种药物联合使用。患有 CMV 视网膜炎的患者可进行球后注射更昔洛韦。

3.预防

对于 CMV 感染,通常不主张一级预防。对于 CD_4^+ T 淋巴细胞计数<200/mm³ 的患者,建议定期进行眼底检查。一旦出现 CMV 病症,应立即进行治疗,并在病情控制后进行连续服药,以防止复发。在经过 HAART 治疗后,如果 CD_4^+ T 淋巴细胞计数≥100/mm³ 并持续 6 个月以上,可以考虑停止预防性服药。

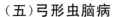

（五）弓形虫脑病

1.诊断

患者常常表现出局部或全身的中枢神经系统损伤。头部 CT 扫描显示单一或多个低密度病灶,增强扫描呈环状或结节状增强,通常周围有水肿带。MRI 结果显示头脑内部出现多个长 T_1 和长 T_2 信号。病症的确诊需要依赖脑活检。

2.治疗

（1）针对病原的治疗:优选乙胺嘧啶（首次剂量 100 mg,口服,每日 2 次,后续 50～75 mg/d 维持）＋磺胺嘧啶（1～1.5 g,口服,每日 4 次）。替代疗法:SMZ－TMP（每次 3 片,每日 3 次口服）配合克林霉素（每次 600 mg,静脉注射,每 6 h 1 次）或阿奇霉素（每日 0.5 g,静脉注射）。疗程至少需 6 周。

（2）对症治疗:如降低颅内压力、抗癫痫等。

3.预防

对于无弓形虫脑病病史,但 CD_4^+ T 淋巴细胞数＜100/mm³ 且弓形虫抗体 IgG 阳性的患者,应给予预防性药物,通常采用 SMZ－TMP,每次 2 片,每日 1 次。对于曾经患过弓形虫脑病的患者,需要长期服用乙胺嘧啶（每日 25～50 mg）和磺胺嘧啶（每日 2～4 g）进行预防,直至 CD_4^+ T 细胞数量达到＞200/mm³ 并持续≥6 个月。如果 CD_4^+ T 淋巴细胞数再次下降到＜200/mm³,需要重新开始预防性药物治疗。

（六）真菌感染

1.诊断

常见的真菌病包括念珠菌病和新型隐球菌病。通过观察临床表现和找出感染部位的病原体进行诊断。血液或脑脊液隐球菌乳胶凝胶试验有助于确认新型隐球菌感染。

2.治疗

（1）念珠菌感染

口腔念珠菌感染:首选方案是使用制霉菌素进行局部涂抹,并配合碳酸氢钠口水漱口。若效果不佳,可以口服氟康唑,首剂 200 mg,之后是 100 mg/次,每天 2 次,治疗周期为 7～14 d。食管念珠菌病:使用氟康唑进行治疗,首剂 400 mg,然后每日 200 mg,持续 14～21 d。肺部念珠菌病:首选氟康唑,首剂 400 mg,之后 200 mg/次,每天 2 次,口服或静脉滴注,疗程由治疗效果决定,直到肺部病灶基本消失。

重症患者可以增加氟康唑的剂量和延长疗程。对于非白色念珠菌或耐药念珠菌病患者,可以选择伊曲康唑、两性霉素 B、卡泊芬净或伏立康唑进行治疗。

（2）新型隐球菌感染

新型隐球菌脑膜炎治疗:①针对病原体的治疗。经典疗法是两性霉素 B＋5－氟胞嘧啶。两性霉素 B 的剂量从每天 0.02～0.1 mg/kg 开始,逐渐增加至 0.5～0.75 mg/kg,最大剂量不超过 50 mg/d,静脉注射的总剂量应不少于 3 g。两性霉素 B 不良反应较大,需要严格监控。不能承受的患者可以使用两性霉素 B 脂质体。5－氟胞嘧啶每天 100～150 mg/kg,分 3～4 次口服。急性期可以选择伏立康唑:第 1 天每次 6 mg/kg,每 12 小时给药 1 次;之后每次 4 mg/kg,每 12 小时给药 1 次。备选疗法:氟康唑（400 mg/d,口服或静脉注射）＋5－氟胞嘧啶。隐球菌性脑膜炎的治疗周期通常需要超过 3 个月。在脑脊液达到治愈标准后,可以转为口服氟康唑:200 mg/次,每天 1 次或伊曲康唑:200 mg/次,每天 1 次,以预防复发。②降颅压治疗:首选甘露醇,若颅内压难以控制,可以通过腰椎穿刺术来降低颅压,重症患者可以进行侧脑室外引流。

肺隐球菌感染的治疗:推荐使用氟康唑,首剂 400 mg,后改为 200 mg/次,每天 2 次,口服或静脉注射,治疗周期为 10 周,然后改为每日 1 次,每次 200 mg 口服进行维持治疗。对于不能忍受的患者,可以选择伊曲康唑作为替代疗法,重症患者可以联合使用 5-氟胞嘧啶或伏立康唑进行治疗。

3.预防

一般情况下,不主张进行一级预防。但若患者经常性遭遇念珠菌感染或感染程度相当严重,可以考虑预防性用药,首选药物是氟康唑:每次 200 mg,每日 1 次口服。对于曾发生过隐球菌感染的患者,需要进行长期的治疗维持,以避免复发,首选药物是氟康唑:每次 200 mg,每日 1 次口服,或者可以使用相同剂量的伊曲康唑作为替代。一旦患者的 CD_4^+ T 淋巴细胞数超过 $200/mm^3$ 并持续至少 6 个月,预防用药就可以停止。如果 CD_4^+ T 淋巴细胞数降低至 $200/mm^3$ 以下,需要重新开始预防性治疗。

(七)艾滋病相关肿瘤

主要包括淋巴瘤和卡波西肉瘤。要确诊这些疾病,需要进行病理活检。治疗方法需根据患者的免疫状态进行个性化的全面治疗,包括手术、化疗和放疗,化疗药物或放射线的剂量应根据患者的免疫状态进行调整。

(八)免疫重建炎性反应综合征

1.诊断

免疫重建炎性反应综合征(IRIS)是指在艾滋病患者接受抗病毒治疗后,免疫功能恢复过程中出现的一系列临床症状,主要表现为发热,潜在感染的出现或原有感染的加重或恶化。多种潜在或活动的机会性感染在抗病毒治疗后都可能出现 IRIS,包括结核病和非结核分枝杆菌感染、PCP、CMV 感染、水痘-带状疱疹病毒感染、弓形虫病、新型隐球菌感染等,在合并 HBV 和 HCV 感染时,IRIS 可能表现为病毒性肝炎的活动或加重。IRIS 多在抗病毒治疗后 3 个月内出现,需要与原发或新发的机会性感染进行鉴别。

2.治疗

出现 IRIS 后,应继续进行抗病毒治疗。原有感染恶化的 IRIS 通常是自限性的,不需要特殊处理就可以自愈;但潜在感染出现的 IRIS,则需要进行针对性的抗感染治疗;对于严重的情况,可以短期使用激素或非类固醇抗炎药进行控制。

3.预防

IRIS 发生的高风险因素包括:首次进行抗病毒治疗、病毒初始载量高以及初始 CD_4^+ T 淋巴细胞数较低。这类患者在抗病毒治疗后应保持警惕,防止 IRIS 的发生。在抗病毒治疗前积极发现潜在的机会性感染,或者在机会性感染的急性期得到有效控制后再进行抗病毒治疗,都可以降低 IRIS 的发生率。

七、预后

部分感染者在无症状期可达到 10 年以上。一旦进入艾滋病期且未进行抗病毒治疗,死亡率极高,平均生存期一般为 12 至 18 个月。然而,规范的抗病毒治疗可以显著地延长艾滋病患者的生命期限。

第五节　细菌性痢疾

细菌性痢疾,也称为菌痢,是一种由志贺菌属的痢疾杆菌引发的肠道感染病。这种疾病主要通过消化道传播,其主要症状包括腹部疼痛、腹泻、里急后重以及排出含有黏液的脓血便。患者还可能伴有发热和全身性毒血症症状,严重的情况下可能产生感染性休克。

一、病原学

病原体,志贺菌属,也被称为痢疾杆菌,属于肠杆菌科,是一种革兰氏阴性杆菌。这种菌类具有菌毛,但没有鞭毛和荚膜,它能在普通培养基上生长。根据不同的抗原结构,可以将这种菌类分为 4 群 47 型,如表 6-3 所示。

表 6-3　志贺菌属的分型

菌名	群别	甘露糖	鸟氨酸脱羧酶	血清型
痢疾志贺菌	A	−	−	1～12
福氏志贺菌	B	+	−	1a、b、c,2a、b,3a、b、c,4a、b、c,5a、b,6,x,y
鲍氏志贺菌	C	+	−	1～18
宋内志贺菌	D	+	+	1

在我国,福氏志贺菌的流行最为严重,其中以 2a 型最多;其后是宋内志贺菌和鲍氏志贺菌。最近几年,我国部分地区也出现了痢疾志贺菌的流行。

四种志贺菌都能产生内毒素,这是导致全身反应(如发热、毒血症、休克等)的主要原因。而痢疾志贺菌还能产生外毒素,也被称为志贺毒素,它具有肠毒性、神经毒性和细胞毒性,可以引起相应的临床症状。

志贺菌在外界环境中的存活能力强,通常温度越低,存活时间越长。宋内志贺菌的抵抗力最强,其次是福氏志贺菌,痢疾志贺菌的抵抗力最弱。它们对热和常用的消毒剂都很敏感,如,60℃下 10 min 就可以杀死它们;在阳光直射下 30 min 即可消灭;在室温下可存活 10 d;在瓜果、蔬菜和污染物上可存活 11 至 24 d。人类只需摄入 10 个痢疾志贺菌就可能引发疾病。

二、流行病学

(一)传染源

急性与慢性菌痢患者以及携带者是主要的感染源。由于轻型患者、慢性患者以及携带者的症状并不明显,且管理起来困难,因此他们在疫情传播中起到更关键的角色。

(二)传播途径

菌痢主要通过消化系统传播。志贺菌通过排泄物进入环境,污染了食物、水源和手部,通过口腔引发人体感染。苍蝇的食粪双性习性,使其成为食物污染的媒介。如果食物或饮用水被污染,可能会导致食源性或水源性的疫情暴发。

(三)易感人群

全体人口都容易受到感染。病后能获取一定程度的免疫,但是有效期较短,并且不同菌种和血清型之间没有交叉免疫性,但存在交叉耐药性,因此容易发生再次感染。

(四)流行特征

菌痢在亚热带和温带地区更易发生。全年都可能出现散发病例,但夏秋季是明显的流行高峰期。菌痢患者的年龄分布有两个高峰,一是学前儿童,二是青壮年,这与他们在日常生活中接触病源的机会较多有关。

三、发病机制与病理解剖

(一)发病机制

志贺菌是否能在人体内引发病症,取决于菌体的致病能力和人体的免疫功能之间的相互影响。志贺菌的致病能力主要包括具有使细菌吸附的不光滑型 O 抗原、拥有侵入和在结肠上皮细胞内繁殖的能力以及产生毒素的能力。

志贺菌进入消化道后,大部分被胃酸消灭,仅有少量存活的细菌能进入小肠,也可能因为肠道正常菌群的抵抗作用或分泌型 IgA 阻止其吸附于肠黏膜。但如果人体免疫力下降,如营养不良或胃酸不足,细菌就可能侵入结肠上皮细胞,经过基底膜进入黏膜下层并在其中繁殖和释放毒素,引发肠黏膜小血管循环障碍,导致肠黏膜炎症、坏死和溃疡,表现为腹痛、腹泻和黏液脓血便。由于细菌可以被肠黏膜下层的吞噬细胞消灭,因此很少有细菌进入黏膜下层,也很少有细菌进入血液引发菌血症和(或)败血症,只有在免疫力降低的群体,如儿童、老年人以及 HIV 感染者中,才可能出现菌血症和(或)败血症。

志贺菌的内毒素进入血液后,不仅会导致发热和毒血症,还可以直接作用于肾上腺髓质,刺激交感神经系统和单核—吞噬细胞系统,使其释放肾上腺素、去甲肾上腺素、组氨酸脱羧酶、溶酶体酶等血管活性物质,从而引发微循环障碍,进一步可能导致感染性休克、DIC 和重要器官衰竭。这在临床上表现为中毒型菌痢(休克型)。严重的脑组织病变可能导致脑水肿和(或)脑疝,引发昏迷、抽搐和呼吸衰竭等中毒型菌痢(脑型)的症状。中毒型菌痢通常在儿童中更常见,其发生也与患者的特定体质有关。此外,内毒素也是导致溶血性尿毒综合征的主要因素之一。

(二)病理解剖

病理解剖方面,主要的病变部位在结肠,尤其是乙状结肠和直肠,病情严重时可能影响到整个结肠,甚至包括盲肠和回肠下段。急性菌痢的基本病变是肠黏膜全面性的纤维蛋白渗出炎症。肠黏膜表面覆盖着大量的黏液脓性渗出物,严重时肠黏膜上皮细胞可能大面积坏死和脱落,由坏死的肠上皮细胞、中性粒细胞、纤维蛋白和黏液脓性渗出物等形成的灰白色假膜,假膜脱落后会形成溃疡。由于病变局限于固有层,肠穿孔的情况很少见。轻型患者的肠黏膜可能只有弥散性充血和水肿,肠腔内可见黏液血性渗出物。慢性菌痢的肠黏膜会出现充血、水肿和肠壁增厚,因为肠黏膜溃疡不断形成和修复,可能导致疤痕和息肉形成,少数病例可能出现肠腔狭窄。中毒型菌痢的肠道病变较轻,大多数只有黏膜充血水肿,很少有溃疡,主要的病变是全身多脏器微血管通透性增加,大脑及脑干出现水肿、微小出血和神经细胞变性。部分病例可能出现肾上腺充血、出血和肾上腺皮质萎缩。

四、临床表现

潜伏期通常为 1 至 3 d(可能为几小时至 7 d)。痢疾志贺菌感染的症状一般较严重,但大部分情况下预后较好;宋内志贺菌感染的症状较轻,轻型病例较多;福氏志贺菌感染的病情在两者之间,但其病原体排菌时间较长,容易转为慢性。

(一)急性菌痢

1.普通型(典型)

病情突然起始,伴随着寒战和发热,体温可高达 39℃,常有头疼、乏力和食欲减退等症状,并伴有腹痛和腹泻,每天便次可达十次甚至数十次,最初是稀便或水样便,1~2 d后变为含脓血的黏液便,有明显的里急后重症状,左下腹部有压痛和肠鸣音增强。急性痢疾的自然病程为 1 至 2 周,大部分患者在接受治疗后可恢复,少数病情可持续并转变为慢性。

2.轻型(非典型)

无发热或者只有低热,每日腹泻次数不超过 10 次,大便含有黏液但不含脓血,里急后重症状较轻,有腹痛和左下腹部压痛。病程为 3 至 7 d,可自行恢复,个别也可能转为慢性。

(二)中毒型

主要发生在 2 至 7 岁的儿童,成人偶尔也会出现。病情急剧起始,突然出现寒战和高热,体温可超过 40℃,患者精神萎靡,四肢发冷,表现出昏睡、昏迷和抽搐等症状,迅速发生循环衰竭和(或)呼吸衰竭。临床主要表现为严重的败血症、休克和(或)中毒性脑病,而肠道症状往往较轻或无明显表现,病初可能没有腹痛和腹泻,但在病后 24 h 内会出现腹痛和腹泻。根据临床表现,可分为以下三型:

1.休克型(周围循环衰竭型)

此型较为常见,主要表现为感染性休克。由于微血管痉挛,患者出现面色苍白、四肢发冷、发绀、脉搏微弱和快速、血压下降,皮肤出现大理石样纹理,进而导致心、脑、肾功能不全等症状。

2.脑型(呼吸衰竭型)

此为毒素型菌痢中最严重的一种。由于脑血管痉挛导致脑缺血、缺氧,脑水肿,甚至脑疝。患者表现出烦躁、昏迷、抽搐、瞳孔大小不一、光反射迟缓或消失等症状,严重者可能因中枢性呼吸衰竭而死亡。

3.混合型

具有以上两型的临床表现,此型最为凶险,病死率极高。

(三)慢性菌痢

当菌痢的病程持续超过 2 个月,或反复出现,无法得到有效治愈,我们称 为慢性菌痢。患者身体因素如营养状况不良、慢性胃肠疾病、肠道分泌性 IgA 减少或者在急性期未得到有效治疗，以及细菌本身的特性，如福氏志贺菌容易引发慢性感染，耐药菌株感染也可能导致慢性菌痢。

1.慢性迁延型

如果急性菌痢未能及时治愈，患者可能会出现长期腹痛、腹泻、黏液便或脓血便，甚至是便秘和腹泻交替等症状。患者左下腹可能会有压痛，部分患者的乙状结肠可能会有肿大。长期腹泻可能导致营养不良、贫血等问题。

2.急性发作型

有慢性菌痢病史的患者，可能会因为食用生冷食物、受凉或过度疲劳等因素而引发腹痛、腹泻、黏液脓血便等症状，但一般不会有明显的发热和全身毒血症症状。

3.慢性隐匿型

在过去一年内有过急性菌痢病史，但没有明显的临床症状。然而，乙状结肠镜检查可能会发现黏膜炎症和溃疡等病变，大便中也可能培养出志贺菌。

五、并发症及后遗症

（一）志贺菌血行感染

通常在病发后 1～2 d 内出现，血液培养出志贺菌即可确诊。这是一种严重的并发症，过去主要发生在儿童身上，偶尔也会在老年人中发生，近年来在 HIV 感染者中的发病率有所上升。这种情况下，患者的病情通常较重，死亡率也较高。

（二）溶血尿毒综合征

主要发生在痢疾志贺菌感染的患者中。部分患者早期可能会出现类似白血病的反应，随后可能会出现溶血性贫血和 DIC，甚至可能发生急性肾功能衰竭。

（三）瑞特综合征

也被称为反应性关节炎。这是一种在特定部位（如肠道和泌尿生殖道）感染后发生的关节炎。主要在年轻男性中发生，主要症状包括关节炎、尿道炎、眼炎。其中，关节炎的症状可能会持续数年。当前认为，反应性关节炎是一种急性非化脓性关节炎，激素治疗通常有效。

（四）神经系统后遗症

中毒型菌痢脑型在极少数儿童病例中可能导致后遗症，如耳聋、语言丧失和肢体麻痹等。

六、实验室检查

（一）常规检测

1.血常规

在急性阶段，血液中的白细胞总数会增加，一般在 $(10～20)×10^9/L$ 之间，中性粒细胞超过 80%。慢性病例可能表现出轻度贫血。

2.粪便检查

便秘，外观以黏液脓血便为主，往往没有粪质。镜下检查可以看到满视野的散布红细胞和

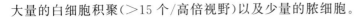

大量的白细胞积聚(>15个/高倍视野)以及少量的脓细胞。

(二)病原学检测

便培养检测志贺菌有助于确诊菌痢和选择抗菌药物。在使用抗菌药物前收集新鲜样本,及时发送脓血部分检查,早期多次检查可以提高细菌培养的阳性率。

(三)免疫学检测

使用免疫学方法检测细菌或抗原有助于早期、快速诊断菌痢,但由于大便中抗原成分复杂,可能出现假阳性,因此目前还没有广泛应用。

(四)核酸检测

利用分子杂交或PCR进行志贺菌核酸检测,优点是早期和快速,且可以检测样本中已经死亡的细菌核酸,因此特别适用于抗菌药物使用后的患者样本检测。但由于这些方法的检测条件要求较高,目前还没有广泛应用。

七、诊断与鉴别诊断

(一)诊断

通常需要根据流行病学历史、典型的临床表现和实验室检查进行综合诊断。菌痢主要发生在夏秋季节,患者有食物不洁或与菌痢患者接触的历史。急性菌痢的临床表现包括突然发病、发热、腹泻、腹痛、黏液脓血便和急腹症,左下腹部有压痛。慢性菌痢的患者有急性菌痢的病史,病情持续不愈,病程超过两个月。中毒型菌痢主要发生在儿童中,表现为高热、抽搐、意识障碍和呼吸、循环衰竭,起病时可能没有明显的腹痛、腹泻症状,常需盐水灌肠或肛拭子进行大便检查才能诊断。确诊需要依赖于大便培养出志贺菌。

(二)鉴别诊断

1.急性菌痢

需与下列疾病相鉴别:

(1)急性阿米巴痢:此病症与菌痢有诸多相似之处,需要通过详细的病史和临床表现进行鉴别(参见表6-4)。

表 6-4　急性菌痢与急性阿米巴痢疾的鉴别

	急性菌痢	急性阿米巴痢疾
病原及流行病学	志贺菌;散发,可引起流行	阿米巴原虫;散发性
全身症状	较重,多有发热,毒血症状明显	轻微,多不发热,毒血症状少见
胃肠道症状	腹痛重,有里急后重	腹痛轻,无里急后重
	腹泻每日十多次或数十次	腹泻每日数次
次腹部压痛部位	左下腹多见	右下腹多见
粪便检查	量少,为黏液脓血便,镜检可见满视野散在的红细胞以及大量成堆的白细胞和少量巨噬细胞,培养志贺菌阳性	量多,暗红或果酱色血便,有腥臭镜检可见少量白细胞,成串陈旧红细胞,常有夏科-雷登晶体,可见阿米巴滋养体
结肠镜检查	肠黏膜弥漫性充血、水肿及浅表溃疡,病变以直肠、乙状结肠为主	肠黏膜大多正常,有散在口小、底大呈烧瓶状溃疡,边缘隆起,周围有红晕,病变以盲肠、升结肠为主

（2）由其他细菌引发的肠道疾病：如侵袭性大肠杆菌、空肠弯曲菌以及气单胞菌等细菌引发的肠道感染，这些病症也可能出现类似痢疾的病症，区别的关键在于通过粪便培养得到不同的病原菌。

（3）由细菌引发的食物中毒：这种病症是由于食用了被沙门菌、金黄色葡萄球菌、副溶血弧菌、大肠杆菌等细菌或其毒素污染的不洁食物所引发。此病症的特点是有集体性的发病史，患者在食用了同一种食物之后，潜伏期短，会出现明显的呕吐、腹痛、腹泻，大便常呈黄色水样，黏液脓血便和里急后重较少见，腹部压痛主要集中在脐周。大便镜检一般白细胞不超过 5 个/高倍视野。确诊的关键是从可疑食物、患者的呕吐物和粪便中检出同一种细菌或毒素。

（4）肠套叠：肠套叠是一种情况，其中一段肠道滑入与其相连的另一段肠道，导致肠内物质的流动受阻。这种情况在婴儿和幼儿中较为常见，通常被称为原发性肠套叠；而在成人中，这种条件更常见，通常呈现为慢性的，反复发作，并常伴有阵发性腹痛。成人肠套叠较少出现血便，多表现为不完全性肠梗阻，症状相对较轻。

（5）急性出血坏死性肠炎：患者的病程起始急剧，主要症状为腹痛，经常伴有寒战、高热、恶心和呕吐。腹痛主要集中在脐周，但也可能遍及全腹，表现为阵发性绞痛或持续性疼痛并伴有阵发性加剧，大便常呈血水样或果酱样，有时为紫黑色血便，部分患者可能伴有毒性休克。腹肌可能会出现紧张感和压痛，肠鸣音可能会减弱。X 线腹部平片可显示小肠扩张并存在液平面。

2.慢性菌痢

需与以下疾病鉴别。

（1）结肠癌及直肠癌：这些患者可能会反复出现肠道感染，表现出腹痛、腹泻和脓血便等症状，常伴有逐渐消瘦。肛诊、乙状结肠镜检查和病理活检等检查有助于鉴别诊断。

（2）慢性血吸虫病：部分患者也可能出现腹泻和脓血便等症状，但他们有接触血吸虫水源的历史，肝脏和脾脏肿大，血常规检查显示嗜酸性细胞增多，大便孵化沉淀检查或肠黏膜活检阳性有助于诊断。

（3）溃疡性结肠炎：这是一种自身免疫性疾病，其病程较长，表现为腹痛和脓血便，大便培养不出致病菌，抗菌药物治疗无效。乙状结肠镜检查可以看到肠黏膜充血、水肿和溃疡。晚期患者进行钡剂灌肠检查，可以看到消失的结肠袋，肠管表现为铅管样变化。

（4）肠道菌群失调：由于过度使用或长期使用广谱抗菌药物，可能导致肠道菌群的失调。主要表现为肠道杆菌数量减少或消失，而金黄色葡萄球菌、真菌（主要是白色念珠菌）以及某些革兰氏阴性菌或厌氧菌增多，表现为腹泻。大便的性状可能因病原菌的不同而有所不同，常见于乳幼儿和体弱多病的老年人。

3.中毒型菌痢

需与以下疾病相鉴别。

（1）流行性乙型脑炎：该病在夏秋季节高发，有蚊虫叮咬的历史，病症包括高热、惊厥、昏迷等，病程进展相对较慢，循环衰竭较少见，意识障碍和脑膜刺激征象明显，粪便（包括肛拭子和灌肠）的镜检结果正常；细菌培养阴性。脑脊液检查显示病毒性脑炎的变化；乙脑病毒特异性抗体 IgM 阳性对诊断有帮助。

(2)脑型疟疾:患者通常来自疟疾疫区,结合发病季节,以间歇性发冷、发热、出汗后退热为典型病症,从血片或骨髓片中发现疟原虫可以确诊。

八、预后

大多数急性菌痢患者在 1 到 2 周内可以康复,少数患者可能转为慢性病程或成为带菌者。毒性菌痢的预后不佳,如果没有得到及时和有效的治疗,死亡率较高。预后与患者的全身免疫状态、感染的菌种、临床表现以及治疗是否及时和适当等因素有密切关系。

九、治疗

(一)急性菌痢

1.一般治疗

需要进行消化道隔离,直到临床症状消失,且大便培养连续两次阴性。有毒血症症状的患者需要卧床休息。饮食应以少渣易消化的流质或半流质食物为主,避免食用生冷、油腻和刺激性食物。要注意维持水分、电解质和酸碱平衡,脱水轻且不呕吐的患者可以口服补液盐(ORS),不能进食的患者可以考虑静脉输液。

2.病原治疗

轻型菌痢在确保充分休息、对症处理和医学观察的前提下,可能无需使用抗菌药物,其他类型的菌痢通常需要进行抗病原治疗。但是,由于抗生素的广泛使用,志贺菌的耐药性日益严重,一些地区的耐药菌株已经呈现多重耐药,因此,选用抗菌药物应根据当前地区的细菌耐药情况。

(1)喹诺酮类:具有较强的抗菌活性,能很好地被口服吸收,并且耐药菌株较少。这类药物的毒性和不良反应比较小,因此通常被优先考虑用于治疗。左氧氟沙星是其中的一种,成人的常规剂量是每日 0.5 g,连续用药 3～5 d。其他喹诺酮类,如环丙沙星等也可根据药敏结果选择使用。如果患者不能口服,可以选择静脉滴注。但是,动物实验研究表明,这类药物可能影响骨骺的发育,因此,18 岁以下的儿童、孕妇和哺乳期妇女在非绝对必要的情况下不建议使用。

(2)复方磺胺甲基异(SMZ－TMP):每片含有 SMZ 0.4 g,TMP 0.08 g,成人的常规剂量是每次 2 片,每日 2 次,儿童的剂量应适当减小,持续用药 3～5 d。对于过敏于磺胺类药物、白细胞减少或者有严重的肝、肾功能不全的患者,不应使用此药。

(3)小檗碱、多西环素、庆大霉素及三代头孢菌素等抗生素:也可以根据具体情况和药敏结果选择使用。

3.对症治疗

如果患者有高热,应首先进行物理降温,必要时可以使用退热药;如果腹痛剧烈,可以使用颠茄浸膏片或阿托品;如果有严重的毒血症症状,可以给予小剂量的肾上腺皮质激素。

（二）中毒型菌痢

由于病症凶猛且变化快速，需要紧密关注病情的变化，主要采取综合的对症治疗和抢救措施。

1.病原治疗

应采用有效的药物通过静脉滴注进行治疗，成人可以选择使用左氧氟沙星等喹诺酮类药物；儿童可以选择使用头孢曲松、头孢噻肟等三代头孢菌素。

2.对症治疗

（1）降温止惊：由于高热可能导致惊厥，从而加重脑部缺氧和脑水肿，因此应积极进行物理降温，必要时进行化学降温，使体温降至 38.5℃ 以下；如果高热伴随烦躁和惊厥，可以使用亚冬眠疗法，注射氯丙嗪和异丙嗪，每次 1～2 mg/kg；如果反复出现惊厥，可以注射地酚半、苯巴比妥钠或者给予水合氯醛灌肠。

（2）休克型相关治疗：①立即调整酸中毒并增大血容量：可快速输注葡萄糖盐水、5％碳酸氢钠（3～5 mL/kg）、低分子右旋糖酐或羟乙基淀粉液等，具体输液量和组成由脱水程度决定，休克状况改善后继续输液维持。②改善微循环障碍：可使用抗胆碱药山莨菪碱（654－2），每次 20～60 mg，每 5～15 min 静脉注射一次。一旦面色变红、四肢变暖、尿量增加以及血压恢复，就可以逐渐减少药量并停用。如果上述治疗效果不理想，可以转用多巴胺或间羟胺等药物以增强重要器官的血流灌注。③保护关键器官功能：主要针对心脏、大脑、肾脏等重要器官的功能。④其他：短期使用肾上腺皮质激素。早期 DIC 表现的患者可以接受肝素抗凝治疗。

（3）脑型相关治疗：①快速静脉注射 20％甘露醇，每次 1～2 g/kg，每 4～6 h 注射一次以缓解脑水肿。使用血管活性药物改善脑部微循环，同时给予肾上腺皮质激素有助于改善病情。②防止呼吸衰竭：保持呼吸道畅通、吸氧，出现呼吸衰竭时可以使用山梗菜碱（洛贝林），必要时可以使用人工呼吸机。

（三）慢性菌痢

由于慢性菌痢病因复杂，可采用全身与局部相结合的治疗原则。

1.一般治疗

保持良好的生活习惯，选择易于消化和吸收的食物，避免生冷、油腻和刺激性食物，积极治疗存在的慢性消化道疾病或肠道寄生虫病。

2.病原治疗

根据药敏结果选择有效的抗菌药物，疗程应适当延长。必要时可以进行保留灌肠治疗，如使用 0.3％的小檗碱液、5％的大蒜素液或 2％的磺胺嘧啶悬液等，每次 100～200 mL，每晚一次，10～14 d 为一个疗程。灌肠液中加入小剂量的肾上腺皮质激素可以提高治疗效果。

3.对症治疗

对于有肠道功能紊乱的患者，可以使用镇静或解痉药物，如异丙嗪、复方地酚诺酯等。抗菌药物使用后，由于菌群失衡引起的慢性腹泻，可以给予微生态制剂。

第六节　肺结核

肺结核是由结核分枝杆菌导致的一种慢性肺部传染病，患者会经过痰液排出结核菌，被称为传染性肺结核。其临床症状往往是持久的,包括全身症状如低热、体重减轻、疲劳,以及呼吸系统症状如咳嗽和咯血。肺结核的核心病理特性包括渗出、干酪样坏死和其他增生性组织反应,可能会形成空洞。及时的诊断和治疗可以使大部分患者得到临床痊愈。

一、流行病学

(一)传染源

排菌的开放性肺结核患者,特别是痰涂片检查结核杆菌阳性的患者,是结核病传播的主要感染源。

(二)传播途径

主要的传播方式是通过呼吸道。患者咳嗽时排出的带有结核杆菌的飞沫,被他人吸入后,就可能引发感染。此外,患者随地吐痰,痰液干燥后结核菌随尘埃飞扬也可能引起吸入感染,但这并不是主要的传播途径。

(三)易感人群

生活条件恶劣、人口密集、营养不良等因素是在经济落后地区结核病高发的主要原因。婴幼儿、青少年和早期成人特别是这个年龄段的女性以及老年人的结核病发病率较高。另外,糖尿病、硅肺、胃部大规模切除术后、麻疹、百日咳、免疫抑制症状包括免疫抑制疾病和接受免疫抑制药物治疗等情况下更容易引发结核病。

二、病因和发病机制

(一)结核杆菌感染

当结核杆菌通过呼吸道进入并抵达胸膜近侧的末梢呼吸支气管或肺泡时,是否会引发感染取决于吸入的结核杆菌数量、菌的毒力以及宿主肺泡巨噬细胞的抗菌能力等因素。如果结核杆菌能够逃避机体的防御机制,它就可以在侵入的部位和肺泡巨噬细胞内逐渐繁殖,诱发机体产生相应的细胞免疫反应。结核菌素皮肤试验阳性,说明机体已经被结核杆菌感染。在机体细胞介导的免疫反应形成之前,结核杆菌可以通过淋巴管、肺门、纵隔淋巴结以及血液,形成早期菌血症,结核杆菌可以传播到全身各处。最容易受到影响的是氧分压较高的脑部、长骨骺、肾脏、脊柱椎体、淋巴结和肺上叶。感染部位可能会愈合并形成静止的纤维钙化灶,这可能成为未来再活动的源头。约1%的宿主在感染结核杆菌后的近期内或者未来会发病,其中近半数在感染后的半年至两年内发病,其余的则在机体抵抗力下降时发病,但90%的结核杆菌感染者可以维持一生不发病。

(二)原发综合征的发生及发展

被吸入的结核杆菌在肺部沉淀,开始繁殖,形成初期病变。在此期间,结核杆菌被尚未激活的肺泡巨噬细胞吞噬,杆菌在巨噬细胞内增殖,并通过淋巴管输送到相关的肺门和纵隔淋巴结。这些病变包括:原发病灶、淋巴管和淋巴结病变,合称为原发性综合征。感染的肺泡巨噬细胞可以释放趋化因子,引导更多的肺泡巨噬细胞和循环单核细胞聚集到病变部位。在巨噬细胞内部,结核杆菌持续繁殖并呈指数生长,破裂的巨噬细胞释放更多的结核杆菌和细胞碎片,进一步引发更多的单核细胞浸润。在结核杆菌感染后的 3 周,宿主的细胞介导的免疫反应和迟发超敏反应开始产生,结核皮试转为阳性。致敏的 T 淋巴细胞通过释放细胞因子激活巨噬细胞,增强其消灭细胞内结核杆菌的能力,结核杆菌停止指数生长,以后会形成结核结节和肉芽肿。在迟发超敏反应影响下,肺部和淋巴结的病变进一步发展,形成干酪样坏死、空洞及淋巴结支气管瘘,引起支气管播散,形成卫星灶。可能直接通过淋巴和血液播散至全身,甚至引发生命威胁的粟粒性结核病或结核性脑膜炎。原发性综合征常见于婴幼儿和青少年,因此也被称为儿童结核病。少数民族和偏远地区的居民以及免疫功能低下的成年人也可能发生,因为这是首次感染结核杆菌后的结果,所以也被称为原发性肺结核。

(三)继发性肺结核的发生与发展

可以在初次感染结核杆菌后的任何时间发生。由于机体抵抗力下降,引发早期菌血症播散形成的潜在病灶活动增强,导致发病。结核杆菌也可能再次入侵引发新的感染,从而引起发病。随着分子生物学技术,特别是 DNA 指纹技术的进步,为外源性再感染提供了直接证据。因此,虽然继发性肺结核的发病主要是由于内源性复燃,但也存在外源性再感染的可能性。由于机体已经生成了一定的免疫力,继发性肺结核的病变通常较为局限,进展较慢,较少全身播散,但局部病变容易形成渗出、干酪样坏死甚至空洞。结核杆菌感染的病程和发展是一个复杂的过程。

(四)宿主的免疫应答

结核病的抗体免疫应答主要依赖于 T 淋巴细胞介导的巨噬细胞的细胞免疫反应。具有细胞免疫功能减退的个体是结核病的高危人群,反之,体液免疫功能不足的人群,如多发性骨髓瘤患者,并非结核病的易感人群。这表明在结核病的免疫反应中,T 淋巴细胞,特别是 CD^+ T 淋巴细胞,发挥了关键作用。T 淋巴细胞介导的免疫反应涉及多种细胞,这些免疫细胞通过细胞因子互相传递信息,从而发挥作用,巨噬细胞作为抗原递呈细胞和效应细胞,其作用至关重要。

三、病理

(一)基本病变

1.渗出性病变

这种病变表现为组织充血和水肿,伴随中性粒细胞、淋巴细胞、单核细胞的浸润和纤维蛋白的渗出,可能伴有数量较少的类上皮细胞和多核巨细胞,抗酸染色可见结核菌。渗出通常反映了病变组织内菌量大,致敏淋巴细胞活性高和变态反应强。可能出现单核细胞性肺泡炎、多核白细胞肺泡炎、纤维素性肺泡炎等多种组织学类型。其发展和变化取决于机体变态反应与免疫力的平衡,强烈的变态反应可能导致病变坏死,进一步液化,如果免疫力强,则病变可能完全被吸收或转变为增生病变。

2.增生性病变

当病灶中菌量少但致敏淋巴细胞数量多时,可能形成结核病的标志性病变,即结核结节。结节中心是由巨噬细胞转化而来的朗格汉斯细胞,胞体较大,胞核多,环形或马蹄形排列在胞体边缘或集中在胞体两极或中心。其周围由巨噬细胞转化的类上皮细胞层次有序地排列。在类上皮细胞的外围,还有分布和覆盖的淋巴细胞和浆细胞。单个结节直径约 0.1 mm,其中结核菌极少,且伴有纤维化。结节可以相互融合形成融合型结节。增生性病变的另一种表现是结核性肉芽肿,这是一种弥漫性增生性病变,常见于空洞壁、窦道及其周围以及干酪坏死灶周围,由类上皮细胞和新生毛细血管构成,其中散布有朗格汉斯细胞、淋巴细胞以及少量的中性粒细胞,有时也可见到类上皮结节。

3.干酪样坏死

干酪样坏死是病情加重的标志。开始时,组织会出现浑浊肿胀,然后细胞质发生脂肪变性,细胞核碎裂并溶解,直到全部坏死。从肉眼看,坏死的部分呈黄色,像乳酪一样是半固体或固体,坏死区周围会逐渐转变为肉芽组织增生,最后形成被纤维包裹的纤维干酪性病灶。在这样的坏死中,结核菌很少,坏死灶可以长时间保持不变,不吸收也不液化。如果局部组织过度反应,干酪样坏死组织会液化,通过支气管排出,形成空洞,空洞内壁含有大量代谢活跃、生长旺盛的细胞外结核菌,这就成为支气管播散的源头。结核病是一种慢性疾病,因为机体反应性、免疫状态、局部组织的抵抗力、入侵菌的数量、毒力、种类和感染方式的差异,以及治疗的影响,以上三种基本病理改变可以互相转化、交错存在,很少有单一的病变独立存在,通常以某一种改变为主。除了渗出、增生和干酪样变三种特异性改变外,也可见非特异性组织反应,这在神经、内分泌腺、心血管、肝、肾等器官的结核病中较常见。

(二)病理演变

1.好转、痊愈

(1)消散吸收:在渗出性病变的情况下,肺组织结构大致完好,血供充足,当机体的免疫力提高,尤其是经过有效的化疗,病变可以完全吸收,不留下疤痕。轻度的干酪性坏死或增生性病变也可以通过治疗吸收、缩小,只留下微小的纤维瘢痕。

(2)纤维化:随着病灶炎症成分的吸收,结节性病灶的成纤维细胞和嗜银纤维增生,生成胶原纤维,发生纤维化。类上皮细胞也可以转化为成纤维细胞,间接参与纤维化过程。纤维化通常从病灶周围开始,偶尔也可能在病灶中心发生。最后形成非特异性的条索状或星状瘢痕。

(3)钙化和骨化:被局限化的干酪性病灶可以逐渐脱水、干燥,并在内部沉积钙质,形成钙化灶。纤维化和钙化都是机体免疫力增强,病变停止和愈合的反应。但有时多种形态的病变会混合存在,部分区域会发生纤维化或钙化,而其他部分仍可能活动甚至进展。即使完全钙化的病灶并没有达到生物学上的完全恢复,其中静止的残留菌仍具有再次活跃的可能。在儿童结核病中,钙化灶有可能进一步骨化。

(4)空洞的转归:结核空洞内的病原体被清除,病变区域被吸收,空洞壁逐渐变薄并缩小,最后由于纤维组织的收缩,空洞消失,仅留下星状瘢痕。在化疗的作用下,部分空洞未能彻底消除,但具体的结核病变已消失,支气管上皮细胞向洞壁生长,形成净化空洞,这也是一种良好的空洞愈合方式。有时,空洞的引流支气管阻塞,内部的坏死物质浓缩,空气被吸收,被周围的纤维组织包围,形成纤维干酪病变或结核球,病灶变小并保持稳定,但若支气管再次通畅,空洞可能再次出现,病灶重新活跃。

2.恶化进展

(1)干酪样坏死和液化：如前所述。

(2)扩散：包括局部扩展以及通过淋巴结、支气管、淋巴血管的扩散。这更常在严重免疫抑制和长期治疗无效的结核空洞患者中见到。儿童型肺结核可以通过淋巴管传播到引流淋巴结。肺门淋巴结可能破裂形成淋巴结支气管瘘，导致支气管播散。肺门淋巴结结核可以逆行扩展影响胸膜。通过气管旁淋巴结可以引流入胸导管，进入上腔静脉，引起淋巴血管播散。原发干酪灶直接侵蚀邻近的肺动脉或其分支，导致血行播散。在成人，支气管播散主要来源于干酪性坏死空洞；血行播散偶有发生，通常源自其他部位如泌尿生殖道或骨关节结核病灶破裂侵及体静脉系统。

(3)钙化灶的复发：潜伏在钙化或其他非活动病灶中的静止期结核菌，可能因机体免疫力大幅度下降或肺部破坏性病变引发其破坏，导致病变再次活跃。

四、身体状况

（一）症状

肺结核的临床症状多种多样，严重程度不一，20％的患者可能没有症状或症状轻微而被忽视。影响因素包括患者年龄、免疫力、营养状况、合并疾病、是否接种过卡介苗、感染结核杆菌的毒力和数量、病变的位置和严重程度等。

1.全身症状

肺结核病患者常会出现全身毒性症状，如持续低烧的午后发热、疲劳乏力、食欲下降、体重减轻以及夜间出汗等。此外，一些女性患者可能还会伴有月经不规则、易怒、心跳加速、面色红润等现象。此病的低热特性通常在午后或晚上开始，并在第二天早上恢复正常；有些患者的体温会在轻度活动后或女性患者的月经前稍有升高；若肺部病灶快速扩散，可能会出现高热症状。

2.呼吸系统 症状

(1)咳嗽咳痰：患者经常会出现咳嗽和咳痰，主要表现为干咳或只有一点黏痰。如果有并发感染，痰液可能会变成黏液痰或者脓痰。

(2)咯血：约1/3的患者在病程的不同阶段会出现咯血的情况。这是由于病灶炎症使得毛细血管的通透性增高，导致痰液中带有血液。如果病变伤害了小血管，咯血量会增加，如果病变破裂了空洞壁的肺动脉瘤，可能会引发大量咯血。结核病异物钙化可能会因为机械伤害或者结核性支气管扩张引发咯血。咯血可能会使得结核病散播，特别是在咯血量较大时。咯血后可能会有持续高热，大咯血可能会导致失血性休克，也可能因为血块阻塞大气道而导致窒息。

(3)胸痛：当炎症涉及到胸膜时，患者胸部会有固定的刺痛感，呼吸和咳嗽时痛感会加重，在患病的一侧卧着时症状会有所缓解。

(4)呼吸困难：在慢性重度肺结核病患者中，呼吸功能可能会受损，出现逐渐加重的呼吸困难。如果出现气胸、大量胸腔积液或者严重的肺结核导致呼吸功能受损，也可能出现呼吸困难。

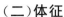

（二）体征

这些体征取决于病变的性质、位置、覆盖范围和程度。在早期，可能没有明显的体征，但是如果病变范围较大，患侧肺部呼吸运动可能会减弱，叩诊时会出现浊音，听诊时呼吸音会减弱。继发性肺结核常见于肺上叶尖后段，通过听诊肩胛间区的细湿音，对于诊断有着重要的价值。慢性纤维性空洞型肺结核的体征包括患侧胸腔的塌陷、气管和纵隔的移位，叩诊时呈浊音，听诊时呼吸音减弱或有湿音，对侧可能出现肺气肿的体征。

五、辅助检查

（一）病原学检查

1.痰结核菌检查

痰结核菌检查是确诊肺结核最特异性的方法。

（1）痰涂片法：涂片抗酸染色的显微镜检查快捷且简单，我国的非典型分枝杆菌较少，因此，如果抗酸杆菌的检测结果为阳性，则肺结核的诊断基本可以确定。直接厚涂片的阳性率比薄涂片高，这也是目前的主流做法。显微镜下检测到的细菌数量与每毫升样本中的菌数量大致相对应：每 1 000、100、10 和 1 个视野检出 1 条菌时，痰样本含菌数分别为 102、103、104 和 105 条，每视野检出 10 和 100 条菌时，数量则高达 106 和 107 条。视野的观察数量与检查的可信度有关，每个涂片应至少观察 100 个视野，如果结果为阴性，则应继续观察到 300 个视野。因为一些抗酸性染色粒子难以辨认，所以当检测到 1 条或少数"抗酸菌"时，应标记为可疑并进行重复检查。采用集菌法涂片和金胺染色的荧光显微镜检查可以提高阳性率，但也可能增加假阳性的出现。

（2）痰结核杆菌培养：虽然培养过程较慢，但其精度和可靠性较高，特异性强。除非是已经进行化疗的病例偶尔会出现涂片阳性而培养阴性的情况，未经治疗的肺结核的培养敏感性和特异性都高于涂片检查，涂片阴性或诊断存在疑问时，培养尤为重要。进一步对培养菌株进行药物敏感性测试，可以为治疗，尤其是复治，提供重要的参考信息。因此，应同时进行涂片和培养，两者都不能忽视。对于涂片阳性的病例，在化疗 7～10 d 后对实验室结核菌的生长影响很小，而在涂片阴性的情况下，只有少量排菌的患者开始化疗后会迅速影响培养结果，因此必须在开始化疗前留取样本进行培养。对于无法咳痰的患者和年纪较小的儿童，仍然推荐早晨抽取胃液进行结核菌检查。对于无痰病例，推荐使用导痰，必要时也可以采用经气管穿刺吸引采样。

2.痰、支气管肺泡灌洗液、胸液结核菌聚合酶链反应＋探针检查

结核菌的生长速度缓慢，分离和培养的阳性率相对较低，因此需要迅速、敏感且具有特异性的病原体检测和识别技术。核酸探针和聚合酶链反应技术为结核病的细菌学基因诊断提供了可能性。聚合酶链反应是一种能够在短时间内将特定核酸序列的拷贝数增加数百万倍的 DNA 外源扩增技术，它使用一对特定的寡核苷酸引物介导结核菌的某个特定核酸序列。在此基础之上，通过进行探针杂交，可以提高检测的灵敏度和特异性。研究表明，痰液中的聚合酶链反应＋探针检测能够获得比涂片显微镜检查明显更高的阳性率，而且稍微高于培养的阳性

率,而且更快捷,因此成为了结核病病原体诊断的重要参考。然而,广泛的临床研究表明,聚合酶链反应仍存在假阴性和假阳性的问题,这给聚合酶链反应的临床应用价值带来了困扰。

3.药物敏感性测定

药物敏感性检测主要为诊断临床耐药病例,制定合适的化疗方案,以及进行流行病学监测提供依据。

4.血清抗结核抗体检查

血清学诊断可以作为结核病的快速辅助诊断方法。目前大量报告的酶联免疫吸附试验敏感性相当高,但特异性不足,还需要进一步研究。

(二)影像学检查

肺结核的诊断离不开 X 射线检查,这种检查对于确认病变的位置、覆盖范围和性质,理解其演变过程和选择治疗方案具有至关重要的作用。X 线影像的特征取决于病变的种类和特征。在原发性肺结核的情况下,一侧中下肺野靠近胸膜边缘通常会显示小片状浸润,并伴有同侧肺门或纵隔淋巴结肿大,有时还可能出现两侧肺门淋巴结肿大。有时,肺部的原发病灶可能吸收,只剩下肺门和纵隔淋巴结肿大。肺内的原发灶可能经历中心坏死形成空洞,肺门和纵隔淋巴结显著肿大可能会压迫气管或总支气管,引起管腔狭窄,进而引起肺部不张,有时还可能并发胸膜炎或心包炎。在继发性肺结核的情况下,肺部病变常见于一侧或双侧肺尖部或上叶后段或下叶尖段,病变可能呈现条索状、斑点状、斑片状、片絮状的阴影,甚至形成空洞或支气管播散灶等多种形态的混合病变,还可能伴有钙化、胸膜附近增厚粘连或肺部体积减小等改变。血行播散性肺结核主要在儿童和青少年中多见,通常是原发性肺结核的继发病变。急性血行播散性肺结核的常见表现是:双肺上中下野有分布、大小和密度基本一致的,"三均匀"的 1～3 mm 的粟粒样结节阴影,可能同时伴有肺门和纵隔淋巴结肿大。粟粒状小结节的边缘不清晰,提示有炎症渗出,病变持续发展时,可能会融合成片状或索状,通常以上中肺野为主。结核杆菌少量多次或间歇性进入血流而播散,可能形成亚急性或慢性血行播散性肺结核,病变的分布不均匀,通常以上中肺野为主。需要特别注意的是"隐蔽性粟粒性结核病",这是指在老年人、AIDS 患者和免疫功能降低的人群中,当血行播散性结核病发生时,患者可能没有呼吸系统的症状,只有疲劳、体重下降或低热,胸片可能正常,但可能出现肝脾肿大、淋巴结肿大、白细胞减少或全血减少或类白血病反应,这种情况很容易被误诊或漏诊,甚至在死后才被确诊。然而,X 线诊断肺结核并不是特异性的,而且受到读片者的水平和经验的影响,特别是当病变位于易发位置或分布非典型,且缺乏肺结核特征性形态表现时,定性诊断极具挑战性。

(三)纤维支气管镜检查

对于支气管结核和淋巴结支气管瘘的确诊,纤维支气管镜检查常被采用。支气管结核的主要表现包括黏膜充血、溃疡、糜烂、组织增生,以及形成瘢痕和支气管狭窄等。检查过程中,可从病灶处提取活组织进行病理学分析。此外,对于肺部结核病变,也可以采集分泌物或冲洗液样本做病原体检测,也可以通过支气管镜肺后取样进行检查。

(四)结核菌素(简称结核素)试验

结核素是由液体培养基中的结核菌提取出来的,其主要成分为结核蛋白。我国已经广泛使用国产的结核菌素纯蛋白衍生物(PPD)。其制剂有 50 U/mL(每毫升含 PPD 1 μg)和

20 U/mL(每毫升含 PPD 0.4 μg),两者的效价是相同的。前者主要用于卡介苗接种筛选、质量监控以及临床辅助诊断;后者用于流行病学调查。我国推广的检测方法是皮内注射法,将 PPD 5 U(0.1 mL)注入左前臂内侧上中 1/3 交界处皮内,形成皮丘。测试结果在 48～96 h(通常为 72 h)后判断,以局部硬结直径为依据:<5 mm 为阴性反应,5～9 mm 为一般阳性反应,10～19 mm 为中度阳性反应,>20 mm 或虽然不足 20 mm 但形成水疱或坏死视为强阳性反应。结核素试验主要应用于社区结核感染的流行病学调查、接触者的随访、监测阳转者(特别适用于儿童和高风险群体)以及协助诊断。但是,目前使用的结核素(抗原)并不是高度特异的,与其他分枝杆菌、诺卡菌和棒状杆菌等有共享的细胞壁抗原。许多因素可能以非特异性方式影响结果并导致阴性反应,如急性病毒感染或疫苗注射、免疫抑制性疾病或药物、营养不良、肿瘤、其他重度感染、老年人迟发变态反应衰退者等。部分已经确认活动性结核病的患者,尽管不存在上述影响因素,但结核素反应可能仍为阴性,其机制尚不完全清楚。在短期(1~2 个月)内,重复结核素试验可能导致复强效应,即第一次注射抗原后,已经减弱的免疫反应得以重新唤醒(回忆反应),再次注射则可能引发阳性或强阳性反应。但是,如果未感染过,重复试验不会导致阳性反应。尽管结核素试验在理论和解释上存在一些困惑,但在流行病学和临床上,它仍然是有用的工具。阳性反应表明存在感染,对于 3 岁以下的婴幼儿,其阳性反应常被视为活动性结核病的病征;对于成年人,强阳性反应则暗示可能存在活动性结核病,需要进行深入检查;而阴性反应,特别是经过高浓度三期试验依然为阴性,则可以排除结核病的可能。对于无法通过细菌学证实的肺结核病例,除了典型的 X 线表现外,结核素试验的阳性结果也是重要的佐证。

六、诊断及鉴别诊断

(一)诊断

肺结核的确诊主要依赖于病史、临床症状、胸部 X 射线检查结果以及痰液中的结核杆菌检测。然而,对于临床表现和 X 线结果不明显、痰液中的结核菌检查反复为阴性的患者,需要采用分子生物学方法、结核菌素皮肤试验、血清学诊断以及纤维支气管镜检查等手段。在必要情况下,还需要进行活体组织检查。如果诊断仍然不明确,可能需要进行诊断性治疗。

1.病史及临床表现

肺结核患者的症状往往不具有特征性,且有 20% 的患者可能没有症状或症状轻微,容易被忽视。以下情况应被视为可能的肺结核病,需要进行进一步的检查:

(1)咳嗽、咳痰持续超过 3 周,可能伴有咯血、胸痛等症状,对普通的抗感染治疗无效。

(2)长时间的低热、夜间出汗、乏力、消瘦、体重下降,原因不明,女性患者可能存在月经不调的情况。

(3)曾有结核病接触史,发病前或发病期间出现结节性红斑、关节疼痛、疱疹性角膜结膜炎等症状;PPD 皮试阳性或强阳性。

(4)曾有肺外结核病病史,如胸膜炎、颈部淋巴结肿大、消瘦等。

(5)易感人群,如糖尿病患者、矽肺患者、HIV(＋)/AIDS 患者、长期使用免疫抑制药的人、肾功能不全者、胃大部切除术后的人、营养不良的人、酗酒者、肝硬化患者、甲状腺功能低下者、精神病患者等。

2.胸部X射线检查

胸部X射线检查可以较容易地发现肺部的异常阴影，但是缺乏特异性，需要与临床表现和实验室诊断结果结合考虑，并与其他肺部疾病鉴别。肺结核的典型影像特征是病变多发生在上叶的尖后段和下叶的背段，密度不均匀、边缘清晰、变化缓慢，易形成空洞和散播病灶。诊断最常用的摄影方法是正、侧位胸片，可以清晰地显示心脏、肺门、血管、纵隔等遮挡的病变以及中叶和舌叶的病变。

胸部CT能提供横断面图像，减少重叠影像，更容易发现隐蔽的病变，降低微小病变的漏诊；比普通胸片更早期显示微小的粟粒结节；能清晰显示各型肺结核病变特征和性质，及其与支气管的关系，是否存在空洞以及病变的进展恶化和吸收转好的变化；可以准确显示淋巴结是否肿大。它常被用于诊断肺结核及与其他胸部疾病的区别诊断，也可用于指导穿刺、引流和介入治疗等。

3.痰结核杆菌检查

尽管这种检查方法在确诊肺结核方面有一定的作用，但其检出率相对较低。为了提升检出率，可以采集患者深处的痰液，或连续进行3~6次的检查，或者是保存24 h的痰液，然后采用集菌法进行检查。对于无法咳嗽出痰液的患者，可以使用3%~15%的氯化钠雾化以诱导咳嗽，也可以采集支气管肺泡灌洗液或儿童的胃液进行检查。以上提到的标本都可以进一步采用分子生物学技术进行检查，以辅助诊断。

4.纤维支气管镜检查

纤维支气管镜检查是一种对呼吸系统疾病进行诊断和治疗的重要手段，对于肺结核和支气管结核的诊断也是必不可少的。

5.PPD试验

PPD试验通常被用作评估结核感染率的标准，也常用于评估卡介苗（BCG）疫苗接种后的免疫效果。对于儿童结核病的诊断，PPD试验具有一定的辅助意义。但对于成人结核病，其诊断意义相对较小。尤其是在我国这样的结核病高发国家，城市结核感染率相对较高，而且我国是普遍进行BCG疫苗接种的。

6.活体组织检查

包括检查浅表淋巴结、经胸壁或经支气管镜提取的肺活检样本，胸膜活检样本、以及开胸手术取得的肺活检样本，这些方法可以为诊断不确定的病例提供可靠的组织学证据。

7.试验性治疗

对于高度疑似肺结核但尚未得到明确证据的患者，可以采取试验性的抗结核药物治疗，根据患者对治疗的反应来辅助诊断。但这种方法有时可能产生误导，所以应谨慎使用。在试验治疗期间，应密切监测病情的变化，包括体温、症状、体征以及胸片的变化，同时应注意观察药物的不良反应，如药物引起的发热、肝脏损伤等。

总的来说，肺结核的诊断需要综合考虑多种因素，但应以病原学诊断和病理学诊断为主。需要注意的是，肺结核的表现可能隐蔽且多样，特殊人群的表现可能并不典型，因此需要注意与其他疾病进行鉴别。

（二）结核病分类

针对我国当前结核病控制与临床实践的需求,中华医学会结核病学分会在 1998 年调整并制定了国内结核病新的分类方法。在诊断过程中,应明确类型并按照记录程序正确填写。

1.结核病分类

（1）原发性肺结核（代码:Ⅰ型）:原发性肺结核是由初次结核感染引起的临床疾病,包括原发综合征和胸内淋巴结结核。

（2）血行播散性肺结核（代码:Ⅱ型）:此分类包含急性血行播散性肺结核（急性粟粒性肺结核）和亚急性、慢性血行播散性肺结核。

（3）继发性肺结核（代码:Ⅲ型）:继发性肺结核是肺结核的一个主要类别,可能呈现为以增殖病变为主、浸润病变为主、干酪病变为主或以空洞为主的多种病理改变。

（4）结核性胸膜炎（代码:Ⅳ型）:这指的是在临床上已排除其他原因引起的胸膜炎。结核性胸膜炎的发展阶段有结核性干性胸膜炎、结核性渗出性胸膜炎、结核性脓胸等。

（5）其他肺外结核（代码:Ⅴ型）:其他肺外结核根据部位和器官命名,如骨结核、结核性脑膜炎、肾结核、肠结核等。

2.痰菌检查

这是确定传染性、诊断和治疗的主要标准。痰菌检查阳性以（＋）表示,阴性以（－）表示。需要指明痰液检查的方式,如涂片、培养等,以涂（＋）、涂（－）、培（＋）、培（－）表示。如果患者无痰或未查痰,则标注为（无痰）或（未查）。

3.化疗史分初治与复治

初治:指以前未经抗结核药物治疗或者治疗时间少于一个月的新发病例。复治:指以前使用抗结核药物超过一个月的新发病例、复发病例、初治治疗失败病例等。

4.病变范围及部位

肺结核病变的范围按左、右两侧,每侧分为上、中、下肺野来描述。上肺野:第二前肋下缘内侧水平线以上;中肺野:在上肺野以下,第四前肋下缘内侧水平线以上;下肺野:在中肺野以下。

5.记录程序

（1）根据病变的范围和位置、分类和类型、痰液中的细菌状况和化疗历史进行记录。例如:原发于右中肺的肺结核,痰涂片（－）,初次接受治疗;双侧上肺的继发性肺结核,痰涂片（＋）,复发治疗;左侧的结核性胸膜炎,痰涂片（－）,培养液（－）,初次治疗。

（2）如果需要,可以在类型后面加括号进行说明,如血行播散性肺结核可以注明是急性还是慢性;继发性肺结核可以注明是否存在空洞或干酪性肺炎等。并发症（如自发性气胸、肺不张等）、并存病（如硅沉着病、糖尿病等）和手术（如肺切除术后,胸廓成形术后等）可以在化疗历史后按照并发症、并存病、手术等顺序进行记录。

（三）鉴别诊断

肺结核的临床和 X 线表现可能与许多疾病类似,必须通过详尽的临床、实验室和辅助检查资料收集,并进行综合分析,根据需要,不排除采取侵袭性诊断措施,并允许进行必要的、有限期的动态观察,以得出正确的诊断。不同类型和 X 线表现的肺结核需要鉴别的疾病不同。

1.肺炎

主要与继发性肺结核进行鉴别。各种肺炎由于病原体的不同,临床特征各异,但大部分有发热、咳嗽、咳痰明显。胸片表现为密度较淡且较均匀的片状或斑片状阴影,抗菌治疗后体温迅速下降,1～2 周阴影有明显吸收。

2.慢性阻塞性肺疾病

主要表现为慢性咳嗽、咳痰,咯血较少。冬季发病频率较高,急性加重期可能伴有发热。肺功能检查显示阻塞性通气功能障碍。胸部影像学检查对鉴别诊断有帮助。

3.支气管扩张

长期反复咳嗽、咯痰,通常伴有大量脓痰,常常反复咯血。轻者 X 射线胸片无明显异常或仅见肺纹理增粗,典型者可以看到卷发样改变,CT 尤其是高分辨率 CT 可以发现支气管腔扩大,可确诊。

4.肺癌

通常有长期吸烟史,表现为刺激性咳嗽,痰中带血、胸痛和体重减轻等症状。胸部 X 线表现,肺癌肿瘤常呈分叶状,有毛刺、切迹。癌组织坏死液化后,可以形成偏心厚壁空洞。多次痰脱落细胞检查和结核分枝杆菌检查以及病灶活体组织检查是重要的鉴别方法。

5.肺脓肿

常有高热、咳出大量脓性臭痰,胸片表现为带有液平面的空洞及周围浓密的炎性阴影。血液检查常见白细胞和中性粒细胞增多。

6.纵隔和肺门疾病

我们需要将原发性肺结核与纵隔和肺门的疾病区分开来。在婴幼儿期,儿童胸腺较常见,胸内甲状腺大多在右上纵隔出现,淋巴肿瘤通常位于中纵隔,多见于年轻人,症状多样,结核菌素试验可能是阴性或弱阳性。皮样囊肿和畸胎瘤通常呈现为边缘清晰的囊性阴影,多发在前纵隔。

7.其他疾病

肺结核常常伴有各种类型的发热,需要与伤寒、败血症、白血病等发热性疾病进行区别。伤寒的临床表现为高热、白细胞计数下降和肝脾肿大,容易与急性血行播散性肺结核混淆。但伤寒通常表现为持续高热,有相对缓脉、皮肤玫瑰疹,通过血液、尿液、大便的培养检查和肥达试验可以确诊。败血症起病急,有寒战和弛张型热,白细胞和中性粒细胞增多,通常有近期感染史,血培养可以检出致病菌。急性血行播散性肺结核有发热、肝脾肿大,偶尔可见类白血病反应或单核细胞异常增多,需要与白血病进行鉴别。后者通常有明显的出血倾向,骨髓涂片和动态 X 光胸片随访有助于诊断。

七、治疗

（一）化学治疗

化学治疗是治疗肺结核病和肺外结核病的基本方法。选择合适的药物,制定科学的化疗

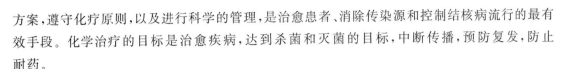

方案,遵守化疗原则,以及进行科学的管理,是治愈患者、消除传染源和控制结核病流行的最有效手段。化学治疗的目标是治愈疾病,达到杀菌和灭菌的目标,中断传播,预防复发,防止耐药。

1.化学治疗的原则

肺结核的化学治疗原则包括早期治疗、规律用药、全程治疗、适量用药和联合用药。整个治疗方案分为强化阶段和巩固阶段。

早期治疗:所有检出和确诊的患者都应立即进行化学治疗。早期化学治疗有利于迅速发挥杀菌效果,促使病变吸收和减少传染性。

规律用药:严格按照医嘱要求规律用药,不间断,不停药,以避免耐药性的产生。

全程治疗:保证完成规定的全程治疗是提高治愈率和减少复发率的重要措施。

适量用药:严格按照适当的药物剂量用药,剂量过低将无法达到有效血浓度,影响疗效并可能导致耐药性产生,过大的剂量则可能出现药物不良反应。

联合用药:同时使用多种抗结核药物进行治疗,可以提高疗效,同时通过交叉杀菌作用减少或防止耐药性的产生。

2.肺结核的化疗对象

主要针对痰结核分枝杆菌阳性的肺结核患者进行化疗,痰菌阴性但活动性肺结核的患者也需要治疗。具体包括以下几种情况:①痰菌阳性,且从未接受过抗结核化学治疗的肺结核患者。②虽然接受过抗结核药物治疗,但未完成疗程的患者。③虽然痰涂片阴性但培养阳性的肺结核患者。④不规则化疗未满 1 个月的患者。复治肺结核则包括:①初治失败,痰菌阳性或涂片阴性但培养阳性患者。②规则的标准化疗或短程化疗后复发的患者。③肺切除手术后,新病灶出现或遗留病灶恶化、复发的患者。耐药、耐多药肺结核患者则对 2 种以上至少包括异烟肼、利福平等抗结核药物产生耐药。

3.化学治疗的生物学机制

(1)药物对不同代谢状态和不同部位的结核分枝杆菌群的作用:按照代谢状态,结核分枝杆菌可分为 A、B、C 和 D 四群。A 群菌快速生长,主要存在于巨噬细胞外和肺空洞干酪液化部位,数量多,容易产生耐药变异。B 群菌在半静止状态,主要存在于巨噬细胞内酸性环境和空洞壁坏死组织中。C 群菌也处于半静止状态,偶然会有短暂的生长繁殖,许多生物学特性仍不明确。D 群菌处于休眠状态,不繁殖,数量少。抗结核药物对不同菌群的作用不同,对 A 群菌的作用力度从强到弱依次为异烟肼、链霉素、利福平、乙胺丁醇;对 B 群菌依次为吡嗪酰胺、利福平、异烟肼;对 C 群菌依次为利福平、异烟肼。随着药物作用和病变改变,各菌群也会相互转化。大多数抗结核药物都能对 A 群菌起作用,异烟肼和利福平在治疗的早期就能迅速杀菌,使菌群数量明显减少,传染性减弱或消失,痰菌转阴,这对防止获得性耐药有重要作用。由于 B 和 C 群菌处于半静止状态,抗结核药物对其作用相对较弱,有"顽固菌"之称,消灭 B 和 C 群菌可防止复发。抗结核药物对 D 群菌无作用。

(2)耐药性:由于基因的突变,药物对于突变菌的效力会降低。如果在治疗过程中只使用一种敏感药物,菌群中大部分敏感菌会被消灭,但一小部分的自然耐药变异菌仍会存活并继续繁殖,最终逐步替代敏感菌并成为主导的菌群。结核病灶中存在的结核菌群数量越多,自然耐药变异菌也就越多。现代化的化学治疗一般采用联合用药的方式,通过多种药物的交叉杀菌作用避免耐药性的产生。即便在联合用药后,如果中断治疗或者用药不规范,仍可能导致耐药性的出现。因此,强调在使用联合药物的情况下,治疗不能中断,最好全程都有专人进行监督。

(3)间歇化学治疗:这主要是基于结核分枝杆菌的生长延缓期理论。结核分枝杆菌在接触不同的抗结核药物后可以产生不同时间的生长延缓期。例如,接触异烟肼和利福平 24 h 后可以分别产生 69 天和 23 d 的生长延缓期。药物可以让结核分枝杆菌进入生长延缓期,这就为间歇用药提供了可能性,而氨硫脲由于没有生长延缓期,所以不适合间歇应用。

(4)顿服抗结核药物:在血液中维持高浓度的药物可以比常态下维持较低浓度的药物更有效地杀死菌群。每日剂量一次性使用比一日分两次或三次使用能产生的高峰血药浓度高出约 3 倍。临床研究已经证明一次性使用药物的效果优于分次服用。

4.常用抗结核病药物

2002 年国家基本药物名录规定了 11 种抗结核药物(含复合剂),包括异烟肼(H)片剂和注射剂,链霉素(S)注射剂,利福平(R)胶囊剂和注射剂,利福喷汀(L)胶囊剂,乙胺丁醇(E)片剂,对氨基水杨酸钠(PAS—Na,P)注射剂,吡嗪酰胺(Z)片剂,丙硫异烟胺(TH)片剂,以及异烟肼利福平吡嗪酰胺、异烟肼利福平和异烟肼对氨基水杨酸钠(Pa)的复合剂。

耐药和多药耐药结核病的药物治疗需要根据具体情况选取以下药物:阿米卡星(AMK)注射液,氧氟沙星(OFLX)片剂和注射液,左氧氟沙星(LVFX)片剂和注射液,卷曲霉素(CPM)注射液,环丝氨酸(CS)片剂,利福布汀(RFB,B)胶囊剂,以及异烟肼对氨基水杨酸盐片剂等。

5.统一标准化学治疗方案

为了最大限度地发挥化学治疗在结核病防治中的作用,并使其能够在更广泛的范围内进行,我们需要解决滥用抗结核药物、不合理和混乱的化疗方案引起的治疗效果差、高费用、治疗期过短或过长、药物供应和资源浪费等问题。在全面考虑治疗方案的有效性、不良反应、治疗成本、患者接受度和药物供应等因素的基础上,经过国内外严格对照研究验证的治疗方案,可以作为统一的标准方案。

选择或制定化疗方案需根据患者的过去治疗情况(包括是否是初次治疗或复治、抗结核药的组合和使用情况)、排菌情况、耐药情况、病变范围以及是否有并发症等因素。每一个方案都包含两个不同的治疗阶段:①强化治疗阶段,联合使用 3~4 种药物 8~12 周,以尽快杀灭各类菌群,确保治疗成功;②巩固治疗阶段,联合使用 2—3 种或 4 种药物,以巩固强化阶段取得的疗效,并继续杀灭剩余的菌群。用药方式有三种:①全程每日用药;②强化阶段每日用药,巩固阶段间歇用药;③全程间歇用药。

(二)其他治疗

1.对症治疗

肺结核的一般症状在合理的化学治疗下很快可以缓解或消失,无需特殊的处理。咯血是肺结核的常见症状,在活动性和痰涂片阳性肺结核患者中,咯血症状分别占 30% 和 40%。处理咯血应注意镇静、止血,患侧卧位,预防和应对由咯血引起的窒息,防止肺结核的扩散。

2.糖皮质激素

糖皮质激素主要通过其抗炎和抗毒性质在结核疾病中发挥作用,一般只针对表现出严重结核中毒症状的患者。使用糖皮质激素必须在确保有效抗结核药物治疗的前提下进行。具体剂量根据患者的病情来确定,通常采用每日 20 mg 的泼尼松口服,一次性服用,持续 1 到 2 周后,每周逐渐减少 5 mg,用药总时长为 4 到 8 周。

3.肺结核的外科手术治疗

目前,肺结核的手术治疗主要针对经过合理的化学治疗后仍无效、多药耐药、具有厚壁洞、大量干酪灶、结核性胸膜炎、支气管胸膜瘘以及大量咯血无法通过保守治疗控制的患者。

参考文献

[1]王伟,卜碧涛,朱遂强.神经内科疾病诊疗指南[M].北京:科学出版社,2019.

[2]段志军.消化内科学(2 版)[M].北京:中国协和医科大学出版社,2020.

[3]田德安.消化疾病诊疗指南(3 版)[M].北京:科学出版社,2020.

[4]钱家鸣,孙钢.消化内科诊疗常规(2 版)[M].北京:人民卫生出版社,2020.

[5]王晨,王捷.内科疾病学[M].北京:高等教育出版社,2019.

[6]林允照.常见老年疾病的管理与康复[M].杭州:浙江工商大学出版社,2019.

[7]赵冰.循环系统疾病[M].北京:中国医药科技出版社,2019.

[8]曾和松,汪道文.心血管内科疾病诊疗指南[M].北京:科学出版社,2019.

[9]吴斌,陈小良,李建忠.消化内镜基本操作规范与技巧[M].北京:科学出版社,2019.

[10]金震东,李兆申.消化超声内镜学[M].北京:科学出版社,2018.

[11]于中麟.消化内镜诊断金标准与操作手册(2 版)[M].北京:科学出版社,2018.

[12]王拥军.哈里森神经内科学(3 版)[M].北京:科学出版社,2018.

[13]艾略特,安特曼,高润霖.心血管病治疗学[M].北京:科学出版社,2018.

[14]瞿晓波,李晓蕾.心血管疾病用药相关问题[M].上海:世界图书出版社,2018.

[15]吴斌,李惠玲.心血管病及并发症鉴别诊断与治疗[M].郑州:河南科学技术出版社,2019.

[16]郎尼,布纳德,王炳银.心血管药物应用精要[M].北京:科学出版社,2019.

[17]张小丽.心血管疾病诊治理论与实践[M].长春:吉林科学技术出版社,2019.

[18]谭慧琼,刘亚欣.阜外心血管重症手册[M].北京:人民卫生出版社,2019.

[19]韩雅玲.哈里森心血管病学[M].北京:科学出版社,2019.

[20]赵水平.心血管疾病规范化诊疗精要[M].长沙:湖南科学技术出版社,2018.

[21]姚成增.心血管内科常见病诊疗手册[M].北京:人民卫生出版社,2018.

[22]张萍,黄俊蕾,陈云荣,等.现代医学临床与护理[M].青岛:中国海洋大学出版社,2018.

[23]高鸿翼.临床实用护理常规[M].上海:上海交通大学出版社,2018.

[24]石翠玲.实用临床常见多发疾病护理常规[M].上海:上海交通大学出版社,2018.

[25]樊朝美.心血管病新药与临床应用[M].北京:科学出版社,2018.

[26]彭永德.内科疾病临床思辨[M].北京:人民卫生出版社,2018.

[27]陈亚红,杨汀.慢性阻塞性肺疾病[M].北京:人民卫生出版社,2017.

[28]王刚,宋涛.呼吸系统疾病防与治[M].北京:中国中医药出版社,2017.

[29]王伟岸.胃肠病学手册[M].北京:人民卫生出版社,2016.